ARBEITSBUCH

ANATOMIE KOMPLETT

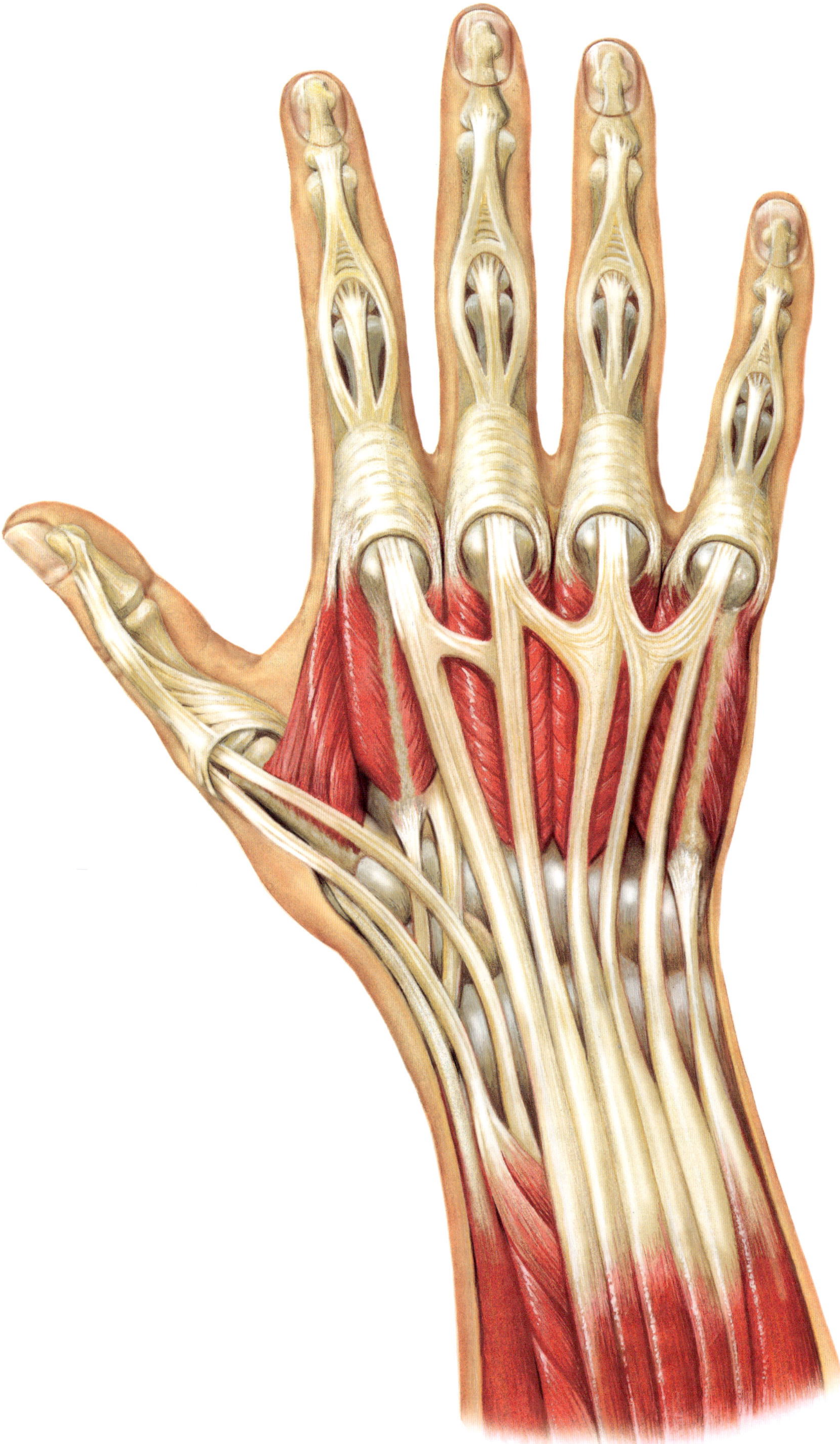

ARBEITSBUCH
ANATOMIE
KOMPLETT

Lehr- und Ausmalbuch

Professor Ken Ashwell BMedSc, MBBS, PhD

Librero

Titel der Originalausgabe: *The Anatomy Student's Revision Workbook — Test and reinforce your anatomical knowledge*

Hambakenwetering 8B
5231 DC 's-Hertogenbosch
Niederlande
www.librero-ibp.com

Ursprünglich herausgegeben von Global Book Publishing,
einem Imprint von The Quarto Group

Autor: Ken Ashwell, BMedSc, MBBS, PhD
Design: Tony Seddon

Übersetzung aus dem Englischen:
Gotho Griesmeier, Wien
Redaktion und Satz der deutschen Ausgabe:
Print Company Verlagsges.m.b.H., Wien

Printed in Huizhou, Guangdong, China. TT/07/2026

ISBN: 978-94-6359-269-7

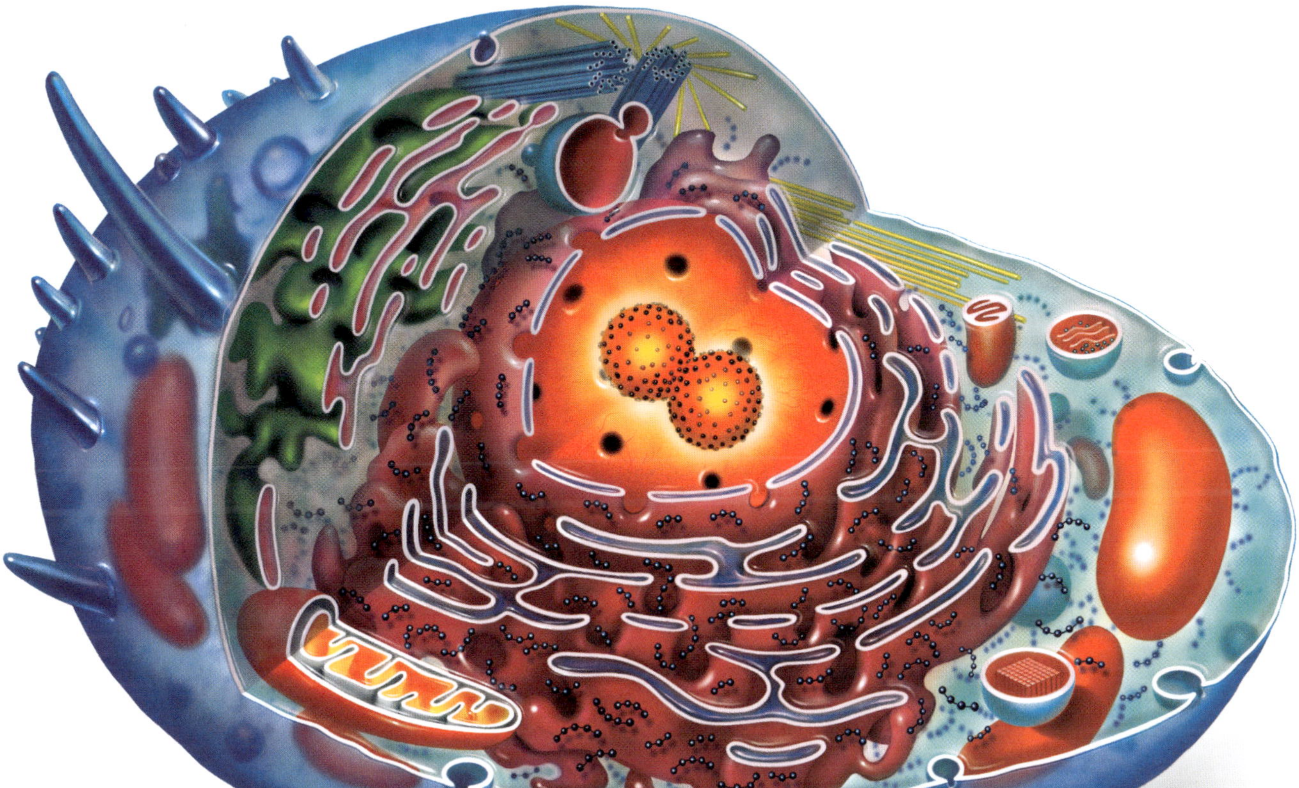

Inhalt

Zu diesem Buch

Die Anatomie ist ein komplexer Bereich, der nicht nur visuelles Wissen – wie das Erkennen von Körpermerkmalen, ihrer Formen und Positionen – beinhaltet, sondern auch deklarative Informationen und Fakten über Struktur und Funktion der Körperteile. Sobald ein Student oder eine Studentin die Unterlagen aus den Vorlesungen und praktischen Übungen vertieft hat, ist es an der Zeit, dieses Wissen anhand ausgewählter Fragen zu testen, Schwächen aufzudecken und die Aufmerksamkeit auf bestimmte Bereiche zu lenken, die weiter vertieft werden müssen. Nur durch wiederholendes Testen des Wissens und Durcharbeiten des Ausbildungsmaterials können Studenten und Studentinnen zu einem vollständigen Verständnis des Gebietes gelangen.

Dieses kompakte, und gleichzeitig detaillierte Buch kombiniert Tests für das visuelle Erkennen durch umfassende Bezeichnungsaufgaben mit der Überprüfung des Faktenwissens durch Multiple-Choice-Fragen, Wahr-oder-Falsch-Aufgaben und Vervollständigen von Sätzen. Es testet ebenso das tiefere Verständnis der Logik hinter Beziehungen von Struktur und Funktion in der Anatomie durch Aussage-mit-Grund-verbinden-Aufgaben.

Die Themenfelder sind in diesem Buch in Körpersysteme gegliedert, mit nützlichen Zusammenfassungen und präzisen Definitionen der Schlüsselwörter und -konzepte. Gezielte, informative Textboxen für jedes System unterstützen das Verstehen der klinischen Relevanz der Inhalte, so dass die Leser und Leserinnen auch die praktische Bedeutung der Informationen erkennen können.

Die Lösungen zu allen Aufgaben sind auf den Seiten 356–363.

Zusammenfassungen

Eine kurze Zusammenfassung des breiten Themas, und bezeichnete farbige Abbildungen werden mit der Definition von Schlüsselwörtern kombiniert.

Definitionen

Alphabetisch geordnete, präzise Einträge definieren die Körperteile, die in der Abbildung auf der gegenüberliegenden Seite bezeichnet sind. Jeder Term, der Fett geschrieben ist, bezieht sich auf eine Bezeichnung.

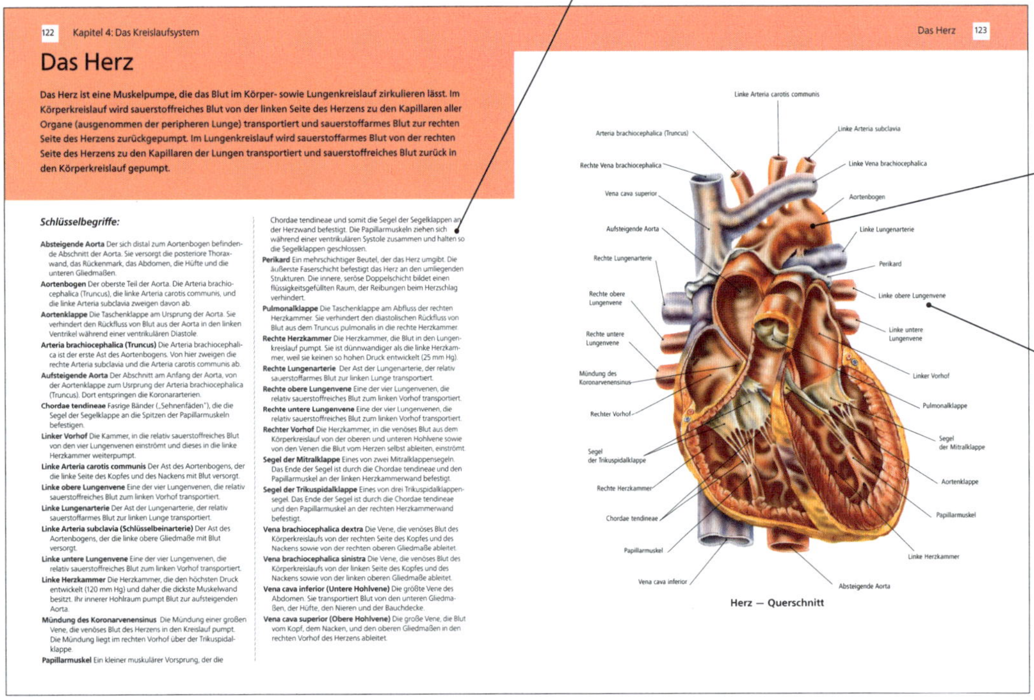

Abbildungen

Abbildungen können ein gesamtes Körpersystem, ein einzelnes Organ oder einen Körperteil darstellen.

Bezeichnungen

Bezeichnungen benennen die wichtigen Strukturen des dargestellten Körpersystems, Organs oder Teils. Jede Bezeichnung wird bei den Schlüsselwörtern gegenüber definiert.

Übungsseiten

Übungen beinhalten Wahr-oder-Falsch-Aufgaben, Multiple-Choice-Fragen, Lücken füllen und das Verbinden von Aussagen mit den korrekten Gründen. Auf jeder Seite sind Anleitungen zu finden, und die gesamten Lösungen sind auf den Seiten 184–188.

KAPITELNAME

Abschnitt

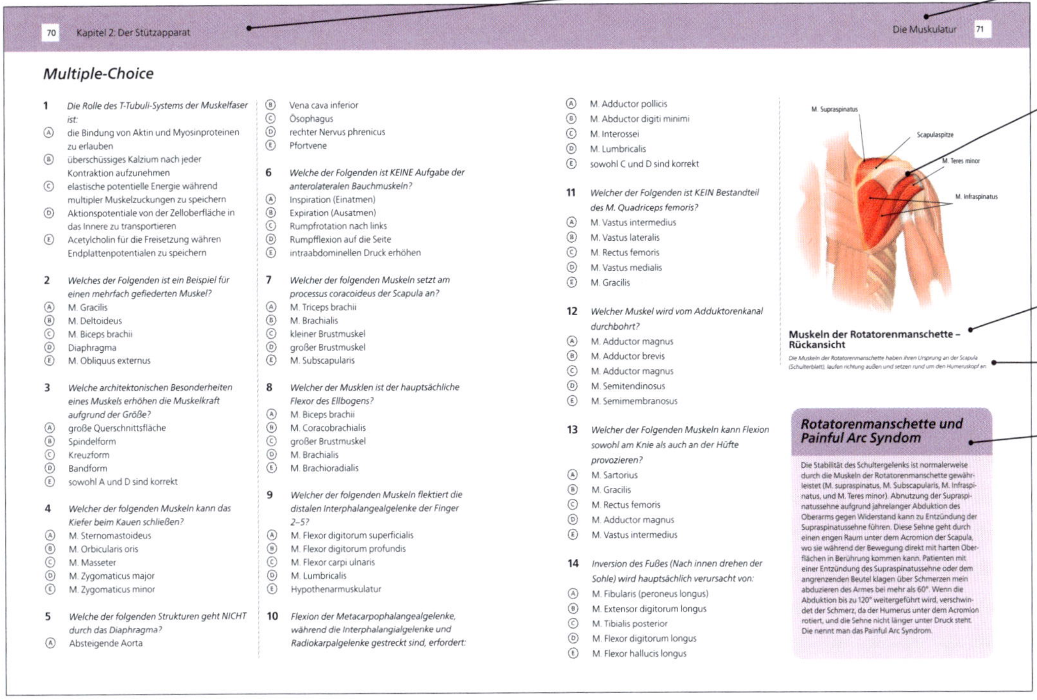

70 Kapitel 2: Der Stützapparat

Die Muskulatur 71

Multiple-Choice

1 *Die Rolle des T-Tubuli-Systems der Muskelfaser ist:*
Ⓐ die Bindung von Aktin und Myosinproteinen zu erlauben
Ⓑ überschüssiges Kalzium nach jeder Kontraktion aufzunehmen
Ⓒ elastische potentielle Energie während multipler Muskelzuckungen zu speichern
Ⓓ Aktionspotentiale von der Zelloberfläche in das Innere zu transportieren
Ⓔ Acetylcholin für die Freisetzung währen Endplattenpotentialen zu speichern

2 *Welches der Folgenden ist ein Beispiel für einen mehrfach gefiederten Muskel?*
Ⓐ M. Gracilis
Ⓑ M. Deltoideus
Ⓒ M. Biceps brachii
Ⓓ Diaphragma
Ⓔ M. Obliquus externus

3 *Welche architektonischen Besonderheiten eines Muskels erhöhen die Muskelkraft aufgrund der Größe?*
Ⓐ große Querschnittsfläche
Ⓑ Spindelform
Ⓒ Kreuzform
Ⓓ Bandform
Ⓔ sowohl A und D sind korrekt

4 *Welcher der folgenden Muskeln kann das Kiefer beim Kauen schließen?*
Ⓐ M. Sternomastoideus
Ⓑ M. Orbicularis oris
Ⓒ M. Masseter
Ⓓ M. Zygomaticus major
Ⓔ M. Zygomaticus minor

5 *Welche der folgenden Strukturen geht NICHT durch das Diaphragma?*
Ⓐ Absteigende Aorta
Ⓑ Vena cava inferior
Ⓒ Ösophagus
Ⓓ rechter Nervus phrenicus
Ⓔ Pfortvene

6 *Welche der Folgenden ist KEINE Aufgabe der anterolateralen Bauchmuskeln?*
Ⓐ Inspiration (Einatmen)
Ⓑ Expiration (Ausatmen)
Ⓒ Rumpfrotation nach links
Ⓓ Rumpfflexion auf die Seite
Ⓔ intraabdominellen Druck erhöhen

7 *Welcher der folgenden Muskeln setzt am processus coracoideus der Scapula an?*
Ⓐ M. Triceps brachii
Ⓑ M. Brachialis
Ⓒ kleiner Brustmuskel
Ⓓ großer Brustmuskel
Ⓔ M. Subscapularis

8 *Welcher der Musklen ist der hauptsächliche Flexor des Ellbogens?*
Ⓐ M. Biceps brachii
Ⓑ M. Coracobrachialis
Ⓒ großer Brustmuskel
Ⓓ M. Brachialis
Ⓔ M. Brachioradialis

9 *Welcher der folgenden Muskeln flektiert die distalen Interphalangealgelenke der Finger 2–5?*
Ⓐ M. Flexor digitorum superficialis
Ⓑ M. Flexor digitorum profundis
Ⓒ M. Flexor carpi ulnaris
Ⓓ M. Lumbricalis
Ⓔ Hypothenarmuskulatur

10 *Flexion der Metacarpophalangealgelenke, während die Interphalangialgelenke und Radiokarpalgelenke gestreckt sind, erfordert:*
Ⓐ M. Adductor pollicis
Ⓑ M. Abductor digiti minimi
Ⓒ M. Interossei
Ⓓ M. Lumbricalis
Ⓔ sowohl C und D sind korrekt

11 *Welcher der Folgenden ist KEIN Bestandteil des M. Quadriceps femoris?*
Ⓐ M. Vastus intermedius
Ⓑ M. Vastus lateralis
Ⓒ M. Rectus femoris
Ⓓ M. Vastus medialis
Ⓔ M. Gracilis

12 *Welcher Muskel wird vom Adduktorenkanal durchbohrt?*
Ⓐ M. Adductor magnus
Ⓑ M. Adductor brevis
Ⓒ M. Adductor magnus
Ⓓ M. Semitendinosus
Ⓔ M. Semimembranosus

13 *Welcher der Folgenden Muskeln kann Flexion sowohl am Knie als auch an der Hüfte provozieren?*
Ⓐ M. Sartorius
Ⓑ M. Gracilis
Ⓒ M. Rectus femoris
Ⓓ M. Adductor magnus
Ⓔ M. Vastus intermedius

14 *Inversion des Fußes (Nach innen drehen der Sohle) wird hauptsächlich verursacht von:*
Ⓐ M. Fibularis (peroneus longus)
Ⓑ M. Extensor digitorum longus
Ⓒ M. Tibialis posterior
Ⓓ M. Flexor digitorum longus
Ⓔ M. Flexor hallucis longus

Muskeln der Rotatorenmanschette – Rückansicht

Die Muskeln der Rotatorenmanschette haben ihren Ursprung an der Scapula (Schulterblatt), laufen richtung außen und setzen rund um den Humeruskopf an

Rotatorenmanschette und Painful Arc Syndom

Die Stabilität des Schultergelenks ist normalerweise durch die Muskeln der Rotatorenmanschette gewährleistet (M. supraspinatus, M. Subscapularis, M. Infraspinatus, und M. Teres minor). Abnutzung der Supraspinatussehne aufgrund jahrelanger Abduktion des Oberarms gegen Widerstand kann zu Entzündung der Supraspinatussehne führen. Diese Sehne geht durch einen engen Raum unter dem Acromion der Scapula, wo sie während der Bewegung direkt mit harten Oberflächen in Berührung kommen kann. Patienten mit einer Entzündung des Supraspinatussehne oder dem angrenzenden Beutel klagen über Schmerzen mein abduzieren des Armes bei mehr als 60°. Wenn die Abduktion bis zu 120° weitergeführt wird, verschwindet der Schmerz, da der Humerus unter dem Acromion rotiert, und die Sehne nicht länger unter Druck steht. Die nennt man das Painful Arc Syndrom.

Farbige Grafiken
Farbige, bezeichnete anatomische Grafiken bieten unterstützende Informationen zu den Aufgaben auf der Doppelseite.

Abbildungsbezeichnungen

Bildunterschriften

Textboxen
Boxen im gesamten Buch fassen einfache medizinische Konzepte zusammen und geben Informationen über häufige Verletzungen oder Störungen, die mit dem jeweiligen Körpersystem in Verbindung stehen.

Mal- und Bezeichnungsseiten

Sie beinhalten verschiedene Mal- und Bezeichnungsaufgaben, die dabei helfen, die Stellen verschiedener Körperteile zu erkennen und zu merken.

Leere Bezeichnungen
Nummerierte leere Bezeichnungsstellen beziehen sich auf Körperteile. Fülle diese Bezeichnungsstellen aus, um dein Wissen zu testen.

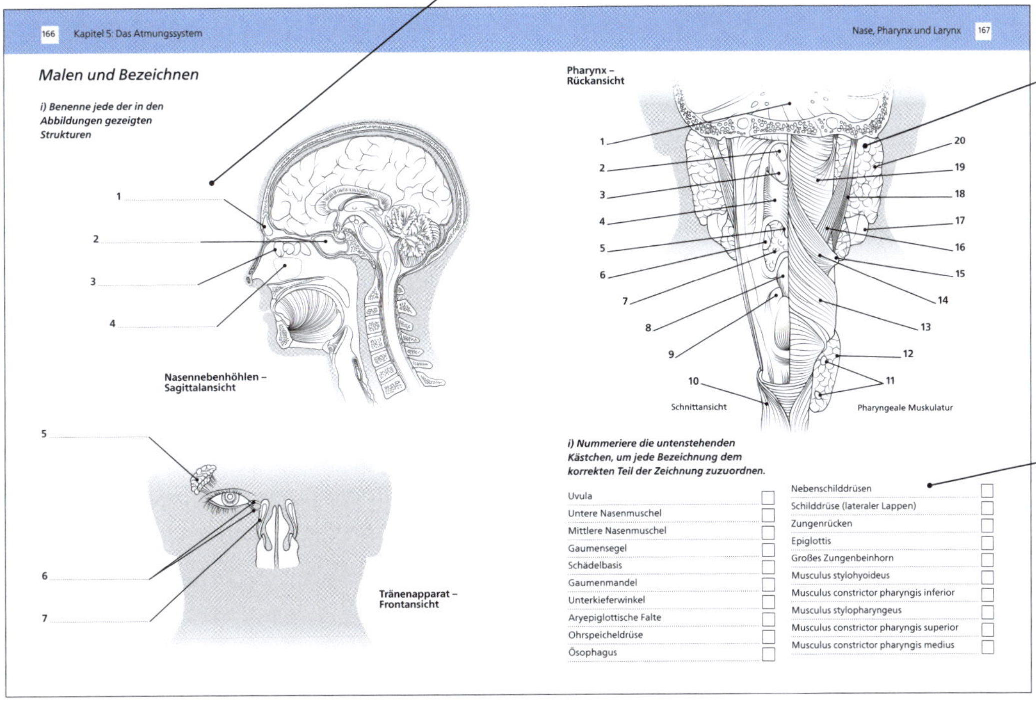

166 Kapitel 5: Das Atmungssystem

Nase, Pharynx und Larynx 167

Malen und Bezeichnen

i) Benenne jede der in den Abbildungen gezeigten Strukturen

Nasennebenhöhlen – Sagittalansicht

Tränenapparat – Frontansicht

Pharynx – Rückansicht

i) Nummeriere die untenstehenden Kästchen, um jede Bezeichnung dem korrekten Teil der Zeichnung zuzuordnen.

Uvula ☐	Nebenschilddrüsen ☐
Untere Nasenmuschel ☐	Schilddrüse (lateraler Lappen) ☐
Mittlere Nasenmuschel ☐	Zungenrücken ☐
Gaumensegel ☐	Epiglottis ☐
Schädelbasis ☐	Großes Zungenbeinhorn ☐
Gaumenmandel ☐	Musculus stylohyoideus ☐
Unterkieferwinkel ☐	Musculus constrictor pharyngis inferior ☐
Aryepiglottische Falte ☐	Musculus stylopharyngeus ☐
Ohrspeicheldrüse ☐	Musculus constrictor pharyngis superior ☐
Ösophagus ☐	Musculus constrictor pharyngis medius ☐

Abbildungen
Indem du die Abbildungen anmalst, prägst du dir die Form und Stelle jedes Körperteils ein, und dadurch kannst du sie viel leichter visualisieren.

Bezeichnungen und Strukturen verbinden
Wenn Bezeichnungen in einer Tabelle angeführt sind, verbinde sie mit den Zahlen bei der Abbildung.

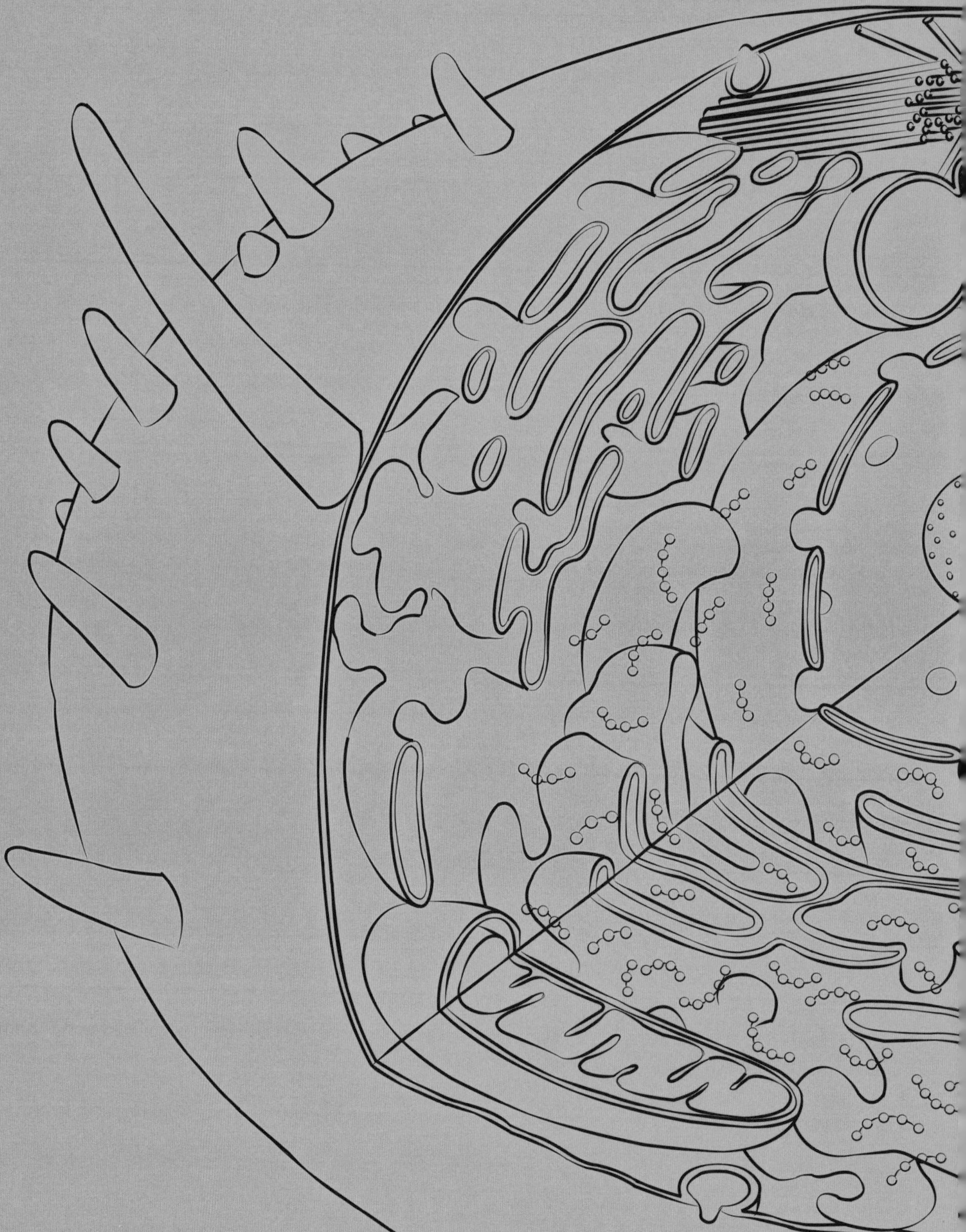

KAPITEL 1: KÖRPERSYSTEME UND GEWEBE

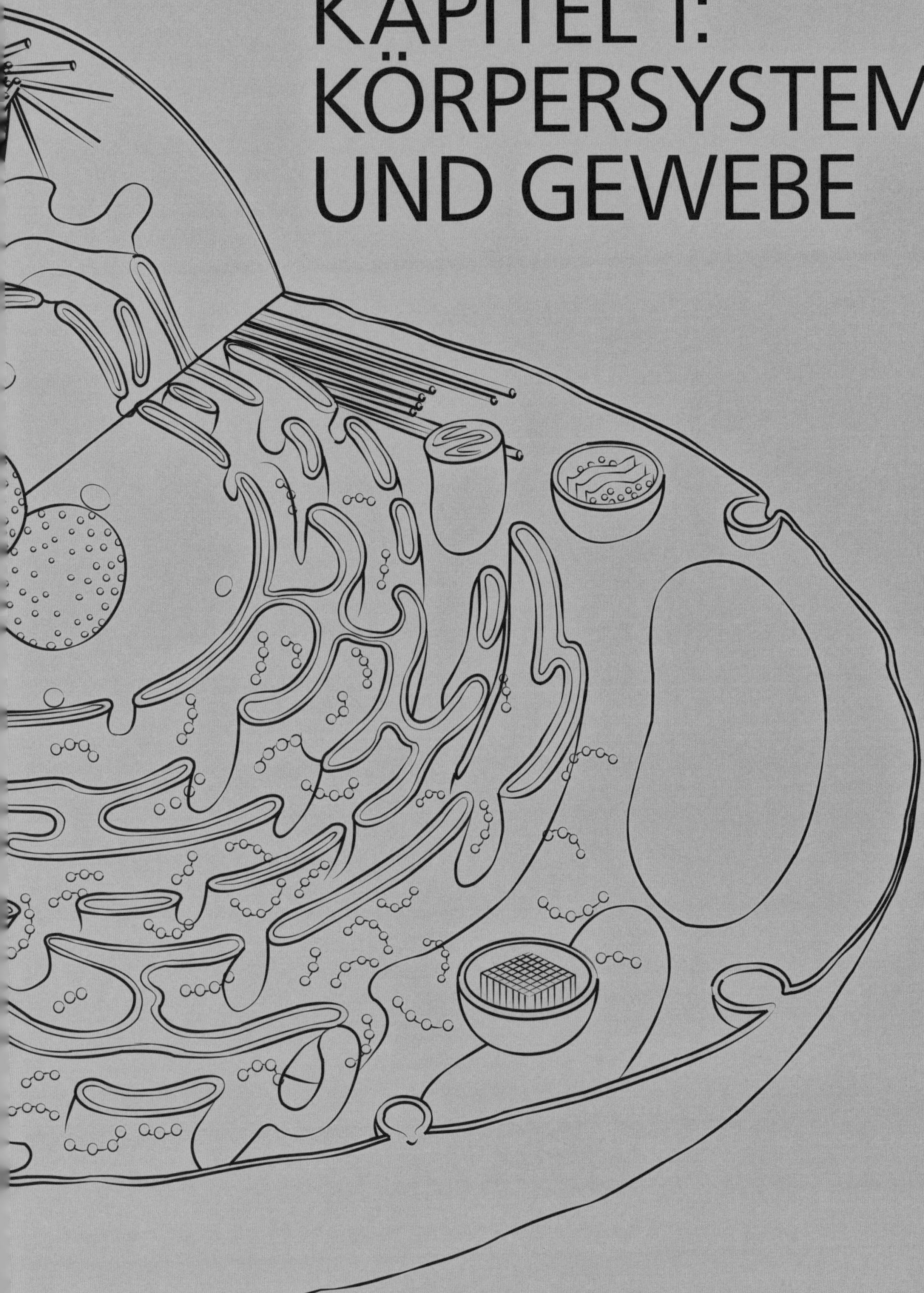

Überblick über die Körpersysteme

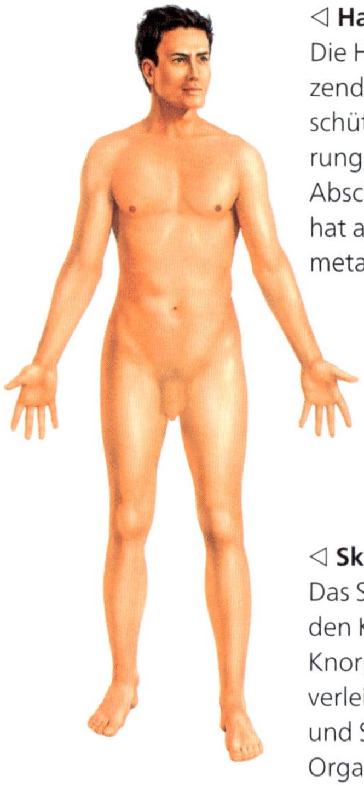

◁ Haut
Die Haut ist die äußere, schützende Schicht des Körpers. Sie schützt das Innere vor Dehydrierung, Mikroorganismen, Abschürfung und Strahlung, und hat auch sensorische und metabolische Funktionen.

◁ Muskelsystem
Das Muskelsystem, das für die Bewegung des Körpers verantwortlich ist, beinhaltet die willkürlichen Muskeln. Muskelfasern sind entweder durch eine Sehne an einen Knochen gebunden oder, im Falle der Gesichtsmuskeln, an die Haut.

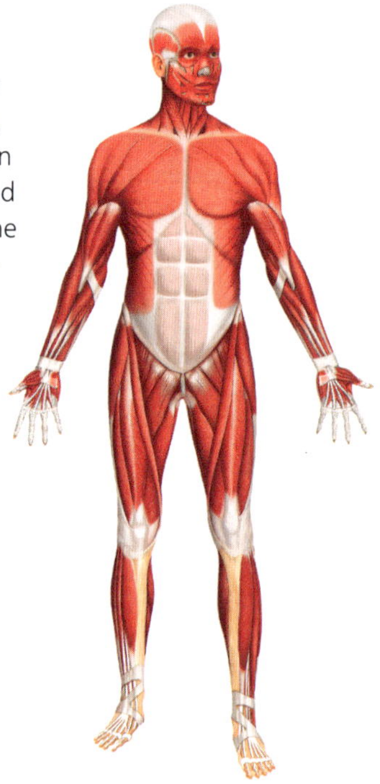

◁ Skelett
Das Skelett besteht aus den Knochen und Knorpeln des Körpers. Es verleiht dem Körper Festigkeit und Stabilität für die Inneren Organe, dient als Befestigungen für die Skelettmuskeln, ist ein Reservoir für Kalzium und Fettspeicherung, und ein Ort der Produktion der Blutzellen.

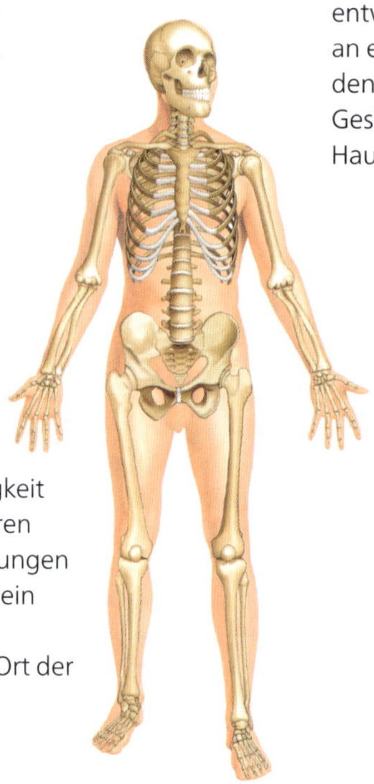

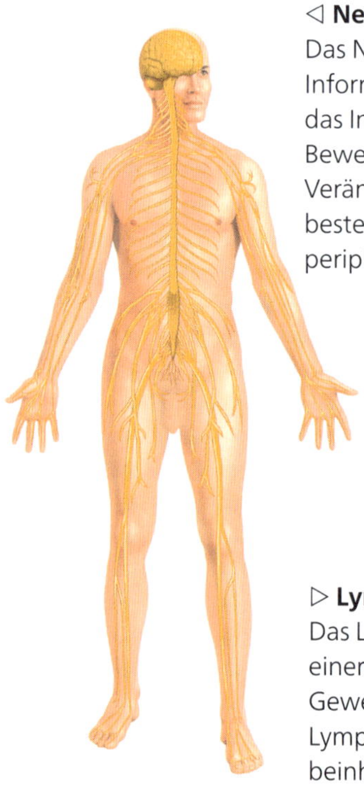

◁ Nervensystem
Das Nervensystem verarbeitet Informationen über die Umwelt und das Innere des Körpers, und löst Bewegungen der Gliedmaßen und Veränderungen im Körper aus. Es besteht aus Gehirn, Wirbelsäule, peripheren Nerven und Ganglien.

▷ Kreislaufsystem
Das Kreislaufsystem besteht aus dem Herzen, das Blut pumpt, und den Arterien, Arteriolen, Kapillaren, Venolen und Venen, die das Blut befördern.

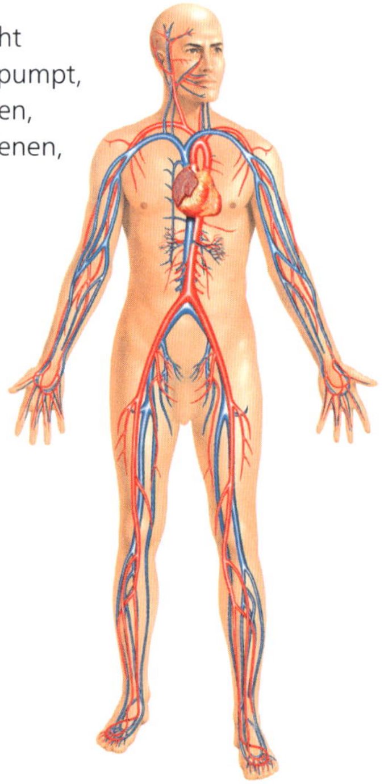

▷ Lymphsystem
Das Lymphsystem besteht aus einer Reihe feiner Kanäle, die Gewebsflüssigkeit durch Lymphknoten ablassen. Es beinhaltet Lymphozyten und Makrophagen um fremde Proteine, Mikroben oder Krebszellen zu entfernen.

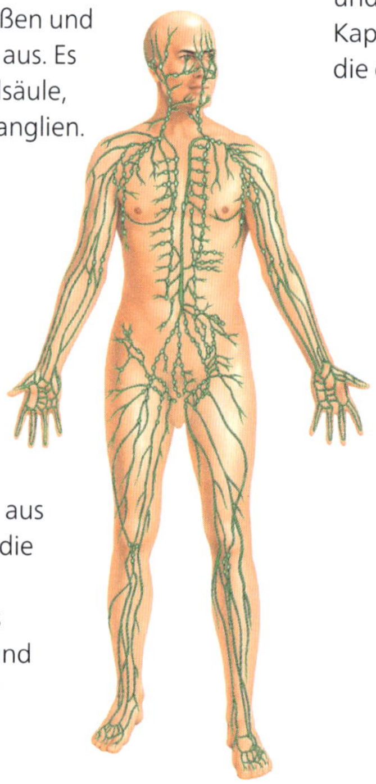

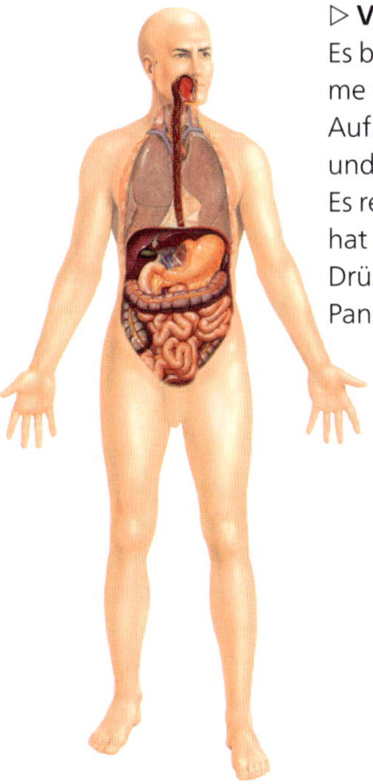

▷ **Verdauungssystem**
Es befasst sich mit der Nahrungsaufnahme (Ingestion) und Verdauung, und der Aufnahme von Nahrung und Wasser, und der Ausscheidung von Reststoffen. Es reicht vom Mund bis zum Anus und hat mit ihm in Verbindung stehende Drüsen (Speicheldrüse, exokrine Drüse, Pankreas, und Leber).

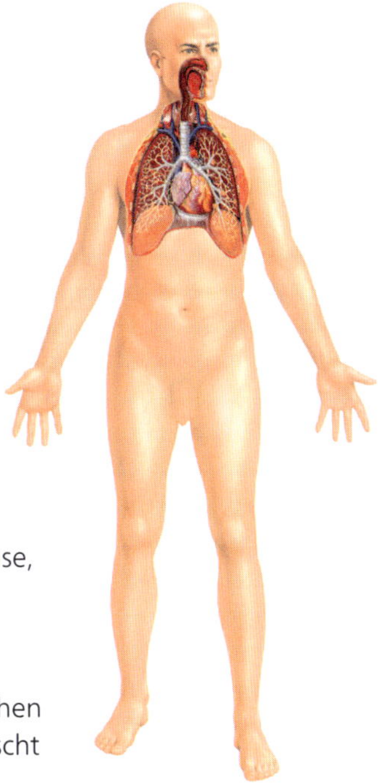

▷ **Atmungssystem**
Das Atmungssystem, das aus Nase, Larynx, Atemwegen und Lunge besteht, ist hauptsächlich dafür verantwortlich, dass Luft in den Körper gebracht wird, um zwischen Luftsäcken und dem Blut getauscht zu werden.

▷ **Endokrines System**
Das endokrine System besteht aus einer Reihe Drüsen, die die Homöostase aufrechterhalten – den relativ stabilen inneren Zustand des Körpers. Es beinhaltet, die Schilddrüse, Nebennieren und die endokrine Pankreas.

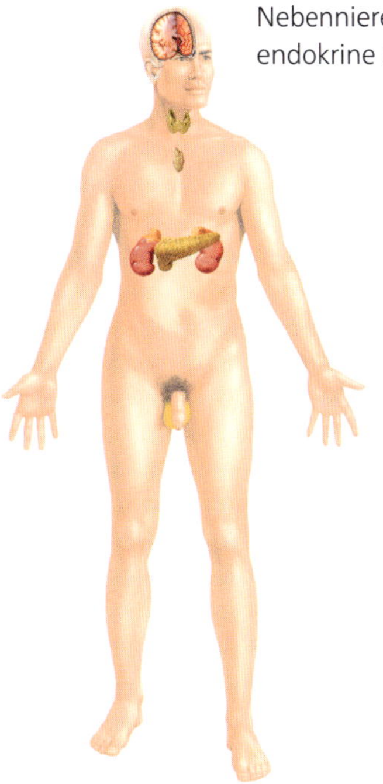

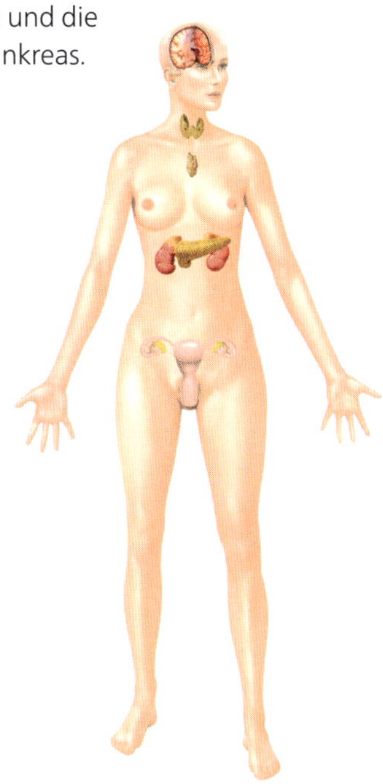

▷ **Harnwegssystem**
Es besteht aus Nieren, Uretern, Harnblase und der Urethra, und ist hauptsächlich damit befasst, die stickstoffhaltigen Abfallstoffe (Urea im Urin) auszuscheiden, aber ist ebenso wichtig für die Kontrolle des pH-Wertes und der Ionenkonzentrationen des Blutes.

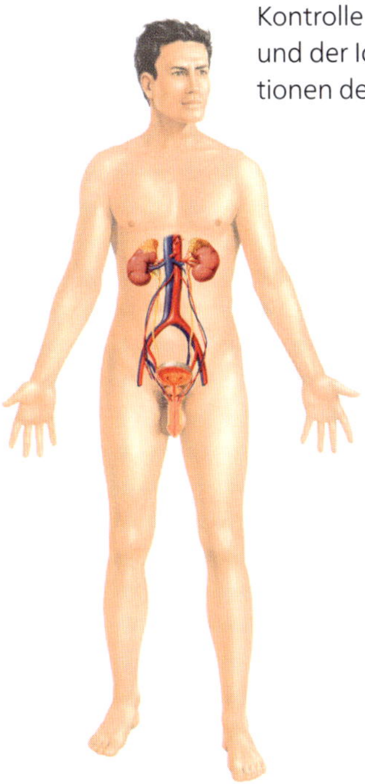

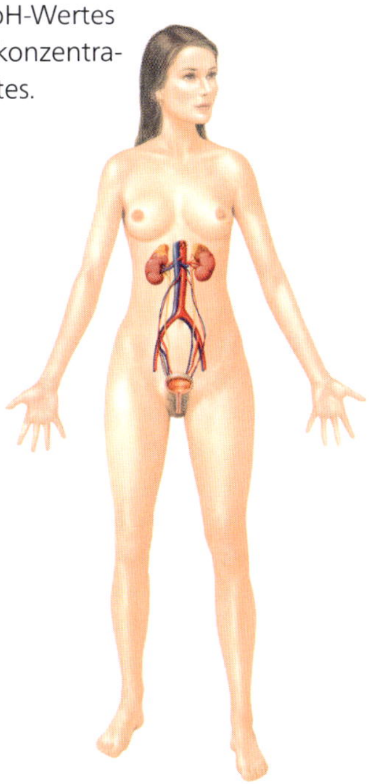

▷ **Fortpflanzungssystem**
Das männliche und weibliche Fortpflanzungssystem sind für die Erschaffung und Pflege der nächsten Generation verantwortlich. Sie beinhalten die Gonaden, die Geschlechtszellen produzieren, als auch dazugehörige Drüsen, Schwellkörper, Uterus und Brüste.

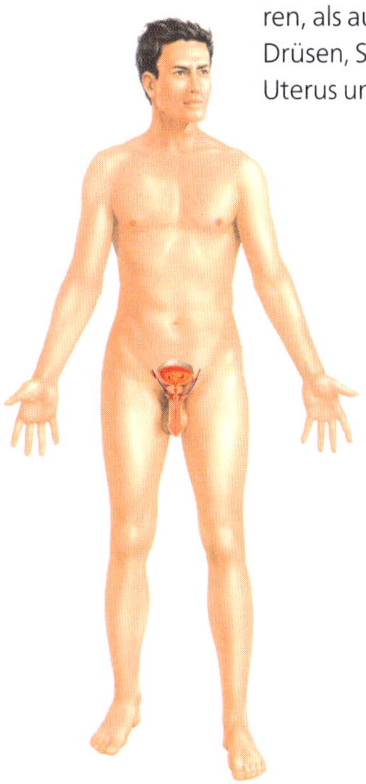

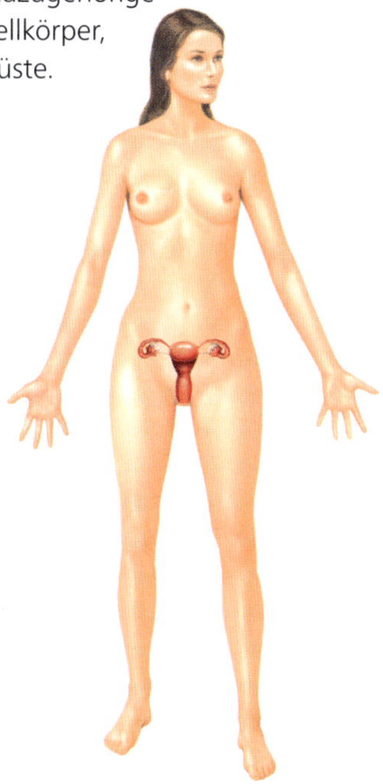

Körperregionen

Schlüsselbegriffe:

Abdomen (abdominal) Die Region des Rumpfes unterhalb des Brustkorbes und oberhalb des Beckens. Abdominal: zum Abdomen gehörend.

Achsel/Axilla (axillar) Der Hohlraum am Beginn der Oberen Gliedmaßen, der sich zwischen Arm, Brustwand und Schulterblatt befindet. Axillar: zur Achsel gehörend.

Auge (okular oder orbital) Das Sehorgan. Das Auge und zugehörige Drüsen, Muskeln und Gefäße und Nerven liegen in der knöchernen Augenhöhle. Okular: zum Auge selbst gehörend. Orbital: Zur knöchernen Augenhöhle gehörend.

Becken (pelvin) Teil des Skeletts, das durch zwei Hüftknochen auf jeder Seite und dem Sakrum und dem Coccyx in der Mittellinie geformt wird.

Bein/ Curs (crural) Der Teil der unteren Gliedmaßen zwischen Knie und Knöchel. Crural: zu den Strukturen dieses Teils gehörend.

Brustkorb/ Thorax (thorakal) Der Teil des Körpers, der durch die zwölf Rippen und das Sternum begrenzt ist. Thorakal: zum Brustkorb gehörend.

Daumen/ Pollex (Pollical) Finger 1 der Hand. Pollical: zum Daumen gehörend.

Ellbogen (antecubital) Die Verbindung zwischen Arm und Unterarm. Die antikubitale Region ist die Mulde (fossa cubitalis) vor dem Ellenbogengelenk.

Finger (digital oder phalangial) Finger der Hand. Sie haben phalangiale Knochen als Kern (zwei im Daumen oder Finger 1, drei in Fingern 2-5) Digital: die Fingern oder Zehen betreffend. Phalangial: die phalangialen Knochen betreffend.

Fuß/Ped (pedal) Der abschließende Teil der unteren Gliedmaße. Der Fuß besteht aus tarsalen, metatarsalen und phalangialen Knochen, zugehörigen Muskeln, Sehnen, Bändern, Gefäßen und Nerven. Pedal: zu den Strukturen des Fußes gehörend.

Gesicht (fazial) Die Vorderseite des Kopfes. Das faziale Skelett ist von Gesichtsmuskeln und hochsensibler Haut bedeckt. Fazial: zum Gesicht gehörend.

Großer Zeh/ Hallux Zehe 1 des Fußes.

Hand Die distale Extremität der oberen Gliedmaßen. Sie besteht aus den Mittelhandknochen (Handfläche), phalangialen Knochen (Finger) und zugehörigen Muskeln, Sehnen, Gefäßen und Nerven.

Handfläche (palmar) Der proximale Teil der Hand. Sie wird durch die Mittelhandknochen und zugehörige Muskeln, Sehnen, Gefäße und Nerven geformt. Palmar: zur Handfläche gehörend.

Handgelenk (karpal) Besteht aus den Karpalknochen und -sehnen, die die Muskelkraft des Unterarms in die Finger übertragen. Karpal: das Handgelenk betreffend.

Kinn (mental) Der spitze untere Teil der Mandibula. Mental: zum Kinn gehörend.

Kniescheibe/Patella (patellar) Vorsprung des Knies. Es wird durch die Patella, ein Sesambein in der Sehne des Musculus quadriceps femoris, geformt. Patellar: zur Kniescheibe gehörend.

Knöchel/Tarsus (tarsal) Die Verbindung zwischen Bein und Fuß. Tarsal: zum Knöchel oder proximalen Fuß gehörend.

Kopf Gesicht und Hirnschädel. Er enthält große sensorische Organe sowie die Eingänge zu den Atemwegen und dem Gastrointestinaltrakt.

Leiste/Inguen (inguinal) Der Bereich bei der Verbindung der unteren Gliedmaßen mit der Bauchdecke. Inguinal: zur Leistengegend gehörend.

Mund (oral) Die Öffnung im Gesicht, die oben durch den harten und weichen Gaumen, unten durch die Zunge und seitlich durch die Wange (Bukkalwand) begrenzt ist. Oral: zum Mund gehörend.

Nacken (zervikal) Der Teil des Körpers, der den Kopf und den Rumpf verbindet. Sein Kern ist die Halswirbelsäule, die von Muskeln, Gefäßen und Nerven umgeben ist. Zervikal: zum Nacken gehörend.

Nase (nasal) Eine Verdickung am Gesicht, die durch Knorpel und Knochen geformt ist, die den Eingang zur Nasenhöhle formt. Nasal: zur Nase gehörend.

Oberarm/Brachium (brachial) Der proximale Teil der oberen Gliedmaßen, der aus dem Humerus und den umgebenden Muskeln, Faszien (Bindegewebe), Nerven und Gefäßen besteht. Brachial: zum Arm gehörig.

Oberschenkel (femoral) Die Region der proximalen unteren Gliedmaßen, die den Femur als Kern hat, mit dem Musculus quadriceps femoris vorne und die Kniesehen und Adduktormuskeln hinten und seitlich. Femoral: zum Oberschenkel gehörend.

Ohr (otal) Das äußere Ohr, Ohrmuschel oder Auricula; oder genauer verwendet für die äußeren, mittleren und inneren Teile des Hörapparates. Otal: zum Ohr gehörend.

Os pubis (pubicus) Die Schamgegend im vorderen Teil des knöchernen Beckens. Es enthält den Teil der Scham des Hüftknochens und darüberliegende Gewebe. Pubicus: zum Schambein gehörend.

Rumpf/Torso Umfasst die thorakale und abdominopelvine Höhle und deren muskuloskelettale Wände.

Schädel/Kranium (kranial) Besteht aus dem Gesichtsskelett und dem Hirnschädel (Calvaria). Er schützt das Gehirn. Kranial: zum Kranium gehörend.

Stirn (frontal) Der Teil des Gesichtes über den Stirnknochen des Schädels. Sie hat eine dünne Muskelschicht (frontalis) unter der Haut. Frontal: zur Stirn gehörend.

Umbilicus (umbilikal) Eine gerunzelte Narbe an der Stelle, an der die Nabelschnur während des pränatalen Lebens angesetzt war. Umbilikal: den Umbiculus betreffend.

Unterarm/Antebrachium (antebrachial) Der Teil der oberen Gliedmaßen zwischen Ellbogen und Handgelenk. Antebrachial: zu einigen Teilen (z.B.: Nerven) des Unterarms gehörend.

Wange (bukkal) Bezieht sich gewöhnlich auf die Gesichtsregion über der Maxilla und dem Jochbein, aber streckt sich bis zur Seitenwand des Mundes. Bukkal: zur Wange gehörend.

Zehen (digital oder phalangial) Zehen 1-5. Sie haben phalangiale Knochen. Digital: Die Finger oder Zehen betreffend. Phalangial: die phalangialen Knochen betreffend.

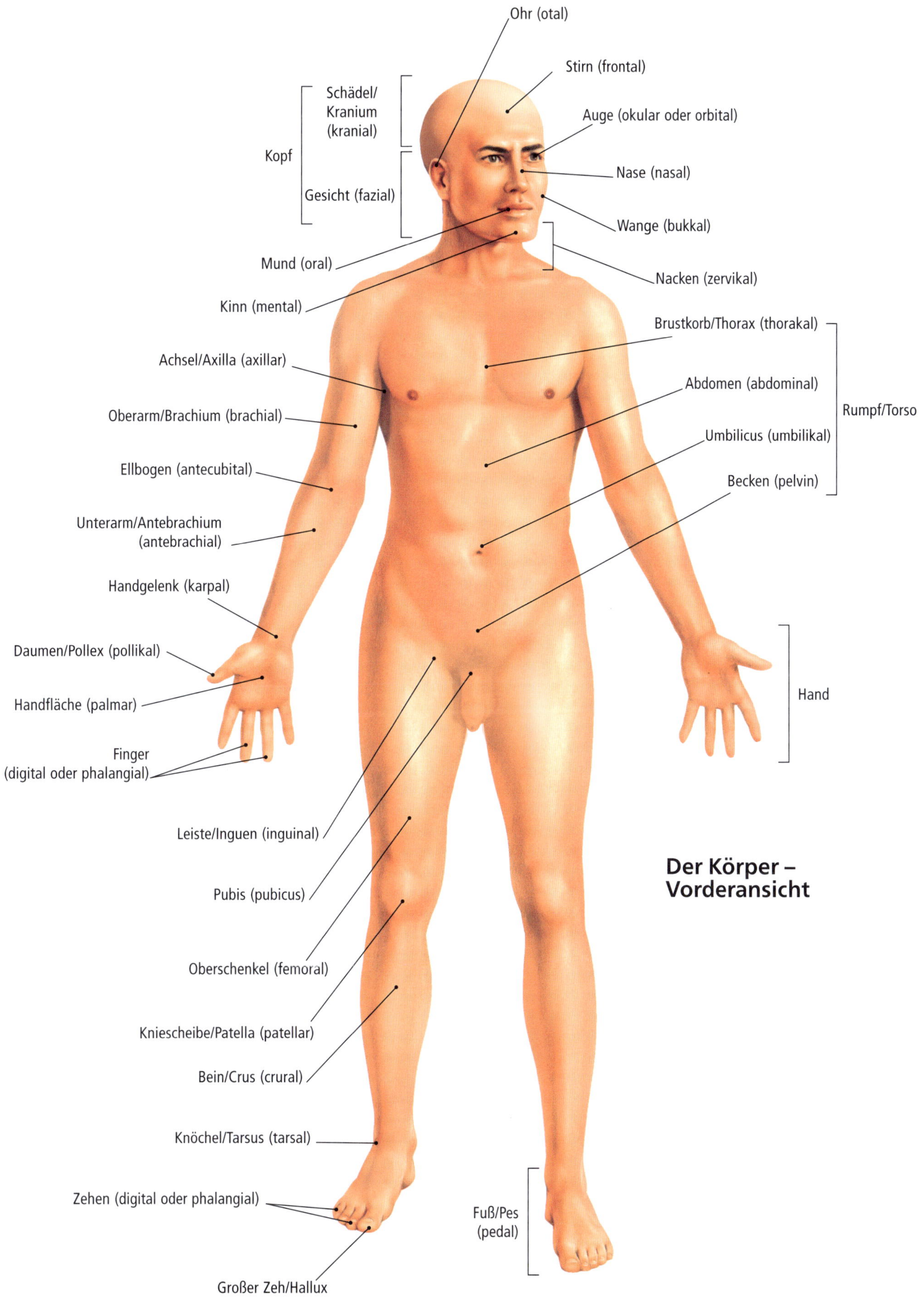

Der Körper – Vorderansicht

Körperregionen

Schlüsselbegriffe:

Abdominopelvine Höhle Die größte ventrale Höhle des Körpers, die sich oben vom Diaphragma bis zu den Beckenbodenmuskeln unten erstreckt.

Bauchhöhle Der obere Teil der abdominopelvinen Höhle, die Magen, Därme, Leber, Nieren und Pankreas enthält.

Beckenhöhle Der Raum, der von Hüftknochen, Sakrum, Coccyx und dem Beckenboden begrenzt wird. Sie enthält die Harnblase, Fortpflanzungsorgane, Rektum und Anus.

Diaphragma Ein Muskel- und Sehnenblatt, das den Thorax von der Bauchhöhle abgrenzt. Es wird von der Aorta, der Vena cava inferior und dem Ösophagus durchbrochen.

Dorsalraum Die Körperhöhle, die das Gehirn, die Wirbelsäule und deren Membrane (Meningen) enthält.

Ellbogen/Olekranon (olekranal) Der Ellbogen ist die Verbindung zwischen dem Ober- und Unterarm. Der hintere Teil des Ellbogens ist durch einen knöchernen Vorsprung charakterisiert, den man Olekranon nennt. Olekranal: den Ellbogen betreffend.

Ferse/Kalkaneus (kalkaneal) Der Kern der Ferse ist das Fersenbein. Kalkaneal: einige Strukturen dieser Region betreffend.

Kopf siehe S. 14-15.

Mediastinum Der Raum im Brustkorb zwischen den beiden Pleurasäcken und deren umschließende Lunge. Es enthält das Herz, große Gefäße und den Ösophagus.

Nacken (zervikal) Siehe S. 14-15.

Obere Gliedmaße Besteht aus Oberarm (Brachium), Unterarm (Antebrachium), Hand (Manus) und Fingern.

Perikardhöhle Der Sack, der im Mediastinum des Thorax liegt und das Herz beinhaltet. Sie enthält einen mit Flüssigkeit gefüllten Raum, um die freie Bewegung des schlagenden Herzens zu erlauben.

Po/Gluteus (gluteal) Der fleischige Teil des Körpers hinter dem Becken und oberen Oberschenkel, der sich aus Glutealmuskeln und Fett zusammensetzt. Gluteal: den Po betreffend.

Rücken (dorsal) Der hintere oder dorsale Teil des Körpers, der die Wirbelsäule und zugehörige Muskeln umfasst.

Rumpf/Torso siehe S. 14-15.

Schädelhöhle Das Innere des Schädels oder Kraniums. Sie beinhaltet das Gehirn, Hirnanhangdrüse und zugehörige Blutgefäße.

Schulter (akromial) Die Verbindung von Clavicula, Scapula und Humerus. Die abgerundete Form entsteht durch den Deltoidmuskel, der dem Rückgrad und dem akromialen Verlauf der Scapula und der distalen Clavicula entspringt, und den Kopf des Humerus bedeckt. Akromial: die Schulter betreffend.

Sohle (plantar) Der untere Teil, oder plantare Oberfläche des Fußes. Plantar: die Sohle betreffend.

Thoraxhöhle Die obere ventrale Höhle des Rumpfes. Sie ist in zwei gleiche Pleurasäcke, die die Lungen enthalten, und das Mediastinum in der Mitte geteilt.

Untere Gliedmaße Besteht aus Oberschenkel (femorale Region), Bein (Crus), Fuß (Pes) und Zehen.

Unterer Rücken (lumbar) Die Region des Körpers, dessen Kern die Lendenwirbelsäule und angrenzende Muskeln sind. Lumbar: den unteren Rücken betreffend.

Wade/Sura (sural) Der fleischige Teil der hinteren Beins, sie besteht hautsächlich aus dem Musculus triceps surae. Sural: die Wade betreffend.

Wirbelkanal ein hohler Raum, der sich über die Länge der Wirbelsäule erstreckt. Er enthält das Rückenmark und die Cauda equina.

Körperhöhlen – seitliche Ansicht

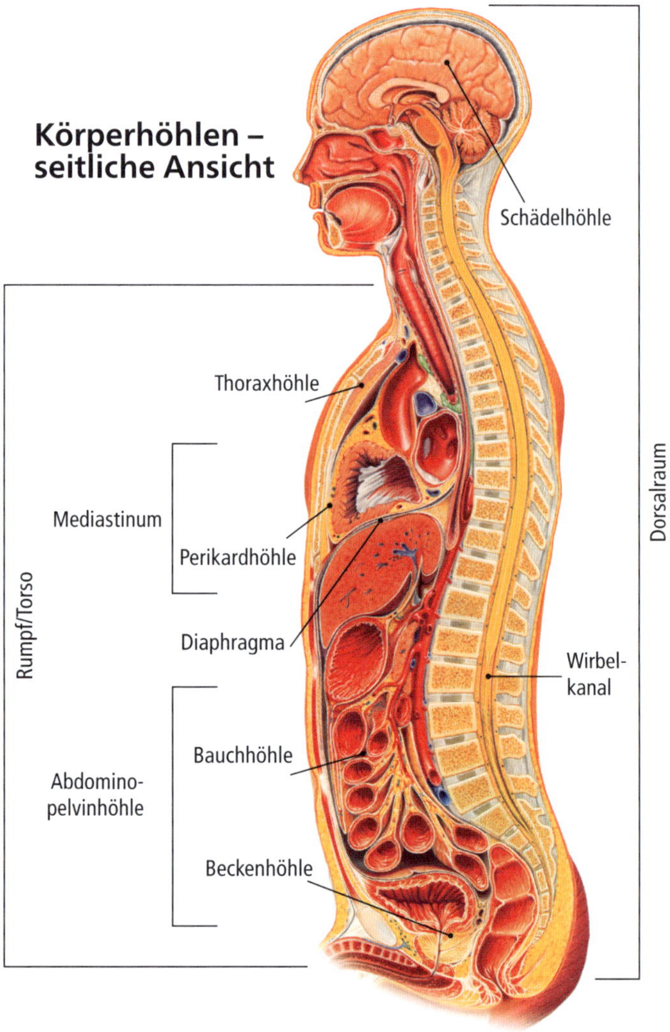

Der Körper – Hinteransicht

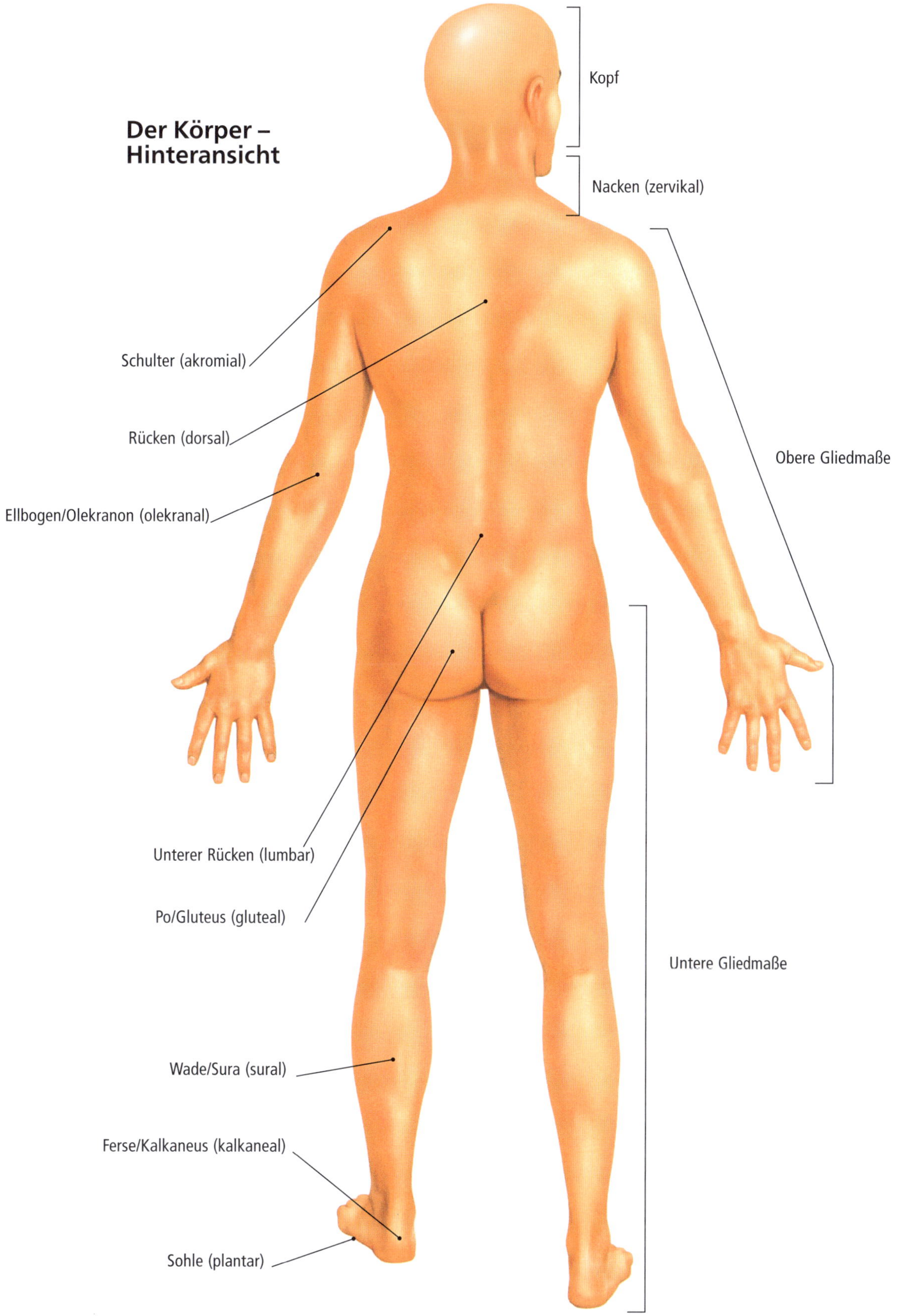

Ansichtsorientierung und anatomische Ebenen

Das Anatomiestudium benötigt eine klare Kommunikation, und diese wird durch die Verwendung eines standardisierten Körperarrangements und vereinbarte deskriptive Termini erleichtert. Die anatomische Position ist eine reguläre Körperposition, die verwendet werden muss, wenn die Stelle von Körperteilen beschrieben wird. Bei der anatomischen Position steht die Peron mit den Beinen zusammen und schaut nach vorne. Beide Hände sind an der Seite mit den Handflächen nach vorne und dem Daumen lateral. Der Kopf ist aufgerichtet und die Augen schauen geradeaus.

Schlüsselbegriffe:

Anterior zur Vorderseite des Körpers.

Distal zum Ende einer Extremität.

Dorsal zum Rücken des Körpers beim Rumpf, aber oben beim Kopf. Der Unterschied ist dadurch begründet, dass das Dorsum relativ zur Achse des Nervensystems definiert ist, das sich beim Mittelhirn der Menschen biegt.

Dorsale Oberfläche (von Fuß oder Hand) Die Oberseite des Fußes oder die Rückseite der Hand.

Frontale (koronale) Ebene Die anatomische Ebene, die den Körper in vorne und hinten teilt.

Inferior in Richtung der Füße oder nach unten.

Lateral In Richtung der Seite des Körpers.

Medial In Richtung der Mittellinie des Körpers.

Palmare Oberfläche Die anteriore Oberfläche (Handfläche) der Hand.

Plantare Oberfläche Die inferiore Oberfläche (Sohle) des Fußes.

Posterior In Richtung des Rückens des Körpers.

Proximal In Richtung des Ansatzes einer Gliedmaße an den Rumpf, oder in Richtung des Beginns einer tubulären Struktur.

Sagittale Ebene Eine Ebenenfamilien, die den Körper in rechts und links teilt. Eine der Ebenen ist auf der Mittellinie (sagittale Mitte oder Median) und teilt den Körper in zwei gleiche Hälften. Die verbleibenden Ebenen der Familie (parasagittal oder Paramedian) teilen den Körper in ungleiche linke und rechte Teile.

Sagittale (sagittale Mitte oder Median) Ebene Die Ebene, die den Körper in zwei gleiche Hälften teilt.

Sagittale (parasagittale oder Paramedian) Ebene Eine der Ebenenfamilie,die parallel zur Mittellinie verlaufen.

Superior In Richtung des oberen Endes des Körpers.

Transverse (axiale) Ebene Die Ebenenfamilie, die den Körper in oben und unten teilt.

Ansichtsorientierung

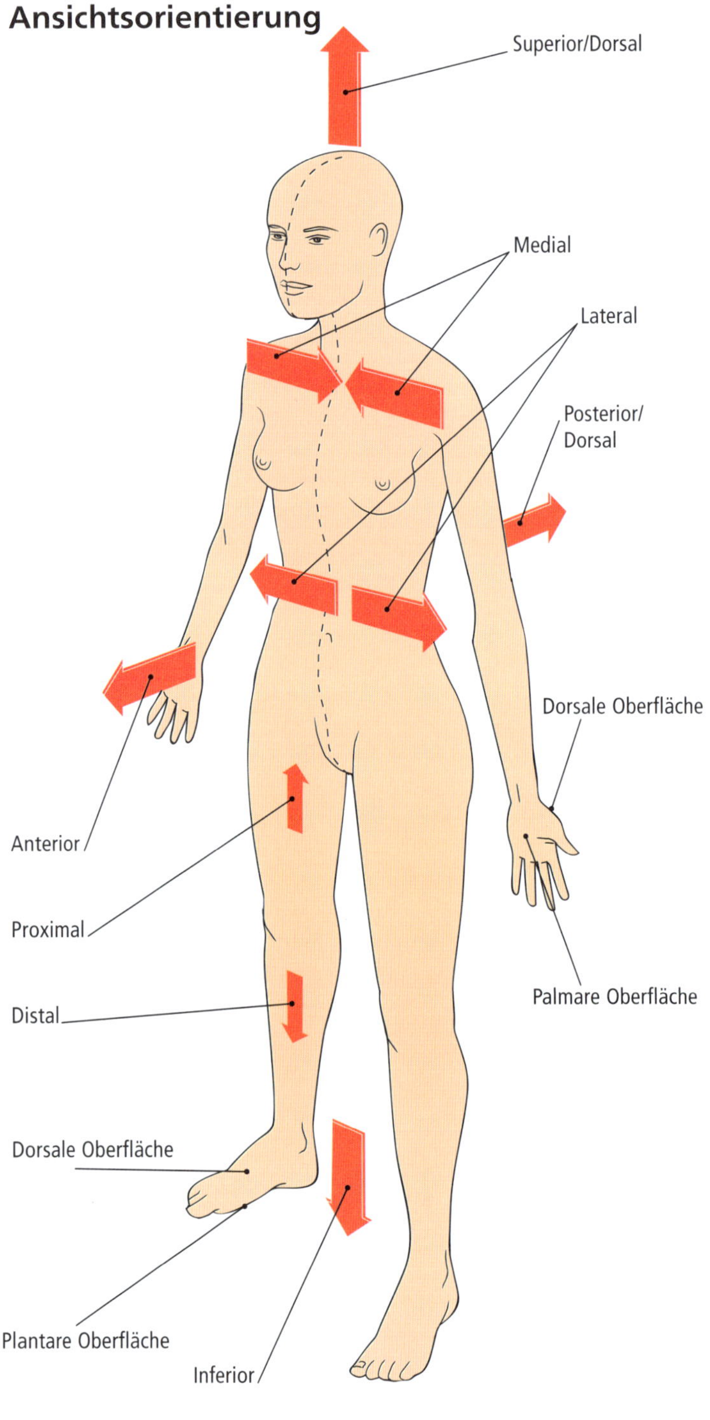

Anatomische Ebenen

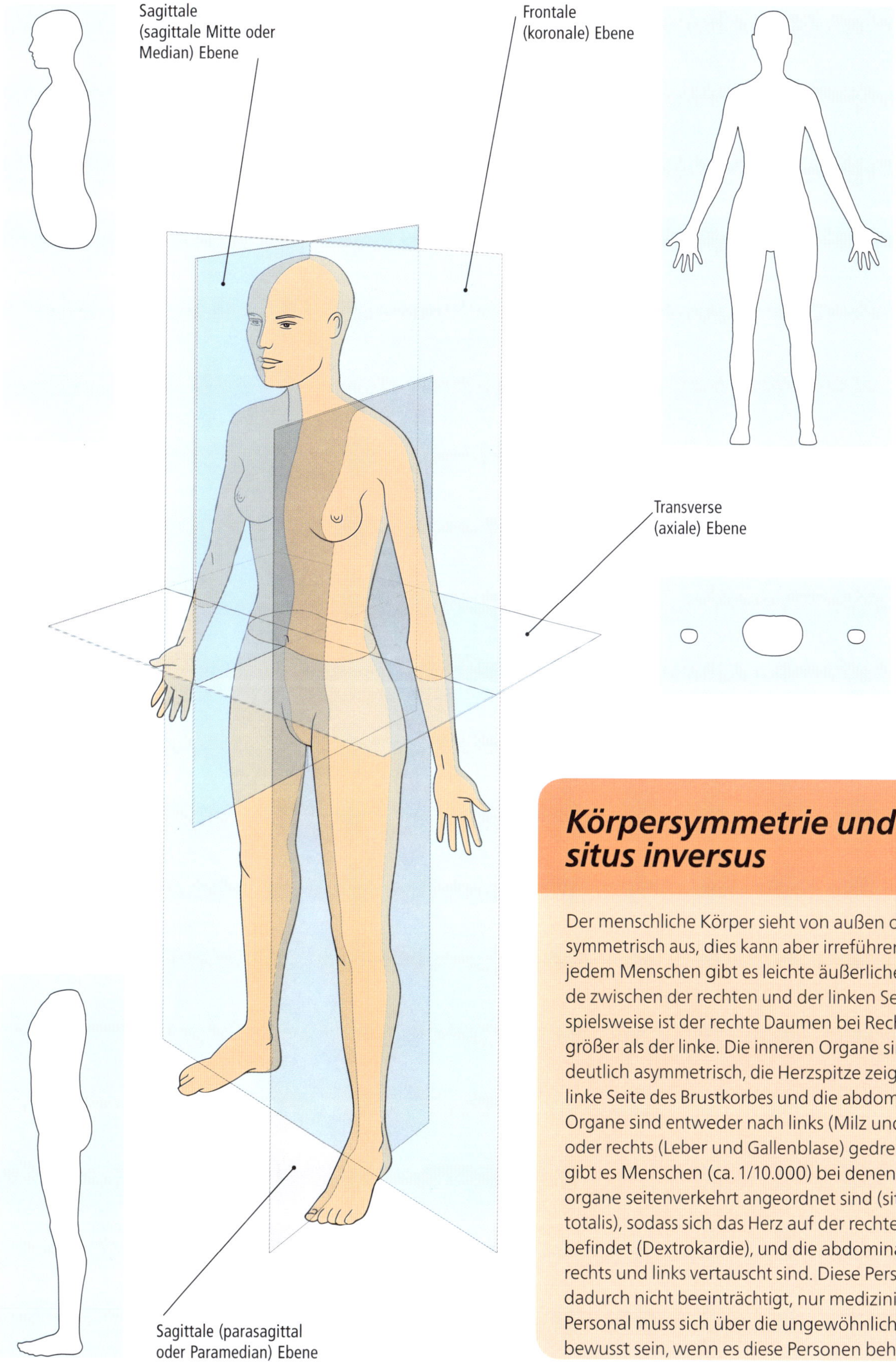

Körpersymmetrie und situs inversus

Der menschliche Körper sieht von außen oft bilateral symmetrisch aus, dies kann aber irreführend sein. Bei jedem Menschen gibt es leichte äußerliche Unterschiede zwischen der rechten und der linken Seite – beispielsweise ist der rechte Daumen bei Rechtshändern größer als der linke. Die inneren Organe sind auch deutlich asymmetrisch, die Herzspitze zeigt auf die linke Seite des Brustkorbes und die abdominalen Organe sind entweder nach links (Milz und Magen) oder rechts (Leber und Gallenblase) gedreht. Selten gibt es Menschen (ca. 1/10.000) bei denen die Körperorgane seitenverkehrt angeordnet sind (situs inversus totalis), sodass sich das Herz auf der rechten Seite befindet (Dextrokardie), und die abdominalen Organe rechts und links vertauscht sind. Diese Personen sind dadurch nicht beeinträchtigt, nur medizinisches Personal muss sich über die ungewöhnliche Anatomie bewusst sein, wenn es diese Personen behandelt.

Gewebe

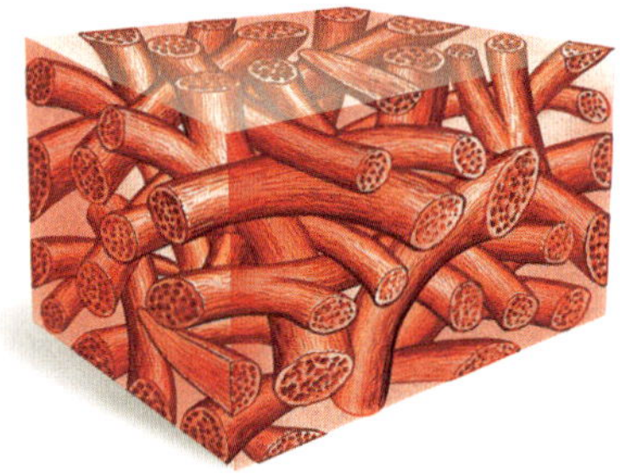

◁ **Kollagen**
Dieses Strukturprotein formt den Großteil des Bindegewebes. Es gibt fünf verschiedene Arten. Jedes Kollagen enthält die Aminosäuren Hydroxyprolin und Hydroxylysin, welche Vitamin C für ihre Herstellung benötigen.

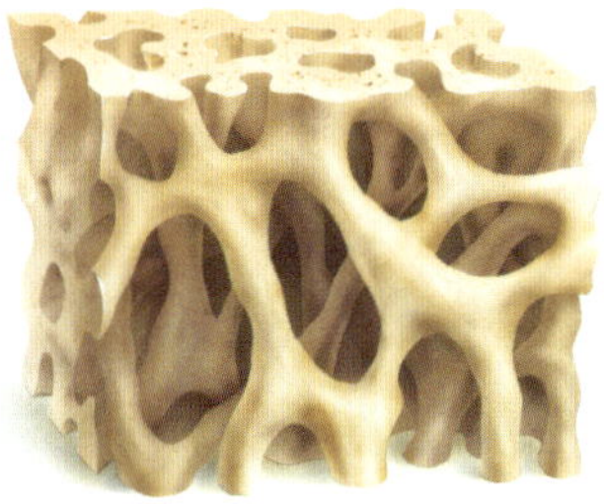

◁ **Knochengewebe**
Als Gemisch aus Zellen (Osteozyten) in einer extrazellulären Matrix (Kollagen und Mineralsalze), fungieren Knochen als strukturelles Material, ebenso wie als Kalzium- und Phosphorspeicher.

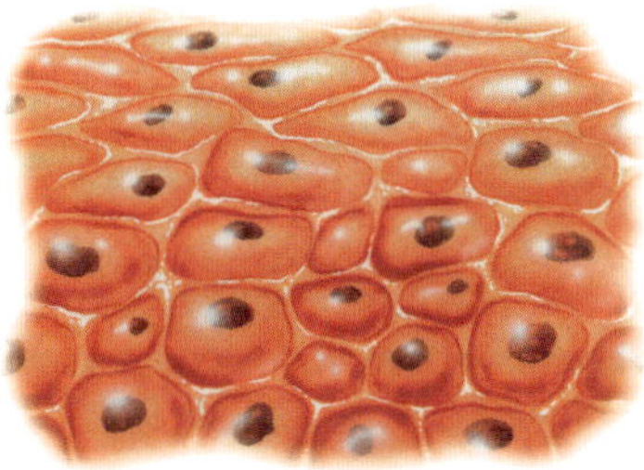

◁ **Epithelgewebe**
Epithelgewebe umfasst die Oberflächenzellen des Körperäußeren (Epidermis), als auch die Auskleidungen und Drüsen des Verdauungs-, Atmungs- und Genitouretaltraktes. Epithelzellen können flach (schuppenartig), quaderförmig oder säulenförmig sein und unterschiedliche spezielle Merkmale auf ihrer apikalen Zelloberfläche besitzen, um Absorption oder Schleimbewegung zu erleichtern.

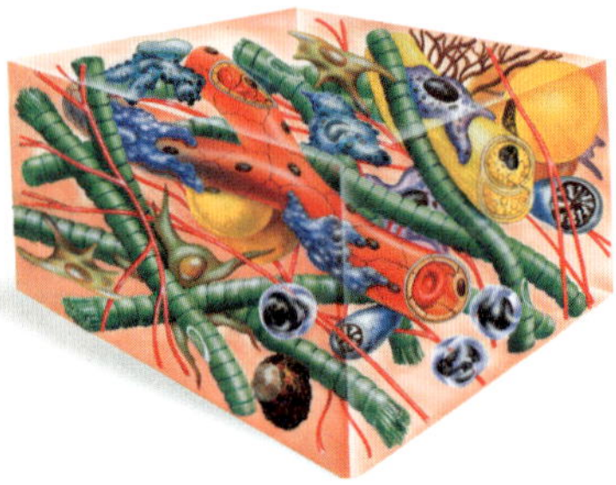

◁ **lockeres Bindegewebe**
Dieses Bindegewebe besteht aus Fasern, die schräg zueinander angeordnet sind. Es hat minimale strukturelle Stärke, und seine Hauptaufgabe besteht darin, die Räume zwischen den Organen zu füllen.

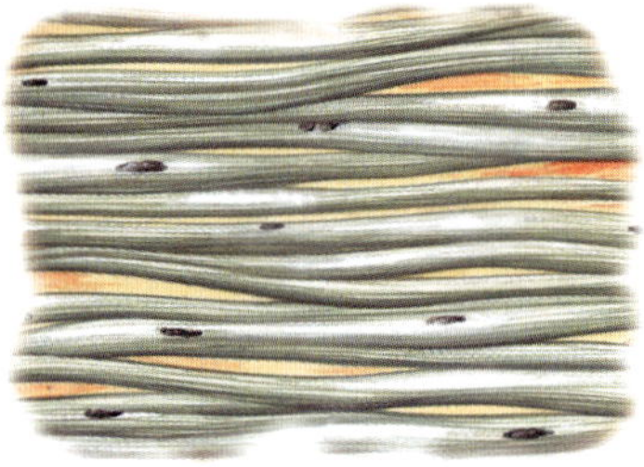

◁ **Dichtes Bindegewebe**
Dichtes Bindegewebe ist dafür geschaffen, hoher Zugkraft zu widerstehen. Die Stärke wird durch multiple, parallele Reihen von Kollagenfasern erreicht. Beispiele sind unter anderem Bänder und Sehnen.

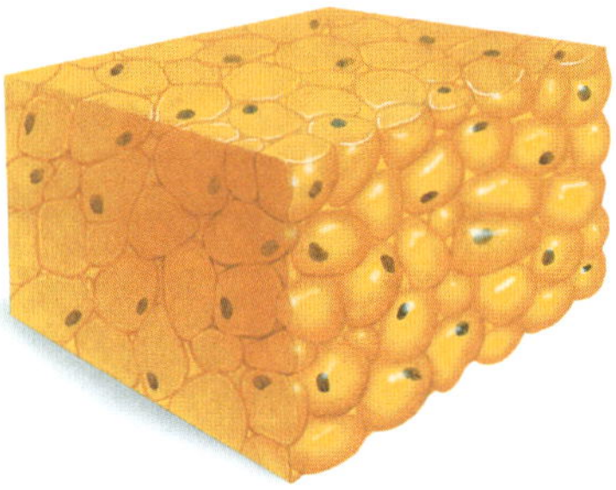

◁ **Fettgewebe**
Dieses Fettgewebe beinhaltet gelbes Fett, das sich bei Erwachsenen und der Haut befindet und Energie speichert, und braunes Fett, das viele Mitochondrien enthält, befindet sich im oberen Rücken von Neugeborenen. Braunes Fett generiert Wärme für die Thermoregulierung.

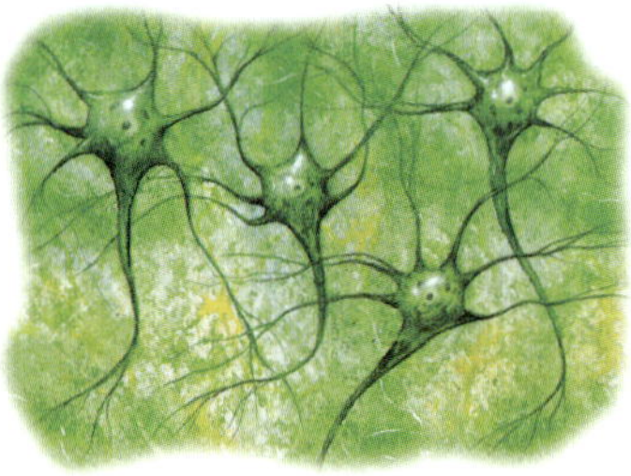

◁ **Nervengewebe**
Es besteht aus Nervenzellen (Neuronen) und ihren unterstützenden Zellen, und ist für die Verarbeitung sensorischer Information und die schnelle Steuerung von Körpersystemen verantwortlich.

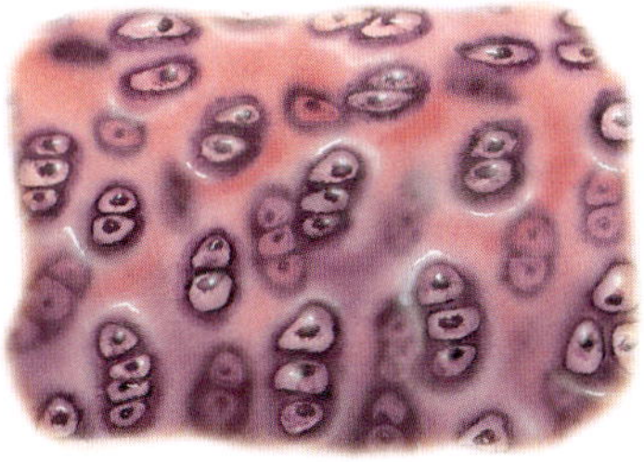

◁ **Knorpelgewebe: Hyaliner Knorpel**
Sie befinden sich auf Synovialgelenken und haben die Fähigkeit, bei Gelenksbewegung dem Zyklus aus Kompression und Relaxation zu widerstehen. Während dieser Zyklen wird Synovialflüssigkeit zwischen dem hyalinen Knorpel und dem Gelenkspalt ausgetauscht.

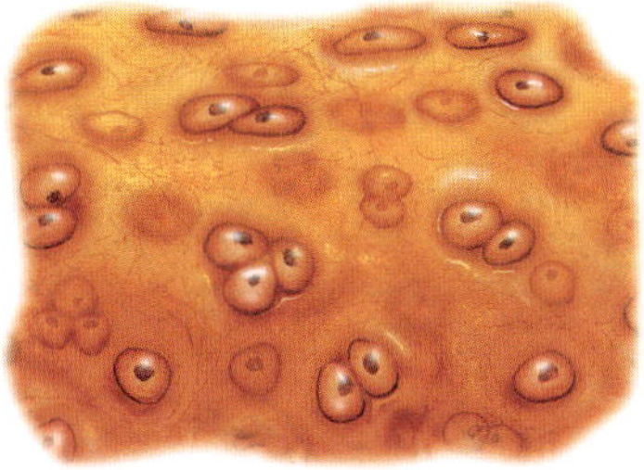

◁ **Knorpelgewebe: Elastischer Knorpel**
Elastische Kkorpel befinden sich hauptsächlich dort, wo Flexibilität und Elastizität gebraucht wird, wie im äußeren Ohr (Pinna). Sie sind eine Art von Knorpel mit einem hohen Anteil an elastischen Fasern.

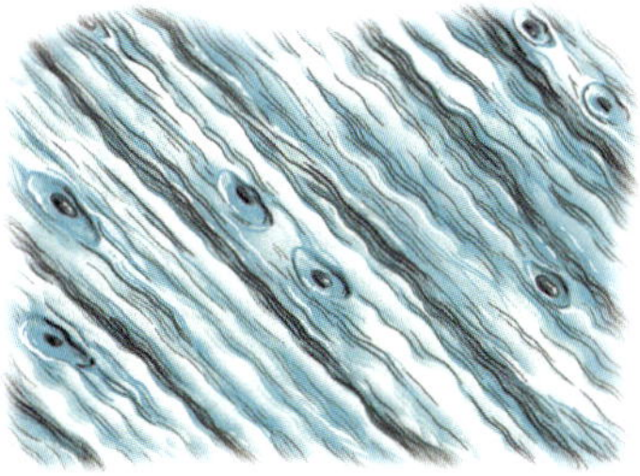

◁ **Knorpelgewebe: Faserknorpel**
Sie befinden sich in Teilen des Körpers, die starkem kompressiven Druck ausgesetzt sind, wie den Bandscheiben und haben einen hohen Anteil an fasrigem Gewebe (also Kollagenfasern).

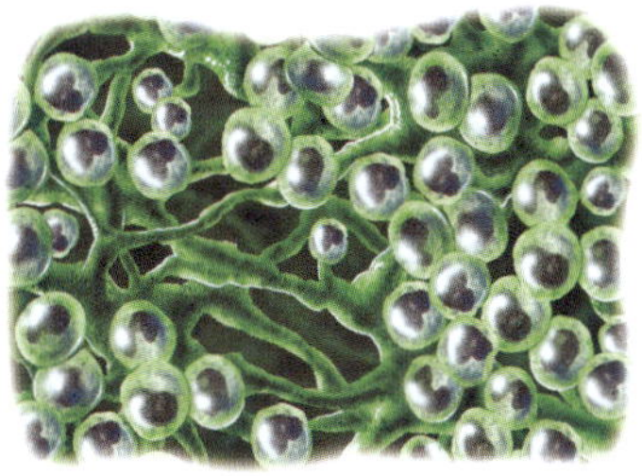

◁ **Gewebe des Immunsystems**
Da es überflüssige Gewebsflüssigkeit aus dem extrazellulären Raum leitet und der Immunüberwachung ebendieser Flüssigkeit gegen Mikroorganismen und Krebszellen dient, besteht das Gewebe des Immunsystems aus Lymphgefäßen. Diese Gefäße entleeren durch Cluster von Lymphzellen (Immunsystem), die Lymphknoten genannt werden.

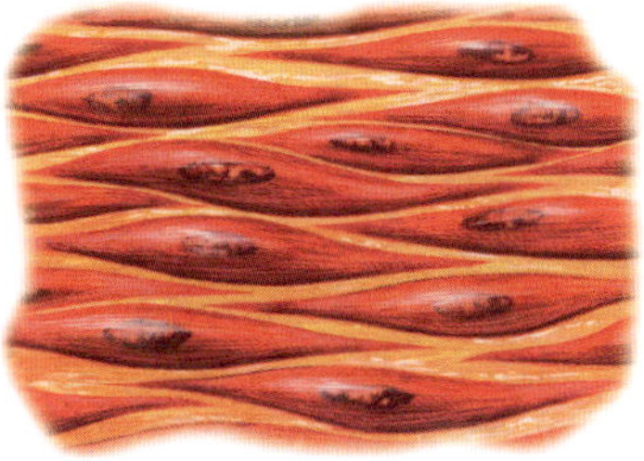

◁ **Muskelgewebe: Glatter Muskel**
Dieser nicht-gestreifte, unwillkürliche Muskel befindet sich in den Wänden der Atemwege, den Gastrointestinal- und Urogenitaltrakten, ebenso wie in Blutgefäßen.

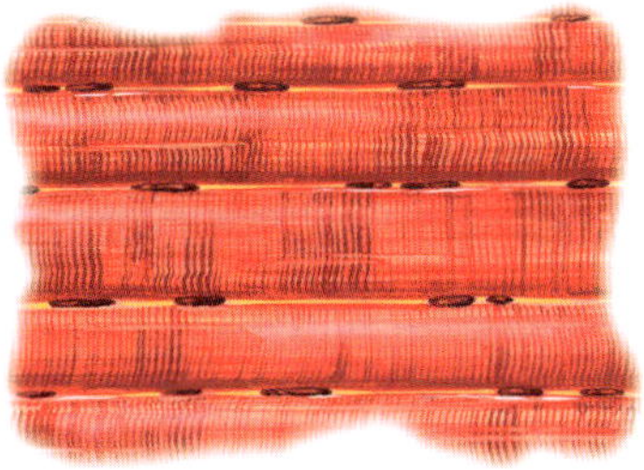

◁ **Muskelgewebe: Skelettmuskel**
Eine Art von willkürlichem gestreiften Muskel, üblicherweise mit zumindest einer Verbindung zum Skelett, führt der Skelettmuskel alle willkürlichen Bewegungen durch Kontraktion oder kontrollierte Relaxation aus.

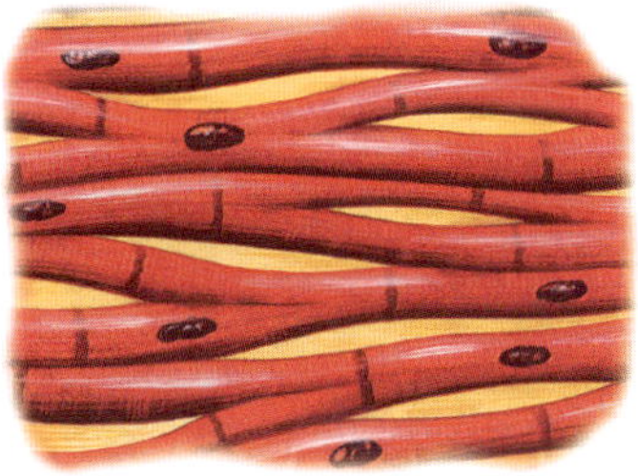

◁ **Muskelgewebe: Herzmuskel**
Der Herzmuskel ist eine Art von unwillkürlichem, gestreiftem Muskelgewebe, und befindet sich nur innerhalb der Wände der Herzkammern. Er wird durch die leitende und schrittmachenden Gewebe innerhalb des Herzens aktiviert, und steht unter dem Einfluss des autonomen Nervensystems.

Wahr oder Falsch?

1 *Die mediane Ebene teilt den Körper in zwei annähernd gleiche Hälften.*

2 *Eine Ebene durch die Taille wäre eine horizontale oder transverse Ebene.*

3 *Das Mediastinum ist die muskuläre Struktur, die den Thorax vom Bauchraum trennt.*

4 *Die ventrale Körperhöhle kann weiter in den Thorax, die Bauchhöhle und die Beckenhöhle unterteilt werden.*

5 *Die ventrale Höhle geht von Nacken bis zum Beckenausgang.*

6 *Der dorsale Raum enthält Herz und Lungen.*

7 *Das Lymphsystem besteht hauptsächlich aus Zellen des Immunsystems, die in große innere Organe integriert sind.*

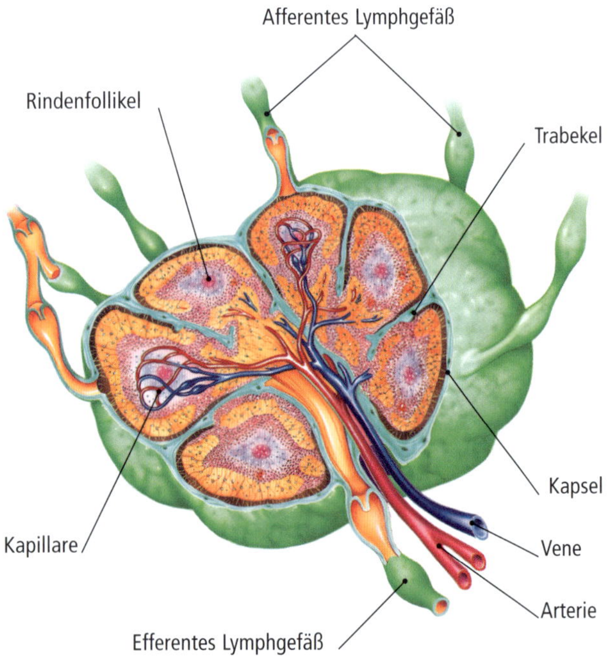

Lymphknoten

Entlang des Weges der Lymphgefäße gebündelt, filtern und säubern die Lymphknoten die Lymphe, die durch afferente Gefäße einströmt. Sobald sie gefiltert ist, transportieren efferente Gefäße die Lymphe zum Venensystem.

8 *Homöostase ist die Fähigkeit des Körpers, einen relativ konstanten inneren Zustand zu erhalten.*

9 *Sowohl de Nerven als auch das endokrine System befassen sich mit der Kommunikation innerhalb des Körpers.*

10 *Die Zellregion, die das genetische Material (DNA) enthält, ist die Zentriole.*

11 *Der Nukleolus findet sich in der Peripherie des Zellkörpers.*

12 *Lysosome enthalten Enzyme, die Abfallstoffe, Viren und Bakterien und Zelltrümmer abbauen.*

13 *Knochen ist ein Gemisch des Minerals Kalziumcarbonat und dem Protein Kollagen.*

14 *Die Enden von Röhrenknochen sind gewöhnlich mit einer Schicht elastischem Knorpel bedeckt.*

15 *Zilien sind die freibeweglichen Verlängerungen der Zelloberfläche und sind für die Bewegung von Schleim und Zelltrümmern verantwortlich.*

16 *Die Rohrstruktur der Röhrenknochen erlaubt wenig Kraft verglichen mit ihrem Gewicht.*

17 *Glatte Muskelzellen sind in der äußeren Membran von Röhrenknochen konzentriert.*

18 *Das Nervensystem ist vor allem verantwortlich für die Steuerung von Körperveränderungen über die Dauer von Tagen bin hin zu Wochen.*

19 *Der Darm bewegt sich hauptsächlich wegen der Aktivität glatter Muskeln.*

20 *Drüsen des Darms bestehen aus Epithelgewebe.*

Störungen in der Funktion der Zilien

Zilien sind Zellorganellen, die rhythmisch schlagen, entweder um die Zelle durch Flüssigkeit zu bewegen (wie Pantoffeltierchen), oder Flüssigkeit an Zellen vorbeizubewegen (wie beim menschlichen Atmungsepithel). Kartagener-Syndrom ist eine seltene genetische Veränderung, die zu einer gestörten Funktion der Zilien des Atmungstraktes und des Eileiters führt, und gestörten Flagellen der Spermien. Die betroffenen Personen leiden unter chronischen Atemwegsinfekten, Mittelohrinfektionen und Sinusitis. Beide Geschlechter sind weniger fruchtbar, da das Sperma nicht schwimmen kann, und das Eileiterepithel die Eizelle nicht bewegen kann.

Multiple-Choice

1 *Das Atmungssystem hat alle folgenden Aufgaben AUSSER:*

Ⓐ Gasaustausch
Ⓑ Thermoregulierung
Ⓒ pH-Regulierung
Ⓓ Kommunikation
Ⓔ Ausscheidung von Harnsäure

2 *Das Harnwegssystem beinhaltet alle der folgenden Organe AUSSER:*

Ⓐ Niere
Ⓑ Bläschendrüse
Ⓒ Harnblase
Ⓓ Ureter
Ⓔ Urethra

3 *Welche der folgenden Strukturen findet man in der ventralen Körperhöhle?*

Ⓐ Gehirn
Ⓑ Rückenmark
Ⓒ Epiphyse
Ⓓ Milz
Ⓔ Hypophyse

4 *Welche Richtung ist im Körper anhand des Nervensystems definiert und geht in Richtung Rücken im Rumpf und Richtung oben beim Kopf?*

Ⓐ Anterior
Ⓑ Ventral
Ⓒ Posterior
Ⓓ Kaudal
Ⓔ Dorsal

5 *Eine Ebene, die durch die beiden Augen und die Schamregion verläuft, würde zu welcher Gruppe gehören?*

Ⓐ Parasagittal
Ⓑ Median
Ⓒ Frontal oder Koronal

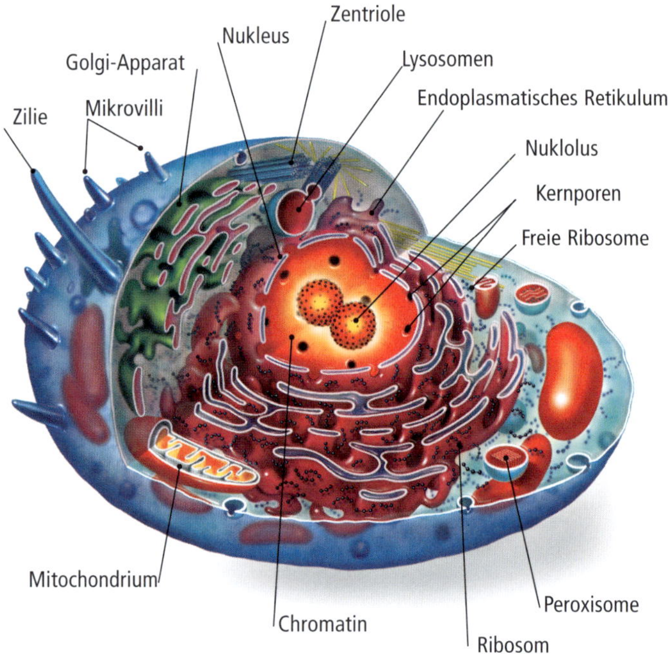

Zellstruktur

Zellen sind der Grundbestandteil aller Lebewesen. Der menschliche Körper besteht aus Trillionen von Zellen und jede davon trägt unsere einzigartige Identität, die DNA.

Ⓓ Horizontal oder Transvers
Ⓔ Schräg

6 *Welche der folgenden zellulären Organellen ist verantwortlich für die Proteinproduktion?*

Ⓐ Nukleus
Ⓑ Nukleolus
Ⓒ Zentriole
Ⓓ Ribosom
Ⓔ Mitochondrium

7 *Welche Struktur findet man im Nukleus?*

Ⓐ Ribosom
Ⓑ Nukleolus
Ⓒ Mitochondrium
Ⓓ Mikrovillus
Ⓔ Golgi-Apparat

8 *Die Rolle der Mikrovilli ist folgende:*
Ⓐ Zelloberfläche für Absorption vergrößern
Ⓑ Der Zelle erlauben, sich frei im Körper zu bewegen
Ⓒ Nukleares Material zwischen angrenzenden Zellen zu bewegen
Ⓓ Zellen erlauben, sich aneinander zu binden, um Gewebsschichten zu formen
Ⓔ Eine Oberfläche für Energiegewinnung zu bieten, indem Glukose metabolisiert wird

9 *Der Golgi-Apparat spielt folgende Rolle:*
Ⓐ genetische Information zu speichern und abzurufen, um Zellaktivitäten zu steuern
Ⓑ Fette und Proteine herzustellen
Ⓒ Proteine und Fette für Transport und Ausscheidung zu verpacken
Ⓓ Informationen über den Zellkörper zu übertragen
Ⓔ Energie in der Form von Adenosintriphosphat (ATP) zu gewinnen

10 *Die Zentriole spielt folgende Rolle:*
Ⓐ Proteine und Fette für die Zellmembran herzustellen
Ⓑ Energie für die Zellaktivitäten zu gewinnen
Ⓒ die Zellaktivitäten zu regulieren, indem In genutzt wird, die in der DNA gespeichert ist
Ⓓ die Bewegung der Chromosomen während der Zellteilung zu erleichtern
Ⓔ Fette und Fremdproteine von aufgenommenen Zelltrümmern abzubauen

11 *Ein Problem der mitichondrialen DNA verursacht höchstwahrscheinlich:*
Ⓐ Probleme mit der Energiegewinnung in der Zelle
Ⓑ Probleme mit der Zellteilung
Ⓒ fehlerhafte Proteinsynthese
Ⓓ abnormaler Abbau von Zelltrümmern
Ⓔ kein Problem

12 *Wo findet man Zellen mit Zilien üblicherweise?*
Ⓐ Epidermis der Haut
Ⓑ Auskleidung des Darms
Ⓒ Auskleidung der Blase
Ⓓ Paranasale Sinus
Ⓔ Ventrikel des Gehirns

13 *Wo findet man Zellen mit Mikrovilli am häufigsten?*
Ⓐ Cerebraler Kortex
Ⓑ Auskleidung des Dünndarms
Ⓒ Auskleidung der Trachea
Ⓓ Inneres der Milz
Ⓔ Wand der Harnblase

14 *Welche der folgenden Zelltypen haben Flagellen?*
Ⓐ Atemwegsepithel
Ⓑ Plexus choroideus des lateralen Ventrikels
Ⓒ Epithelzelle der Niere
Ⓓ Auskleidung des Duodenum
Ⓔ Spermatozoon

Mitochondriale Erkrankungen

Mitochondrien sind die Kraftwerke der Zelle und haben sich vermutlich aus Mikroorgansimen entwickelt, die den symbiotischen Aufenthalt unserer angestammten Zellen während der Evolution aufnahmen. Mitochondrien haben ihre eigene DNA, und Störungen dieser können bedeutende Krankheiten verursachen. Mitochondrien befinden sich in allen Zellen, außer in den roten Blutkörperchen, und so sind die Auswirkungen mitochondrialer Auswirkungen ausgebreitet und ernst: Muskelschwäche, neurologische Probleme, Lernstörungen, frühzeitige Demenz, Herzdysfunktionen, Leber- und Nierenkrankheiten. Die Behandlung ist schwierig, aber zukünftige Zugänge könnten den Transfer normaler Gene in die Betroffenen beinhalten (Gentherapie).

Malen und Bezeichnen

i) Benenne jede der in den Abbildungen gezeigten Strukturen

Zellstruktur

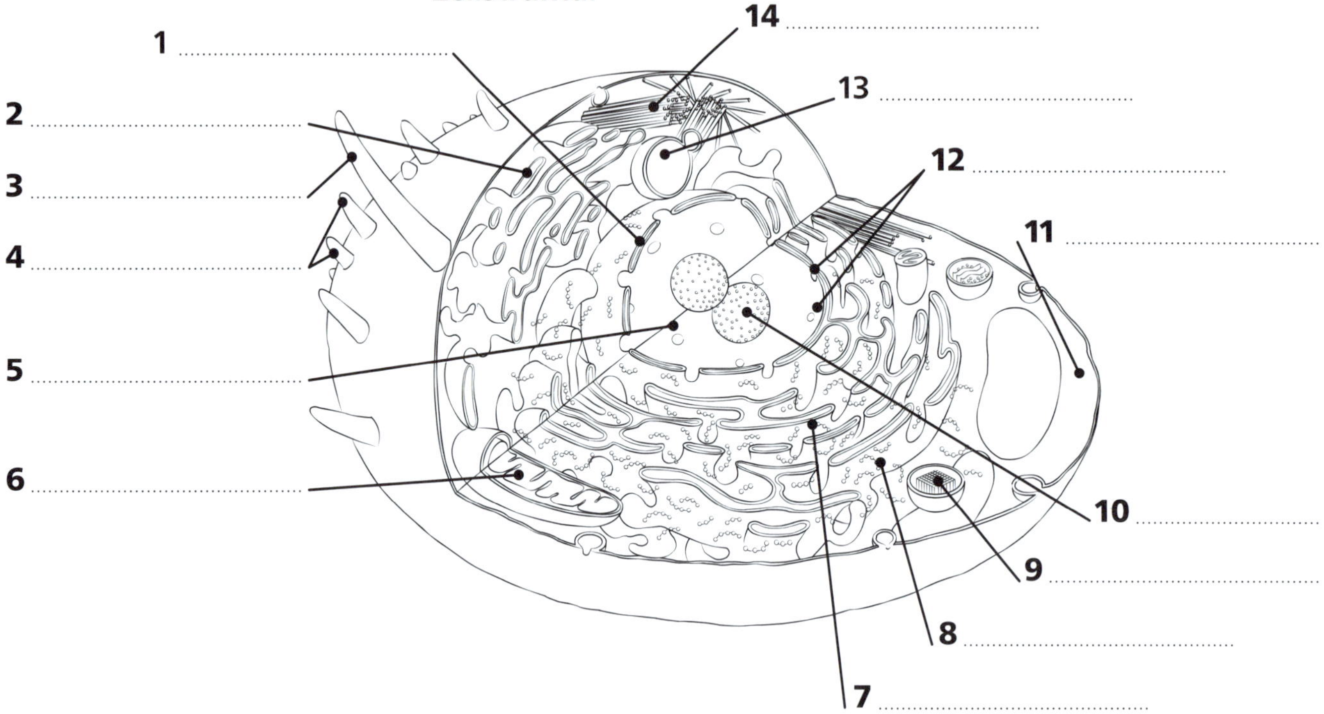

ii) Verwende die Legende, um die Strukturen auszumalen

- Myelinschaft
- Zellkörper
- Nukleolus

Neuron

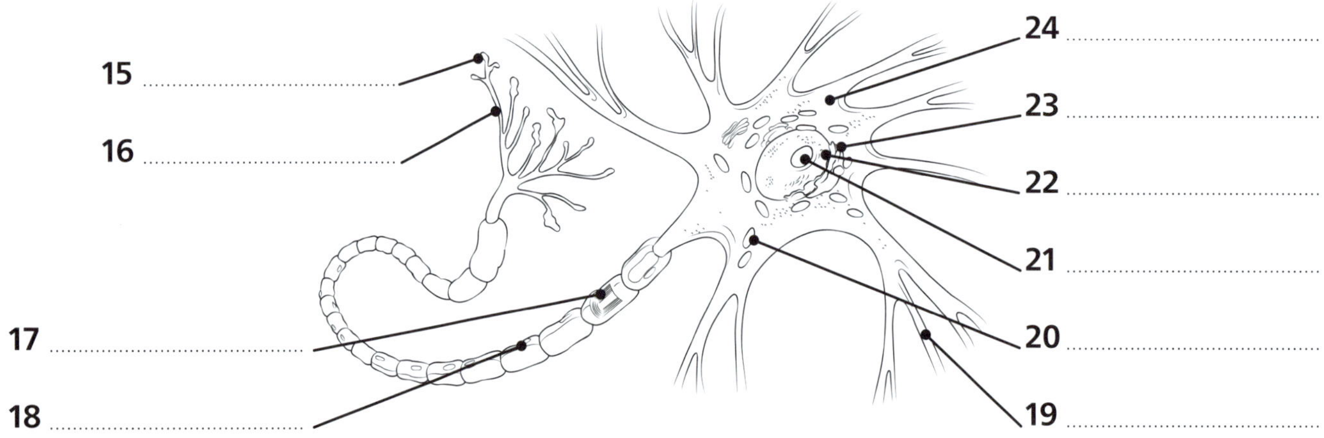

Blutzellen

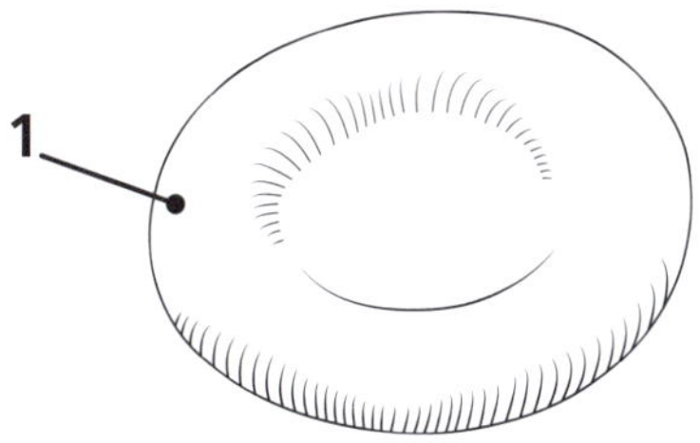

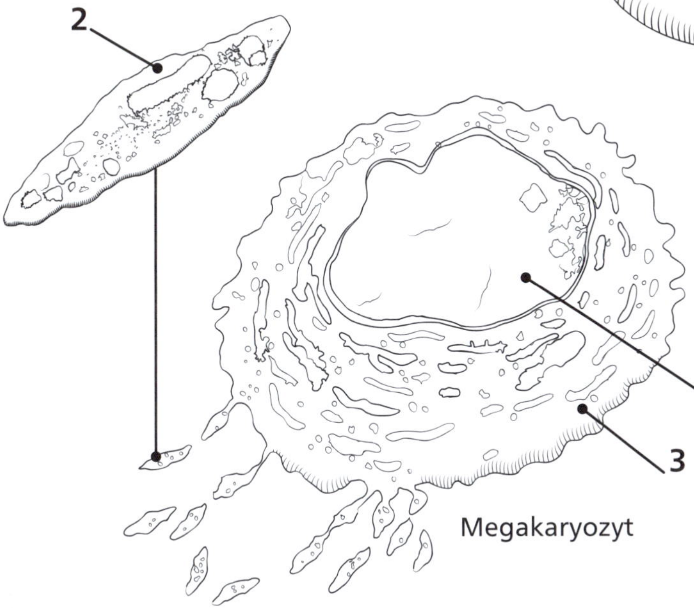

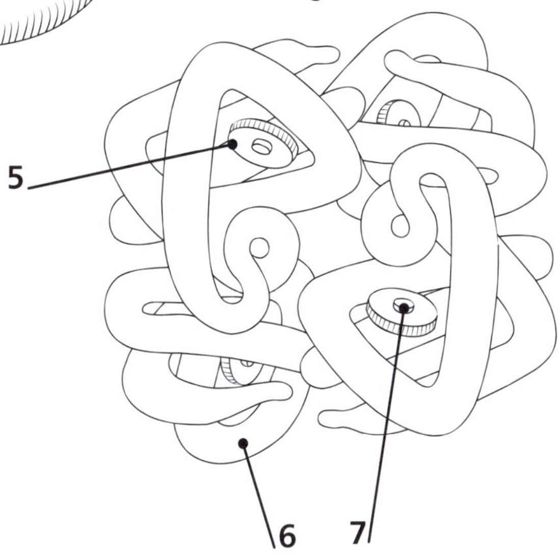

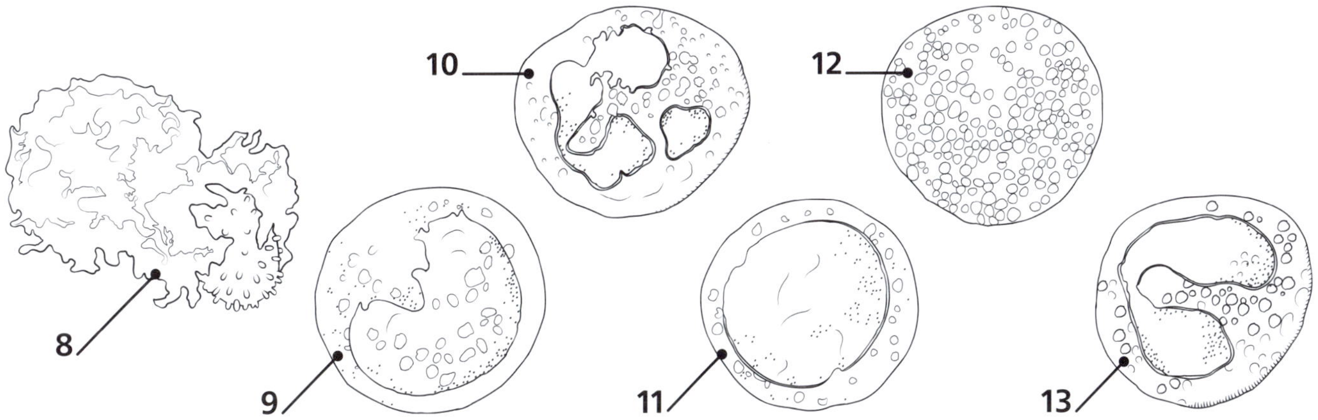

i) Nummeriere die untenstehenden Boxen, um jede Bezeichnung dem korrekten Teil der Zeichnung zuzuordnen.

Proteinstrang eines Globins	☐
Zytoplasma	☐
Eosinophil	☐
Monozyte	☐
Rotes Blutkörperchen	☐
Häm	☐
Lymphozyte	☐
Makrophage	☐
Nukleus	☐
Eisenion	☐
Neutrophil	☐
Basophil	☐
Blutplättchen	☐

Multiple-Choice

1 *Welche der Folgenden ist KEIN Bindegewebe?*

Ⓐ Knochen
Ⓑ Sehne
Ⓒ Blut
Ⓓ Schweißdrüse
Ⓔ Fettgewebe (Fett)

2 *Welches der Folgenden ist KEIN Epithelgewebe?*

Ⓐ Schweißdrüse
Ⓑ Talgdrüse
Ⓒ Fettgewebe
Ⓓ Kornea
Ⓔ Riechschleimhaut

3 *Welches der Folgenden ist ein bestimmendes Merkmal eines Epithelgewebes?*

Ⓐ Es ist äußerst berührungsempfindlich
Ⓑ Man findet es nur am Äußeren des Körpers
Ⓒ Es besteht immer aus einer einzigen Zellschicht
Ⓓ Es hat keine sekretorische Funktion
Ⓔ Es bedeckt die inneren und äußeren Körperoberflächen

4 *Welches der Folgenden ist ein Beispiel für lockeres Bindegewebe?*

Ⓐ Sehne
Ⓑ Band
Ⓒ Subkutanes Gewebe
Ⓓ Aponeurose
Ⓔ Blutserum

5 *Die Rolle von dichtem Bindegewebe ist:*

Ⓐ Zugkraft zu widerstehen und potentielle Energie zu speichern
Ⓑ Bietet Speicherplatz für Fette und Kalzium
Ⓒ produziert willkürliche Bewegung auf Befehl des Gehirns
Ⓓ widersteht Druckkraft beim Springen
Ⓔ sowohl A und D sind korrekt

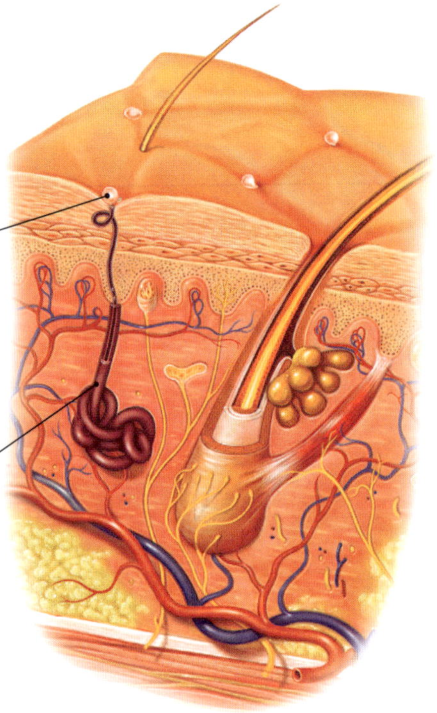

Schweißdrüse

Schweißdrüsen sind in die Temperaturregulierung verwickelt, da sue Schweiß auf die Oberfläche der Haut freisetzen, der die Haut durch das Verdunsten kühlt.

6 *Welches der Folgenden ist ein Beispiel für Gewebe des peripheren Nervensystems?*

Ⓐ dorsales Wurzel-(Spinal-)ganglion
Ⓑ Cerebraler Kortex
Ⓓ autonomes Ganglion
Ⓓ Graue Substanz des Rückenmarks
Ⓔ sowohl A und C sind korrekt

7 *Welche der folgenden Aussagen über Fett ist korrekt?*

Ⓐ es besteht aus gelben und braunen Typen
Ⓑ es kann sich direkt aus Muskelzellen entwickeln
Ⓒ es wird oft in der Flüssigkeit der Bauchhöhle abgelagert

Ⓓ es wird gut mit Blut versorgt
Ⓔ keine der Aussagen ist korrekt

8 *Welche der folgenden Aussagen über Muskelgewebe ist korrekt?*
Ⓐ es beinhaltet willkürliche glatte Muskeln
Ⓑ ein glatter Muskel kann rhythmisch bis zu 150 mal pro Minute schlagen
Ⓒ das Herz enthält willkürliche Muskeln
Ⓓ sowohl Skelett- als auch Herzmuskel sind gestreift
Ⓔ ein glatter Muskel wird besser mit Blut versorgt als der Herzmuskel

9 *In welchen Teilen des Körpers findet man elastische Knorpel?*
Ⓐ äußeres Ohr
Ⓑ Synovialgelenksoberfläche
Ⓒ äußere Nase
Ⓓ Schambeinfuge
Ⓔ sowohl A und C sind korrekt

10 *In welchen Teilen des Körpers findet man Faserknorpel?*
Ⓐ Oberschenkelkopf
Ⓑ Bandscheibe
Ⓒ Herz
Ⓓ äußeres Ohr
Ⓔ Schädel

11 *Wo findet man braunes Fett für gewöhnlich?*
Ⓐ Zwischen den Schulterblättern von Neugeborenen
Ⓑ In den Markräumen des Knochens
Ⓒ Im Gekröse des Abdomen
Ⓓ in der Milzkapsel
Ⓔ zwischen den Lymphknoten des Mediastinum

12 *Wie viel Prozent des Körpergewichtes einer Person mit gesundem BMI machen die Skelettmuskeln ungefähr aus?*
Ⓐ 10%
Ⓑ 20%
Ⓒ 30%
Ⓓ 40%
Ⓔ 50%

13 *Welche der folgenden Gewebearten ist ein guter Wärmeisolator?*
Ⓐ Skelettmuskel
Ⓑ Nervengewebe
Ⓒ Fettgewebe
Ⓓ epidermales Gewebe
Ⓔ Gewebe des endokrinen Systems

14 *Welches der Folgenden betreibt am meisten Stoffwechsel, wenn der Körper ruht?*
Ⓐ Fettgewebe
Ⓑ Darmwand
Ⓒ Lungengewebe
Ⓓ Zungenmuskel
Ⓔ Hirngewebe

Woher kommt Krebs?

Krebs entwickelt sich vermutlich eher aus bestimmten Gewebetypen. Die meisten Krebserkrankungen entstehen aus Epithelgewebe, da es an der Körperoberfläche liegt (z.B.: Haut, Lungen und Darmauskleidung), und so krebserregenden Stoffen permanent ausgesetzt ist. Gesundes Epithelgewebe teilt sich rege, und so ist es wahrscheinlich, dass ein krebserregendes Gen (Onkogen) zu einem Krebs führt, der sich schnell ausbreitet. Krebs kann auch aus Zellen in Knochen, Muskeln oder Fett entstehen (Osteosarkom, Myosarkom, Liposarkom), es ist aber wenig verbreitet.

Malen und Bezeichnen

i) Benenne jede der in den Abbildungen gezeigten Strukturen

Haut

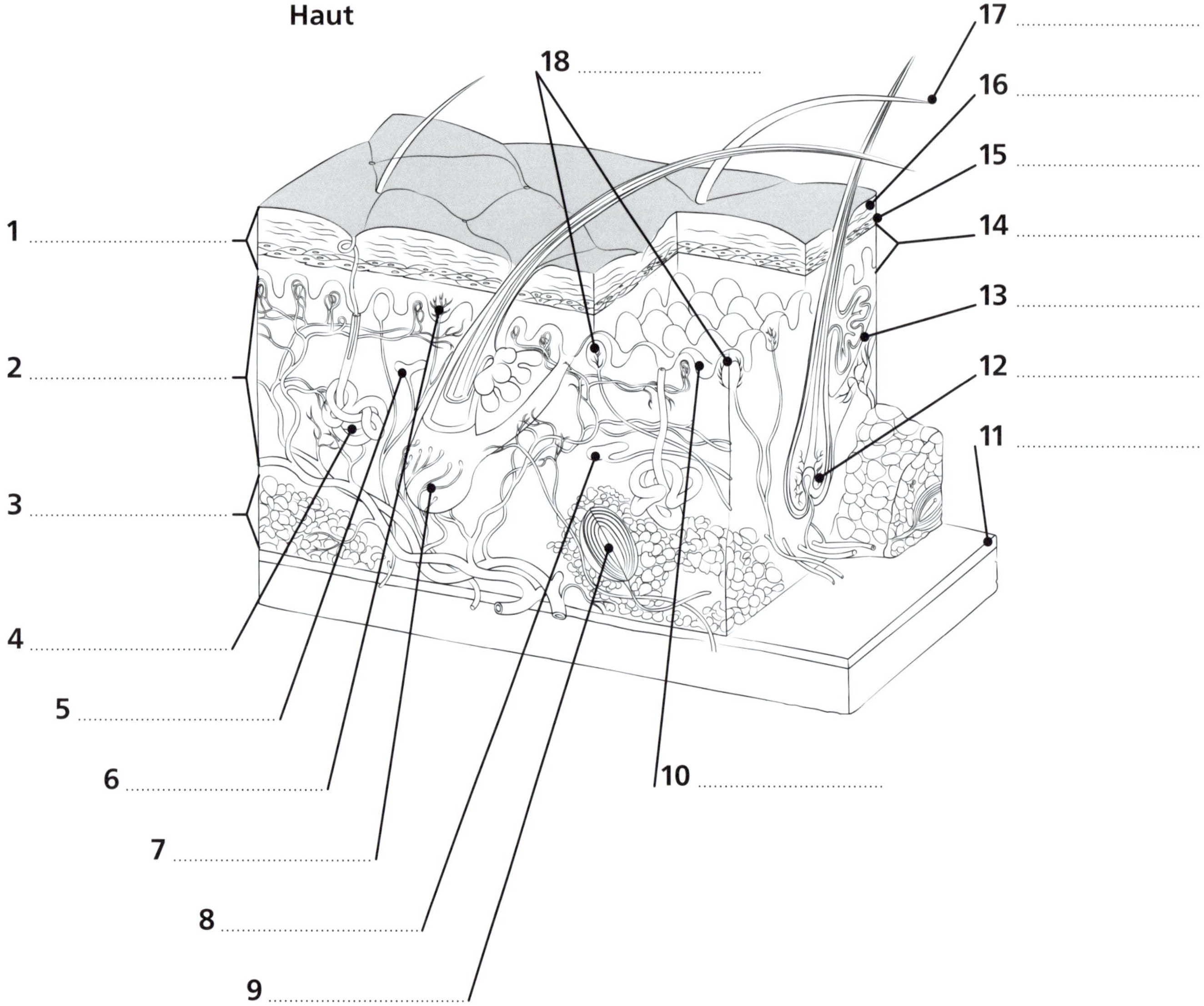

Nagel

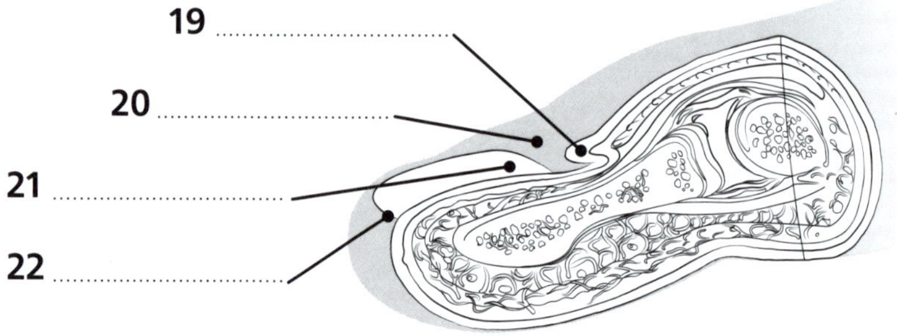

Haare

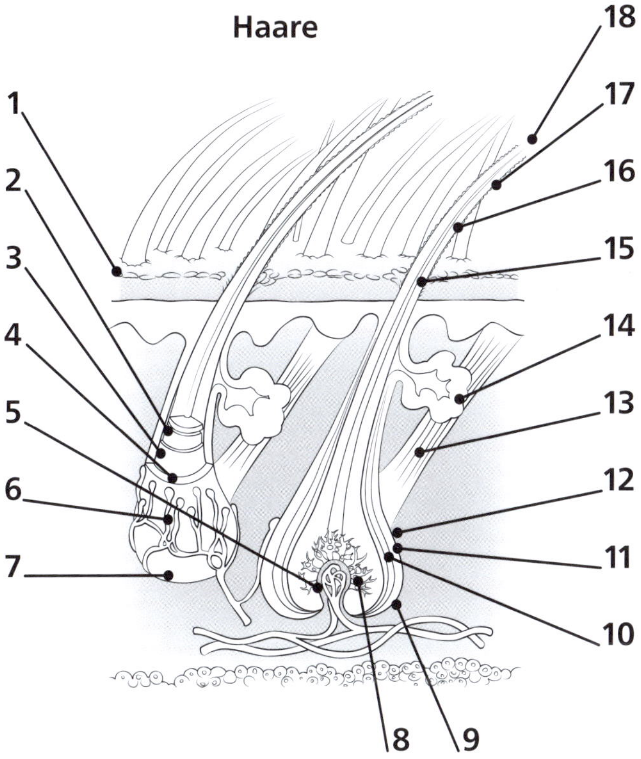

Kopfhaut

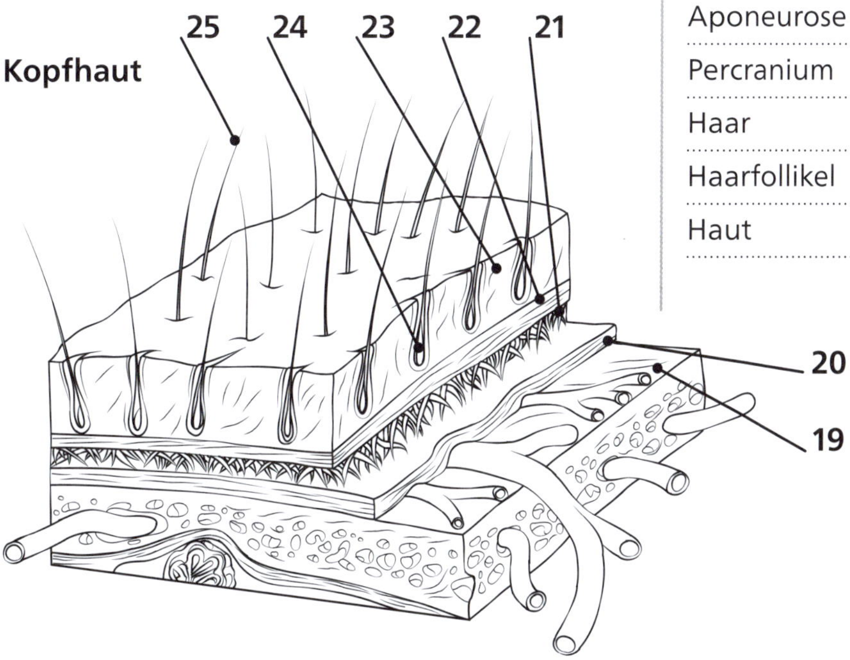

i) Nummeriere die untenstehenden Boxen, um jede Bezeichnung dem korrekten Teil der Zeichnung zuzuordnen.

- Nerv
- Medulla
- Innere Wurzelscheide
- Nagelhaut
- Dermale Haarpapille
- Epidermis
- Follikelscheide
- Haarbulbus
- Melanozyte
- Innere Wurzelscheide
- Musculus arrector pili
- Follikelscheide
- Schädelknochen
- Glandulae sebaceae
- Prekutikularepithel
- Kortex
- Äußere Wurzelscheide
- Haarschaft
- Äußere Wurzelscheiden
- Aponeurose
- Percranium
- Haar
- Haarfollikel
- Haut

Lücken füllen

1 *Der korrekte anatomische Term für die Region zwischen Schulter und Ellbogen ist __________.*

2 *Der __________ ist die Stelle, an der die Nabelschnur während des pränatalen Lebens befestigt war.*

3 *Die __________region befindet sich bei dem Gelenk zwischen anteriorer Bauchdecke und unterer Gliedmaße.*

4 *Der korrekte anatomische Term für die Region zwischen dem Ellbogen und dem Handgelenk ist __________.*

5 *__________ ist eine Standardposition des Körpers und seiner Teile, die verwendet wird, wenn anatomische Strukturen beschrieben werden.*

6 *In der anatomischen Terminologie ist __________ die Region zwischen Knie und Knöchel.*

7 *Die __________ ist die Region zwischen dem Proximalen Oberarm und der Thoraxwand.*

8 *Der Ausdruck __________ wird verwendet, wenn der Nacken betroffen ist.*

9 *Die Depression posterior zum Knie nennt man fossa __________.*

10 *Der anatomische Term für den Daumen (Finger 1) ist __________.*

11 *Die Körperhöhle, in der sich das Herz befindet, nennt man __________.*

12 *Das __________system besteht aus vielen Drüsen, die hauptsächlich in das Blut sezernieren.*

13 *Die inferiore Oberfläche des Fußes nennt man __________ Oberfläche.*

14 *Die __________ schützt den restlichen Körper vor Strahlung, Wärmeverlust, Abschürfung und Mikroorgansimen.*

15 *Die fossa __________ ist der Raum inferior zum Ellbogen wenn sich der Körper in der anatomischen Position befindet.*

16 *Freie __________ haben die Fähigkeit, Messenger RNA für die Herstellung von Proteinen zu verwenden.*

17 *Nervenzellen sind dadurch charakterisiert, dass sie ein __________ besitzen, um Nervenimpulse vom Zellkörper wegzutransportieren.*

18 *Zwischen Zellteilungen werden DNA und zugehörige Proteine im Kern als __________ verteilt.*

19 *Die Faserart des Körpers mit optimalen elastischen Eigenschaften ist __________.*

20 *Das Protein __________ bildet den Großteil des Bindegewebes und ist ein Schlüsselelement des Knochens.*

Osteogenesis imperfecta

Knochengewebe hängt für seine Stärke und Elastizität von der Mischung aus biologischen Fasern (hauptsächlich Kollagen) und Mineralkristallen (Hydroxylapatit). Osteogenesis imperfecta ist eine seltene aber ernsthafte genetische Erkrankung (betrifft ca. 7 von 100.000 Personen) bei der die Knochenstärke aufgrund fehlerhafter Kollagenproduktion beeinträchtigt ist. Bei leichteren Fällen führt die Erkrankung zu einem höheren Risiko für Knochenbrüche, Hörverlust und eine blaue oder graue Färbung der Sklera. Bei schweren Fällen können die Brüche so häufig passieren, dass sie zu kleiner Statur, schwerer Behinderung, Abnormalität der Zähne und Atmungsproblemen führen kann.

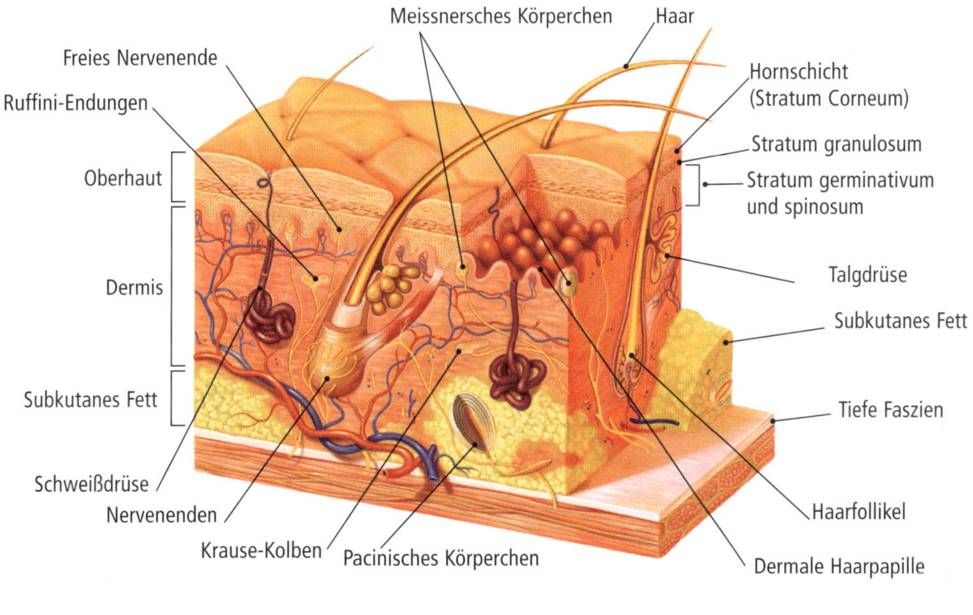

Haut

Die Haut ist das größte Organ, das eine schützende Schicht über die inneren Organe legt und sie vor äußeren Elementen schützt. Die drei Gewebsschichten, aus denen die Haut besteht, sind Epidermis, Dermis und subkutanes Gewebe.

Verbinde die Aussage mit der Begründung

1 *Experten der Anatomie können die Position von Körperteilen immer verlässlich für andere Experten beschreiben, weil ...*

2 *Das endokrine System kann auf verschiedene Teile des Körpers wirken, weil ...*

3 *Der Herzmuskel weist unter dem Mikroskop eine gestreifte Musterung auf, weil ...*

4 *Narben werden mit der Zeit weiß, weil ...*

5 *Hyaliner Knorpel ist ein ideales Gewebe, um die Oberflächen von Gelenken zu bedecken, weil ...*

a *zugehörige Drüsen Hormone in den Blutstrom sezernieren, um sie im Körper zu verteilen.*

b *Schmierflüssigkeit des Gelenkspalts in das Gewebe eintreten und austreten kann, je nach Gelenksbelastung.*

c *sie standardisierte anatomische Positionen und vereinbarte Termini verwenden, wenn sie ihre Ergebnisse mitteilen.*

d *kollagenhaltiges Bindegewebe in einer wichtigen Phase der Wundheilung hergestellt wird.*

e *zugehörige Zellen regelmäßig angeordnete kontraktile Proteine besitzen, die aneinander vorbeigleiten können.*

Blutkomponenten

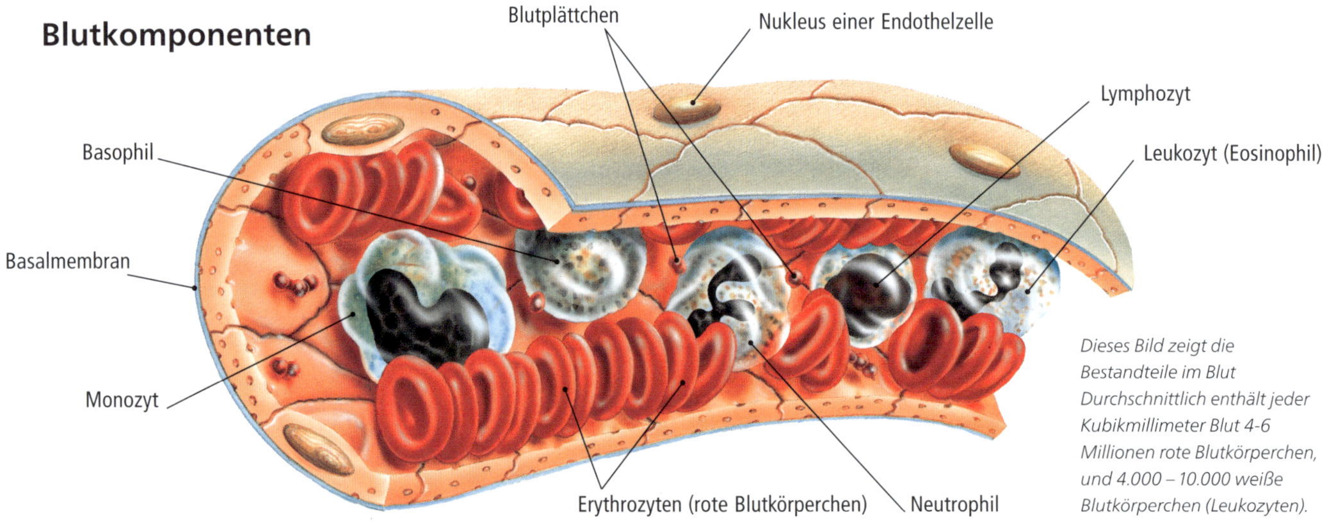

Dieses Bild zeigt die Bestandteile im Blut Durchschnittlich enthält jeder Kubikmillimeter Blut 4-6 Millionen rote Blutkörperchen, und 4.000 – 10.000 weiße Blutkörperchen (Leukozyten).

1	*Knochen kombiniert die Eigenschaften der mechanischen Stärke und Rissbeständigkeit, weil ...*	**a**	*es eine hochflexible Gewebeart ist, die es diesen Körperteilen erlaubt, sich zu verformen, aber zu ihrer ursprünglichen Form und Größe zurückzukehren.*
2	*Blut wird als Bindegewebe angesehen, weil ...*	**b**	*es aus Zellkomponenten besteht (rote und weiße Blutkörperchen, Blutplättchen), die in eine flüssige Matrix (Plasma) eingebettet sind, die gelöste Proteine, Lipoproteine, Nährstoffe, Hormone und Gase enthält.*
3	*Elastische Knorpel findet man im äußeren Ohr (Pinna) und der Nase, weil ...*	**c**	*es aus Nervenzellen (Neuronen) besteht, die miteinander durch Axone verbunden sind, die durch eine Fettschicht (Myelin) ummantelt sind, welche die Leitgeschwindigkeit erhöht.*
4	*Die Zellen des Immunsystems befinden sich in einer ausgezeichneten Position, um die Körpergewebe auf eindringende Mikroorganismen und Krebs zu überwachen, weil ...*	**d**	*es ein Verbundmaterial aus organischen Fasern (hauptsächlich das Protein Kollagen) eingebettet in eine mineralische Matrix (Hydroxylapatit) ist.*
5	*Neurales (Nerven-) Gewebe bietet schnelle körperinterne Kommunikationswege, weil ...*	**e**	*sie in einer knotenartigen Struktur (Lymphknoten) entlang der Lymphgefäße organisiert sind, die überflüssige Gewebsflüssigkeit zurück in die Venen leiten.*

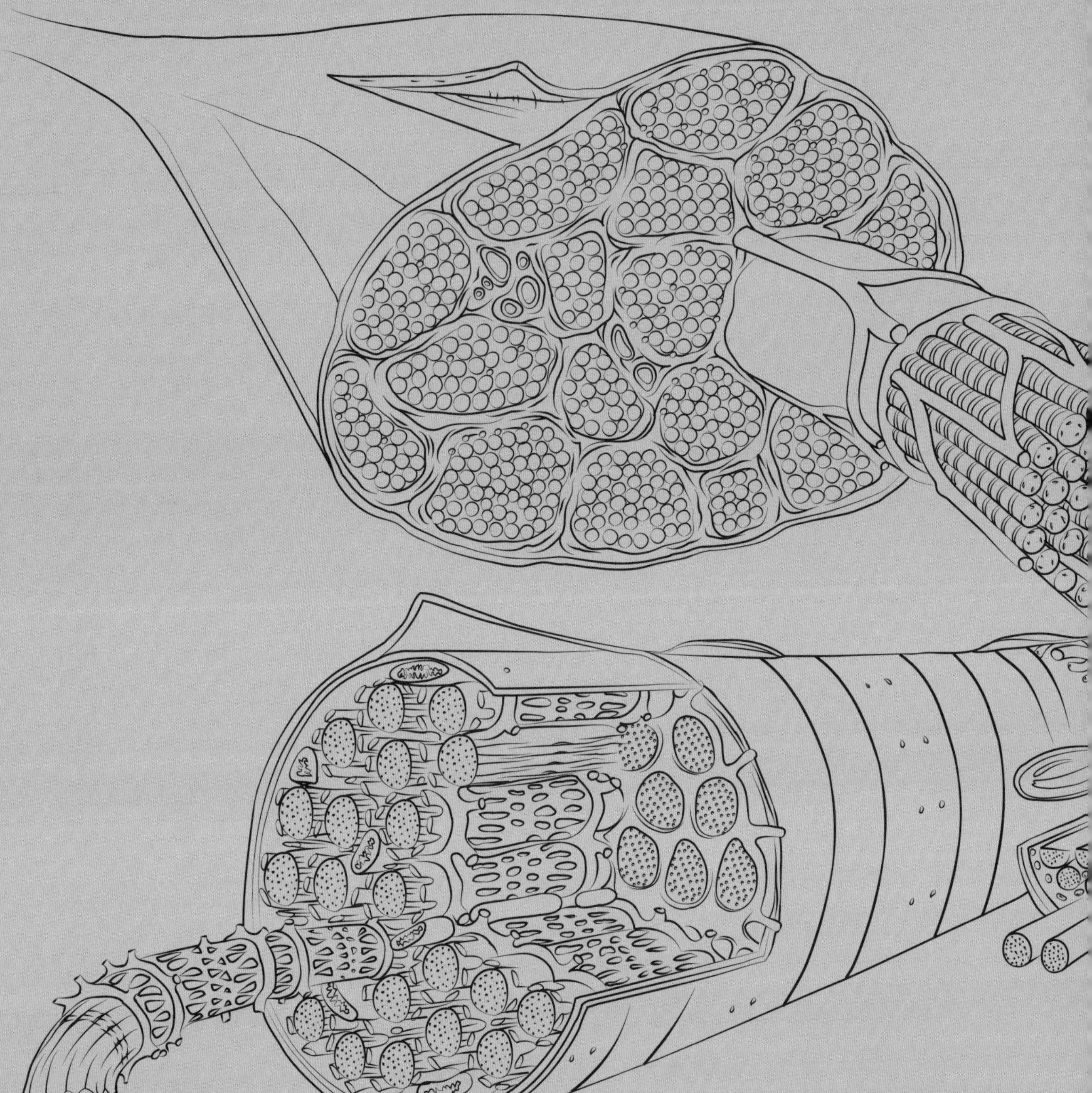

KAPITEL 2: DER STÜTZAPPARAT

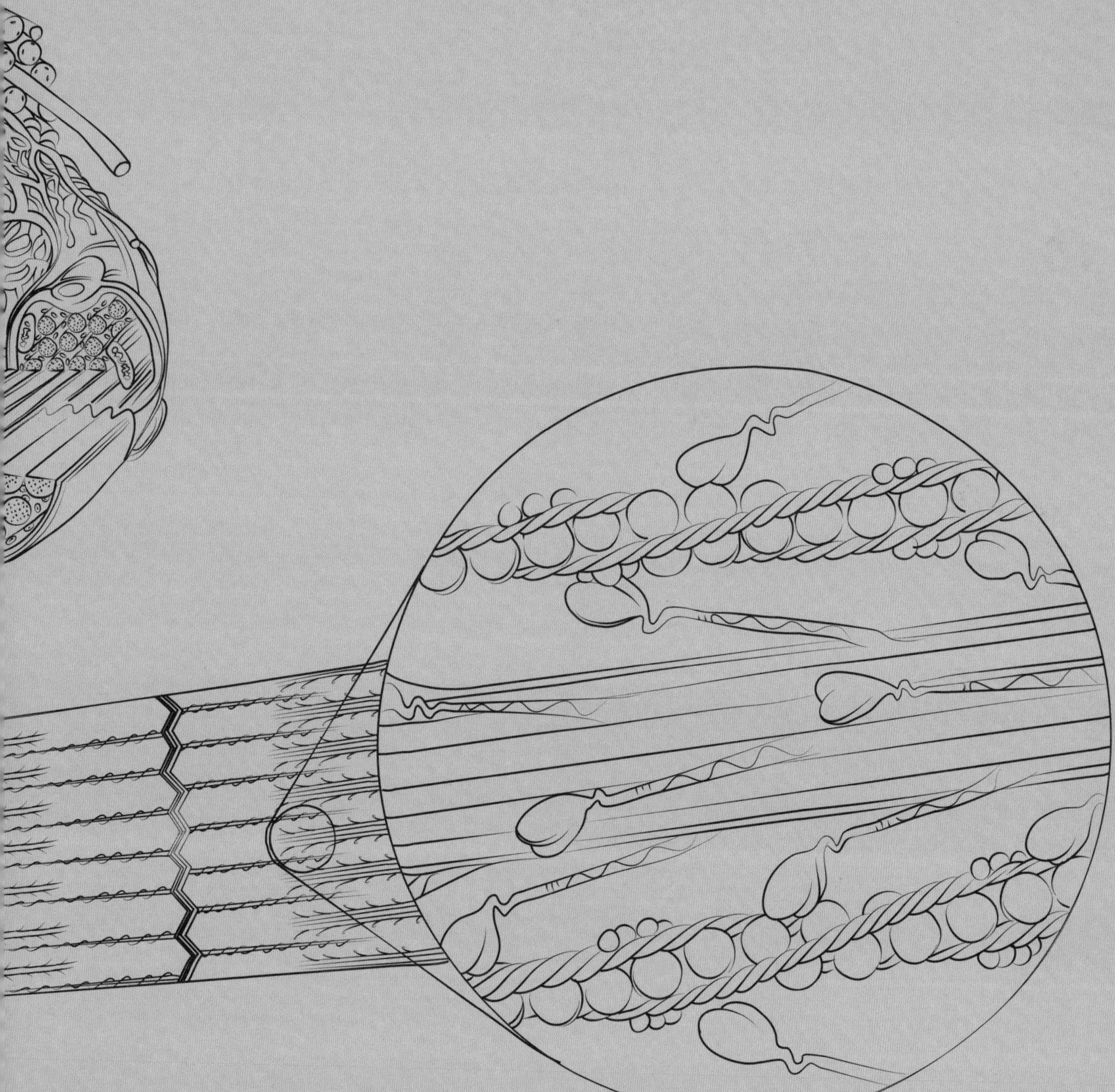

Achsenskelett und Gelenke

Das Achsenskelett besteht aus Schädel, Zungenbein, Wirbelsäule, Rippen und Sternum. Die Aufgabe des Achsenskeletts ist primär der Schutz des Nervensystems und anderer viszeraler Organe. Die Extremitätenknochen (appendikuläres Skelett) sind bei den oberen nur durch das Sternoclaviculargelenk, bei den unteren nur durch das starke Iliosakralgelenk mit dem Achsenskelett verbunden. Gelenke zwischen den Teilen des Achsenskelett können synovial sein, sind aber relativ unbeweglich.

Schlüsselbegriffe:

Akromion Das distale Ende der Scapulaspitze. Es bildet ein Synovialgelenk mit der distalen Clavicula und ist Ansatzpunkt für das ligamentum coracoacromiale und den Deltoidmuskel.

Anteriore Nasenöffnung (birnenförmig) Die vordere Öffnung der knöchernen Nasenhöhle des Schädels.

Atlas (C1) Der erste Halswirbel.

Axis (C2) Der zweite Halswirbel.

Brustwirbel Ein Wirbel des Brustbereichs. Typische Brustwirbel haben superiore und inferiore Demifacetten am Körper für die Verbindung mit den Rippenköpfen und lange Querfortsätze (processi transversi) mit Facetten für die Verbindung mit den tuberculi costae.

Claviculae Die gepaarten Knochen bilden die vorderen Teile des Schultergürtels. Die Claviculae formen Balken, die es der Scapula erlauben, sich um den Brustkorb zu bewegen.

Coccyx Der abschließende Teil der Wirbelsäule. Es ist ein verkümmerter Schwanz mit nur vier oder fünf Segmenten.

Darmbein (Os ilium) Einer der drei wesentlichen Knochen der Hüfte. Es hat einen ausgestellten Kamm oder Flügel superior und einen Körper inferior.

Dornfortsätze Die Fortsätze, die posterior von den Wirbeln abstehen.

Falsche Rippen (Paare 8-10) Rippen, die nur eine indirekte Verbindung mit dem Sternum haben.

Fliegende Rippen (Paare 11 und 12) Rippen, die keine Verbindung zu dem Sternum haben, weder direkt noch indirekt.

Halswirbelsäule Region der Wirbelsäule, die aus sieben Wirbeln besteht (C1-C7). Die oberen beiden werden Atlas und Axis genannt.

Hinterhauptbein Der große Knochen auf der Unterseite des Kopfes. Es bietet den Ansatzpunkt für die postvertebralen Muskeln des Nackens und trägt condyli occipitali für die Verbindung mit dem Atlas (Halswirbel 1).

Humerus Der Oberarmknochen.

Jochbein Der Knochen der oberen lateralen Wange. Es hat eine Verbindung mit der Maxilla, dem Schläfenbein und Stirnknochen.

Lendenwirbel Wirbel des unteren Rückens. Jeder Lendenwirbel hat einen großen Wirbelkörper, kurze dicke Laminae, Pedikel und Mamillarfortsätze, die von superior nach hinten abstehen, und Gelenkfortsätze.

Mandibula Der Unterkieferknochen. Er hat einen alveolären Rand, der die Zähne stützt, zwei processi condylari für die Verbindung mit dem Schläfenbein, und zwei processi coronoidei.

Maxilla Der Knochen der medialen Wange. Er erstreckt sich bis zum unteren Rand des Orbit und hält die oberen Zähne.

Obere Zähne Jeder Erwachsene hat auf jeder Seite zwei Schneidezähne, einen Eckzahn, zwei Prämolare und drei Molare.

Orbit Die knöcherne Höhle, die das Auge, die Tränendrüse, extraokuläre Muskeln, Nerven, Gefäße und orbitales Fettgewebe enthält. Er wird durch Maxilla, Stirnbein, Sphenoid, Ethmoid und Tränenbein begrenzt.

Querfortsätze Die Querfortsätze der Wirbel strecken sich lateral aus der Verbindung der Laminae und Pedikel des Wirbelbogens.

Rippenknorpel Stäbe aus hyalinem Knorpel, die an den vorderen Enden der Rippen befestigt sind. Knorpel 1-7 sind direkt mit dem Sternum verbunden, 8-10 sind mit dem Knorpel oberhalb verbunden, 11 und 12 haben überhaupt keine Verbindung zu dem Sternum.

Sakrum Der große verwachsene Teil der Wirbelsäule, der am Os ilium des Hüftknochens ansetzt.

Scapula Der posteriore Knochen des Schultergütels. Sie hat anteriore und posteriore Oberflächen; mediale, laterale und superiore Grenzen; und processi coracoidi und akromiale. Die fossa glenoidalis bildet ein Gelenk mit dem Humerus.

Scheitelbein Ein Knochen des Hirnschädels (Calvaria). Es ist mit dem Stirnbein, Schläfenbein, Sphenoid und Hinterhauptbein verbunden.

Schläfenbein Das Schläfenbein besteht aus pars squamosa, pars tympanica, processus styloideus, pars mastoidea und pars petrosa.

Sternum Der Knochen der vorderen Brustwand, der Teil des thorakalen Skeletts ist. Es besteht aus Manubrium, Brustbeinkörper und Schwertfortsatz (processus xiphoideus).

Stirnknochen Der Knochen unter der Stirn.

Untere Zähne Jeder Erwachsene hat auf jeder Seite zwei Schneidezähne, einen Eckzahn, zwei Prämolare und drei Molare.

Wahre Rippen (Paare 1-7) Rippen, die eine direkte Verbindung (durch Rippenknorpel) mit dem Sternum haben.

Achsenskelett – Vorderansicht

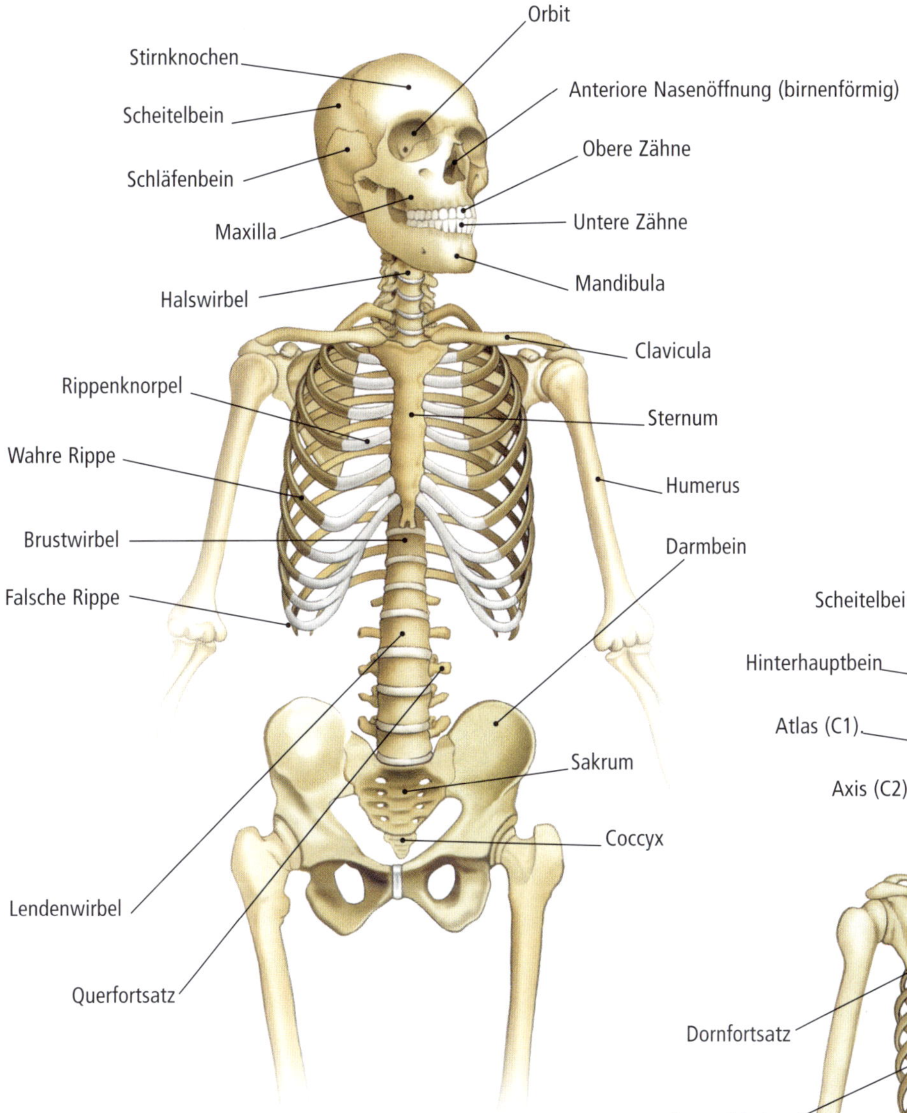

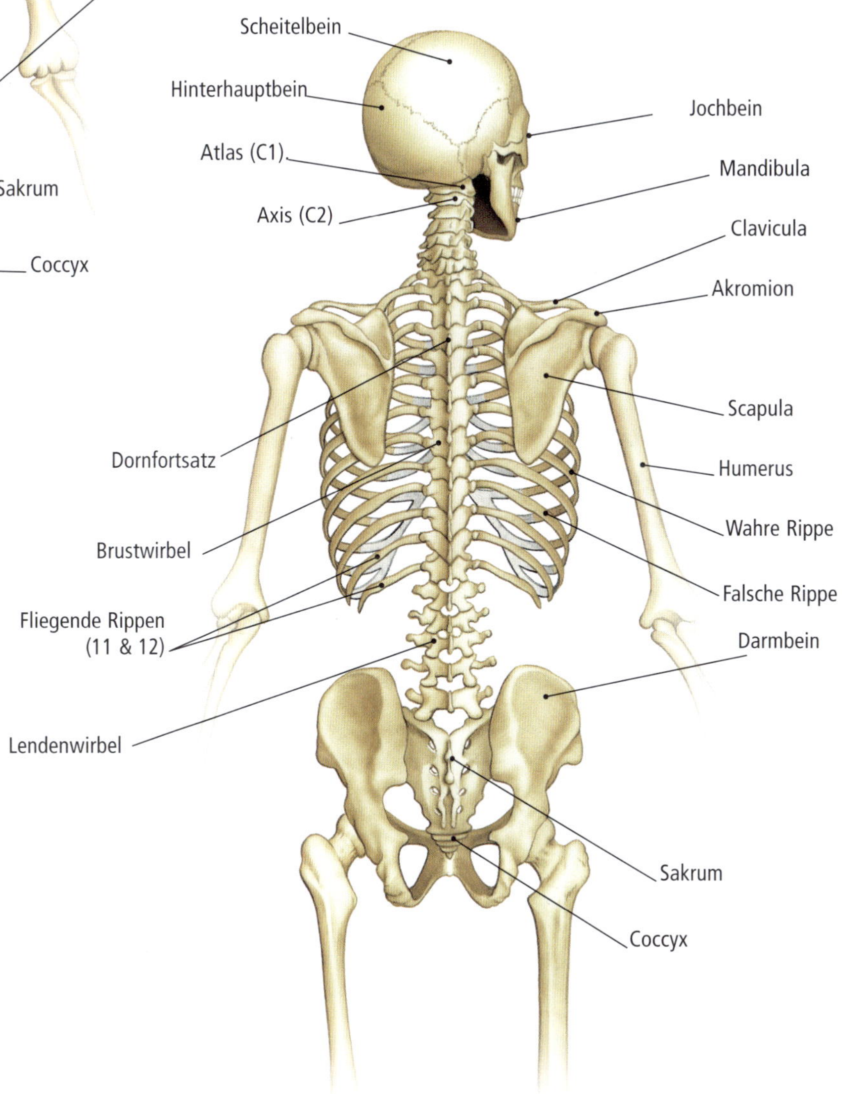

Achsenskelett – Hinteransicht

Knochen und Gelenke der oberen Extremität

Die Knochen der oberen Extremität bestehen aus einem Brustgürtel (Scapula und Clavicula), der durch die Schultermuskeln und das synoviale Sternoclaviculargelenk eine relativ lockere Verbindung zum Achsenskelett hat, einem einzelnen Oberarmknochen (Humerus), Knochen des Unterarms (Radius und Ulna), Handgelenksknochen (die acht Carpalknochen), Handknochen (Metacarpalknochen) und Fingerknochen oder Phalangen (zwei in Finger 1, aber 3 in Fingern 2-5).

Schlüsselbegriffe:

Akromioclaviculargelenk Das eben Gelenk zwischen dem Acromion der Scapula und dem distalen Ende der Clavicula. Die Gelenksoberflächen bestehen hauptsächlich aus Faserknorpeln.

Akromion Das distale Ende der Scapulaspitze. Es bildet ein Synovialgelenk mit der distalen Clavicula und ist Ansatzpunkt für das ligamentum coracoacromiale und den Deltoidmuskel.

Clavicula Siehe S. 38–39

Fossa glenoidalis Die flache Gelenksoberfläche des lateralen Winkels der Scapula. Es bildet ein Synovialgelenk mit dem Humeruskopf (gelnohumeral- oder Schultergelenk).

Fossa subscapularis Die konkave, anteriore Oberfläche der Scapula. Sie bildet Ansatzpunkt für den M. Subscapularis, ein Muskel, der den Oberarm medial rotiert.

Humerus Der Oberarmknochen. Er besteht aus einem Schaft und proximalen und distalen Gelenksoberflächen.

Humeruskopf Die Gelenksoberfläche des proximalen Humerus. Es ist ein weniger als eine Halbkugel und umgeben vom chirurgischen Hals.

Karpalknochen Die acht Knochen des Handgelenks. Die proximale Reihe (von lateral nach medial) beinhaltet das Os scaphoideum, Os lunatum, Os triquetrum und Os pisiforme. Die distale Reihe besteht aus den Ossi trapezium, trapezoideum, capitatum und hamatum.

Margo lateralis der Scapula Die laterale Kante der Scapula. Es bietet Ansatzpunkt für den langen Kopf des M. Triceps brachii (am Tuberkulum infraglenoidalis), den M. Teres minor und den M. Teres major.

Margo medialis der Scapula Die mediale Kante der Scapula. Sie bietet Ansatzpunkt für den M. Levator scapulae, M. Rhomboideus minor und M. Rhomboideus major.

Margo superior der Scapula Die dünne, scharfe, obere Kante der Scapula. Sie wird durch ihre Verbindung mit den Processus coracoideus durch die Kerbe der Scapula unterbrochen, die den Nerus suprascapularis führt.

Mittelhandknochen Die Knochen der Handfläche. Sie sind von 1 bis 5 nummeriert, vom Daumen zum kleinen Finger. Zwischen den Mittelhandknochen befinden sich Muskeln.

Processus coracoideus Ein anteriorer Fortsatz der Scapula. Er bietet Ansatzpunkt für den kurzen Kopf des M. Biceps brachii und den M. pectoralis minor.

Phalangen Die Fingerknochen. Es gibt zwei (proximal und distal) in Finger 1 (Daumen) und drei (proximal, mittel und distal) in Fingern 2-5. Singular: Phalanx.

Radius Der laterale Knochen des Unterarms. Er ist durch ein synoviales Drehgelenk mit der Ulna verbunden, und erlaubt so Rotationen des Radius rund um die Ulna (Pronation und Supination).

Scapula Der posteriore Knochen des Schultergütels. Sie hat anteriore und posteriore Oberflächen; mediale, laterale und superiore Grenzen; und processi coracoidi und akromiale. Die fossa glenoidalis bildet ein Gelenk mit dem Humerus.

Scapulaspitze Die lateral verlaufende spitze Erhebung der posterioren Scapula. Sie teilt die fossa supraspinata von der fossa infraspinata.

Schultergelenk Das glenohumerake (Schulter-) Synovialgelenk. Es ist ein frei bewegliches Kugelgelenk, das durch die Gelenkskapsel und die Muskeln der Rotatorenmanschette (darunter M. Supraspinatus, M. Infraspinatus und M. Teres minor) stabilisiert wird.

Schulterpfanne Die Höhle des synovialen Glenohumeralgelenks (Schultergelenk) zwischen der fossa glenoidalis und dem Humeruskopf.

Tuberculum majus des Humerus Die Erhöhung des lateralen Humerus, die Ansatzpunkt für den M. Supraspinatus, M. Infraspinatus, und M. teres minor bildet.

Tuberculum minus Eine aufgeraute Erhöhung des anterioren proximalen Humerus.

Ulna Der mediale Knochen des Unterarms. Sie hat proximal eine Verbindung mit dem Humerus (humeroulnares Synovialgelenk des Ellbogens) und ebenso eine Verbindung mit dem Radius durch ein Drehgelenk (proximale und distale radioulnare Synovialgelenke).

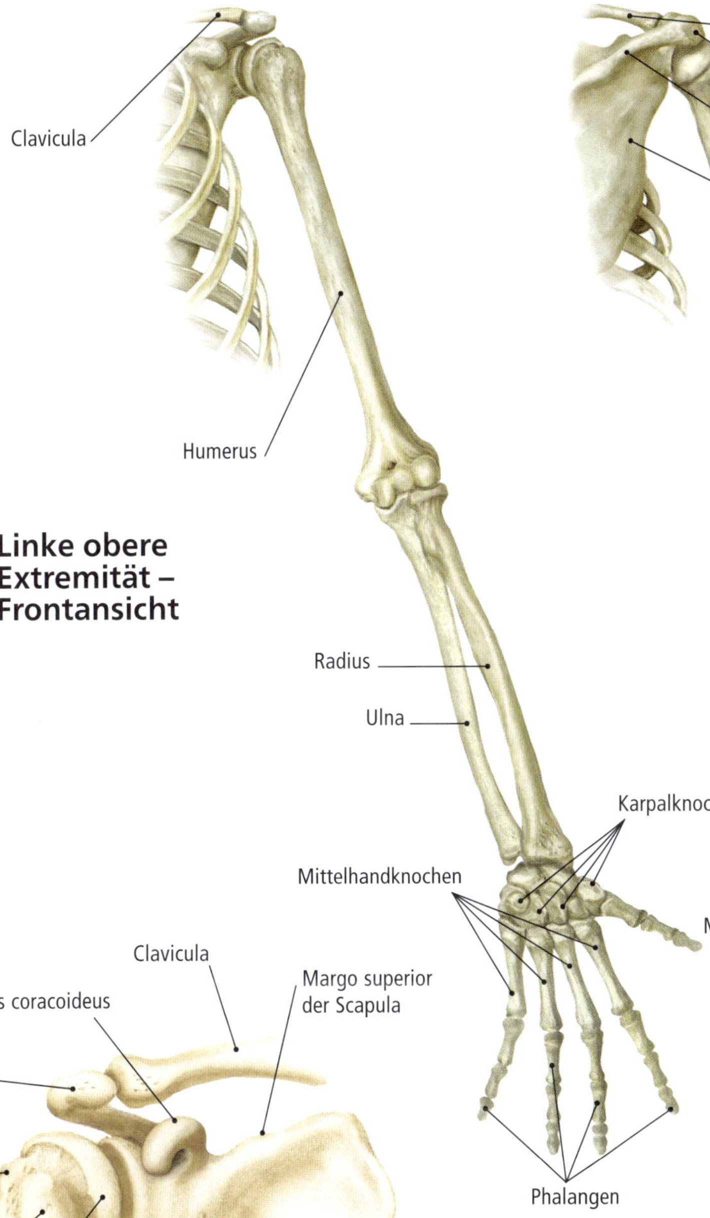

Linke obere Extremität – Frontansicht

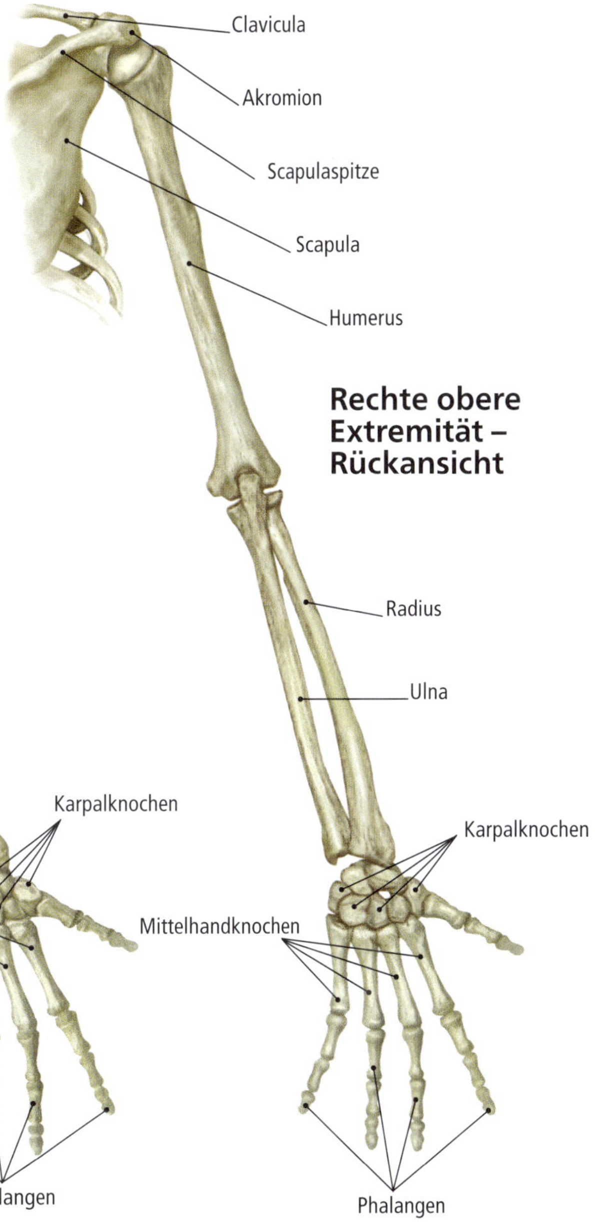

Rechte obere Extremität – Rückansicht

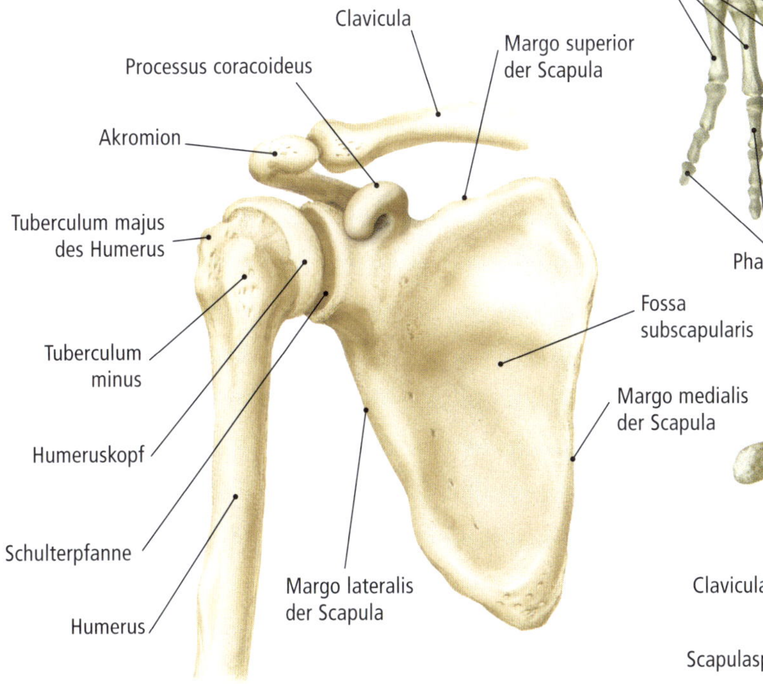

Schultergelenk – Frontansicht

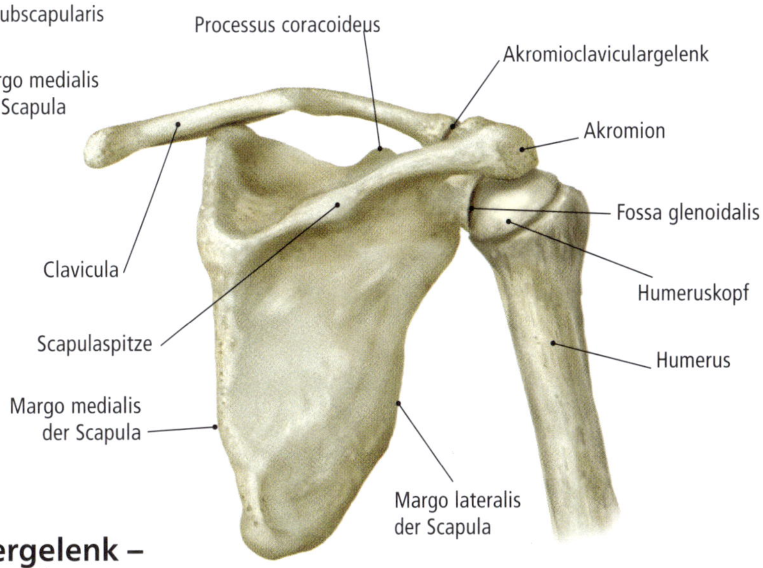

Schultergelenk – Rückansicht

Knochen und Gelenke der unteren Extremität

Die Knochen der unteren Extremität beinhalten den Hüftknochen, oder Os coxa, (Ilium, Ischium und Pubis), die beim Acetabulum zusammentreffen, welches durch das Iliosakralgelenk mit dem Sakrum verbunden ist, und mit dem einzigen Knochen im Oberschenkel (Femur), den beiden Knochen des Unterschenkels (starke Tibia und stiftförmige Fibula), den sieben Fußwurzelknochen (Talus, Calcaneus, Os cuboideum, Os naviculare und drei Ossa cuneiformia), fünf Mittelfußknochen und 14 Zehenknochen (zwei im großen Zeh, aber drei in den anderen Zehen).

Schlüsselbegriffe:

Margo anterior Die Kante der Tibia vorne am Schienbein.

Apex der Fibula Das obere Ende der Fibula. An ihm ist eines der Bänder, die entlang des Kniegelenks verlaufen, befestigt.

Area intercondylaris anterior Der Bereich zwischen den beiden Gelenksfacetten des anterioren Tibialplateaus.

Calcaneus Der Fersenkochen, auch Os calcis genannt. Hat an der oberen Oberfläche eine Gelenksoberfläche für Talus und Os cuboideum.

Diaphyse des Femur Hauptsächlicher tubulärer Teil des Femur.

Eminentia intercondylaris Eine Erhebung im Zentrum der Tibia. Die Kreuzbänder im Knie und den Menisken, die dabei helfen, die Gelenksoberflächen anzupassen, sind vorne und hinten an der Tibia angesetzt.

Epycondylus lateralis Eine Erhebung auf der lateralen Oberfläche des lateralen Condylus femoris.

Epycondylus medialis Eine Erhebung auf der medialen Oberfläche des medialen Condylus femoris.

Femur Der Oberschenkelknochen.

Femurkopf Das ballförmige proximale Ende des Femur, das sich in die Hüftgelenkspfanne (Acetabulum) einpasst.

Fibula Ein schmaler Knochen lateral im Bein, der kein Gewicht trägt.

Fibulahals Der schmale obere Teil der Fibula, distal zum Kopf.

Fibulaköpfchen Der erweiterte proximale Teil der Fibula. Hat eine runden Gelenksfacette am lateralen Condylus der Tibia.

Fossa intercondylaris Die Mulde zwischen dem medialen und lateralen Condylus des Femur.

Fovea capitis Eine Mulde im Femurkopf, und ist Ansatz des Ligamentum capitis femoris.

Fußwurzelknochen Die Fußwurzelknochen bestehen aus Talus, Calcaneus, Os naviculare, Os cuboideum, und drei Ossa cuneiformia.

Gelenkfortsatz des medialen Malleolus Die distale Tibia bildet den medialen Teil des Knöchelgelenks und hat Gelenkknorpel.

Gelenkfortsatz für den Talus Die Fibula trägt zum lateralen Teil des Knöchelgelenks bei. Ihr unteres Ende bildet ein Gelenk mit der lateralen Oberfläche der Trochlea des Talus.

Gelenksoberfläche mit dem Fibulakopf Eine flache, runde Facette am lateralen Condylus der Tibia, für die Gelenkverbindung mit dem Fibulakopf.

Inferiore Gelenksoberfläche Inferiore Oberfläche der Tibia für das Gelenk mit der superioren Oberfläche der Trochlea des Talus.

Laterale Oberfläche Die laterale Oberfläche der Tibia ist Ansatzpunkt für den M. Tibialis anterior.

Lateraler Condylus Der laterale Teil des breiten oberen Endes der Tibia.

Malleolus lateralis Das inferiore Ende der Fibula bildet den Malleolus lateralis des Knöchels.

Malleolus lateralis Das inferiore Ende der Fibula bildet den Malleolus lateralis des Knöchels.

Malleolus lateralis Das inferiore Ende der Fibula bildet den Malleolus lateralis des Knöchels.

Margo lateralis Die scharfe laterale Kante der Tibia.

Metatarsalknochen Die Knochen des Vorderfußes.

Oberschenkelhals Der Teil des Femur zwischen dem Femurkopf und dem Trocheanter major.

Patella Die Kniescheibe. Sie ist ein dreieckiges Sesambein, das in die Sehne des Musculus quadriceps femoris eingebettet ist.

Patellare Oberfläche Die Gelenksoberfläche des distalen Femur für die Patella.

Phalangen Die Knochen der Finger und Zehen.

Superiore Gelenksoberflächen (mediale und laterale Facetten) Die paarigen Gelenksfacetten der oberen Tibia.

Syndesmosis tibiofibularis Die Kerbe auf der lateralen Oberfläche der distalen Tibia für das Gelenk mit der Fibula.

Talus Der oberste Fußwurzelknochen. Es besteht aus Kopf, Hals und Körper.

Tibia Der größere Knochen des Unterschenkels, der das Gewicht trägt.

Trochanter major Ein großer Vorsprung des proximalen Femur. Es bietet Ansatzpunkt für den Gluteus medius und den Gluteus minimus.

Trochanter minor Eine Erhebung vom hinteren Teil des Gelenks des Femurhalses und –schaftes.

Tuberculum adductorium Eine markante Erhebung am obersten Teil des medialen Femurcondylus.

Tuberositas tibiae Eine Erhöhung am Margo anterior der proximalen Tibia.

Rechte untere Extremität – Frontansicht

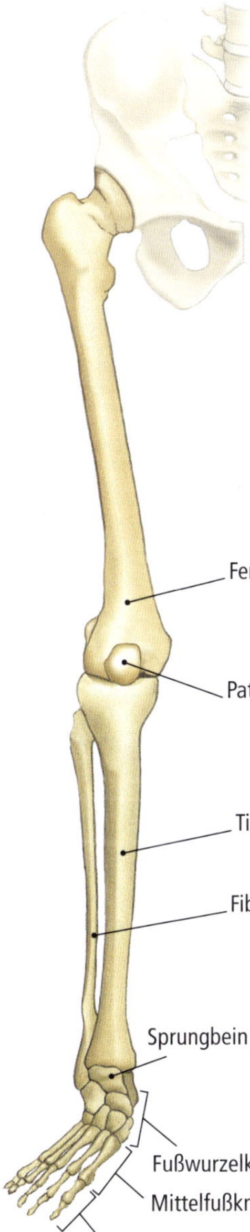

Linke untere Extremität – Rückansicht

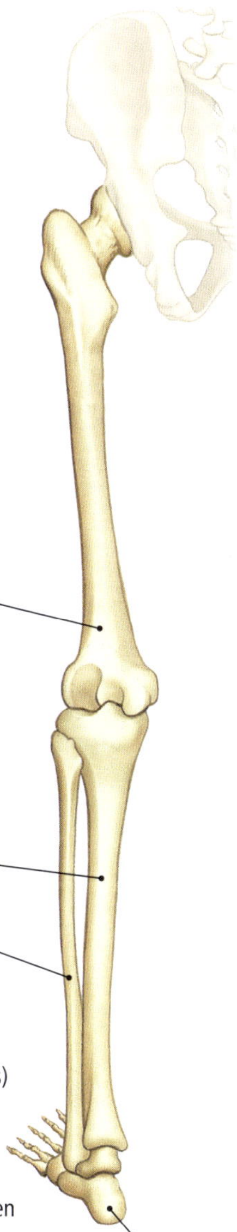

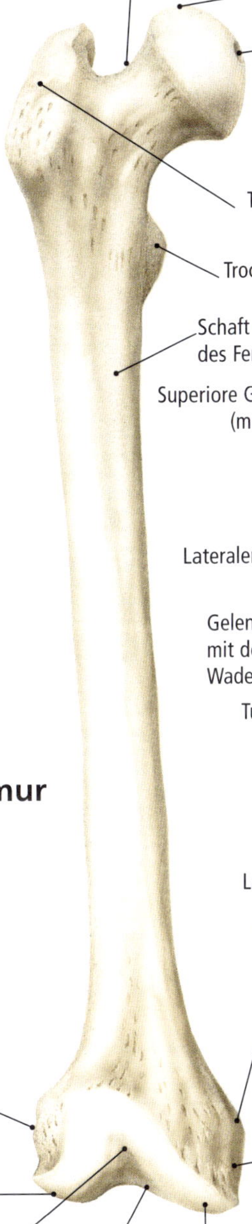

Femur

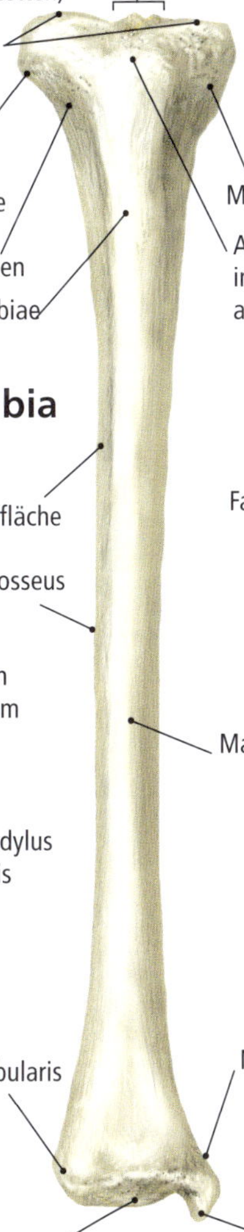

Tibia

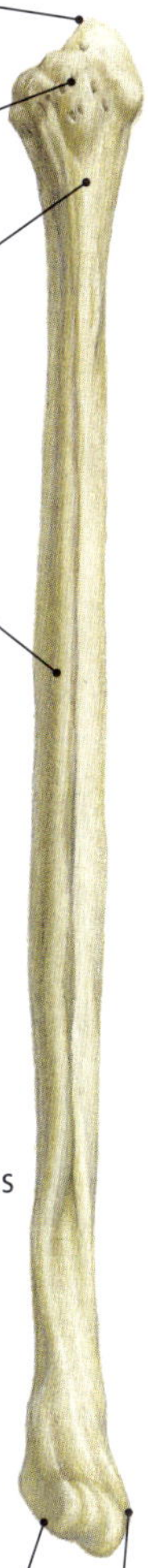

Fibula

Wahr oder Falsch?

1	*Das Achsenskelett besteht aus Schädel, Zungenbein, Wirbelsäule, Rippen und Sternum.*	
2	*Das Zungenbein ist direkt mit der Wirbelsäule verbunden.*	
3	*Es gibt drei Paare der Fliegenden Rippen, die keinen Kontakt mit dem Sternum haben.*	
4	*Die fünf Lendenwirbel erlauben freie Rotation des Rumpfes.*	
5	*Die Verwachsung der fünf Sacralwirbel geschieht im frühen Erwachsenenleben.*	
6	*Knochen des Schultergürtels beinhalten Scapula, Clavicula und Humerus.*	
7	*Der Humerus ist distal als Capitulum und Trochlea ausgeweitet.*	
8	*Die Tuberositas radii liegt am proximalen Ende des Radius.*	
9	*Die Knochen der proximalen Reihe der Handwurzel sind Ossi scaphoideum, lunatum, triquetrum und pisiforme.*	
10	*Die Knochen der Handfläche werden gemeinsam metatarsale Knochen genannt.*	
11	*Die drei Knochen, die den Hüftknochen (Os coxa) bilden, sind Ilium, Ischium und Pubis.*	
12	*Die Komponenten des Hüftknochens treffen sich an der Schambeinfuge.*	
13	*Die Struktur, auf der wir sitzen, ist die Ischialstachel.*	
14	*Der Femur hat einen proximalen runden Kopf, der sich in das Acetabulum einpasst.*	
15	*Der Femurschaft winkelt sich nach innen Richtung Kniegelenk.*	

16 *Das distale Ende des Femur hat zwei Condylen, jeder mit einem elliptischen Querschnitt.*

17 *Der dickste Knochen im Bein ist die Tibia.*

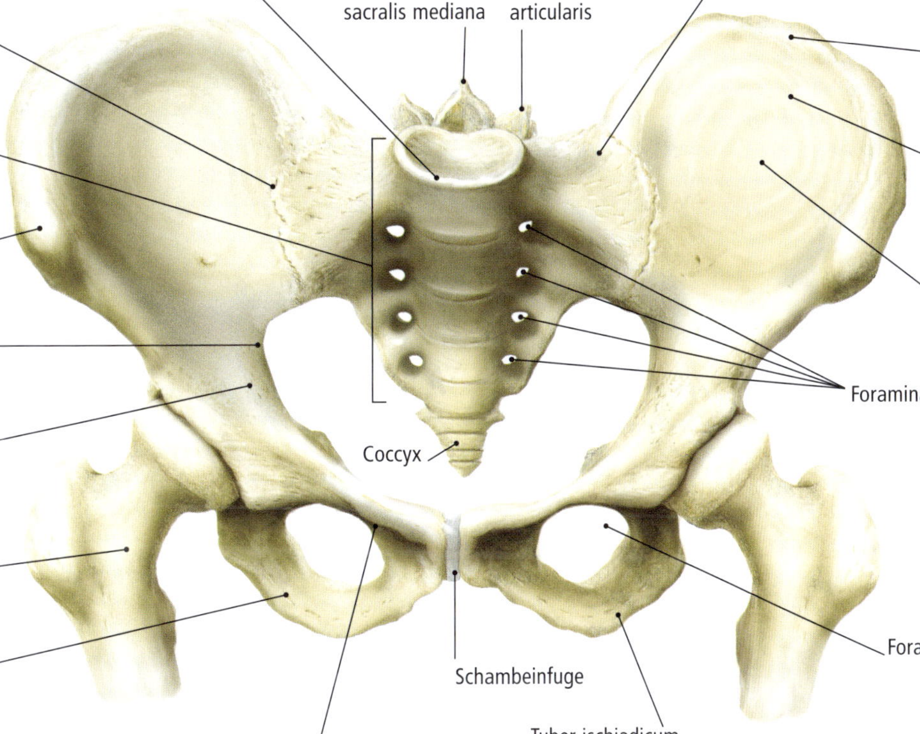

Weibliches Becken – Frontansicht *Während die Bestandteile des weiblichen und männlichen Beckens die gleichen sind, sind Form und Größen unterschiedlich. Das männliche Becken ist allgemein größer, um mehr Gewicht zu tragen. Das weibliche Becken ist breiter, um dem Babykopf bei der Geburt nicht zu behindern.*

Oberschenkelhalsbruch

Der proximale Femur hat einen beinahe kugelförmigen Kopf, der auf einem schmalen Hals sitzt. Oberschenkelhalsbrüche passieren häufig, vor allem bei osteoporotischen älteren Menschen und bei Kfz-Unfällen. Oft wird die Bruchstelle gestaucht, daher sind Verkürzung und Drehung der Gliedmaßen häufig. Der Femurkopf ist durch diese Verletzung auch nekroseanfällig, da viel der Blutversorgung durch den Oberschenkelhals verläuft. Oberschenkelhalsbrüche können den kompletten Ersatz des Femurkopfes, -halses und des Acetabulums (künstliche Hüfte), oder das Zusammenschrauben der Fraktur erfordern

Multiple-Choice

1 *Welcher der Folgenden ist KEIN Bestandteil des Schädelknochens?*

Ⓐ Os temporale
Ⓑ Os sphenoidale
Ⓒ Os hyoideum
Ⓓ Vomer
Ⓔ Os lacrimale

2 *Welche der folgenden Knochengruppen bilden die Schädelhöhle?*

Ⓐ Os frontale, Os sphenoidale und Vomer
Ⓑ Os parietale, Os temporale und Os zygomaticum
Ⓒ Os occipitale, Os parietale und Os nasale
Ⓓ Axis, Os frontale und Os parietale
Ⓔ Mandibula, Os sphenoidale und Os occipitale

3 *Welcher der folgenden Knochen trägt die Oberen Zähne?*

Ⓐ Os palatinum
Ⓑ Os sphenoidale
Ⓒ Os ethmoidale
Ⓓ Maxilla
Ⓔ keine der Aussagen ist korrekt

4 *Welche der folgenden Aussagen über die zweiten (permanenten) Zähne ist korrekt?*

Ⓐ Es sind insgesamt 20
Ⓑ Es gibt insgesamt 8 Schneidezähne
Ⓒ Die hintersten Prämolare werden Weisheitszähne genannt
Ⓓ Eckzähne befinden sich zwischen Prämolaren und Molaren
Ⓔ Molare haben nur eine Wurzel

5 *Die Anzahl der Rippen, die direkt mit dem Sternum verbunden sind (wahre Rippen) ist ...*

Ⓐ 3
Ⓑ 5
Ⓒ 7
Ⓓ 9
Ⓔ 12

6 *Welche der folgenden Aussagen über falsche Rippen ist korrekt?*

Ⓐ Sie sind mit dem Rippenknorpel der darüberliegenden Rippen verbunden
Ⓑ Sie schützen die Nieren
Ⓒ sie sind direkt mit dem Schwertfortsatz verbunden
Ⓓ Bei Erwachsenen bestehen sie nur aus Knorpeln
Ⓔ sowohl A und D sind korrekt

7 *Der Humerus hat einen glatten, abgerundeten Kopf, der von einem Ring umgeben ist, den man ... nennt.*

Ⓐ Chirurgischer Hals
Ⓑ Köpfchen
Ⓒ Labrum glenoidale
Ⓓ Spiralleitung
Ⓔ Anatomischer Hals

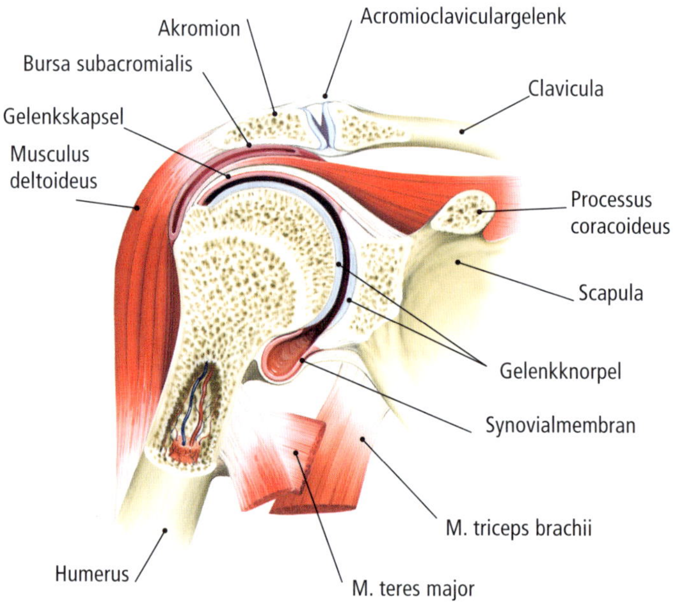

Schulter – Querschnitt

Die runden Bewegungen der Schulter ergeben sich aufgrund verschiedener Faktoren. Eine kleine Kontaktfläche zwischen den Gelenksoberflächen und eine großzügige, gut geschmierte Gelenkskapsel sorgen für reibungslose Bewegung.

8 *Der Chirurgische Hals des Humerus ist die Stelle, an der ...*

- Ⓐ der Nervus radialis posterior am Humerusschaft verläuft.
- Ⓑ der Humerus meistens bricht.
- Ⓒ die Arteria brachialis eine enge Verbindung zum Humerusschaft hat.
- Ⓓ Chirurgen Teile für Transplantationen entnehmen können.
- Ⓔ der Großteil des Musculus triceps major ansetzt.

9 *Zu welchem Teil des Humerus hat die Ulna ein Gelenk?*

- Ⓐ Capitulum
- Ⓑ Trochlea
- Ⓒ Kopf
- Ⓓ Epycondylus medialis
- Ⓔ keine der Aussagen ist korrekt

10 *Der Knochen, der ein direktes Gelenk mit dem Radius hat, ist ...*

- Ⓐ Os scaphoideum
- Ⓑ Os triquetrum
- Ⓒ Os trapezium
- Ⓓ Os capitatum
- Ⓔ Os hamatum

Schulterluxation

Die Stabilität des Schultergelenks (Glenohumeralgelenk) ist hauptsächlich von den umgebenden Muskeln abhängig, da die gegenüberliegenden Gelenksoberflächen klein und die Bänder relativ schwach sind. Eine Schulterluxation ist eine häufige Verletzung, vor allem, wenn die Person den Oberarm abspreizt und streckt, wie beispielsweise beim wilden Zurückstrecken des Arms, um einen Ball zu fangen. Die schwachen Bänder vor dem Glenohumeralgelenk werden stark gedehnt und der Humeruskopf rutscht nach unten in den Raum inferior zum processus coracoideus und anterior zum Labrum glenoidale. Häufiger auftretende Luxationen können eine chirurgische Reparatur der Bänder notwendig machen.

11 *Der Teil des Femur, an der Hüfte palpabel ist, ist:*

- Ⓐ Trochanter minor
- Ⓑ Condylus medialis
- Ⓒ Line aspera
- Ⓓ Trochanter major
- Ⓔ Oberschenkelhals

12 *Eine vorstehende Charakteristik des Femur, superior zum Condylus medialis ist:*

- Ⓐ Trochanter major
- Ⓑ Tuberculum adductorium
- Ⓒ Trochanter minor
- Ⓓ Femurkopf
- Ⓔ Eminentia intercondylaris

13 *Das proximale Ende der Tibia ist charakterisiert durch:*

- Ⓐ Eine einzelne Gelenksoberfläche mit einer Eminentia auf der lateralen Seite
- Ⓑ Eine tellerförmige Gelenksoberfläche, die sich an die Femurcondyli anpasst
- Ⓒ paarige, flache Gelenksoberflächen an beiden Seiten einer Eminentia
- Ⓓ paarige supracondyläre Furchen für die Gelenkverbindung mit dem Femur
- Ⓔ keine der Aussagen ist korrekt

14 *Röhrenknochen haben innere Markräume, in denen:*

- Ⓐ Hämatopoese (Blutzellproduktion) stattfindet
- Ⓑ Kalzium und Phosphor gespeichert werden
- Ⓒ Immunüberwachungszellen vorherrschen
- Ⓓ Energie in der Form von gelbem Fett gespeichert werden kann
- Ⓔ sowohl A und D sind korrekt

Malen und Bezeichnen

Knochenstruktur – Querschnitt eines Oberschenkelkopfes

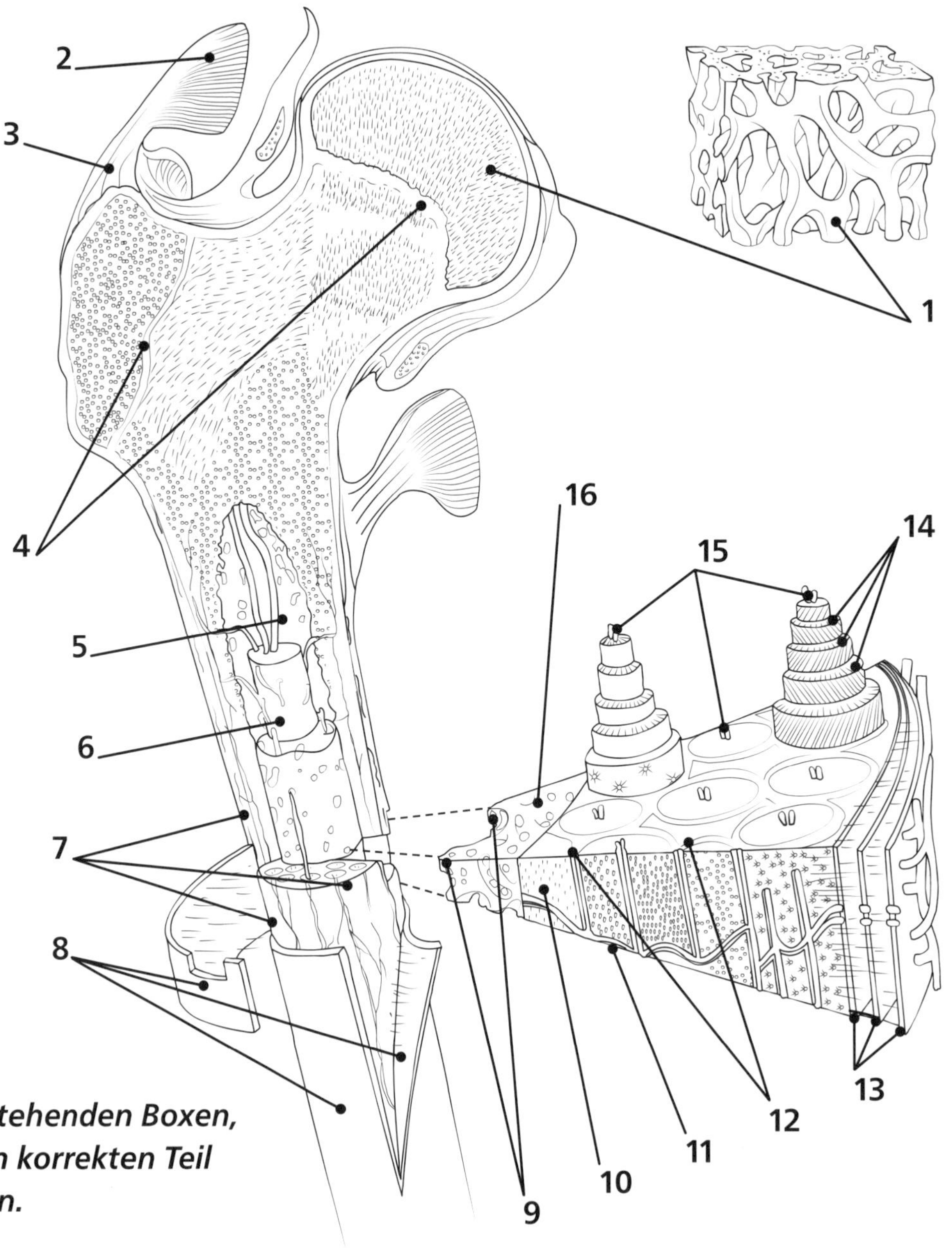

i) Nummeriere die untenstehenden Boxen, um jede Bezeichnung dem korrekten Teil der Zeichnung zuzuordnen.

- Markhöhle ☐
- Muskel ☐
- Sehne ☐
- Speziallamellen ☐
- Spongiöser Knochen ☐
- Periosteum ☐
- Substantia compacta ☐
- Havers-Kanal ☐
- Endosteum ☐
- Volkmann-Kanal ☐
- Innere Generallamellen ☐
- Schaltlamellen ☐
- Äußere Generallamellen ☐
- Epiphysenfuge ☐
- Knochenmark ☐
- Trabekel des spongiösen Knochen ☐

i) Benenne jede der in den Abbildungen gezeigten Strukturen

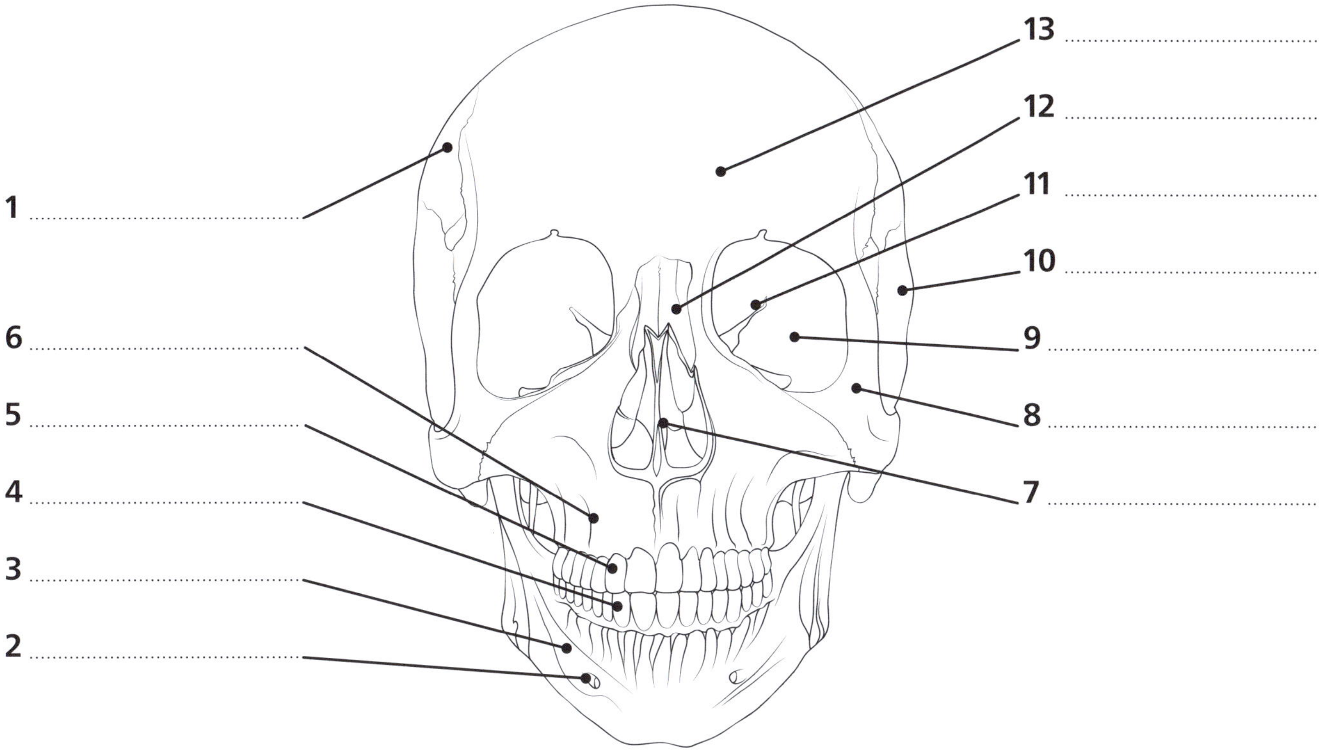

Schädelknochen – Frontansicht

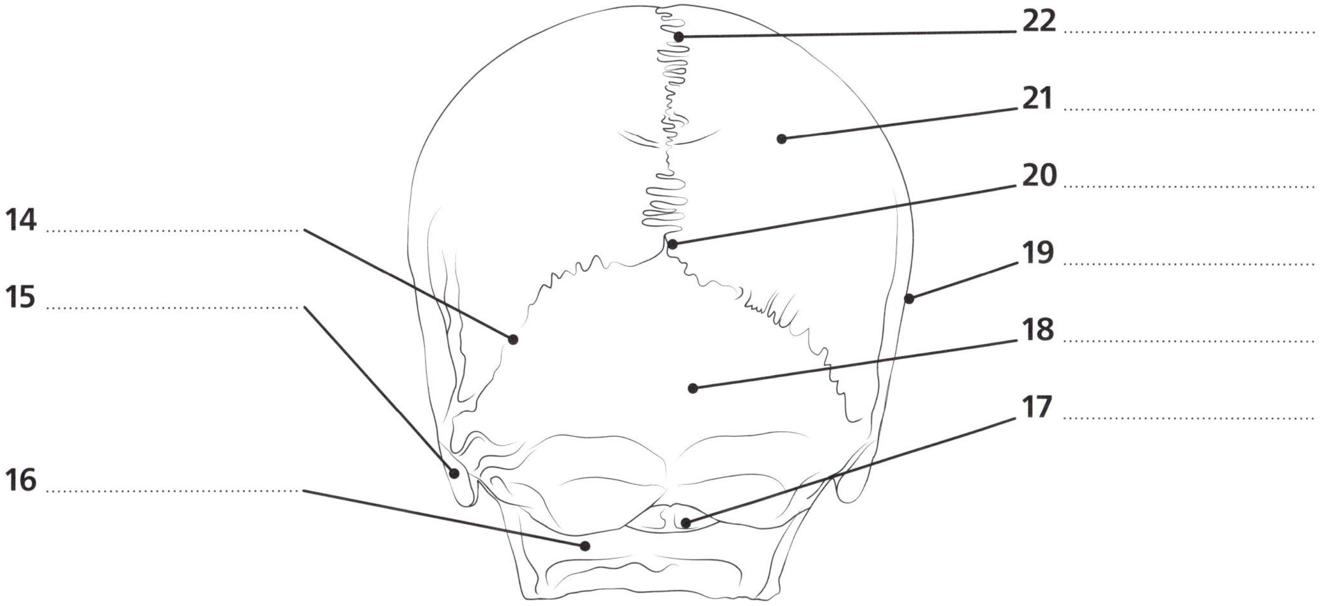

Schädelknochen – Rückansicht

Lücken füllen

1 *Die vaskuläre Versorgung der Knochen geschieht durch Gefäße, die in den ________ verlaufen, die mit den Havers-Kanälen vernetzt sind.*

2 *Die longitudinalen Kanäle, die durch den Knochen verlaufen, und von Speziallamellen von Geflechtknochen umgeben sind, nennt man ________.*

3 *Die hochsensible Schicht von Bindegewebe am Äußeren der Knochen nennt man ________.*

4 *Wachstum des Knochenumfangs geschieht durch Ablagerung von Knochengewebe unter dem ________ am Äußeren des Knochens und durch (normalerweise) Entfernung von Knochengewebe am ________ der Markhöhle.*

5 *Der Schädel ist in zwei große Teile geteilt: den ________ und das ________.*

6 *Blutgefäße zum Knocheninneren durchdringen die Knochenoberfläche durch das ________.*

7 *Die Wirbelsäule besteht aus ________ Halswirbeln, ________ Brustwirbeln, ________ Lendenwirbeln, ________ verwachsenen Sacralwirbeln und ________ geteilten oder verwachsenen Coccygealwirbel.*

8 *Der ________ bietet den Ansatz für den Zungenmuskel und schützt die Luftröhre vor dem Kollaps.*

9 *Das Sacrum hat ________ und ________________ Foramina sacralia, als Weg für die Nervenfasern.*

10 *Das proximale Ende des Humerus hat zwei anterolaterale Erhebungen, die ________ und ________, die durch einen Sulcus getrennt sind.*

Traumatische Nackenverletzung

Die Halswirbelsäule ist der fragilste Teil der Wirbelsäule, da es am meisten Bewegung erlaubt. Leider ist sie dadurch sehr angreifbar durch Verletzungen durch große Beschleunigung, wie Schläge gegen den Kopf oder Kfz-Unfälle. Der obere Teil der Halswirbelsäule ist am verletzlichsten, und Verletzungen wie Bruch/Luxation der Wirbel C1 und C2 können gravierende Konsequenzen nach sich ziehen, wenn das Rückenmark der Halswirbelsäule beschädigt wird, und so die Kontrolle über die Atmungsmuskulatur und das Diaphragma verloren wird. Frakturen und Luxation der unteren Halswirbel kann Tetraplegie verursachen.

11 *Die proximale Ulna hat eine __________kerbe für das Gelenk mit dem Humerus.*

12 *Die Fingerknochen beinhalten __________ und __________ Phalangen in Finger 1 (Daumen) und __________, __________ und __________ Phalangen in Fingern 2-5.*

13 *Das __________ ist ein Raum im Hüftknochen, der durch die Verbindung der rami superior und inferior des Os pubis mit __________ und __________.*

14 *Die Spina ischiadica trennt die incisurae __________.*

15 *Der Teil des palpablen Hüftknochens oben an der Hüftregion ist die crista __________.*

16 *Die __________ ist ein prominenter Kamm an der posterioren Oberfläche des Femur, die den Ansatzpunkt für Muskeln und Septum intermusculare bildet.*

17 *Der Raum zwischen den Femoralcondyli nennt man __________.*

18 *Der __________ ist der distale Teil der Tibia, der die knöcherne Beule auf der medialen Seite des Knöchels formt.*

19 *Das Os naviculare befindet sich zwischen dem __________ und den drei __________.*

20 *Der __________ ist der Knochen, der von dem calcaneus gestützt wird.*

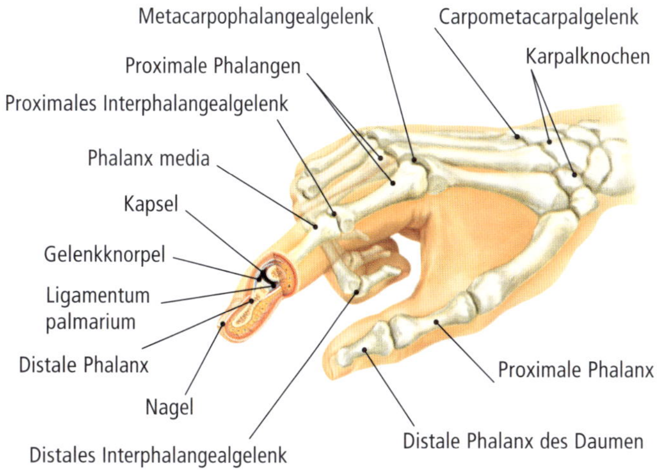

Handknochen

Jeder der vier Finger enthält drei Knochen, die Phalangen, während der Daumen nur zwei phalangiale Knochen enthält.

Verbinde die Aussage mit der Begründung

1 *Die Mikroarchitektur des Knochens kann wiederkehrenden Zug- und Druckkräften widerstehen, weil ...*

2 *Wachstum der Röhrenknochen geschieht ausnahmslos vor dem Erwachsensein, weil ...*

3 *Die Wirbelkörper werden immer größer, je weiter man die Wirbelsäule nach unten sieht, weil ...*

4 *Der Femurschaft winkelt sich nach innen Richtung Kniegelenk, weil ...*

5 *Kinder sind anfälliger für Grünholzbrüche als Erwachsene, weil ...*

a *die knorpeligen Wachstumsplatten der Epiphyse an den Enden der Röhrenknochen während Kindheit und Adoleszent in Knochen umgewandelt werden.*

b *die Wirbelkörper weiter unten größeren Druckkräften aufgrund des Gewichtes des Rumpfes, Kopfes und oberen Extremitäten ausgesetzt sind.*

c *die Knochen der Kinder flexibler sind als die der Erwachsenen.*

d *die Trabekel oder Nadeln der Knochen entlang der Kraftübertragungslinien durch den Knochen für normale gewichtstragende Funktionen angeordnet sind.*

e *dies den Berührungspunkt zwischen Körper und Boden beim Gehen so nahe wie möglich an der Mittellinie hält, und so das Schwingen des Rumpfes und die Energie, die für die Balance des Körpers notwendig ist, reduziert.*

1 *Die Fähigkeit, tief einzuatmen nimmt nach dem 40. Lebensjahr ab, weil ...*

2 *Der Atlas (C1) liegt direkt unter der Mitte des Kopfes, weil ...*

3 *Die Halslordose (posteriore Konkavität der Halswirbelsäule) tritt schon nach dem dritten Lebensmonat auf, weil ...*

4 *Der Femurkopf ist anfällig für avaskuläre Nekrose nach einem Oberschenkelhalsbruch, weil ...*

5 *Eine Fraktur des distalen Radius ist bei älteren Personen häufig, weil ...*

a *dieses feine Balancieren die Muskelanstrengung für das Aufrechthalten des Kopfes beim Aufrechtgehen reduziert.*

b *viel der Blutversorgung durch den Oberschenkelkopf verläuft.*

c *die Fraktur meist aufgrund eines Sturzes auf die ausgestreckte Hand verursacht wird, wenn man die Balance verliert.*

d *Ossifikation (Knochenbildung) der Rippenknorpel die Flexibilität der Thoraxwand reduziert.*

e *das Kind ab diesem Alter beginnt, den Kopf zu heben.*

Knochenbildung

Knochen wird ständig gebildet, wodurch Blutgefäße eingeschlossen werden (a) und (b). Sobald die Gefäße vollständig umschlossen sind, und mehr Knochen rundherum aufgebaut wird, bildet sich ein Osteon (c). Dieser Prozess wiederholt sich ständig, und führt so dazu, dass der Knochen dicker wird (d).

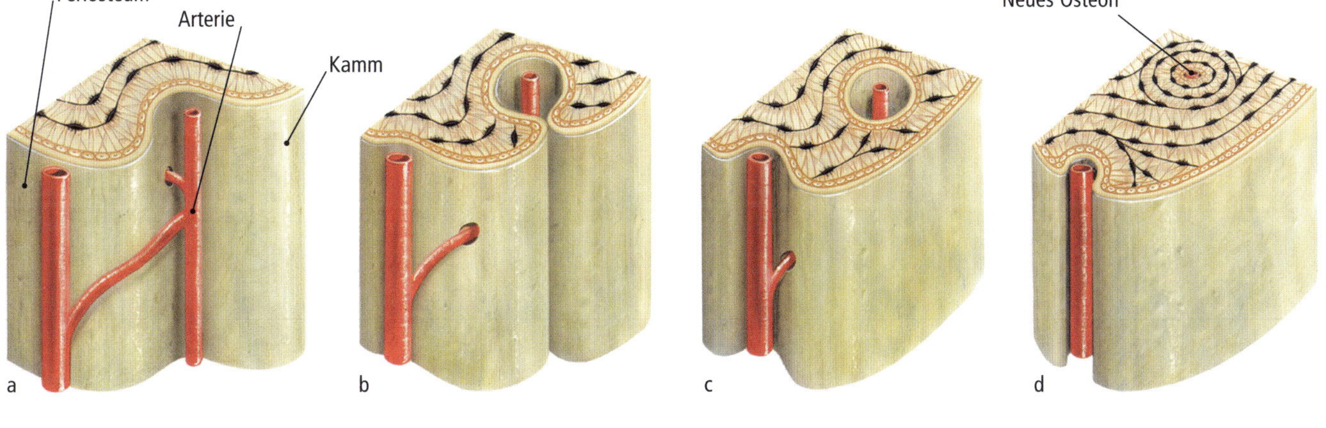

Malen und Bezeichnen

i) Benenne jede der in den Abbildungen gezeigten Strukturen

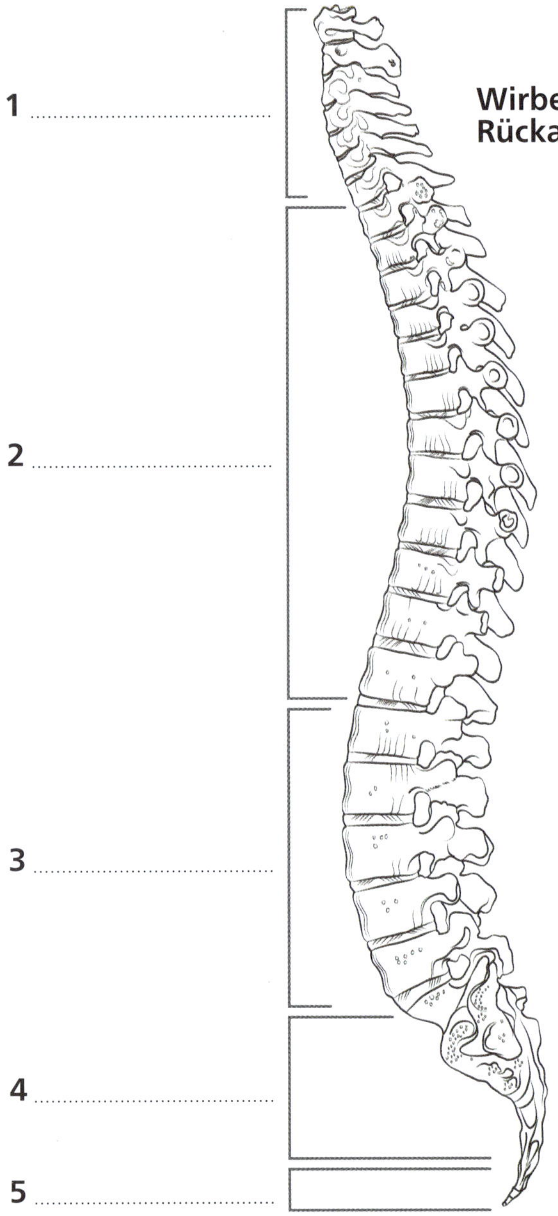

Wirbelsäule – Rückansicht

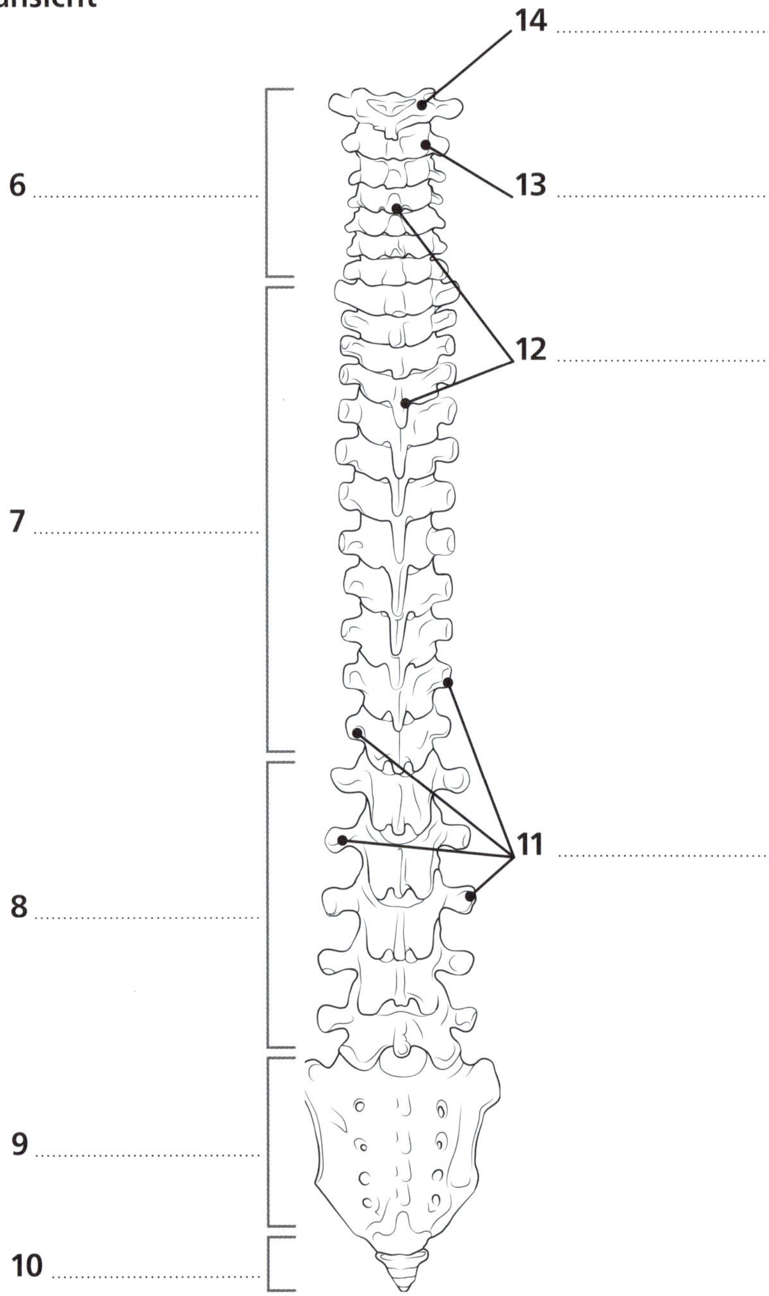

Wirbelsäule – laterale Ansicht

ii) Verwende die Legende, um die Strukturen auszumalen

- Sakralregion
- Lumbalregion
- Thorakalbereich

Ansicht von oben

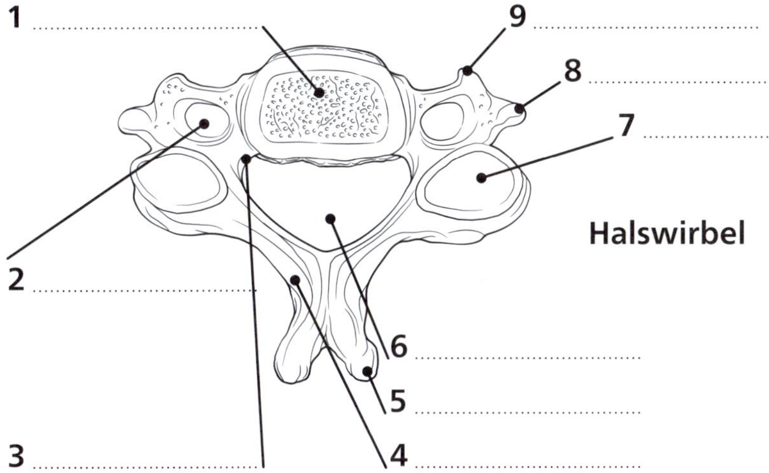

Halswirbel

Seitenansicht

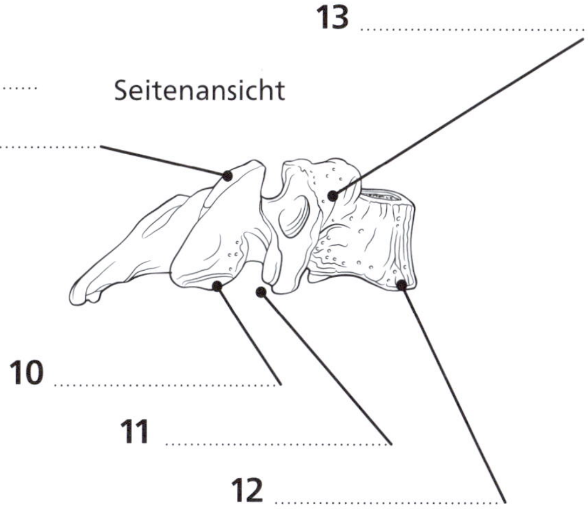

Ansicht von oben

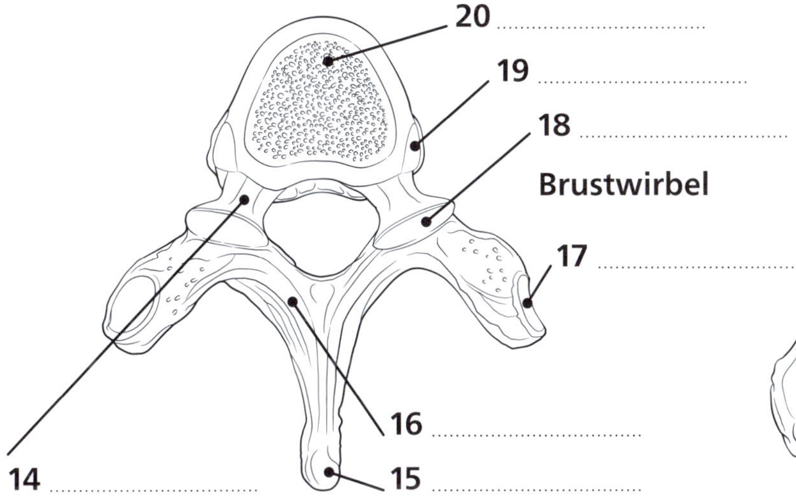

Brustwirbel

Seitenansicht

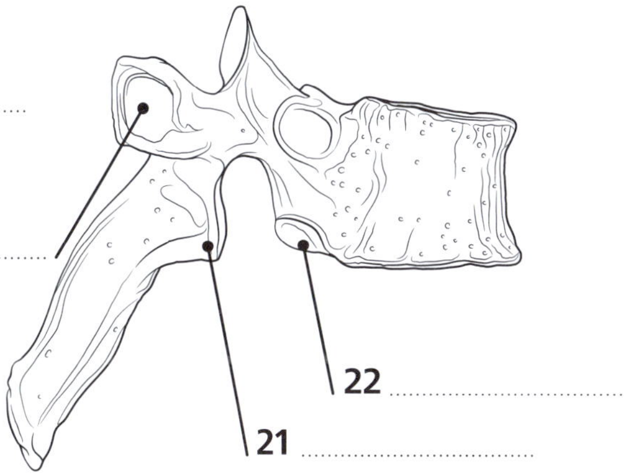

i) Benenne jede der in den Abbildungen gezeigten Strukturen

Ansicht von oben

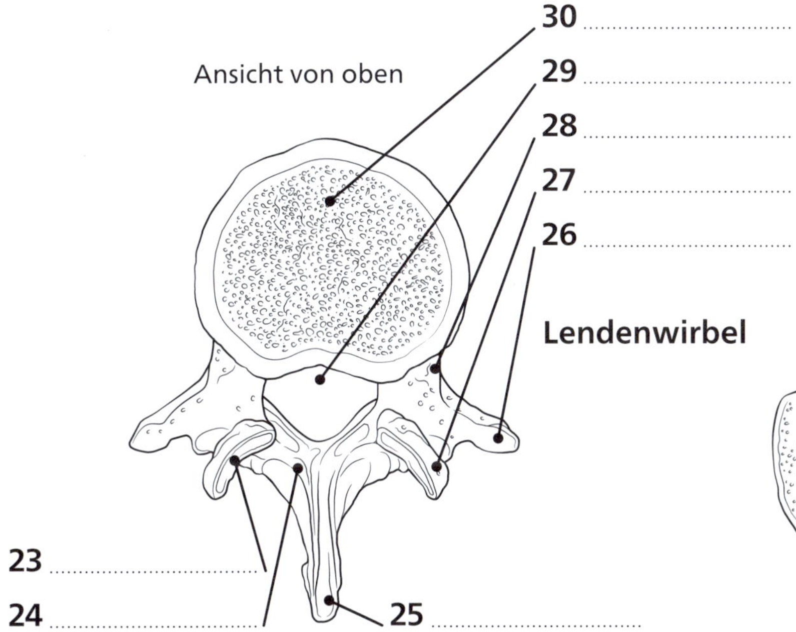

Lendenwirbel

Seitenansicht

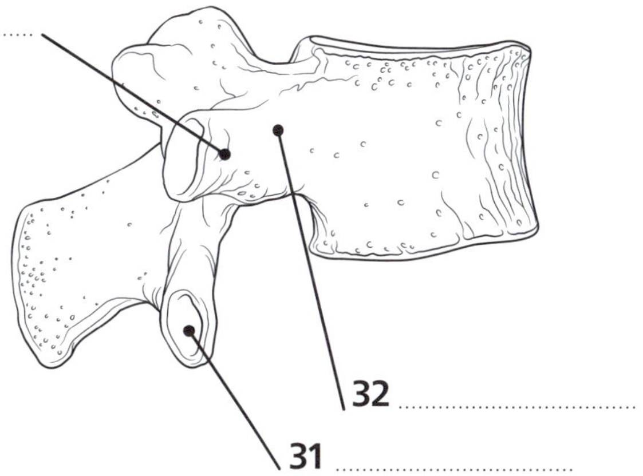

Wahr oder Falsch?

1 *Die mechanisch stabilsten Gelenke sind Synovialgelenke.*

2 *Beispiele für Bindegewebsgelenke sind Nähte des Schädels und die Gomphosis der Zähne.*

3 *Kugelgelenke sind die beweglichsten im Körper und erlauben Bewegungen um drei Achsen.*

4 *Eigelenke, wie das Radioscaphoidgelenk im Handgelenk, erlauben Bewegungen um nur eine Achse.*

5 *Knorpelgelenke bestehen aus einer Scheibe aus Faserknorpel, die sich zwischen zwei Gelenksoberflächen befindet.*

6 *Bandscheiben bestehen aus einem Anulus fibrosus centralis, der von einem Nucleus pulposus umgeben ist.*

7 *Das Gelenk zwischen dem Os trapezium und der Basis der ersten Metacarpalknochen ist ein ebenes Gelenk.*

8 *Das Kniegelenk ist ein gutes Beispiel für ein Scharniergelenk, da es nur Extension und Flexion erlaubt.*

9 *Die Gelenke zwischen den Tarsalknochen sind hauptsächlich ebene Gelenke.*

10 *Der Knöchel wird durch Tibia, Fibula und Talus geformt.*

Ebenes Gelenk

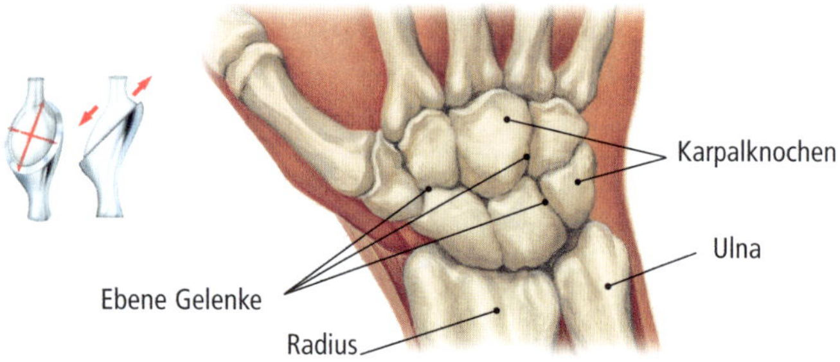

Sattelgelenk

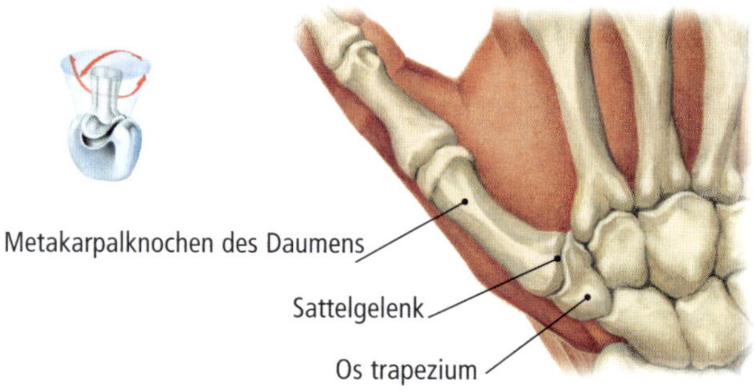

Multiple-Choice

1 *Das Gelenk zwischen der Scapula und dem Humerus ist sehr beweglich, aber mechanisch instabil, weil ...*

Ⓐ Die Schulterpfanne der Scapula eine relativ flache Mulde ist.
Ⓑ keine knöchernen Vorsrpünge über dem superioren Aspekt des Gelenks liegen.
Ⓒ sie dem Gelenk sehr wenige Muskeln Stabilität verleihen.
Ⓓ das Gelenk nicht durch Bänder geschützt wird.
Ⓔ die Gelenkskapsel posterior leicht von der Scapula abgezogen werden kann.

2 *Das erste Carpometacarpalgelenk (am Beginn des Daumens) erlaubt welche Bewegungen?*

Ⓐ Rotation
Ⓑ Inversion
Ⓒ Flexion
Ⓓ Extension
Ⓔ sowohl C und D sind korrekt

3 *Gute Beispiele für Drehgelenke sind unter anderem:*

Ⓐ Atlantoaxialgelenk
Ⓑ proximale und distale Radioulnargelenke
Ⓒ Intervertebralgelenke des Thorax
Ⓓ Mittelfußgelenke
Ⓔ sowohl A und B sind korrekt

4 *Condylengelenke findet man in/im:*

Ⓐ Ellbogengelenk
Ⓑ Knöchelgelenk
Ⓒ Metacarpophalangealgelenken
Ⓓ Mittelhandgelenke
Ⓔ Handgelenk

5 *Die Stabilität des Hüftgelenkes wird erhalten durch:*

Ⓐ Ein Ligamentum teres, das den Femurkopf mit der fossa acetabuli verbindet
Ⓑ Die enge Anpassung der Oberflächen des Acetabulums und des Femurkopfes
Ⓒ starke Muskeln, die das Hüftgelenk umgeben
Ⓓ starke ligamenti iliofemorale, pubofemorale und ischiofemorale
Ⓔ Alle der oben stehenden Antworten sind korrekt

6 *Die Stabilität des Kniegelenkes während des Stehens wird erreicht durch:*

Ⓐ Spannung der umgebenden Muskeln
Ⓑ starke anteriore und posteriore longitudinale Bänder
Ⓒ Rotation des distalen Femur an der Tibia, um eine dichte Packung des Gelenks zu gewährleisten
Ⓓ Spannung im Ligamentum patellae
Ⓔ keine der Aussagen ist korrekt

7 *Interphalangealgelenke sind Beispiele welchen Gelenks?*

Ⓐ Condylengelenk
Ⓑ Eigelenk
Ⓒ Kugelgelenk
Ⓓ Scharniergelenk
Ⓔ Sattelgelenk

Eigelenk

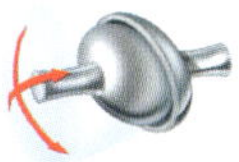

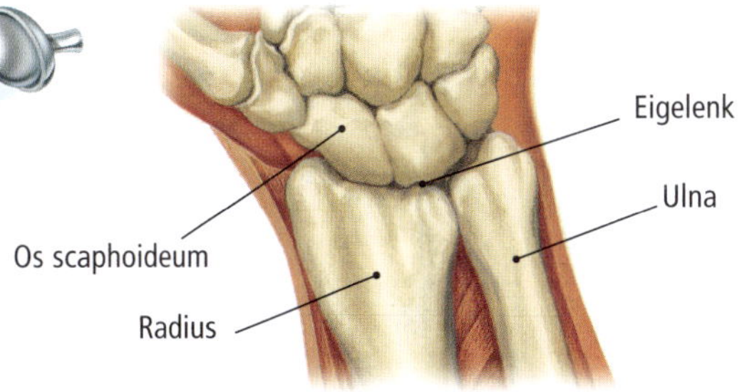

Lücken füllen

1 *Sichtbare Nähte oben am Kopf (dorsum) beinhalten die __________ und __________nähte*

2 *Das Kiefergelenk ist ein Bicondylengelenk zwischen dem __________ der __________ und dem Os __________.*

3 *Das Gelenk, das uns erlaubt, den Kopf zu schütteln ist das __________gelenk.*

4 *Das Gelenk, das uns erlaubt, mit dem Kopf zu nicken ist das __________gelenk.*

5 *Gelenke zwischen den Lendenwirbeln sind in einer Reihe von __________ Ebenen angeordnet, sodass __________ des Rumpfes möglich sind, aber keine __________.*

6 *Die paarigen proximalen und distalen Radioulnargelenke erlauben __________ und __________ des Unterarms.*

7 *Die condyloiden Metacarpophalangealgelenke erlauben __________, __________ und beschränkte __________ der Finger.*

8 *Das Kniegelenk erlaubt __________, __________, __________ und __________.*

9 *Bewegungen des Mittelfußes beinhalten __________, um die Sohle nach medial zu drehen, und __________ um die Sohle nach lateral zu drehen.*

10 *Eine Verstauchung der Knöchels beinhaltet meist auch das Reißen der Fasern der Ligamenti __________ und __________.*

Drehgelenk

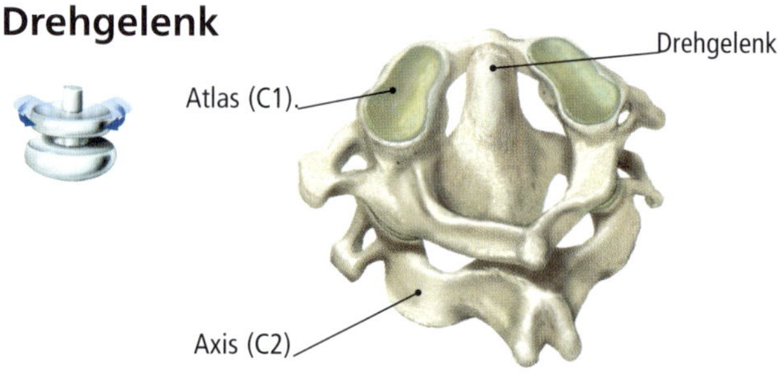

Verbinde die Aussage mit der Begründung

1 *Die Bindegewebsgelenke der Nähte des Schädels sind mechanisch sehr stabil, weil ...*

2 *Rotationsbewegungen des Rumpfes treten hauptsächlich im Thoraxbereich der Wirbelsäule auf, weil ...*

3 *Das Hüftgelenk ist mechanisch sehr stabil, weil ...*

4 *Synovialgelenke erlauben freie Bewegung der Gelenksoberflächen zueinander, weil ...*

5 *Schulterluxation beinhaltet meist eine abnormale Bewegung des Humeruskopfes nach anterior und inferior, weil ...*

a *das Acetabulum tief ist und den Femurkopf umgibt, und starke Bänder das Gelenk stabilisieren.*

b *die intervertebralen Gelenksebenen in diesem Bereich an den Umfang eines Kreises, dessen Zentrum die Bandscheibe ist, gelegt sind.*

c *sich zwischen den gelenkigen Knorpeloberflächen ein dünner Film vom schmierender Synovialflüssigkeit befindet.*

d *die Ligamenti glenohumeraliae sehr leicht von der Labrum glenoidale der Scapula abziehen lassen.*

e *die Knochenenden durch die komplexe Verzahnung der Knochenränder zusammengeschlossen sind.*

Kugelgelenk

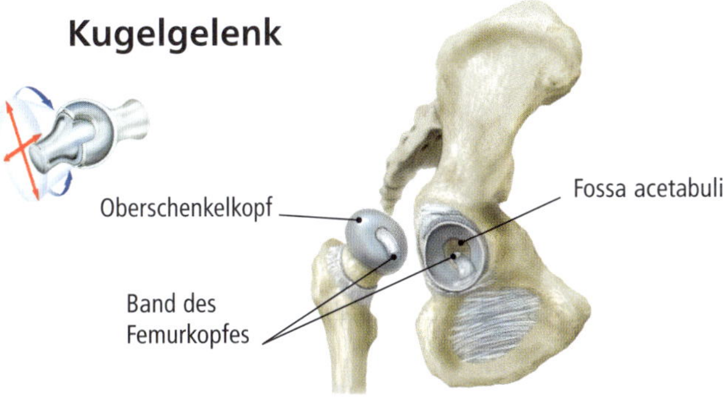

Scharniergelenk

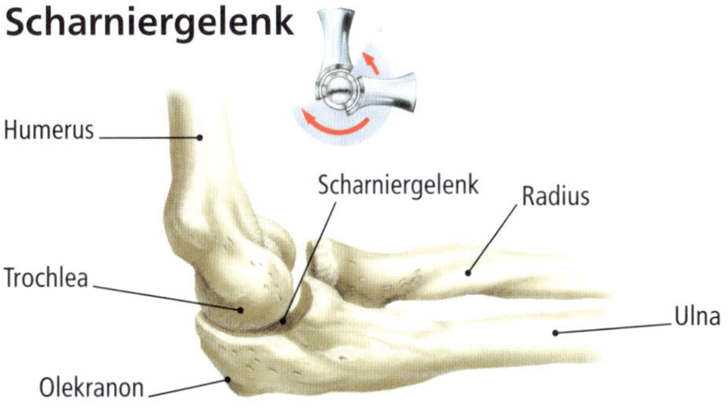

Kopf-, Nacken- und Rumpfmuskulatur

Die Muskeln von Kopf und Nacken können in Gruppen eingeteilt werden: Diejenigen, die mit Gesichtsbewegungen (mimische Muskeln), Augenbewegung (extraokuläre Muskeln), Kauen (Kaumuskeln), und Kopf und Nacken zu bewegen (Halsmuskulatur) zu tun haben. Muskeln des Rumpfes beinhalten Gruppen, die mit Flexion, Extension und Rotation der Wirbelsäule befasst sind; Muskeln der Lungenventilation (hauptsächlich das Diaphragma mit der Hilfe der Zwischenrippenmuskulatur); Muskeln der anterolateralen Bauchdecke; und Muskeln des Beckenbodens.

Schlüsselbegriffe:

Crista iliaca Der große superiore Kamm des Os ilium. Es hat Ansätze für die lateralen Muskeln der Bauchwand und den M. quadratus lumborum.

Fascia thoracolumbalis Eine breite Faszeinplatte, sie sich von den vertebralen Dornen des unteren Thoraxbereich und Lumbalregion bis zur Crista iliaca und dem Sacrum erstreckt. Sie umschließt den M. latissimus dorsi.

Galea aponeurotica Ein dichtes, aber mobiles, Bindegewebeblatt, das die Kopfhaut hält.

M. deltoideus Ein dreiecksförmiger Muskel, der der lateralen Clavicula, dem Acromion und der Scapulaspitze entspringt, und der Tuberositas deltoidea des Humerus ansetzt. Er abduziert, flektiert, oder streckt den Oberarm, je nachdem welche Komponenten aktiviert werden.

M. depressor anguli oris Setzt im Mundwinkel an. Er zieht die Mundwinkel nach unten.

M. frontalis Ein blattartiger Muskel an der Stirn. Er setzt am anterioren Ende der Galea aponeurotica an, und, im Gegenspiel mit dem M. occipitalis, kann er die Kopfhaut nach vorne und hinten bewegen.

M. latissimus dorsi Der breiteste Muskel des Rückens. Er entspringt den unteren Brust-, Lumbal- und Sacralwirbeln, und setzt am Humerus an. Er wirkt als kräftiger Adduktor und Extensor des Humerus beim Schwimmen und Klettern.

M. Levator labii superioris Einer der Muskeln des Mundes. Er setzt an der Oberlippe nahe der Mittellinie an und hebt die Oberlippe.

M. Masseter Einer der Kaumuskeln. Er ist ein quadrilateraler Muskel, der dem Jochbogen entspringt und setzt am Ramus mandibulae an. Er hebt die Mandibula.

M. obliquus externus abdominis Die äußerste Muskelschicht der lateralen Bauchdecke. Wenn beide Seiten kontrahiert sind, erhöhen sie den intraabdominalen Druck.

M. occipitalis Der Gesichtsmuskel am hinteren Ende der Kopfhaut, der an der Galea aponeurotica ansetzt. Wenn er kontrahiert, zieht er die Kopfhaut nach hinten.

M. orbicularis oculi Ein Gesichtsmuskel, der das Auge umgibt. Es schließt das Auge fest, wenn er vollständig kontrahiert.

M. orbicularis oris Ein Gesichtsmuskel, der die Lippen umgibt. Er schürzt oder kräuselt die Lippen, wenn er kontrahiert.

M. pectoralis major Ein Muskel, der der medialen Clavicula und den oberen sechs Rippenknorpeln entspringt, um an der Crista des Tuberculum major des Humerus anzusetzen. Er adduziert, rotiert medial und beugt den Oberarm.

M. rectus abdominis Ein langer, dünner, blattförmiger Muskel, der dem Ende des Brustbeins und dem fünften bis siebten Rippenknorpel entspringt, um an der Crista pubica anzusetzen. Er biegt den Rumpf nach anterior.

M. serratus anterior Er entspringt den oberen acht Rippen und windet sich um die Brust, um am Margo medialis der Scapula anzusetzen. Er zieht die Scapula nach vorne (Protraktion).

M. Sternohyoideus Ein Muskelband vom Manubrium des Brustbeins zum Körper des Zungenbeins. Er zieht die Larynx, das Os hyoideum und den Mundboden nach unten.

M. temporalis Ein Kaumuskel, der der fossa temporalis entspringt und am processus coronoideus und dem anterioren Rand des Ramus mandibulae ansetzt. Er hebt die Mandibula.

M. teres major Entspringt der dorsalen Scapula nahe des inferioren Winkels und setzt an der Crista des Tuberculum minus des Humerus an. Er adduziert den Oberarm.

M. teres minor Einer der Rotatorenmanschette. Er entspringt der dorsalen Oberfläche der Scapula und setzt am Tuberculum major des Humerus an. Er rotiert den Oberarm nach lateral.

M. trapezius Entspringt den Occipitalknochen und den Hals- und oberen Brustwirbeln. Er setzt an der lateralen Clavicula, der Spitze und dem Acromion der Scapula an. Es hebt und rotiert die Scapula.

M. triceps brachii Ein dreiköpfiger Muskel auf der posterioren Seite des Oberarms. Er entspringt dem Tuberculum infraglenoidale der Scapula und der Hinterseite des Humerus, und setzt an das Olekranon an. Er streckt den Unterarm.

M. zygomaticus major Ein Muskelband, das sich vom Jochbein der Wange bis zum Mundwinkel erstreckt. Er zieht die Mundwinkel nach lateral.

Sternocleidomastoid Zieht sich vom Sternoclaviculargelenk zum Processus mastoideus des Schädels. Wenn die beiden Sternocleidomastoiden zusammen wirken, beugen sie den Kopf am Nacken. Wenn einer alleine wirkt, rotiert er den Kopf zur anderen Seite.

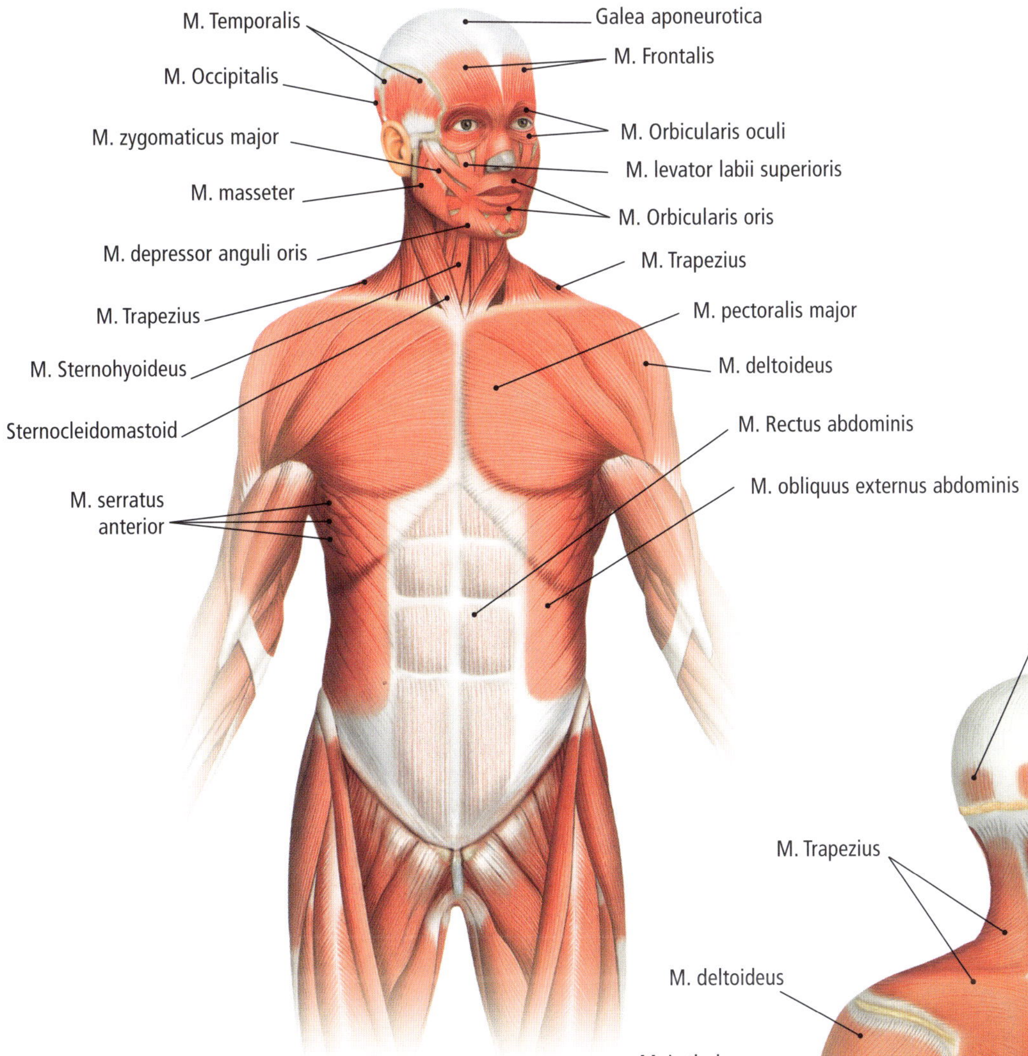

Oberflächliche Kopf-, Nacken- und Rumpfmuskulatur – Frontansicht

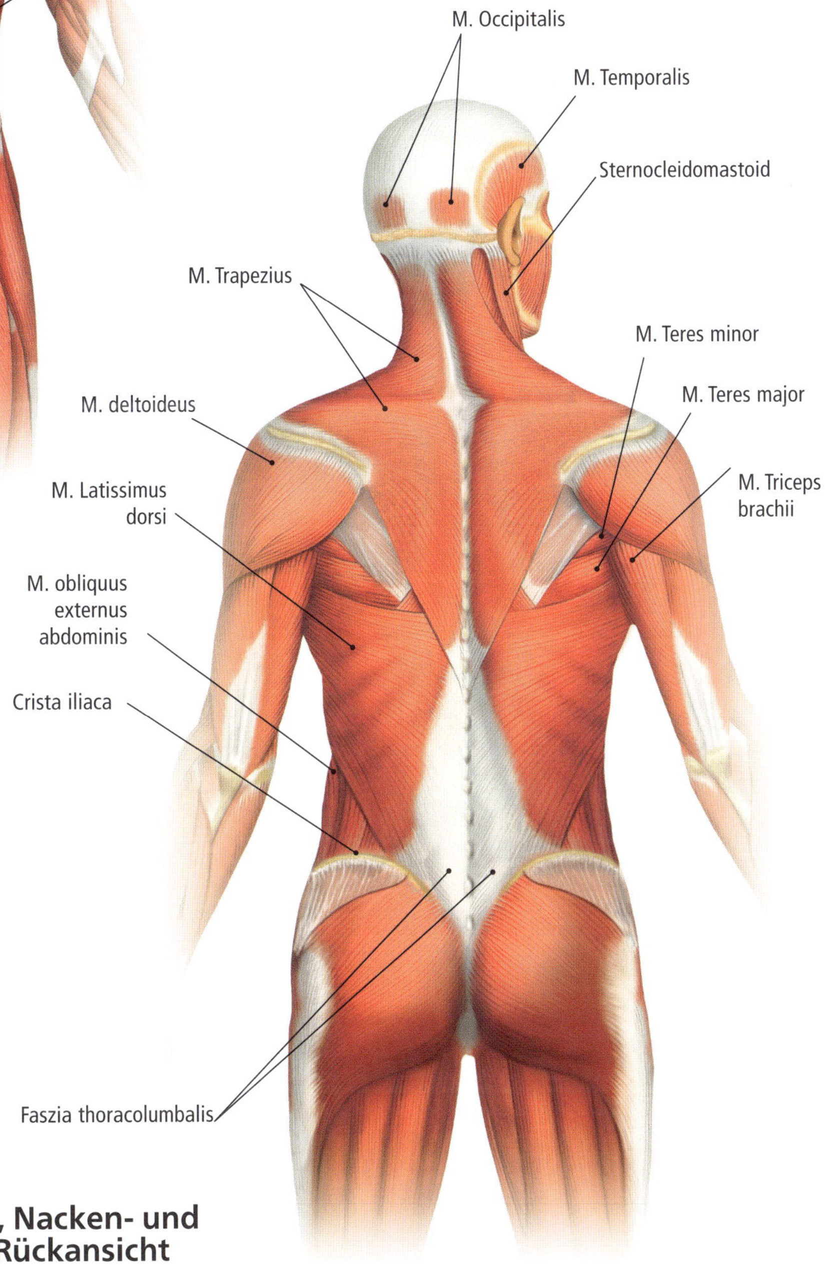

Oberflächliche Kopf-, Nacken- und Rumpfmuskulatur – Rückansicht

Muskeln der oberen Extremität

Muskeln der oberen Extremität können in Muskeln des Schultergürtels (die die Scapula und den Humerus bewegen), Muskeln des Oberarms (hauptsächlich M. biceps brachii, brachialis und M. triceps brachii), Muskeln des Unterarms (Streck- und Beugemuskeln), Muskeln für die Rotation des Unterarms, intrinsische Muskeln der Hand (im Thenar und dem Hypothenar an Daumenbeginn bzw. Beginn des kleinen Fingers) und Muskeln der Handfläche.

Schlüsselbegriffe:

Caput longum des M. triceps brachii Entspringt dem Tuberculum direkt unter der Schulterpfanne der Scapula.

Hypothenarmuskulatur Muskeln am Beginn des kleinen Fingers. Diese kleinen Muskeln adduzieren und beugen den kleinen Finger, oder stellen ihn dem Daumen gegenüber.

Lateraler Kopf des M. triceps brachii Entspringt der posterioren Oberfläche des oberen Humerus.

M. Abductor pollicis longus Unterarmmuskel, der eine lange Sehne hat, die sich zu den ersten Metacarpalknochen erstreckt. Er winkelt den Daumen ab.

M. anconeus Entspringt dem lateralen Epicondylum des Humerus und setzt an der lateralen Oberfläche des Olekranon an. Er stabilisiert das Ellbogengelenk während Rotationen des Unterarms.

M. biceps brachii Entspringt mit zwei Köpfen dem processus coracoideus und einem Tuberculum direkt über der Schulterpfanne (Tuberculum supraglenoidale) und setzt am Unterarm an der Tuberositas radialis und der Aponeurosis musculi bicipiti an. Er flektiert und supiniert den Unterarm.

M. brachialis Entspringt dem Humerus und setzt am processus coronoideus und der Tuberositas ulnae an. Er winkelt den Unterarm ab.

M. brachioradialis Entspringt dem lateralen supracondylären Kamm des Humerus und setzt an der lateralen Oberfläche des distalen Radius an. Er winkelt den Unterarm ab.

M. deltoideus Siehe S. 60–61.

M. extensor digiti minimi Entspringt dem lateralen supracondylären Kamm des Humerus mit einer Sehne, die in den kleinen Finger läuft. Er erlaubt die unabhängige Streckung des kleinen Fingers.

M. extensor digitorum Entspringt dem lateralen Epicondylum des Humerus und ruft viele Sehnen hervor, die die Finger 2-5 strecken.

M. extensor pollicis brevis Entspringt dem distalen Radius und setzt an der proximalen Phalanx des Daumens an. Er streckt den Daumen.

M. extensor retinaculum Eine Verdickung von tiefen Faszien, die am Handgelenksrücken verläuft. Es hält die Strecksehen am Handgelenk bei der Aktivierung der Streckmuskeln.

M. flexor carpi ulnaris Entspringt dem medialen Epicondylum des Humerus und setzt am Os pisiforme an. Er flektiert und adduziert die Hand.

M. flexor digitorum superficialis Entspringt dem medialen Epicondylum des Humerus. Er beugt sie mittleren Phalangen der Finger 2-5 an den proximalen Phalangen.

M. palmaris brevis Ein kleiner Muskel, der die Arteria und den Nervus ulnaris schützt, und die Konkavität der Hand verstärkt, wenn er kontrahiert.

M. pectoralis major Siehe S. 60–61.

M. pronator teres Verläuft vom medialen supracondylären Kamm des Humerus zum Radius. Er proniert den Unterarm.

M. triceps brachii Ein dreiköpfiger Muskel auf der posterioren Seite des Oberarms. Er entspringt dem Tuberculum infraglenoidale der Scapula und der Hinterseite des Humerus, und setzt an das Olekranon an. Er streckt den Unterarm an.

Retinaculum flexorum Ein festes Faserband, das um das Handgelenk verläuft, und den Karpalbogen in einen Tunnel verwandelt. Er verhindert das Beugen der Flexorsehnen während der Aktivierung der Streckmuskeln des Unterarms.

Sehnen der Extensoren der Finger Setzen an den Streckerhauben über dem Dorsum jedes Fingers bis zu den distalen Phalangen an.

Sehne des M. flexor carpi radialis Setzt an der Basis der zweiten und dritten Metakarpalknochen an. Sie verursacht Flektion und Adduktion der Hand.

Sehne des M. flexor carpi ulnaris Setzt am Os pisiforme an und übt ihre Kraft durch die Bänder zwischen dem Os pisiforme und Os hamatum und den fünften Metakarpalknochen zu anderen Karpalknochen aus. Sie verursacht Flektion und Adduktion der Hand.

Sehne des M. palmaris longus Entspringt dem Retinaculum flexorum und der palmaren Aponeurose, um Spannung in der zweiten aufzubauen.

Sehne des M. Triceps brachii Setzt am Olekranon an, um den Unterarm zu strecken.

Sehnenscheide Hülle aus Bindegewebe, die die tiefen und oberflächlichen Flexorsehnen der Finger umhüllt. In diesen Hüllen sind die Sehnen von einer Synovialmembran umgeben, um Reibung zu reduzieren.

Thenarmuskulatur Muskeln am Beginn des Daumens. Diese Muskeln flektieren oder adduzieren den Daumen, oder stellen ihn den anderen Fingern gegenüber.

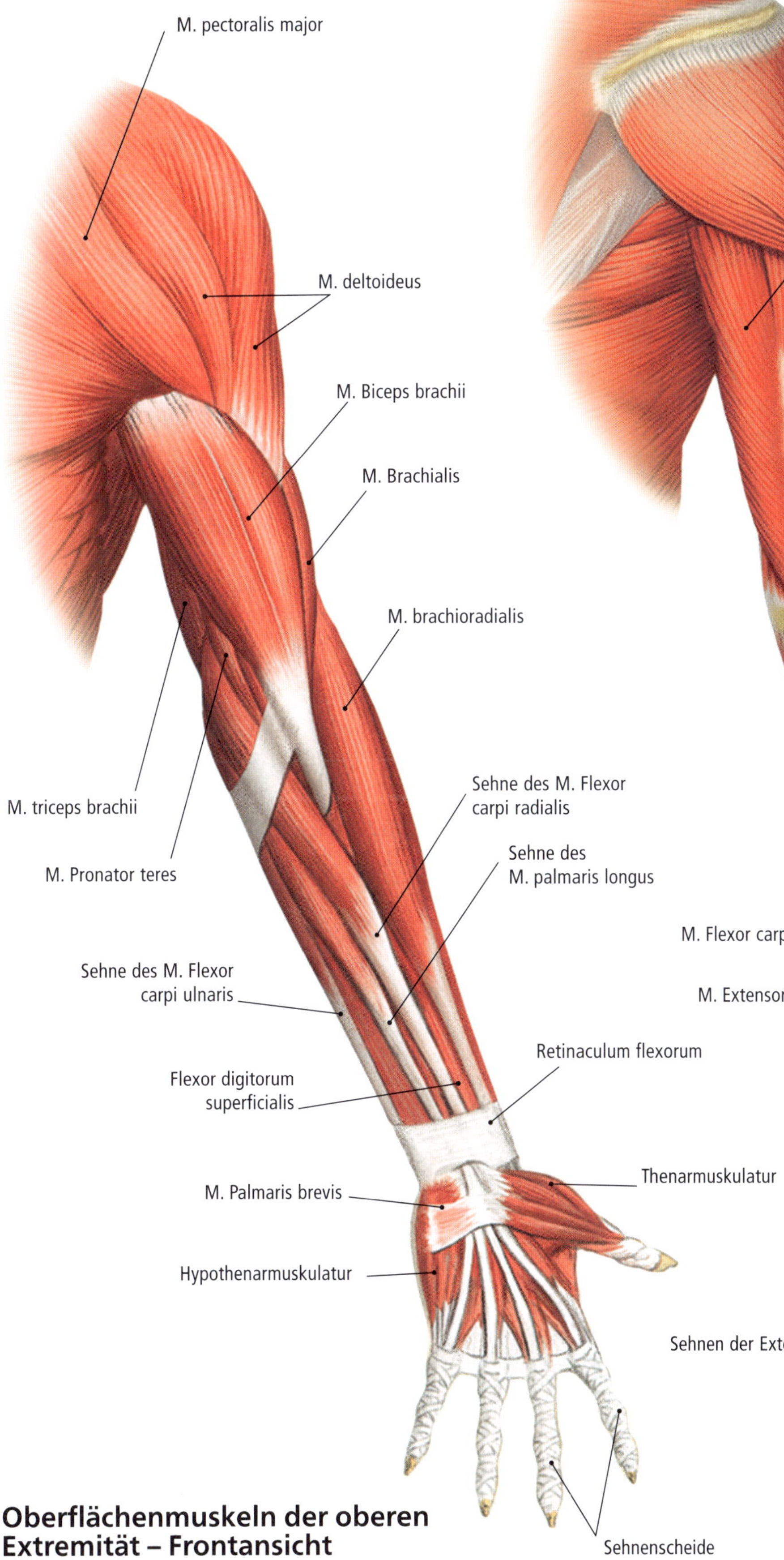

Oberflächenmuskeln der oberen Extremität – Frontansicht

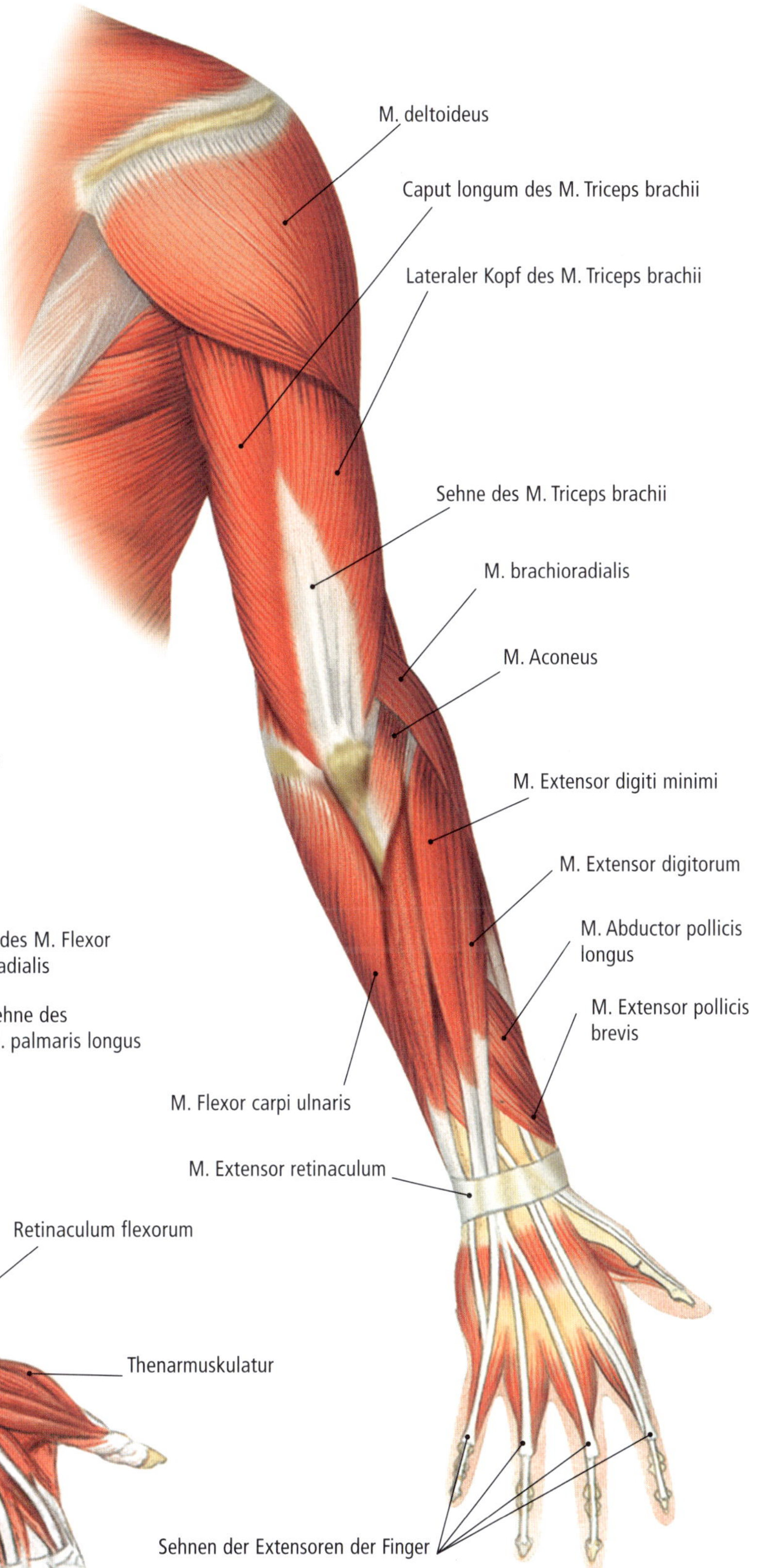

Oberflächenmuskeln der oberen Extremität – Rückansicht

Muskeln der unteren Extremität

Die Muskeln der unteren Extremität sind unterteilt in die Glutealmuskulatur (hauptsächlich um den Femur nach lateral und posterior zu bewegen); Muskelgruppen des anterioren, medialen und posterioren Oberschenkels (M. quadriceps femoris, Adduktoren und Kniesehnen); Muskeln des Unterschenkels, geteilt in anterolaterale und posteriore Gruppen; und intrinsische Muskeln des Fußes in vier Schichten. Die Nerven und Gefäße verlaufen meist in den Bindegewebsebenen, die die Muskelkompartimente trennen.

Schlüsselbegriffe:

Caput lateralis des M. gastrocnemius Entspringt der lateralen Oberfläche des Epicondylum des Femurs. Er kann ein Sesambein enthalten, das man Fabella nennt.

Caput medialis des M. gastrocnemius Entspringt der poplietalen Oberfläche des Femur und des oberen Condylus medialis des Femur.

Ligamentum inguinale Ein Band, das den anterioren superioren Darmbeinstachel mit dem Tuberculum pubicum verbindet. Es bildet den Boden des Leistenkanals, der den Ductus deferens von den Hoden überträgt.

M. adductor longus Dieser Muskel entspringt dem Körper des Os pubis und setzt an der medialen Lippe eines Kammes hinten am Femur (Linea aspera) an. Er adduziert den Oberschenkel und stabilisiert ihn während Extension und Flexion.

M. adductor magnus Hat zwei Teile: einen langen Adduktorteil, der vom Ramus ischiopubicum zum Femur verläuft, und einen Extensorteil, der von der Tuberositas iliaca zum Tuberculum adductorium femoris verläuft.

M. biceps femoris Dieser Kniesehnenmuskel hat einen langen Kopf von der Tuberositas iliaca und einen kurzen Kopf vom Femur. Die gemeine Sehne von beiden Köpfen formt die laterale Grenze der Mulde hinter dem Knie.

M. Extensor digitorum longus Verläuft vom lateralen Condylus der Tibia und teilt sich in vier Sehnen, die unter dem M. Extensor retinaculum des Knöchels vorbeigehen, bevor sie an Zehen 2-5 ansetzen. Er streckt die Zehen.

M. fibularis (peroneus) longus Entspringt dem lateralen Condylus der Tibia und der Fibula. Seine Sehnen kreuzen sich unter dem Fuß, bevor sie am medialen Os cuneiforme und der Basis der ersten Metatarsalknochen ansetzen. Er wendet und plantarflektiert den Fuß.

M. gastrocnemius Ein zweiköpfiger Muskel, der dem Femur entspringt. Die zwei Bäuche formen zusammen ein Membranblatt, das sich mit der Sehne des darunterliegenden M. soleus zusammenwächst. Er flektiert das Bein und plantarflektiert den Fuß.

M. Gluteus maximus Dieser große Muskel entspringt dem Os Ilium, dem dorsalen Sacrum und dem Coccyx. Es setzt an der Hinterseite des Femur und des Tractus iliotibialis der Fascia lata an. Er wirkt als kräftiger Extensor des Oberschenkels.

M. Gluteus medius Ein Muskel der glutealen (posterolateralen) Oberfläche des Ilium, das an der lateralen Oberfläche des Trochanter major ansetzt. Er abduziert den Oberschenkel und stützt das Becken während des Einbeinstands.

M. gracilis Ein schlanker Muskel, der vom Körper des Os pubis zur oberen medialen Tibia verläuft. Er ist Flexor, Adduktor und medialer Rotator des Oberschenkels.

M. iliopsoas Die Sehnen des M. psoas major und M. iliacus setzen gemeinsam am Trochanter minor des Femur an. Dieser kombinierte Muskel verursacht Flexion des Oberschenkels.

M. pectineus Entspringt der Linea pectinea des Os pubis und inseriert am Femur. Er adduziert den Oberschenkel.

M. semimembranosus Entspringt der Tuberositas iliaca durch eine abgeflachte Sehne (daher der Name) und setzt an der medialen Tibia an. Er flektiert das Bein und streckt den Oberschenkel.

M. semitendinosus Entspringt gemeinsam mit dem caput longum des M. biceps femoris. Bildet eine lange, dünne Sehne, die an der oberen medialen Tibia ansetzt. Er flektiert das Bein und streckt den Oberschenkel.

M. Soleus Entspringt der posterioren Fibula und dem Septum intermusculare posterius. Er wird von der Sehne des M. gastrocnemius inseriert, um eine dicke, starke Sehne zu bilden, die am Calcaneus ansetzt. Er plantarflektiert den Fuß.

M. tibialis anterior Entspringt dem anterioren Condylum der Tibia und der anterioren Membrana interossea, und setzt am medialen Os cuneiforme und der Basis der ersten Metatarsalknochen an. Er dorsiflektiert und invertriert den Fuß.

Tractus iliotibialis Ein Band aus festem Bindegewebe, das von der Crista iliaca zu einem Blatt von dichtem Bindegewebe verläuft, und an der Seite der Patella (retinaculum laterale) ansetzt.

Retinaculum extensorum inferius Einer der beiden Retinaculi extensori, die die Strecksehnen an ihrem Platz halten, wenn sie anterior und lateral am Knöchelgelenk vorbeilaufen.

Retinaculum extensorum superius Einer der beiden Retinaculi extensori, die die Strecksehnen an ihrem Platz halten, wenn sie anterior und lateral am Knöchelgelenk vorbeilaufen.

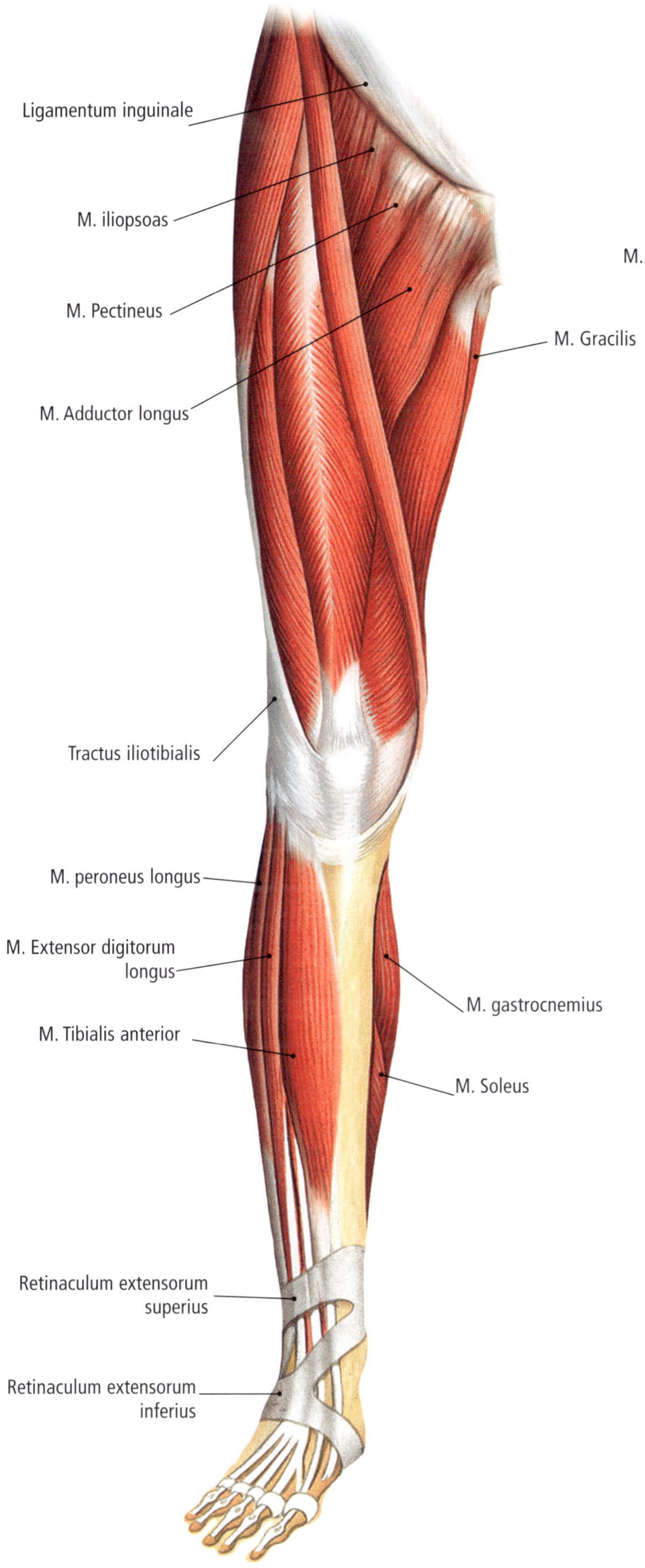

Oberflächenmuskeln der unteren Extremität – Frontansicht

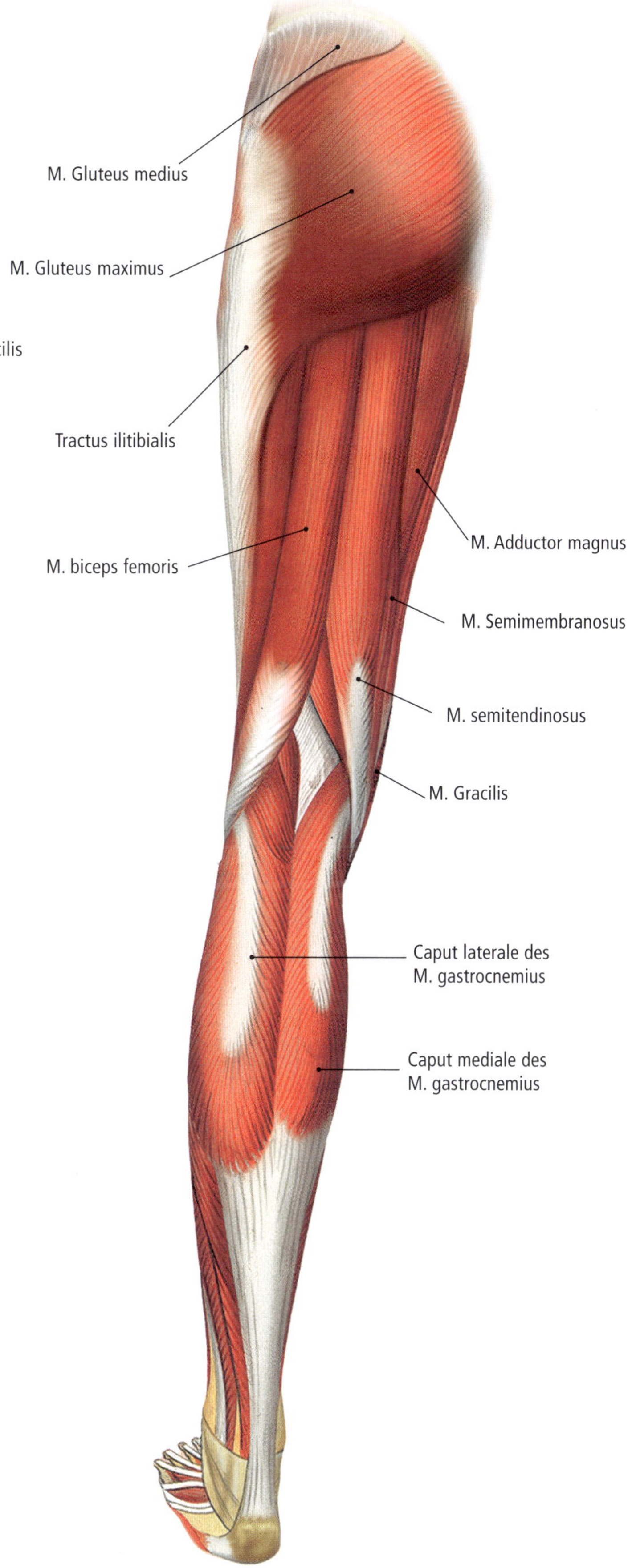

Oberflächenmuskeln der unteren Extremität – Rückansicht

Wahr oder Falsch?

1 *Gesichtsmuskeln haben für gewöhnlich einen Ansatz am Knochen und den anderen an subkutanem Gewebe.*

2 *Muskelkontraktion wird grundsätzlich durch die Interaktion zwischen Troponin- und Tropomyosinproteinen verursacht.*

3 *Digastrische Muskeln werden aufgrund ihrer Bäuche so genannt.*

4 *Konzentrische, zirkuläre oder Sphinktermuskeln umgeben für gewöhnlich Körperöffnungen.*

5 *Muskeln der anterolateralen Bauchwand sind (von außen nach innen): M. transversus abdominis, M. obliquus externus und M. obliquus internus.*

6 *Bei Frauen wird der Beckenboden von Urethra, Vagina und dem canalis anorectalis durchquert.*

7 *Die medialen Fasern des Beckenbodens spielen eine Schlüsselrolle bei der Unterstützung des Blasenhalses und der Kontrolle der Mikrotuition.*

8 *Die posterioren Muskeln der Rotatorenmanschette (M. infraspinatus/M. teres minor) spielen eine Schlüsselrolle in der lateralen Rotation des Humerus.*

9 *Die zwei Köpfe des M. biceps brachii setzen am Tuberculum supragleoidale und dem processus coracoideus der Scapula an.*

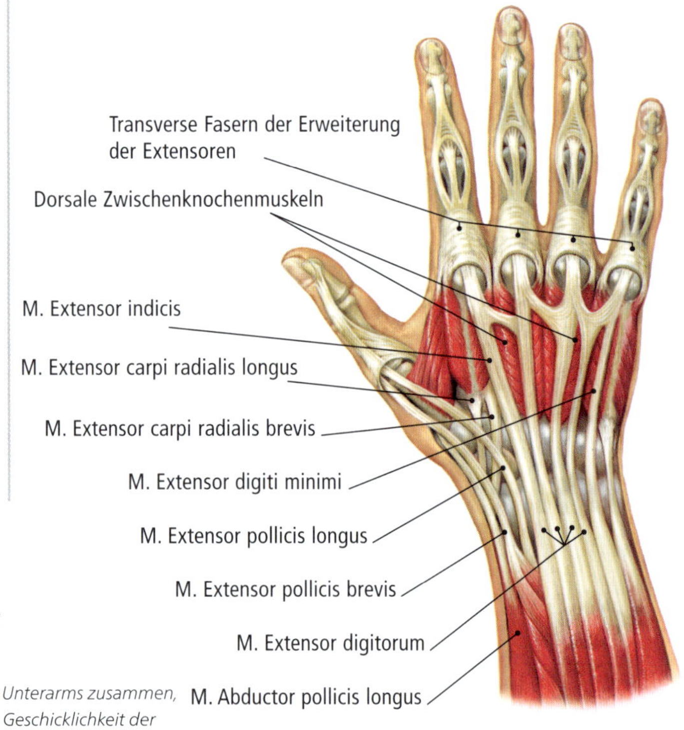

Muskeln und Sehnen der Hand – dorsale Ansicht

Die Muskeln in der Hand spielen mit denen des Unterarms zusammen, um die feinen motorischen Fähigkeiten und die Geschicklichkeit der Hand und der Finger zu ermöglichen.

10 *Der M. triceps brachii setzt am Tuberculum supraglenoidale der Scapula an.*

11 *Die Rolle des M. Biceps brachii ist auf die Fexion des Ellbogens beschränkt.*

12 *Der M. triceps brachii setzt am processus coronoideus ulnaris an.*

13 *Die Muskeln des anterioren Kompartments des Unterarms befassen sich mit der Flexion der Finger und des Handgelenks.*

14 *Es gibt einen eigenen M. Extensor indicis, der dem Zeigefinger erlaubt, eigenständig gestreckt zu werden, um z.B.: auf etwas zu zeigen.*

15 *Alle intrinsischen Muskeln der Hand sind auf die Thenar- und Hypothenarmuskulatur beschränkt.*

16 *Die hauptsächliche Funktion des M. Gluteus maximus ist, die Hüfte zu stützen, wenn man auf einem Bein steht.*

17 *Die Extension des Knies wird durch den Musculus quadriceps femoris produziert.*

Verletzung der Oberschenkelmuskeln

Oberschenkelmuskeln, vor allem der Quadriceps und die Adduktoren sind anfällig für Verletzungen durch schnelles Strecken bei intensiven Sportarten. Risse des M. Quadriceps femoris spürt man durch einen plötzlichen Schmerz auf der Vorderseite des Oberschenkels, manchmal begleitet von Schwellungen und blauen Flecken. Risse der Adduktormuskeln spürt man als plötzliches Einsetzen von Leistenschmerzen. Es kann auch Schwellung auftreten, nur ist diese meist so weit innen, dass sie nicht sichtbar ist. Zerrungen werden meist durch Schutz, Ruhe, Eis, Druck und Hochlagerung behandelt.

18 *Die Muskeln für das Evertieren des Fußes befinden sich auf der lateralen Seite des Beins.*

19 *Die M. gastrocnemii können nur das Knöchelgelenk bewegen.*

20 *Die Muskeln des Fußes sind in fünf Schichten angeordnet.*

Malen und Bezeichnen

i) Benenne jede der in den Abbildungen gezeigten Strukturen

Muskelfasern – Mikrostruktur

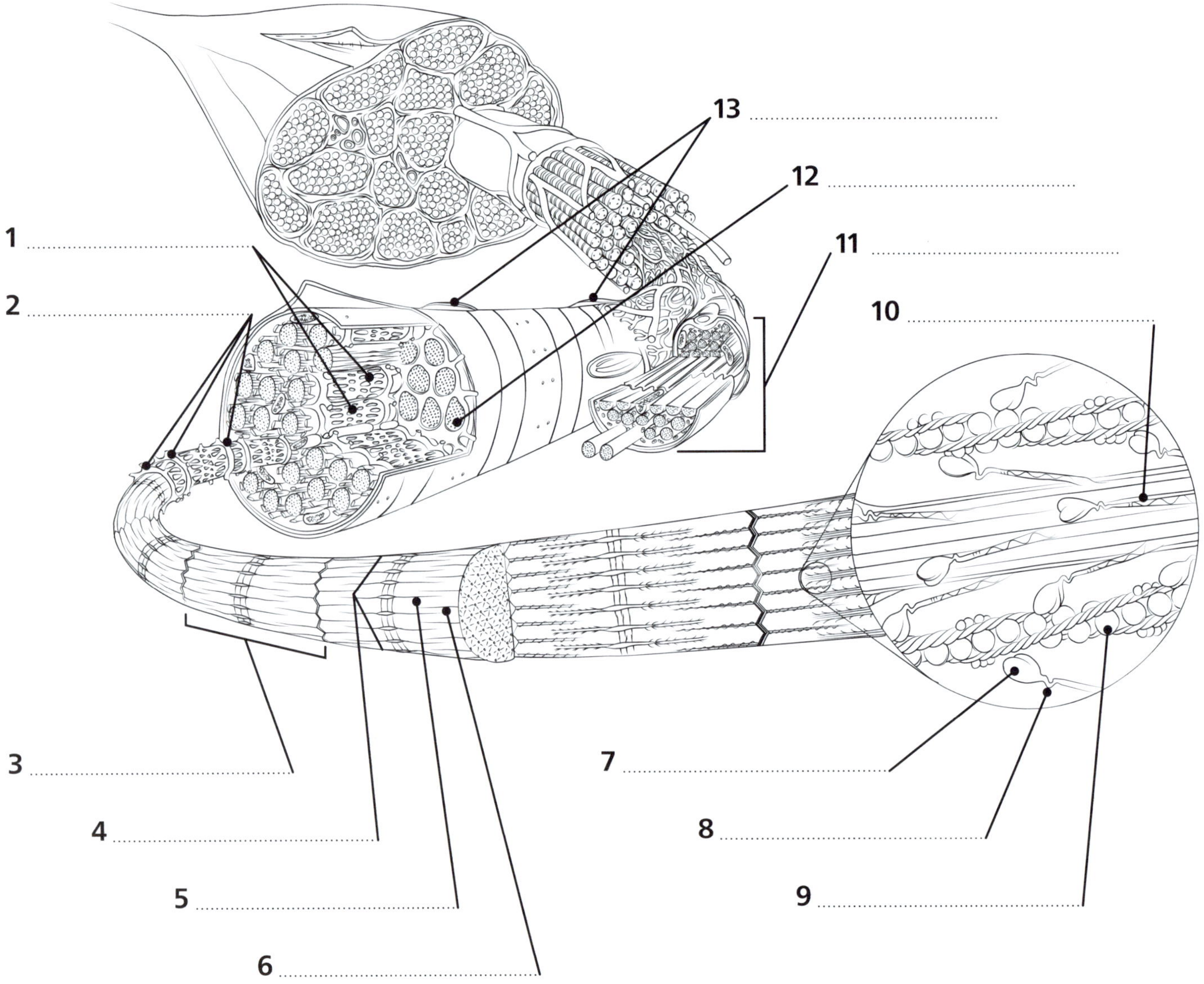

Muskelformen

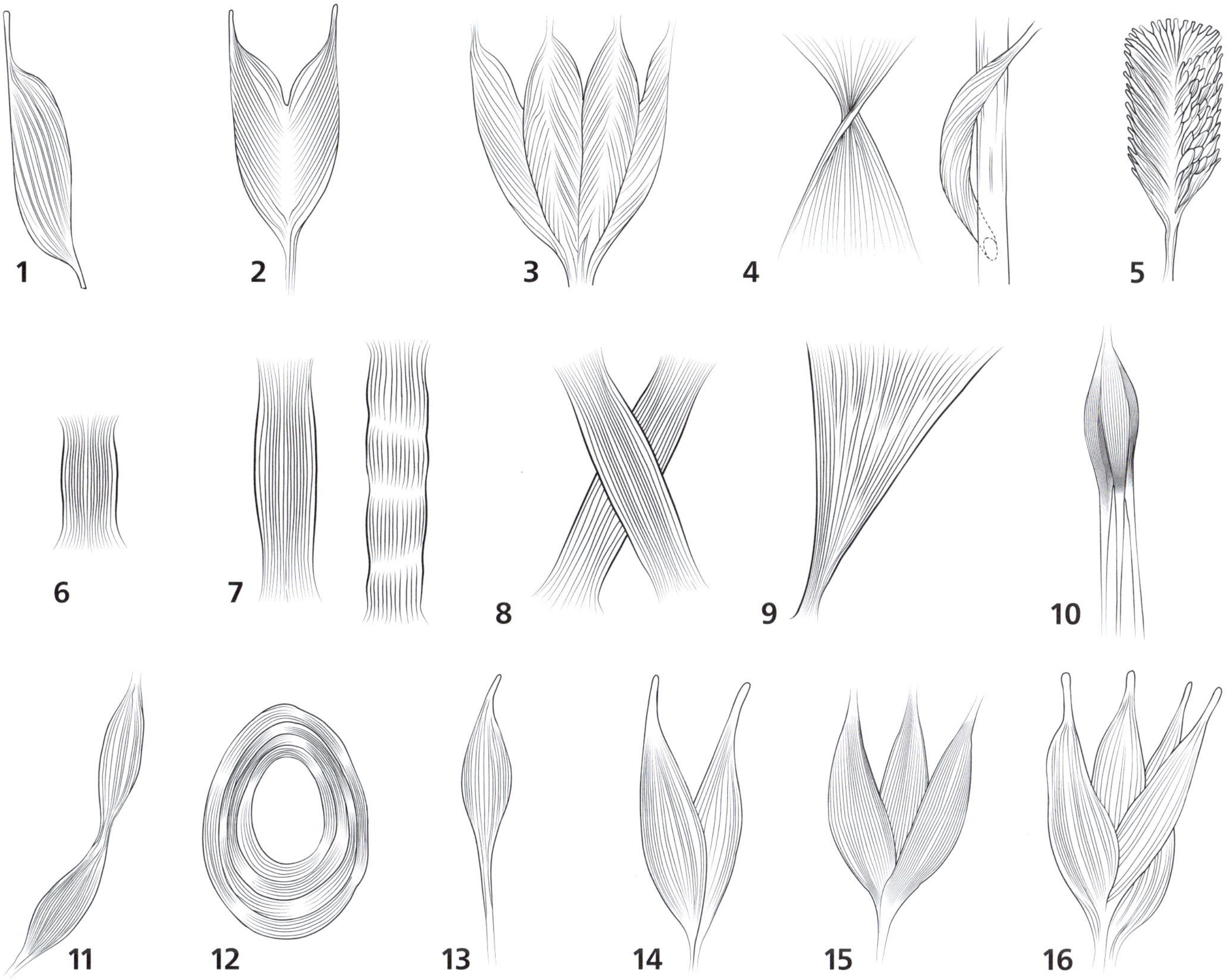

i) Nummeriere die untenstehenden Boxen, um jede Bezeichnung dem korrekten Teil der Zeichnung zuzuordnen.

Mehrfach gefiedert ☐

Strahlenförmig ☐

Einfach gefiedert ☐

Vierköpfig ☐

Doppelt gefiedert ☐

Quadratisch ☐

Ringmuskel ☐

Gekreuzt ☐

Multicaudal ☐

Triangulär ☐

Digastrisch ☐

Bandförmig ☐

Spindelförmig ☐

Zweiköpfig ☐

Dreiköpfig ☐

Spiralförmig ☐

Multiple-Choice

1 *Die Rolle des T-Tubuli-Systems der Muskelfaser ist:*

Ⓐ die Bindung von Aktin und Myosinproteinen zu erlauben
Ⓑ überschüssiges Kalzium nach jeder Kontraktion aufzunehmen
Ⓒ elastische potentielle Energie während multipler Muskelzuckungen zu speichern
Ⓓ Aktionspotentiale von der Zelloberfläche in das Innere zu transportieren
Ⓔ Acetylcholin für die Freisetzung währen Endplattenpotentialen zu speichern

2 *Welches der Folgenden ist ein Beispiel für einen mehrfach gefiederten Muskel?*

Ⓐ M. Gracilis
Ⓑ M. Deltoideus
Ⓒ M. Biceps brachii
Ⓓ Diaphragma
Ⓔ M. Obliquus externus

3 *Welche architektonischen Besonderheiten eines Muskels erhöhen die Muskelkraft aufgrund der Größe?*

Ⓐ große Querschnittsfläche
Ⓑ Spindelform
Ⓒ Kreuzform
Ⓓ Bandform
Ⓔ sowohl A und D sind korrekt

4 *Welcher der folgenden Muskeln kann das Kiefer beim Kauen schließen?*

Ⓐ M. Sternomastoideus
Ⓑ M. Orbicularis oris
Ⓒ M. Masseter
Ⓓ M. Zygomaticus major
Ⓔ M. Zygomaticus minor

5 *Welche der folgenden Strukturen geht NICHT durch das Diaphragma?*

Ⓐ Absteigende Aorta
Ⓑ Vena cava inferior
Ⓒ Ösophagus
Ⓓ rechter Nervus phrenicus
Ⓔ Pfortvene

6 *Welche der Folgenden ist KEINE Aufgabe der anterolateralen Bauchmuskeln?*

Ⓐ Inspiration (Einatmen)
Ⓑ Expiration (Ausatmen)
Ⓒ Rumpfrotation nach links
Ⓓ Rumpfflexion auf die Seite
Ⓔ intraabdominellen Druck erhöhen

7 *Welcher der folgenden Muskeln setzt am processus coracoideus der Scapula an?*

Ⓐ M. Triceps brachii
Ⓑ M. Brachialis
Ⓒ kleiner Brustmuskel
Ⓓ großer Brustmuskel
Ⓔ M. Subscapularis

8 *Welcher der Musklen ist der hauptsächliche Flexor des Ellbogens?*

Ⓐ M. Biceps brachii
Ⓑ M. Coracobrachialis
Ⓒ großer Brustmuskel
Ⓓ M. Brachialis
Ⓔ M. Brachioradialis

9 *Welcher der folgenden Muskeln flektiert die distalen Interphalangealgelenke der Finger 2–5?*

Ⓐ M. Flexor digitorum superficialis
Ⓑ M. Flexor digitorum profundis
Ⓒ M. Flexor carpi ulnaris
Ⓓ M. Lumbricalis
Ⓔ Hypothenarmuskulatur

10 *Flexion der Metacarpophalangealgelenke, während die Interphalangialgelenke und Radiokarpalgelenke gestreckt sind, erfordert:*

Ⓐ M. Adductor pollicis
Ⓑ M. Abductor digiti minimi
Ⓒ M. Interossei
Ⓓ M. Lumbricalis
Ⓔ sowohl C und D sind korrekt

11 *Welcher der Folgenden ist KEIN Bestandteil des M. Quadriceps femoris?*

Ⓐ M. Vastus intermedius
Ⓑ M. Vastus lateralis
Ⓒ M. Rectus femoris
Ⓓ M. Vastus medialis
Ⓔ M. Gracilis

12 *Welcher Muskel wird vom Adduktorenkanal durchbohrt?*

Ⓐ M. Adductor magnus
Ⓑ M. Adductor brevis
Ⓒ M. Adductor magnus
Ⓓ M. Semitendinosus
Ⓔ M. Semimembranosus

13 *Welcher der Folgenden Muskeln kann Flexion sowohl am Knie als auch an der Hüfte provozieren?*

Ⓐ M. Sartorius
Ⓑ M. Gracilis
Ⓒ M. Rectus femoris
Ⓓ M. Adductor magnus
Ⓔ M. Vastus intermedius

14 *Inversion des Fußes (Nach innen drehen der Sohle) wird hauptsächlich verursacht von:*

Ⓐ M. Fibularis (peroneus longus)
Ⓑ M. Extensor digitorum longus
Ⓒ M. Tibialis posterior
Ⓓ M. Flexor digitorum longus
Ⓔ M. Flexor hallucis longus

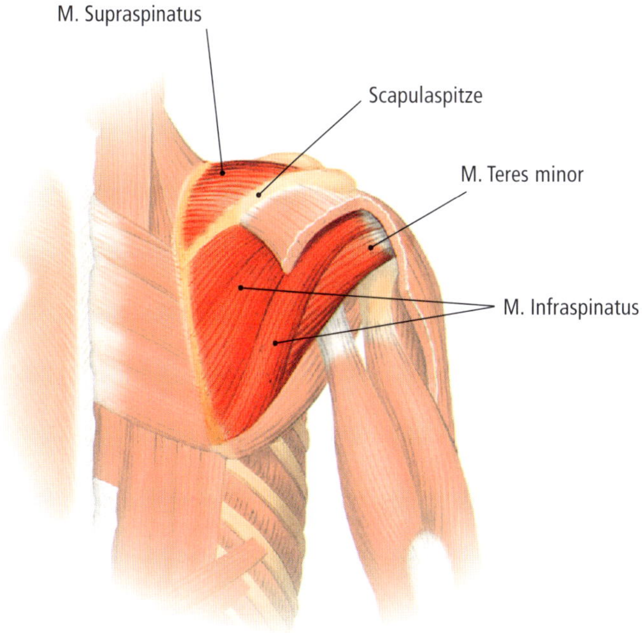

Muskeln der Rotatorenmanschette – Rückansicht

Die Muskeln der Rotatorenmanschette haben ihren Ursprung an der Scapula (Schulterblatt), laufen richtung außen und setzen rund um den Humeruskopf an.

Rotatorenmanschette und Painful Arc Syndom

Die Stabilität des Schultergelenks ist normalerweise durch die Muskeln der Rotatorenmanschette gewährleistet (M. supraspinatus, M. Subscapularis, M. Infraspinatus, und M. Teres minor). Abnutzung der Supraspinatussehne aufgrund jahrelanger Abduktion des Oberarms gegen Widerstand kann zu Entzündung der Supraspinatussehne führen. Diese Sehne geht durch einen engen Raum unter dem Acromion der Scapula, wo sie während der Bewegung direkt mit harten Oberflächen in Berührung kommen kann. Patienten mit einer Entzündung des Supraspinatussehne oder dem angrenzenden Beutel klagen über Schmerzen mein abduzieren des Armes bei mehr als 60°. Wenn die Abduktion bis zu 120° weitergeführt wird, verschwindet der Schmerz, da der Humerus unter dem Acromion rotiert, und die Sehne nicht länger unter Druck steht. Die nennt man das Painful Arc Syndrom.

Lücken füllen

1 *Kaumuskeln beinhalten __________, __________, __________, und __________.*

2 *Der M. Sternocleidomastoideus produziert __________gegen Widerstand, wenn er bilateral agiert und dreht den Kopf __________wenn er unilateral agiert.*

3 *Das Diaphragma hat Ansätze an drei Gruppen von Knochen: __________, __________, und __________.*

4 *Der Beckenboden hat Ansätze an den Knochen __________, __________, __________und __________.*

5 *Die Komponenten des Beckenboden beinhalten __________, __________, __________, und __________.*

6 *Die zwei hauptsächlichen Muskeln, die bei Push-ups verwendet werden, sind: __________und __________.*

7 *Die Muskeln, die den Unterarm ponieren, beinhalten den __________und den __________.*

8 *Der M. Biceps brachii produziert die Bewegungen der Ellbogen__________, Schulter__________und Unterarm__________dank seiner Ansätze über der Schulter und unter dem Ellbogen.*

9 *Die zwei Muskeln, die für die Supination des Unterarms verantwortlich sind, sind: __________und __________.*

10 *Genauer Griff hängt hauptsächlich von den Aktionen der __________muskeln der Hand ab.*

11 *Kräftiger Griff wird hauptsächlich durch die Anwendung der __________muskeln der Unterarm verursacht.*

12 *Die Muskeln der __________gruppe sind wesentlich für die Fähigkeit, das Körpergewicht auf einem Bein während des Gehens tragen zu können.*

13 *Die Oberschenkelmuskeln sind in 3 Gruppen eingeteilt; M. Quadriceps femoris, __________ und __________.*

14 *Die __________ bietet Ansatz für die Kniesehnen und den M. Adductor magnus.*

15 *Der einzige Muskel der Gruppe der M. Quadriceps femoris, der zwei Gelenke kreuzt, ist der __________.*

16 *Die Muskeln der Kniesehnen-Gruppe beinhalten __________, __________, und __________.*

17 *Externe oder laterale Rotatoren der Hüfte beinhalten __________, __________, __________, und __________.*

18 *Die Muskeln der Adduktor-Gruppe des Oberschenkels beinhalten __________, __________, __________, __________, __________ und __________.*

Beckenbodenmuskulatur (Frau) – Frontansicht

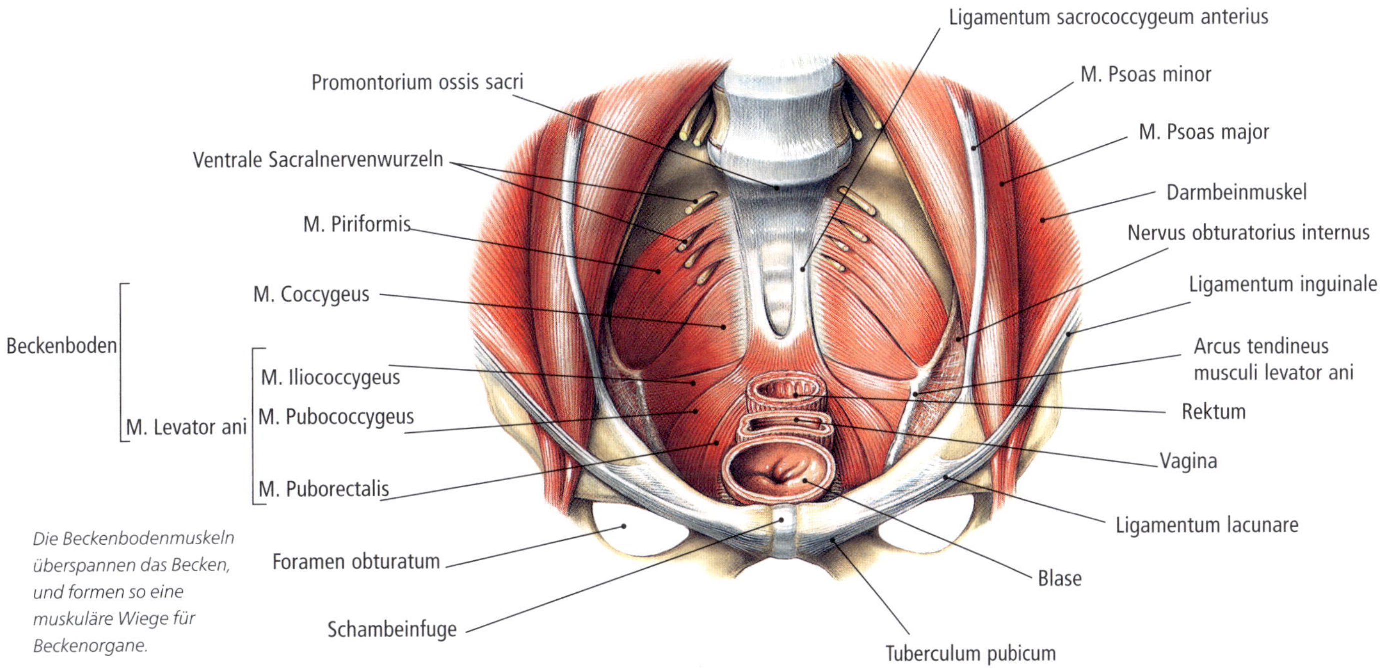

Die Beckenbodenmuskeln überspannen das Becken, und formen so eine muskuläre Wiege für Beckenorgane.

Malen und Bezeichnen

Oberflächen- und Tiefenmuskulatur von Kopf und Nacken – Frontansicht

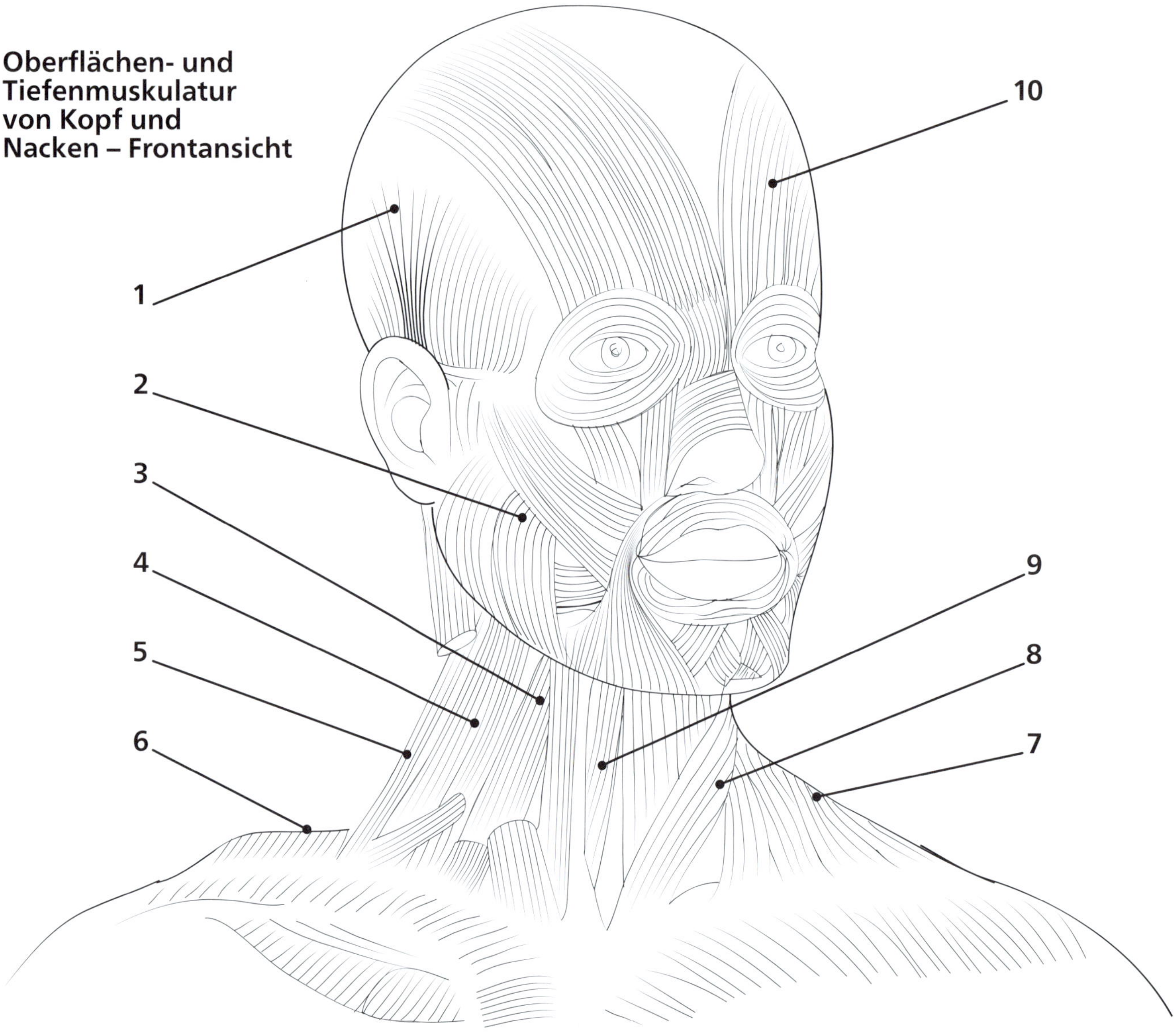

i) Nummeriere die untenstehenden Boxen, um jede Bezeichnung dem korrekten Teil der Zeichnung zuzuordnen.

M. Scalenus medius ☐	M. Trapez (abgeschnitten) ☐
M. Frontalis ☐	M. Temporalis ☐
M. Scalenus anterior ☐	M. Trapezius ☐
M. Sternocleidomastoideus ☐	M. Sternohyoideus ☐
M. Levator Scapula ☐	M. Masseter

i) Benenne jede der in den Abbildungen gezeigten Strukturen

ii) Male den M. Trapezius rot und den M. Latissimus dorsi orange aus

Oberflächliche Rückenmuskulatur – Rückansicht

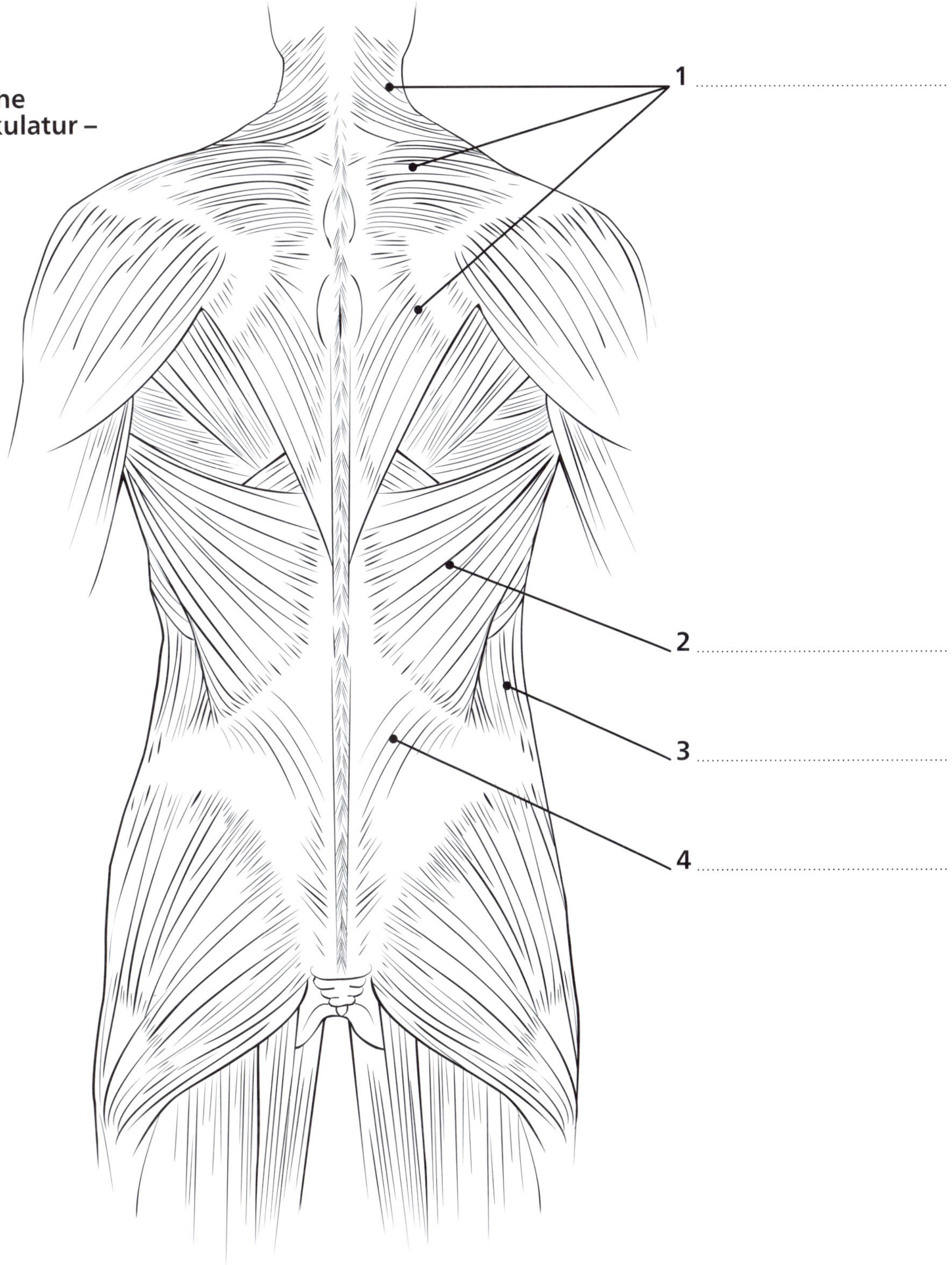

Verbinde die Aussage mit der Begründung

1 *Der M. Biceps brachii kann Supination des Unterarms verursachen, weil ...*

2 *Die Fasern des M. Vastus medialis (Gruppe der M. Quadriceps femoris) erreichen die Patella schräg, weil ...*

3 *Die Gruppe der M. Triceps suraue kann sowohl plantare Flexion als auch Flexion des Knies verursachen, weil ...*

a *die M. Gastrocnemius laterale und mediale dem Femur über dem Kniegelenk entspringen, und alle drei Muskeln (die beiden M. Gastrocnemius und der M. Soleus) am Calcaneus unter dem Knöchelgelenk ansetzen.*

b *die beinahe horizontale Anordnung der Muskelfasern ihnen erlaubt, die Patella gegen die intercondyläre Oberfläche des distalen Femurs zu stabilisieren.*

c *wenn sich der Unterarm in der anatomischen Position befindet, windet sich die Sehne des M. Biceps femoris um den Radius um an der Tuberositas radialis anzusetzen.*

Nackenmuskeln –Querschnitt

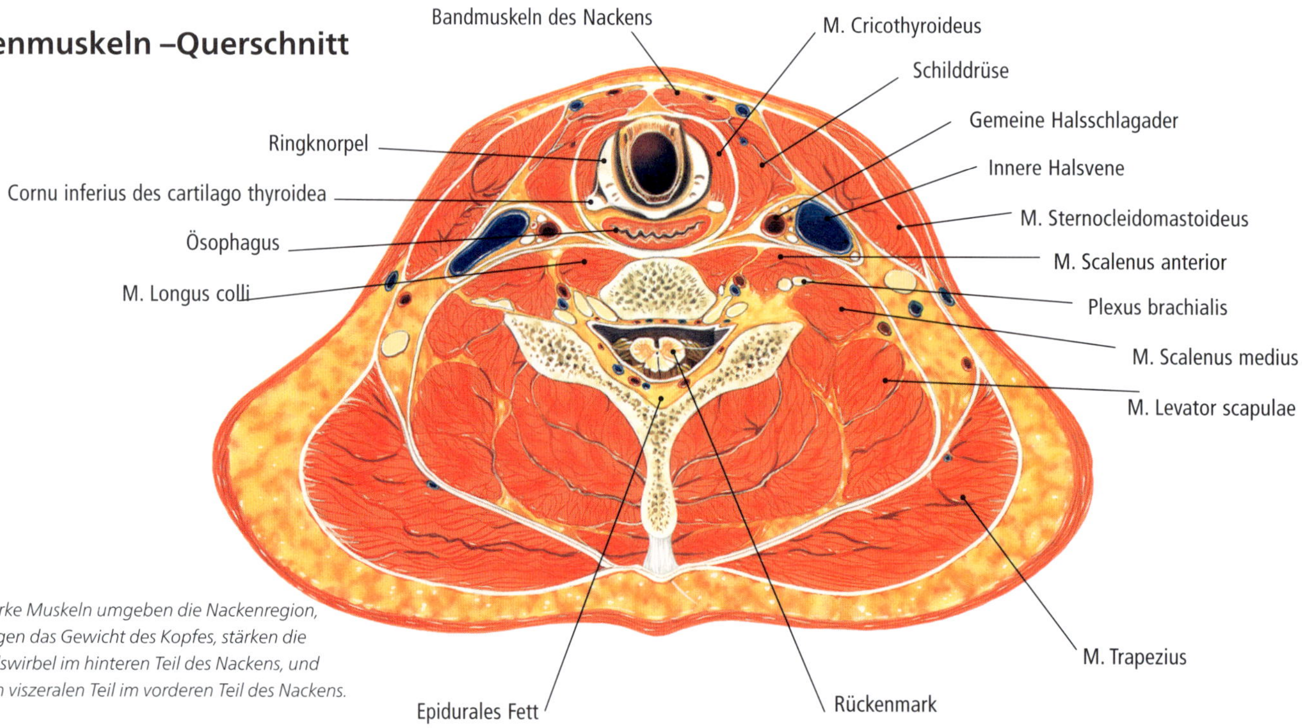

Starke Muskeln umgeben die Nackenregion, tragen das Gewicht des Kopfes, stärken die Halswirbel im hinteren Teil des Nackens, und den viszeralen Teil im vorderen Teil des Nackens.

1 *Die Nackenmuskeln von modernen Menschen sind relativ schwach im Vergleich zu unseren näheren Verwandten, weil ...*

2 *Das Diaphragma unterstützt den Rückfluss von venösem Blut vom unteren Körper zu Herzen, weil ...*

3 *Beckenbodenübungen sind wichtig für die Kontinenz, weil ...*

4 *Der M. Gluteus maximus ist ein wichtiger Muskel für das Stiegen steigen, weil ...*

5 *Der M. Latissimus dorsi ist bei Freistilschwimmern gut ausgebildet, weil ...*

a *die medialen Fasern des Beckenbodens (M. Levator prostatae bei Männern und M. Pubovaginalis bei Frauen) den Harnblasenhals stützen und die Blasenentleerung steuern.*

b *er als kräftiger Extensor der Hüfte wirkt.*

c *sich der moderne Mensch mehr auf das Balancieren des Schädels als auf die muskuläre Anstrengung des Stabilhaltens des Kopfes verlässt.*

d *er als kräftiger Adduktor des Humerus wirkt, wenn der Oberarm sich über dem Kopf befindet.*

e *es den Abdomen zusammendrückt, und dadurch den Druck im Abdomen über den im Thorax hebt.*

Atemmuskeln und Lungenkrankheiten

Die größte Muskelanstrengung, wird für die normale Lungenventilation während der Inspiration (Einatmen) benötigt, da die elastische Potentialenergie, die während des Einatmens aufgebaut wird, dafür genutzt werden kann, Luft aus der Lunge zu pressen. Der wichtigste Muskel für die Inspiration ist das Diaphragma, das die vertikale Dimension der Brust erhöht, wenn es kontrahiert. Zusätzliche inspiratorische Kraft wird von den äußeren Zwischenrippenmuskeln, und von den Muskeln des Schultergürtels, die eine Verbindung zu den Rippen haben (M. Pectoralis major und minor, und M. Serratus anterior) angewandt. Die Verwendung des letzten sieht man bei der chronischen obstruktiven Lungenerkrankung, bei der der Patient Schwierigkeiten hat, Luft in die Lunge zu bekommen. Patienten, die Schwierigkeiten haben, auszuatmen, beispielsweise bei Asthma, verwenden die anterolateralen Muskeln der Bauchdecke.

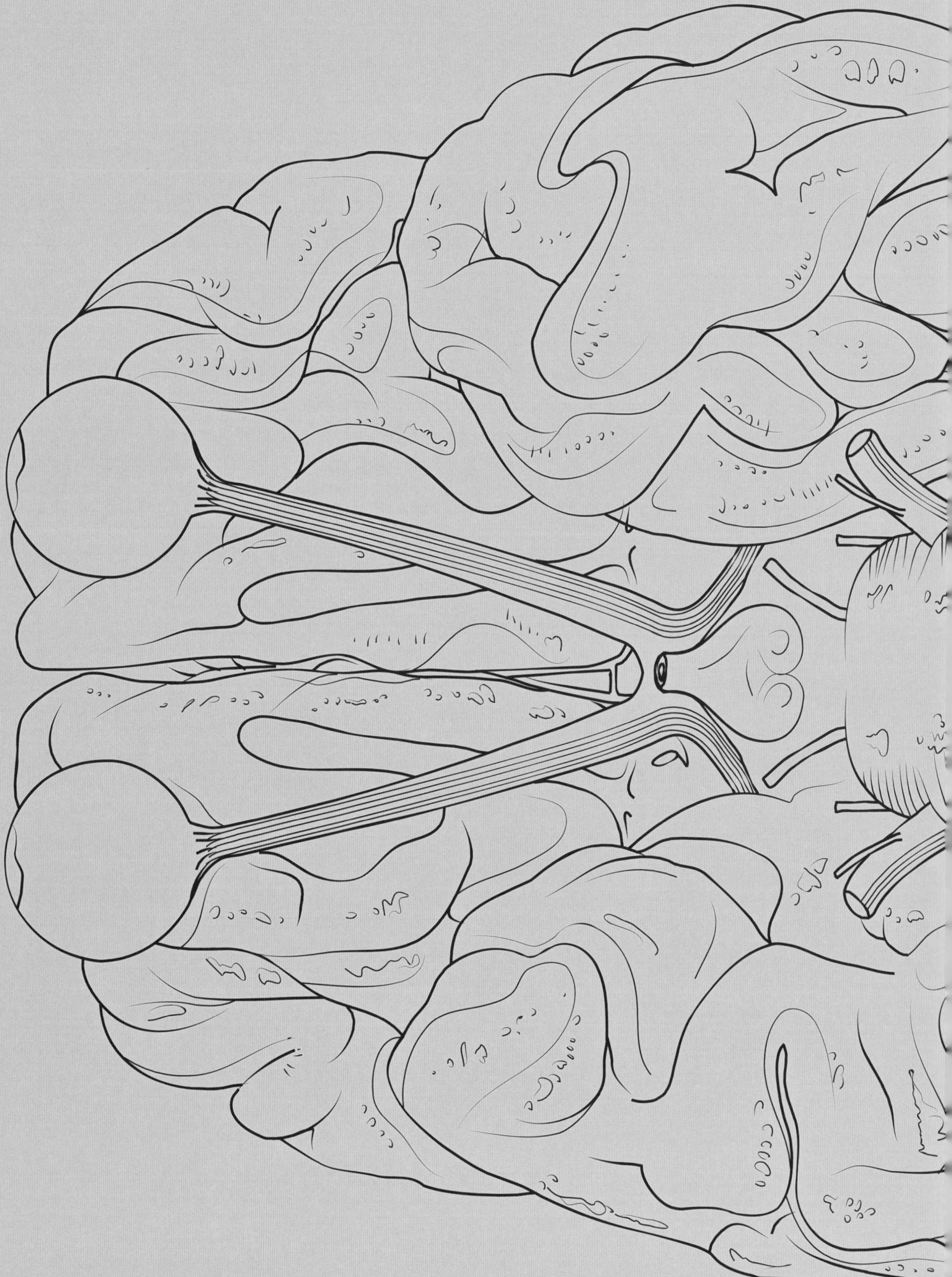

KAPITEL 3: DAS NERVENSYSTEM

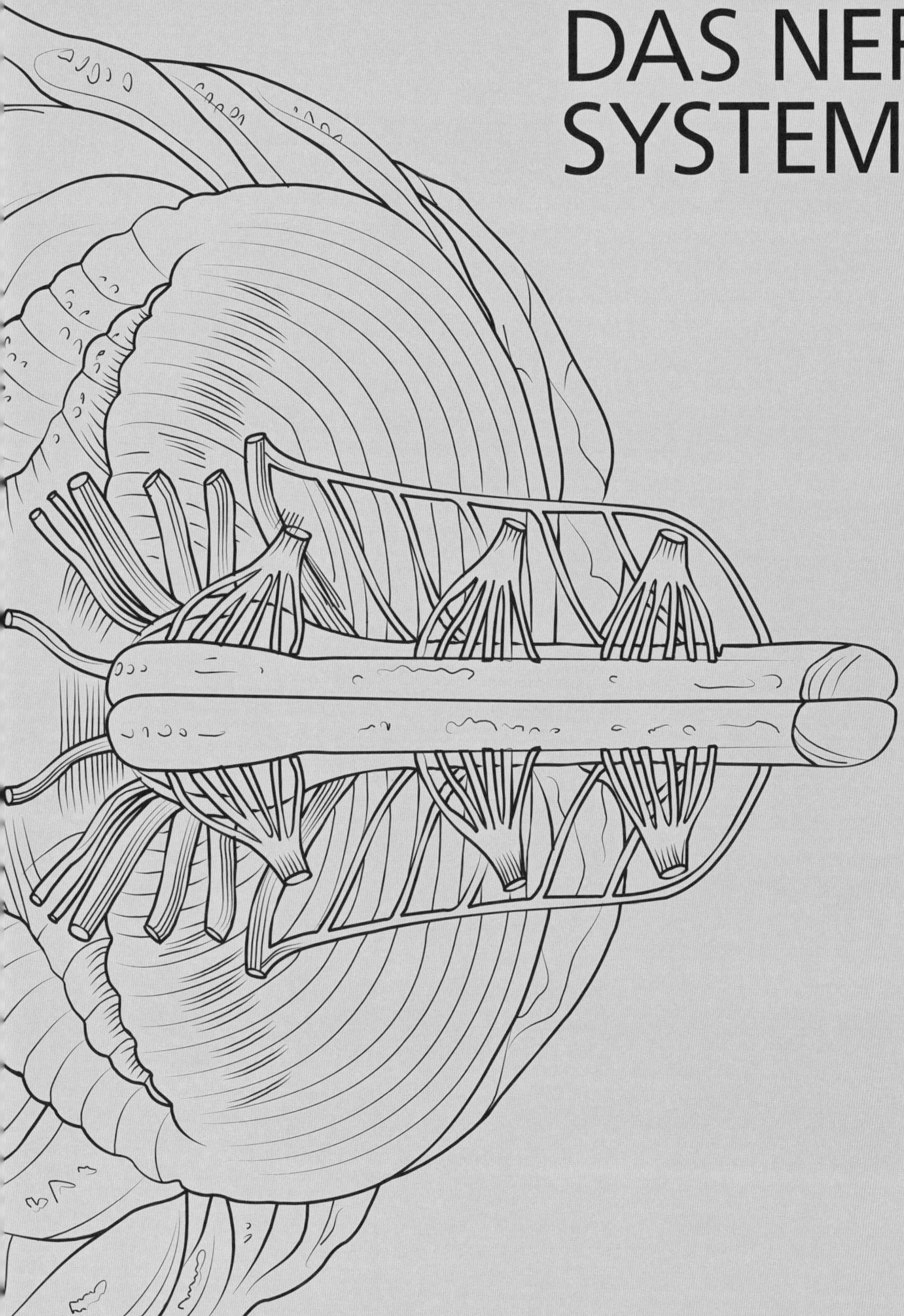

Peripheres Nervensystem

Das periphere Nervensystem ist jener Teil des Nervensystems, der nicht zum Gehirn und dem Rückenmark gehört. Es umfasst Ansammlungen von Nervenzellkörpern (Ganglien) sowie die peripheren Nerven. Ganglien können eine sensorische Funktion haben, z.B. das sensorische Hirnnerven-Ganglion oder das Hinterwurzelganglion, oder (als Teil des sympathischen oder des parasympathischen Nervensystems) autonom sein. Auch im Darm befindet sich ein Nervengeflecht (enterisches Nervensystem).

Schlüsselbegriffe:

Cauda equina Die Wurzel der Lumbal-, Sacral- und Coccygealnerven am unteren Teil des Rückenmarks im Wirbelkanal.

Interkostalnerv Verläuft im Raum zwischen benachbarten Rippen. Die oberen Interkostalnerven innervieren Muskeln sowie Haut im Brustbereich. Die unteren Interkostalnerven reichen bis in das Abdomen (thorakalabdominale Nerven) und innervieren abdominale Muskeln sowie die Bauchhaut.

Intumescentia cervicalis Umfangszunahme des Rückenmarks im Bereich des fünften Zervikal- bis ersten Thorakalsegments. Sie innerviert die oberen Extremitäten und beinhaltet Neuronen, die für den sensorischen Input und die motorische Kontrolle dieser Gliedmaßen verantwortlich sind.

Intumescentia lumbosacralis Umfangszunahme des Rücken marks im Bereich des zweiten Lumbal- bis dritten Sacralsegments. Es beinhaltet Neuronen, die Muskeln der unteren Gliedmaßen kontrollieren oder Informationen der Haut an den unteren Gliedmaßen verarbeiten.

Ischiasnerv Dieser Ast des Plexus sacralis ist der größte Nerv im Körper. Er teilt sich in den Nervus tibialis und den Nervus fibularis communis, die den Muskel an der Hinterseite des Oberschenkels sowie das gesamte Bein und den Fuß innervieren.

Medulla oblongata Der unterste Teil des Hirnstamms. Sie verbindet das Rückenmark mit dem Pons.

Nervus axillaris Ein Ast des Plexus brachialis, der die Deltamuskeln und die Musculi teres minor sowie das Schultergelenk und die Haut an der seitlichen Schulter innerviert.

Nervus cutaneus femoris lateralis Ast des Plexus lumbalis, der die Haut am seitlichen Oberschenkel sensibel versorgt.

Nervus digitalis Verläuft an Ober- und Unterseite der Finger oder Zehen und induziert Empfindungen an den jeweiligen Stellen.

Nervus femoralis Der größte Ast des Plexus lumbalis, welcher aus dem Musculus psoas major austritt und durch das Leistenband bis zum Schenkeldreieck am vorderen Oberschenkel verläuft. Er innerviert den Musculus quadriceps femoris, –pectineus, –sartorius und –iliopsoas sowie die Haut am vorderen und anteromedialen Oberschenkel.

Nervus fibularis communis Ast des Ischiasnervs, der sich von der Kniekehle bis zum Fibulahals zieht und sich in tiefe und oberflächliche Fibulanerven verzweigt.

Nervus fibularis superficialis Ast des Nervus fibularis communis, der den Musculus fibularis (peroneus) longus und den Musculus fibularis (peroneus) brevis sowie die Haut am lateralen Bein und Fuß- und Zehenrücken sensibel versorgt.

Nervus medianus Ast des Plexus brachialis, der sämtliche Muskeln des Unterarms sensibel versorgt, mit Ausnahme des Musculus flexor carpi ulnaris und der medialen Hälfte der Musculi flexor digitorum profundi. Darüber hinaus innerviert er die Daumenmuskeln sowie die Haut an der lateralen Seite der Handfläche und der Finger.

Nervus musculocutaneus Ast des Plexus brachialis, der den Musculus biceps brachii und die Haut des Unterarms innerviert.

Nervus obturatorius Ast des unteren Plexus lumbalis, der die Adduktoren der Oberschenkelmuskeln sowie die Haut an der oberen Innenseite der Oberschenkel sensibel versorgt.

Nervus proneus profundis Innerviert den Musculus tibialis anterior, den Musculus extensor hallucis, den Musculus extensor digitorum longus und den Musculus fibularis (peroneus) tertius sowie das Tarsalgelenk und die dorsale Haut des ersten und zweiten Zehs.

Nervus radialis Ast des Plexus brachialis, der den Musculus triceps brachii, den Musculus anconeus, den Musculus brachioradialis sowie die Streckmuskeln des Unterarms innerviert. Darüber hinaus sorgt er für die sensible Versorgung der Haut am lateralen Handrücken.

Nervus suralis Ein kutaner Ast des Nervus tibialis, welcher die Rückseite der Wade, den Fuß und die Ferse innerviert.

Nervus tibalis Ast des Ischiasnervs, der durch die Kniekehle verläuft und sich zum Musculus soleus, zum Musculus tibialis posterior, zum Musculus flexor hallucis longus und zum Musculus flexor digitorum longus verzweigt.

Nervus ulnaris Ein Ast des Plexus brachialis, der den Musculus flexor ulnaris, den Musculus flexor digitorum profundis, die Muskeln des kleinen Fingers, die Zwischenknochenmuskeln der Hand, den Musculus adductor pollicis, sowie die beugeseitige Haut des kleinen und des Ringfingers versorgt.

Plexus brachialis Nervengeflecht aus den ventralen Ästen der Spinalnerven im Bereich des fünften Zervikal- bis zum ersten Thorakalsegments, das die oberen Gliedmaßen sensibel versorgt. Seine wichtigsten Nerven sind Nervus radialis, ulniaris, medianus, axillaris und musculocuteaneus.

Plexus lumbosacralis Ein Nervengeflecht aus den ventralen Ästen der Spinalnerven im Bereich des zweiten Lumbal- bis zum dritten Sacralsegments, das die unteren Gliedmaßen sowie das Perineum sensibel versorgt. Er kann in den Plexus lumbalis an der hinteren Bauchdecke und den Plexus sacralis in der Beckenhöhle unterteilt werden.

Zervikalnerven Äste des Plexus cervicalis, die die Nackenmuskeln und die Haut im Nacken und am Hinterkopf sensibel versorgen.

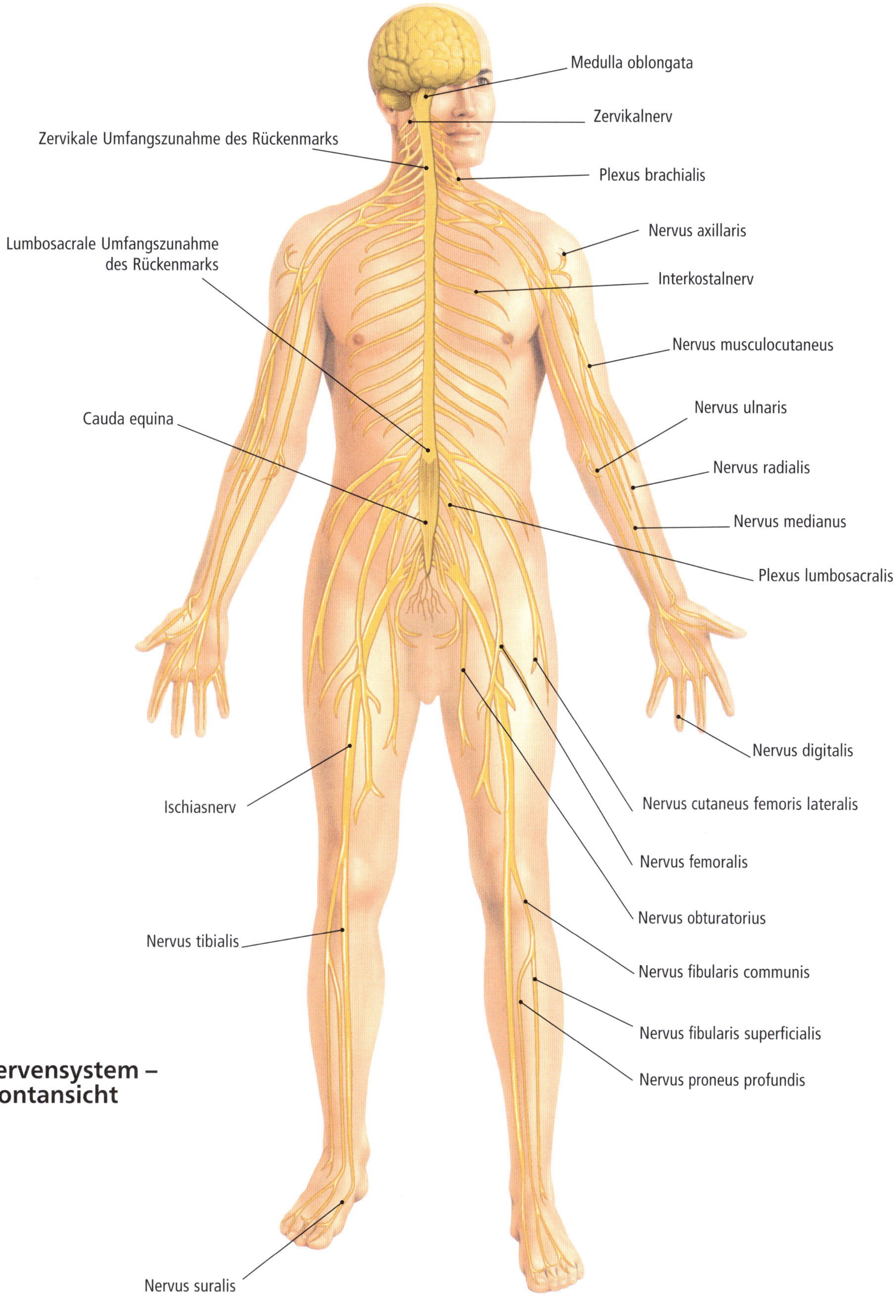

Nervensystem – Frontansicht

Rückenmark

Das Rückenmark bildet jenen Teil des Zentralnervensystems, der innerhalb des Wirbelkanals verläuft. Es ist am oberen Ende mit dem Gehirn verbunden und bildet mehr als 32 paarige Spinalnerven. Das Rückenmark verzweigt sich jeweils an den posterolateralen und anterolateralen Rändern in hintere (dorsale) und vordere (ventrale) Äste. Die hinteren Äste übertragen sensorische Informationen der Haut, der Gliedmaßen, der Körperwand und der inneren Organe, während die vorderen Äste motorische und autonome Kommandos an Muskeln und Drüsen weitergeben.

Schlüsselbegriffe:

Arachnoidea Eine feine spinnennetzähnliche Membran, die unter der Dura mater liegt.

Arteria radicularis anterior Feine Arterie, die entlang der ventralen Wurzeln des Rückenmarks verläuft und sie versorgt.

Arteria radicularis posterior Ein Arterienast, der entlang der dorsalen und posterioren Äste des Rückenmarks verläuft und diese versorgt.

Axon (Nervenfaser) Der lange Fortsatz einer Nervenzelle, der Impulse an das Gehirn oder an andere Körperteile leitet.

Dorsale Wurzeln Feine Nervenfasern, die sensorische Information der Hautoberfläche, Muskeln und der inneren Organe weiterleiten.

Dura mater Die robuste äußerste Schicht der Hirnhäute.

Endoneurium Feines Bindegewebe, das die einzelnen Nervenfasern einer Faszie (feines Nervenbündel) zusammenhält.

Epineurium Bindegewebsschaft, der ganze Spinalnerven oder Nervenstränge umhüllt.

Fasciculus cuneatus Ein nach oben verlaufender Nervenfaserstrang, der Information über Berührungen, Vibration sowie über bewusste Tiefensensibilität von den oberen Extremitäten und dem Rumpf an die Medulla weiterleitet.

Fasciculus gracilis Nach oben verlaufender Nervenfaserstrang, der Information über unterschiedliche Berührungen, Vibrationen sowie über bewusste Tiefensensibilität von den unteren Gliedmaßen und dem Rumpf an die Medulla weiterleitet.

Fissura mediana anterior Eine tiefe Einkerbung an der Vorderfläche des Rückenmarks.

Graue Substanz des Rückenmarks Ein H-förmiger Bereich in der Mitte des Rückenmarks.

Grauer Verbindungsast Ein Nervenstrang, der sich mit dem Grenzstrang zum Spinalnerv verbindet.

Hintere Rückenmarksarterie Paarig ausgebildete Arterie, die longitudinal entlang der Einkerbungen des Rückenmarks (wo die Hinterwurzeln ansetzen) verläuft.

Hintere Rückenmarksvene Eine Vene, die longitudinal in der fissura mediana posterior des Rückenmarks verläuft.

Hinterer Ast des Spinalnervs Ast des Spinalnervs, der Muskeln, Knochen, Gelenke sowie die Haut des Rückens versorgt.

Hinterhorn Jener Bereich der grauen Substanz des Rückenmarks, der für den sensorischen Input verantwortlich ist.

Hinterstrang Bereich der weißen Substanz an der dorsalen und posterioren Seite des Rückenmarks.

Lateraler Vorderstrang Bereich der weißen Substanz an der lateralen Seite des Rückenmarks.

Markscheide der Schwann-Zelle Jede Schwann-Zelle umgibt mit ihrem Zytoplasma ein peripheres Axon und formt damit ein Internodium.

Neospinothalamtrakt Rückenmarksbahn, die Informationen über Schmerz-, Temperatur- und ähnliche Empfindungen von allen Segmenten des Rückenmarks zum Thalamus leitet.

Perineurium Der Bindegewebeschaft um ein Faszie oder ein primäres Nervenfaserbündel.

Pia mater Die dünnste Schicht der Hirnhäute, welche direkt auf der Hirnoberfläche liegt.

Ranvier-Schnürring Jener Abschnitt eines myelinisierten Axons, an dem das Axon frei liegt.

Spinal- (Hinterwurzel-) ganglion Ansammlung von sensorischen Neuronen entlang der dorsalen Wurzel.

Sulcus dorsolateralis Eine Einkerbung, die entlang der posterolateralen Oberfläche des Rückenmarks longitudinal nach unten verläuft.

Tractus corticospinalis anterior Rückenmarksbahn, die von der Großhirnrinde hinab durch beinahe alle Segmente des Rückenmarks verläuft.

Tractus corticospinalis lateralis Rückenmarksbahn, die von der Großhirnrinde hinab durch beinahe alle Segmente des Rückenmarks verläuft.

Tractus reticulospinalis lateralis Rückenmarksbahn, die von der Retikulärformation im Hirnstamm hinab in das Rückenmark verläuft.

Tractus reticulospinalis medialis Rückemarksbahn, die von der Retikulärformation des Hirnstamms hinab in das Rückenmark verläuft.

Tractus spinocerebellaris posterior (Flechsig-Bahn) Rückenmarksbahn, die Information der unbewussten Tiefenwahrnehmung aus dem oberen Bereich des Rückenmarks zum Cerebellum weiterleitet.

Tractus spinocerebellaris ventralis Rückenmarksbahn, die Information der unbewussten Tiefenwahrnehmung aus dem unteren Bereich des Rückenmarks zum Cerebellum leitet.

Tractus vestibulospinalis lateralis Rückenmarksbahn, die vom lateralen Vestibulariskern im Hirnstamm hinab zu allen Segmenten des Rückenmarks verläuft.

Tractus vestibulospinalis medialis Rückemarksbahn, die von den Vestibulariskernen des Hirnstamms hinab in den zervikalen Bereich des Rückenmarks verläuft.

Rückenmark – Querschnitt

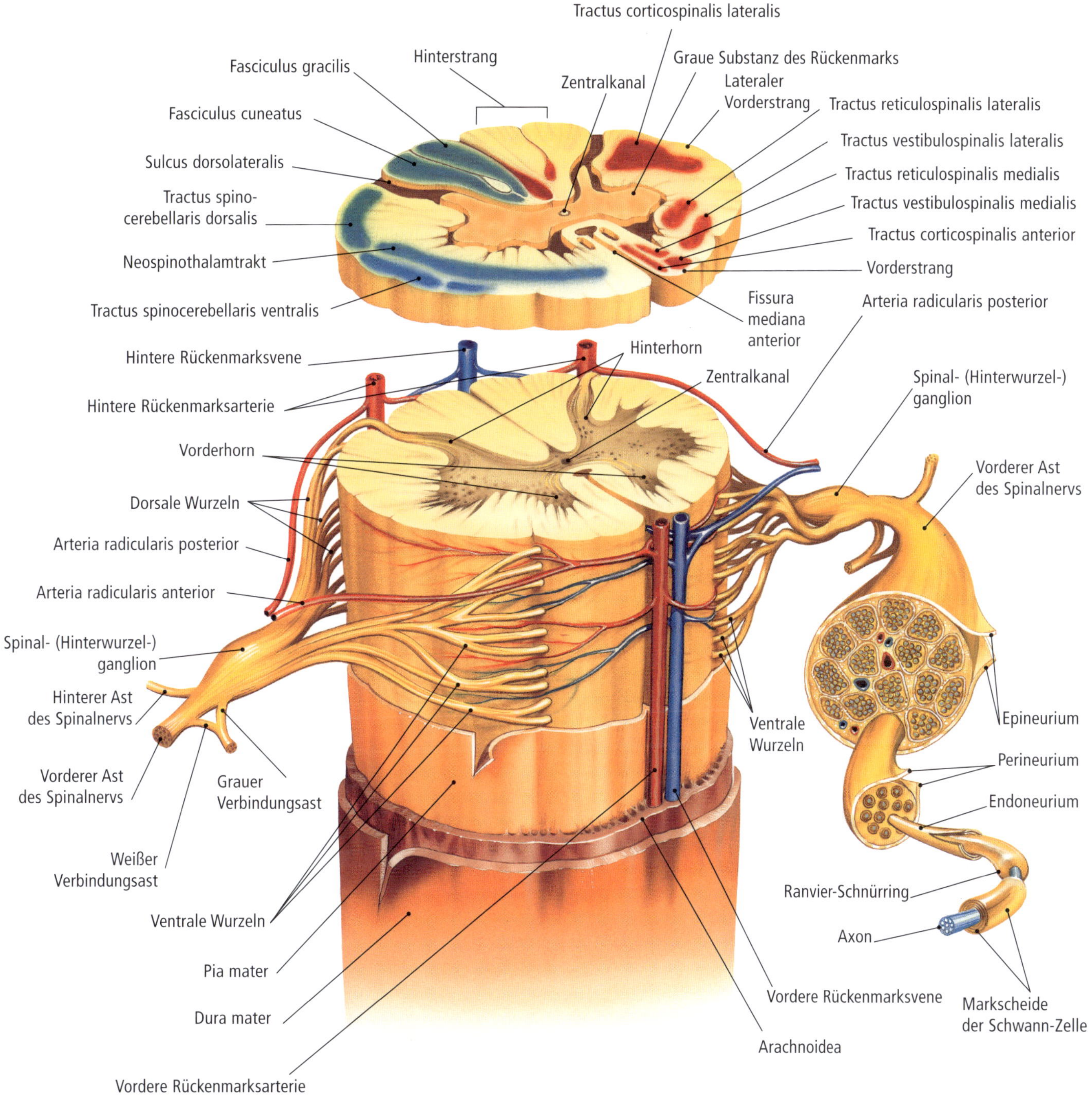

Ventrale Wurzeln Feine Nervenfasern, die Motoneuronenaxone von der ventralen Oberfäche des Rückenmarks zum Spinalnerv transportieren.

Vordere Rückenmarksarterie Eine Arterie, die longitudinal in der Fissura mediana anterior des Rückenmarks verläuft.

Vordere Rückenmarksvene Eine Vene, die longitudinal in der Fissura mediana anterior des Rückenmarks verläuft.

Vorderer Ast des Spinalnervs Ast des Rückenmarks. Versorgt Muskeln, Knochen, Gelenke und die Haut der Gliedmaßen sowie der anterolateralen Körperwand und die Organe der ventralen Körperhöhlen.

Vorderhorn Jener Bereich der grauen Substanz des Rückenmarks, wo sich die Zellkörper der Motoneuronen und der Interneuronen befinden.

Vorderstrang Bereich der weißen Substanz an der lateralen oder anterioren Seite des Rückenmarks.

Weißer Verbindungsast Ein Nervenstrang, der sich mit sympathischen Ganglien zum Spinalnerv verbindet.

Zentralkanal Eine feine, mit Flüssigkeit gefüllte Röhre in der Mitte des Rückenmarks.

Wahr oder Falsch?

1	*Die nach oben sowie die nach unten verlaufenden Rückenmarksbahnen befinden sich in der grauen Substanz des Rückenmarks.*	
2	*Das Hinterhorn beinhaltet Neuronen, die für die sensorische Funktion der Haut, Muskeln und Gelenke verantwortlich sind.*	
3	*Die ventrale Wurzel des Rückenmarks beinhaltet efferente Axone der Motoneuronen der Skelettmuskulatur sowie präganglionäre viszerale autonome Neuronen.*	
4	*Die Zellkörper des Hinterwurzelganglions haben eine autonome viszeromotorische Funktion.*	
5	*Die Blutversorgung für das Rückenmark wird durch die unpaarige, mittig verlaufende, vordere Rückenmarksarterie und die paarige hintere Rückenmarksarterie sichergestellt.*	
6	*Der Nervus radialis innerviert den Triceps brachii und die Streckmuskeln des Unterarms.*	
7	*Der größte Nerv des Körpers ist der Nervus femoralis, welcher den Musculus quadriceps femoris innerviert.*	
8	*Der Nervus medianus verläuft durch den Karpaltunnel im Handgelenk, wo eine Nervenkompression zum Karpaltunnelsyndrom führen kann.*	
9	*Der Nervus ulnaris ist besonders dort verletzungsanfällig, wo er an der Rückseite des Epicondylus lateralis humeri verläuft.*	
10	*Der Ischiasnerv teilt sich in den Nervus tibialis posterior und den Nervus peroneus (fibularis) communis.*	

Multiple-Choice

1 *Welche der folgenden Gewebe oder Zelltypen sind NICHT innerhalb des Rückenmarks zu finden?*

(A) Plexus choroideus
(B) Mikrogliazellen
(C) Astrozyten
(D) Oligodendrozyten
(E) vaskuläre Endothelzellen

2 *Wo befinden sich die autonomen präganglionären Neuronen?*

(A) im Hinterhorn
(B) im Vorderhorn
(C) im Seitenhorn
(D) in der weißen Substanz
(E) im Bauchhöhlenganglion

3 *Von den Spinalneven gibt es beim Menschen:*

(A) 7 zervikale, 12 thorakale, 5 lumbale und 5 sacrale
(B) 8 zervikale, 11 thorakale, 5 lumbale und 5 sacrale
(C) 8 zervikale, 12 thorakale, 5 lumbale und 5 sacrale
(D) 8 zervikale, 12 thorakale, 4 lumbale und 5 sacrale
(E) 7 zervikale, 11 thorakale, 5 lumbale und 5 sacrale

4 *Welche der folgenden Muskeln werden vom Nervus medianus innerviert?*

(A) Biceps brachii
(B) kurze Daumenmuskulatur (Daumenballen)
(C) Musculus brachioradialis
(D) Streckmuskeln des Handgelenks
(E) Muskeln des kleinen Fingers (Hypothenar)

5 *An welcher Stelle ist der Nervus radialis am verletzlichsten?*

(A) am Daumenansatz an der Oberseite des Handgelenks
(B) in der Fossa cubitalis nahe der Oberarmarterie
(C) im medialen Unterarm nahe dem Kleinfingerbeuger
(D) in seinem Verlauf hinter dem mittleren Bereich des Oberarmknochens
(E) in der Achselhöhle an der Sehne des Musculus teres major

6 *Wo tritt der Nervus femoralis am nächsten an die Hautoberfläche?*

(A) am Oberschenkeldreieck
(B) direkt oberhalb des Tuberculum adductorium femoris
(C) in seinem Verlauf vor dem Darmbeinmuskel
(D) nahe des vorderen oberen Darmbeinstachels
(E) beim mittleren Gesäßmuskel

7 *Welche(r) der folgenden Muskeln wird/werden vom Ischiasnerv innerviert?*

(A) Gluteus maximus
(B) Musculus adductor magnus
(C) Musculus semitendinosus
(D) Musculus biceps femoris
(E) sowohl C und D sind korrekt

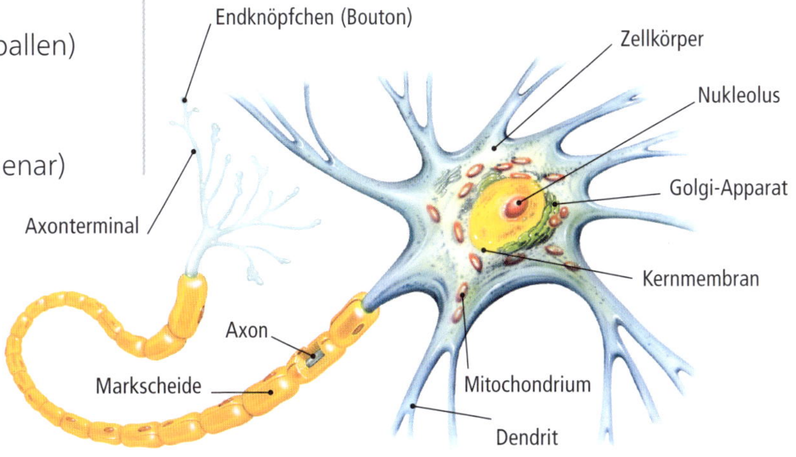

Neuron

Die einzigartige Struktur der Neuronen besteht aus mehreren Dendriten und einem Axon, das aus dem Zellkörper herausragt. Die Dendriten empfangen Nervenimpulse und leiten sie zum Zellkörper weiter, während das Axon Impulse vom Zellkörper wegleitet.

Lücken füllen

1 *Der __________________ des Rückenmarks ist ein mit Flüssigkeit gefülltes Rudiment des embryonalen Neuralrohrs.*

2 *Die __________________ des Rückenmarks beinhaltet die Nervenzellkörper und den Großteil der Dendritenfortsätze.*

3 *Der Plexus brachialis zur sensiblen Versorgung der oberen Gliedmaßen befindet sich in der Regel zwischen den Segmenten __________________ bis __________________ des Rückenmarks.*

4 *Der Nervus axillaris innerviert den __________________-muskel und die Hautpartie an der Oberseite der __________________.*

5 *Der Musculus biceps brachii und der Musculus brachialis werden vom __________________nerv innerviert.*

6 *Die sympathische Efferenz aus dem Zentralnervensystem erfolgt durch die Spinalnerven __________________ bis __________________.*

7 *Die parasympathische Innervation der Beckenorgane erfolgt durch die Nervi __________________.*

8 *Der Nervus __________________ innerviert die Adduktormuskeln des Oberschenkels.*

9 *Die sensible Versorgung der medialen Seite des Beins erfolgt durch den Nervus __________________, einem Ast des Nervus __________________.*

10 *Alle intrinsischen Muskeln des Fußes werden von einem Ast des Nervus __________ innerviert, welcher wiederum ein Ast des __________________ ist.*

Querschnittslähmung

Eine Querschnittslähmung ist die Folge einer Schädigung des Rückenmarks zwischen den Wirbeln T1 und L2. Die Folge ist der Bewegungsverlust in den Körperteilen unterhalb des verletzten Bereichs.

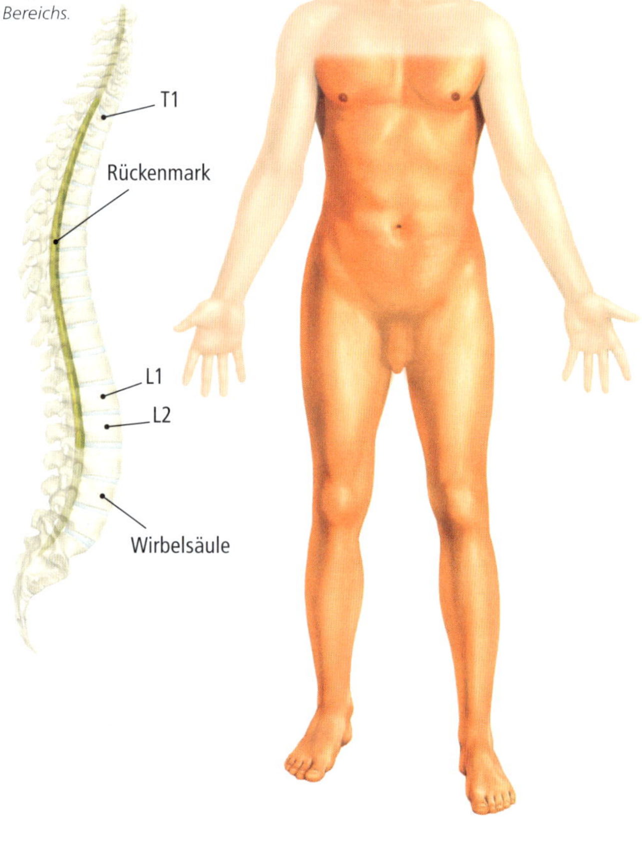

Verbinde die Aussage mit der Begründung

1 *Eine Verletzung der Wand der absteigenden Aorta kann zu einem Infarkt (Gewebsuntergang) im kaudalen Segment des Rückenmarks führen, weil ...*

2 *Mittige Speichenbrüche können eine Fallhand verursachen, weil ...*

3 *Injektionen in den Musculus gluteus maximus sollten immer in den oberen äußeren Quadranten der Gesäßbacke erfolgen, weil ...*

4 *Frakturen des distalen Oberarmknochens können zu einer Lähmung des Daumens und Gefühlsverlust an der lateralen Hälfte der Handfläche führen, weil ...*

a *der Ischiasnerv durch den medialen und unteren Quadranten der Gesäßbacke verläuft und durch eine Injektion verletzt werden könnte.*

b *der Nervus radialis, der hinter dem Humerusschaft verläuft, die Strecker des Handgelenks innerviert.*

c *der Nervus medianus, der die Daumenmuskeln und die Haut der lateralen Hälfte der Handfläche innerviert, vor dem distalen Humerus verläuft.*

d *die arterielle Versorgung des lumbosacralen Rückenmarks durch die abdominale Aorta erfolgt.*

Querschnittslähmung

Schädigungen des Rückenmarks unterhalb des ersten Thorakalsegments (T1) führen zu einer Lähmung des unteren Rumpfes und der unteren Extremitäten (Querschnittslähmung) sowie zum Verlust der direkten kortikalen Kontrolle des Darms und der Harnblasenfunktion. Ist ein größeres Areal von der Verletzung betroffen, wird sowohl die auf- als auch die absteigende Informationsweiterleitung blockiert. Eine Rückenmarksschädigung kann angeboren sein, zum Beispiel bei der Spina bifida, oder durch eine Verletzung, z.B. durch einen Verkehrs-, Schusswaffen-, Messerstich- oder Sportunfall entstehen. Die Muskeln der betroffenen Gliedmaßen sind spastisch gelähmt, wobei sich Muskeltonus und -reflexe steigern.

Malen und Bezeichnen

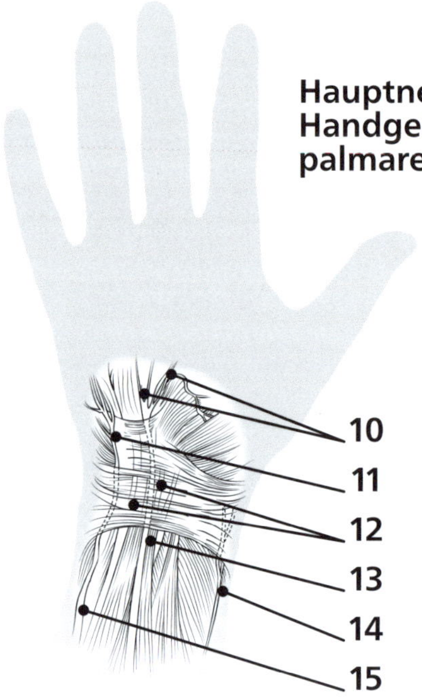

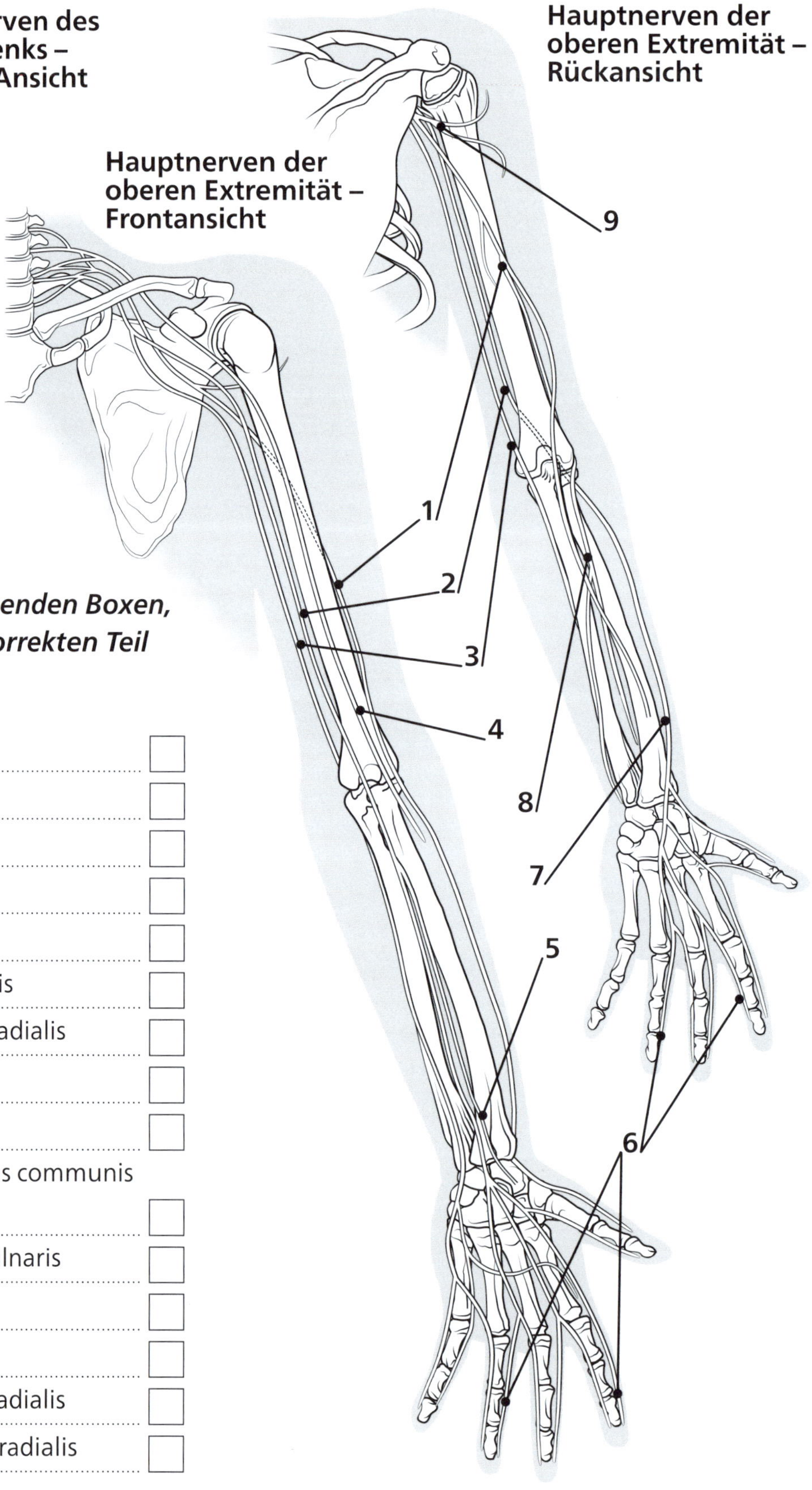

i) Nummeriere die untenstehenden Boxen, um jede Bezeichnung dem korrekten Teil der Zeichnung zuzuordnen.

Nervus radialis	☐
Nervus axillaris	☐
Nervus medianus	☐
Retinaculum flexorum	☐
Nervus interosseus anterior	☐
Nevus digitalis des Nervus radialis	☐
Oberflächlicher Ast des Nervus radialis	☐
Nervus medianus	☐
Nervus ulnaris	☐
Äste des Nervus palmaris digitalis communis des Nervus medianus	☐
Oberflächlicher Ast des Nervus ulnaris	☐
Nervus musculocutaneus	☐
Nervus ulnaris	☐
Oberflächlicher Ast des Nervus radialis	☐
Tiefer gelegener Ast des Nervus radialis	☐

Hauptnerven der unteren Extremität – Frontansicht

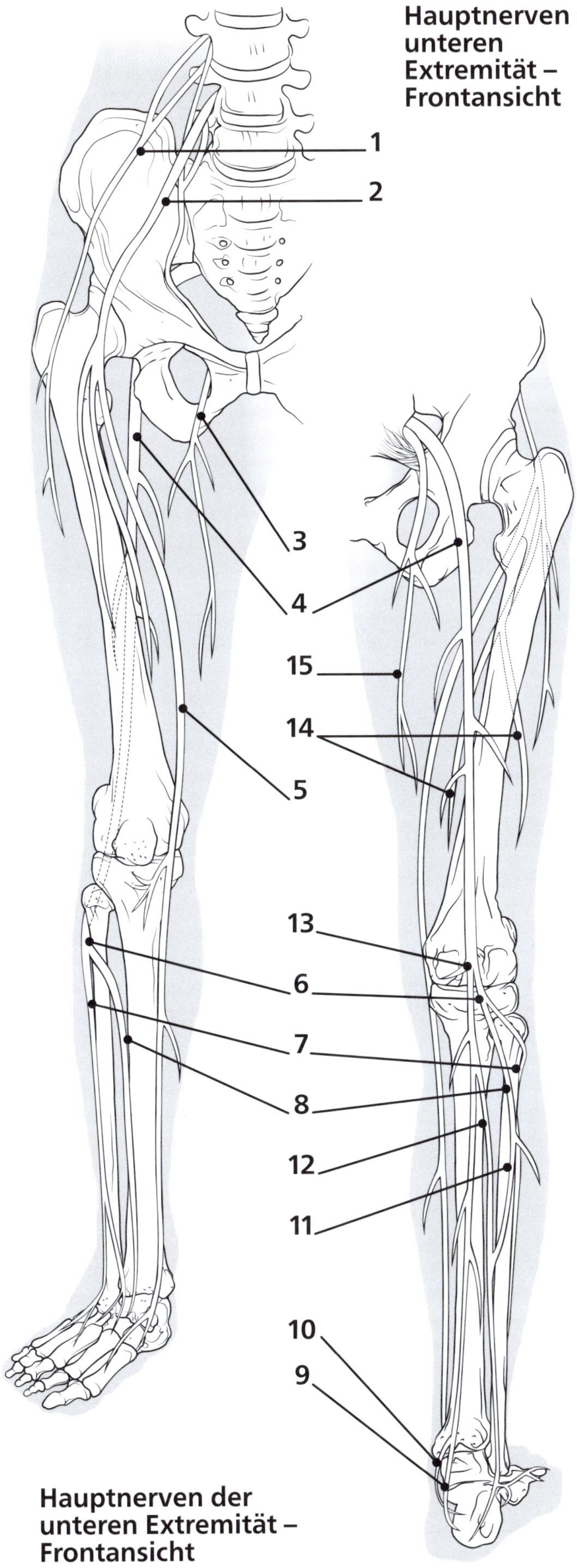

Hauptnerven der unteren Extremität – Frontansicht

i) Nummeriere die untenstehenden Boxen, um jede Bezeichnung dem korrekten Teil der Zeichnung zuzuordnen.

Nervus fibularis superficialis	☐
Nervus plantaris lateralis	☐
Nervus saphenus	☐
Ischiasnerv	☐
Nervus obturatorius	☐
Nervus fibularis communis	☐
Nervus cutaneus femoris lateralis	☐
Nervus proneus profundis	☐
Nervus plantaris medialis	☐
Nervus femoralis	☐
Nervus cutaneus surae lateralis	☐
Nervus cutaneus surae medialis	☐
Nervus cutaneus femoris posterior	☐
Äste des Nervus femoralis	☐
Nervus tibialis	☐

Das Gehirn

Gemeinsam mit dem Rückenmark bildet das Gehirn das Zentralnervensystem. Das Gehirn ist für die Verarbeitung sensorischer Informationen über unsere Umgebung und den Zustand der Organe unseres Körpers verantwortlich. Es verarbeitet Informationen, um bewusste oder unbewusste Entscheidungen zu treffen und erzeugt Veränderungen in der Umwelt — entweder die externe Umwelt durch Bewegungen der Skelettmuskulatur oder der willkürlichen Muskeln, oder die interne Umwelt durch die Aktivierung von Drüsen oder der glatten Muskulatur.

Schlüsselbegriffe:

Cerebellum (Kleinhirn) Jener Teil des Gehirns, der unter dem Großhirn und hinter dem Pons des Hirnstamms liegt. Es hat eine gefaltete Kleinhirnrinde und ist für die motorische Koordination verantwortlich.

Corpus callosum (Balken) Ein großer Faserzug, der die beiden Gehirnhälften verbindet. Es besteht aus mehr als 300 Millionen Axonen und ermöglicht Interaktion zwischen den Hälften des Vorderhirns.

Epiphyse Eine Drüse an der hinteren Oberfläche des Zwischenhirns. Sie schüttet das Hormon Melatonin aus und steuert biologische Rhythmen. Sie wird auch Zirbeldrüse genannt.

Fornix Ein gewölbter Faserzug, der vom Hippocampus vorbei am Temporallappen zum Bereich des Septums am Hypothalamus verläuft.

Großhirn Der größte Teil des Gehirns, das die Gehirnhälften und tieferen Strukturen (z.B. den Thalamus) im Vorderhirn umfasst.

Gyrus Eine Wölbung der Oberfläche der Gehirnhälfte. Die einzelnen Gyri sind durch Sulci (Gräben) voneinander getrennt.

Hirnstamm Ein Begriff, der für die Gesamtheit von Mittelhirn, Pons und Medulla oblongata verwendet wird.

Hypothalamus Der inferiore Teil des Zwischenhirns. Er ist für die Aufrechterhaltung des internen Gleichgewichtszustandes (Homöostase), Motivation sowie für die Kontrolle des autonomen Nervensystems verantwortlich.

Inselrinde Ein Bereich der Gehirnrinde, der tief in der Sulcus lateralis verstreckt liegt.

Längsfurche Die tiefe, mittige Furche, die das Gehirn in die zwei Hemisphären teilt. Sie verläuft entlang der sagittalen Knochennaht des Schädels und ist mit einer Schicht der harten Hirnhaut, der Falx cerebri, belegt.

Rückenmark Jener Teil des Zentralnervensystems, der sich vom Hinterhauptsloch an der Schädelbasis bis zur Bandscheibe zwischen dem ersten und zweiten Lendenwirbel erstreckt.

Sulcus Eine Einkerbung an der Oberfläche der Gehirnhälfte. Eine tiefe Einkerbung wird auch Furche genannt.

Thalamus Eine eiförmige Struktur, die auf beiden Seiten an den dritten Ventrikel grenzt. Er nimmt eine Relais-Funktion zwischen dem Hirnstamm und dem Kortex ein. Der Thalamus beinhaltet Kerne, die für die Weiterleitung sensorischer Impulse des Seh-, Hör- und Tastsinns sowie für die Rückkopplung motorischer Signale verantwortlich sind.

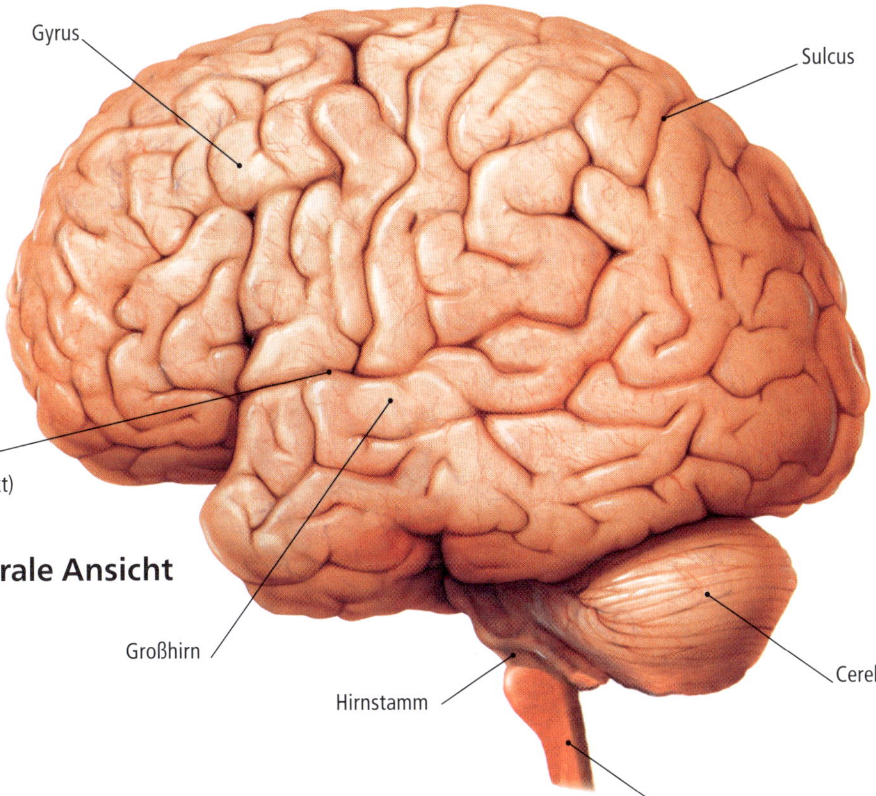

Gehirn – laterale Ansicht

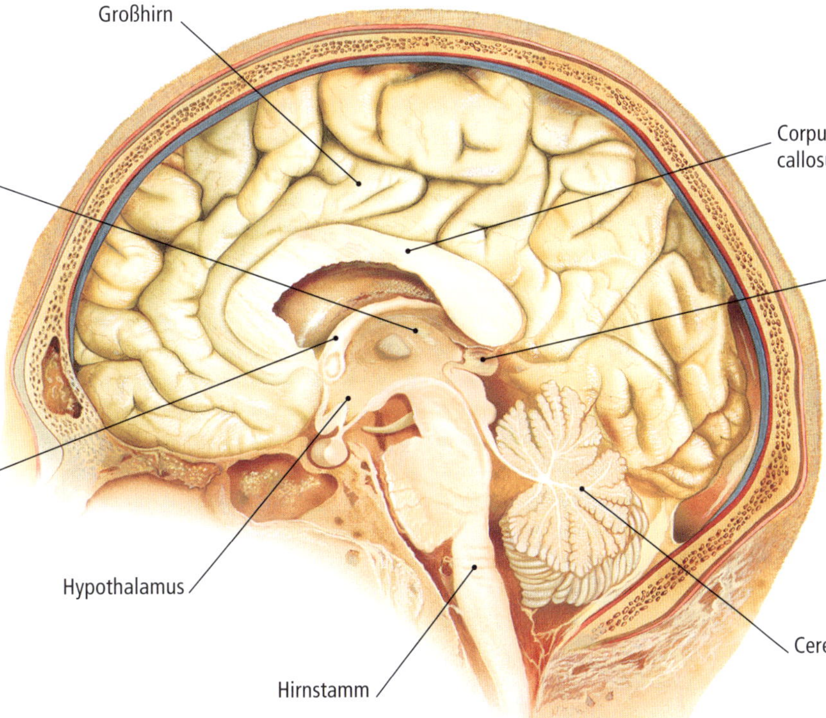

Gehirn – Sagittalansicht (Schnitt entlang der Längsfurche)

Das Gehirn: Hirnlappen und Funktionsbereiche

Jede Hemisphäre des Gehirns wird in Hirnlappen unterteilt. Vier davon (Frontal-, Parietal-, Okzipital-, Temporallappen) sind an der äußeren Oberfläche sichtbar, während der fünfte (Inselrinde) tief in dem Sulcus lateralis verborgen ist. Die wichtigsten sensorischen Areale sind der primär-somatosensorische Kortex (Berührung/Schmerz/Temperatur) im Parietallappen, der primär-auditive Kortex im Temporallappen, der pimär-visuelle Kortex im Okzipitallappen und der primär-olfaktorische Kortex (Geruch) im medialen Temporallappen. Der primär-motorische Kortex befindet sich im Frontallappen.

Schlüsselbegriffe:

Auditorisches Assoziationsareal Jener Bereich des Kortex, der den primären auditorischen Kortex umgibt. Dort werden auditorische Informationen (z.B. Tonhöhe, Klangfarbe, von Schallquellen) verarbeitet.

Frontallappen Der Hirnlappen, der sich unter dem Stirnknochen befindet. Er umfasst den präfrontalen Kortex, Regionen zur Steuerung von Augenbewegungen (frontale Augenfelder), zwei Formen motorischer Kortizes (prä- und primärmotorischer) sowie das Broca-Areal.

Gyrus Eine Wölbung der Oberfläche der Gehirnhälfte. Die einzelnen Gyri sind durch Sulci (Gräben) voneinander getrennt.

Gyrus postcentralis Der Gyrus, in dem der primäre somatosensorische Kortex liegt. Er ist somatotopisch gegliedert (unterschiedliche Körperteile und –funktionen werden von den entsprechenden Regionen des Kortex gesteuert).

Gyrus precentralis Der Gyrus, in dem der primäre motorische Kortex liegt. Er ist muskulotopisch gegliedert (unterschiedliche Muskeln werden von den entsprechenden Regionen gesteuert).

Sulcus lateralis Die Furche zwischen Frontal- bzw. Parietallappen und Temporallappen. Er verdeckt die Inselrinde.

Leseverständnisareal Auch visuolexisches Areal genannt. Es ist für das Verstehen geschriebener Sprache verantwortlich.

Motorisches Sprachzentrum (Broca-Areal) Eines der zwei bekannten kortikalen Sprachzentren des Gehirns, das für die expressiven Aspekte der Sprache verantwortlich ist, wobei dafür auch die Inselrinde von Bedeutung sein könnte. Es befindet sich innerhalb des Gyrus frontalis inferior.

Okzipitallappen Der hinterste Hirnlappen. Dort befinden sich der primäre visuelle Kortex und das visuelle Assoziationsareal.

Präfrontaler Kortex Jener Teil des Frontallappens, der für Vorsorge, Planung und soziale Interaktion verantwortlich ist.

Primärer auditorischer Kortex Der Teil des Kortex, der für die Verarbeitung auditiver Information verantwortlich ist, die vom Nucleus geniculatus medialis, dem auditiven Relais-Nucleus des Thalamus, gesendet werden. Er überträgt Informationen an das auditive Assoziationareal.

Primärer motorischer Kortex Jener Teil des Kortex, durch welchen Motoneuronen im Hirnstamm und im Rückenmark durch lange Nervenfaserbahnen direkt angesteuert werden. Die Bahn zum Hirnstamm wird Tractus corticobulbaris genannt, jene zum Rückenmark Tractus corticospinalis.

Primärer somatosensorischer Kortex Das Kortexareal, welches Informationen vom Nucleus ventralis posterior, dem somatosensorischen Relais-Nucleus des Thalamus, erhält. Er überträgt Informationen an das somatosensorische Assoziationareal.

Primärer visueller Kortex Das Kortexareal, welches Informationen vom Nucleus geniculatis lateralis, dem visuellen Relais-Nucleus, erhält. Er ist retinotopisch gegliedert (unterschiedliche Aspekte der visuellen Welt werden von den entsprechenden Regionen des Kortex verarbeitet). Zur Weiterverarbeitung visueller Informationen leitet er diese an das visuelle Assoziationsareal weiter.

Sensorisches Sprachzentrum (Wernicke-Areal) Eines der zwei bekannten kortikalen Sprachzentren. Es soll für das Verstehen gesprochener Sprache verantwortlich sein und befindet sich normalerweise im hinteren Bereich des Gyrus temporalis superior (Planum temporale), kann aber auch im vorderen Bereich des Parietallappens sein.

Somatosensorisches Assoziationsareal Jener Kortex, der für die Verarbeitung somatosensorischer Informationen verantwortlich ist. Es erzeugt ein dreidimensionales Modell der Umgebung und verarbeitet haptische Wahrnehmungen.

Sulcus Eine Einkerbung an der Oberfläche der Gehirnhälfte. Eine tiefe Einkerbung wird auch Furche genannt.

Temporallappen Jener Hirnlappen, der unter dem Schläfenbein liegt. Dort befinden sich der primäre auditive Kortex und das auditive Assoziationsareal, der Hippocampus sowie die Amygdala.

Visuelles Assoziationsareal Die Region der Großhirnrinde, die für die Verarbeitung visueller Information (Farben, visuelle Textur, Gestalt, Form) verantwortlich ist.

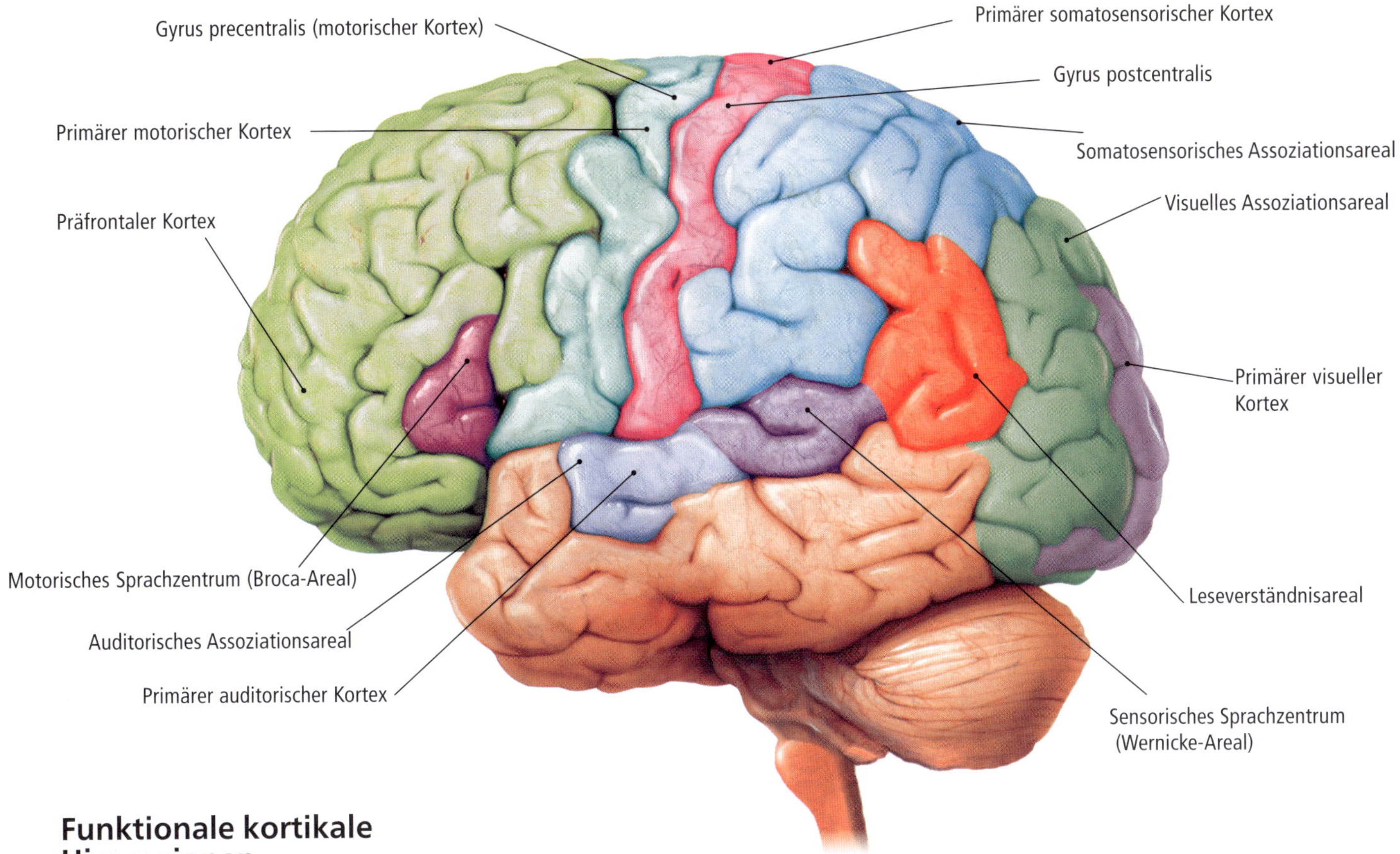

Funktionale kortikale Hirnregionen

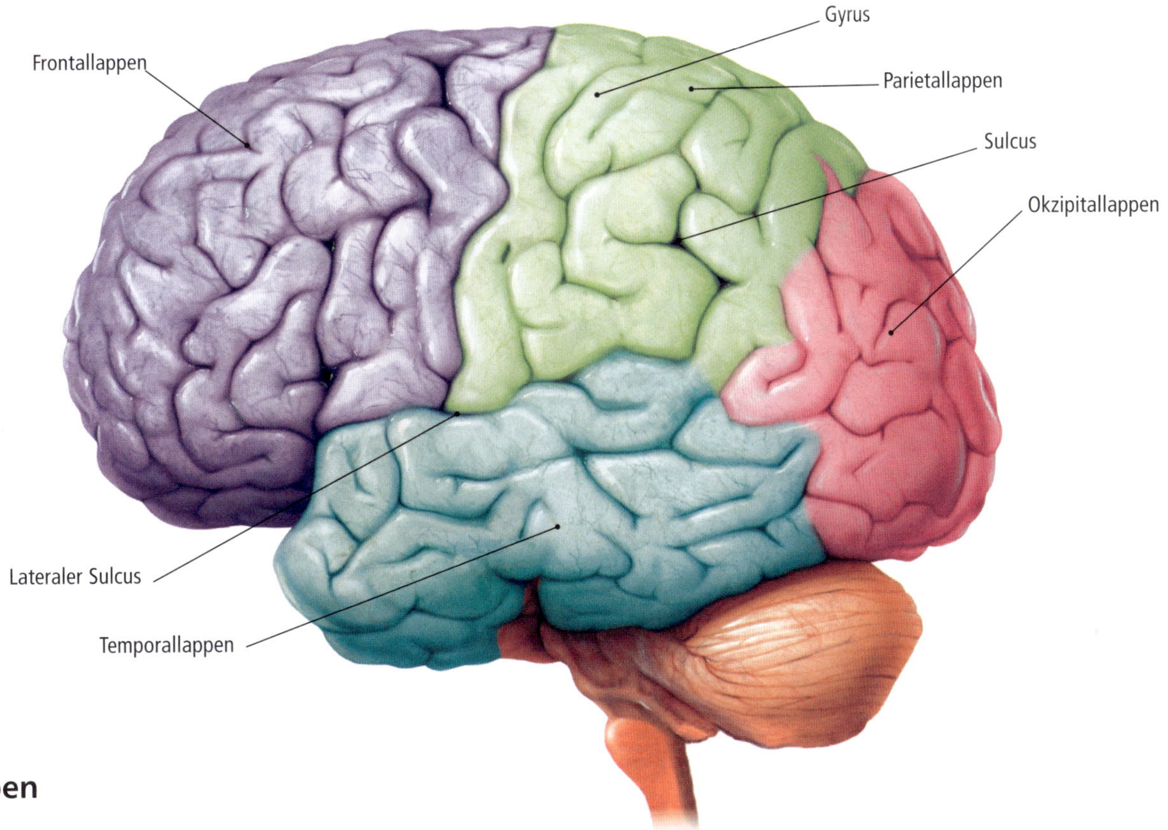

Hirnlappen

Wahr oder Falsch?

1 *Astrocyten bezeichnen jenen Zelltyp, der im Gehirn für den Ionenausgleich in den Nervenzellzwischenräumen verantwortlich ist.*

2 *Die Hauptaufgabe eines Dendriten ist es, Information an andere Nervenzellen weiterzuleiten.*

3 *Die Markscheide eines Axons kann die Geschwindigkeit der Impulsübertragung verhundertfachen.*

4 *Der am häufigsten vorkommende Zelltyp in der Großhirnrinde ist die bipolare Zelle.*

5 *Der primär-motorische Kortex befindet sich im Gyrus postcentralis.*

6 *Der auditive Kortex befindet sich an der Oberfläche des Temporallappens.*

7 *Die Amylgdala liegt im inneren Bereich des Temporallappens.*

8 *Das Corpus callosum ist für die Informationsübertragung zwischen den funktionalen Arealen der beiden Hemisphären von Bedeutung.*

9 *Der Thalamus ist eine wichtige Zwischenstation bei der Informationsweiterleitung vom Rückenmark zur Großhirnrinde.*

10 *In der Körnerzellschicht ist die höchste Konzentration an Nervenzellen im Gehirn zu finden.*

11 *Über die dorsalen Rückenmarksbahnen werden Motoneuronen durch die Hirnrinde kontrolliert.*

12 *Der Nucleus caudatus und das Putamen spielen eine Schlüsselrolle für das Belohnungssystem und bei Abhängigkeiten.*

13 *Parkinson ist häufig die Folge einer Degeneration von Nervenzellen in der Substantia nigra.*

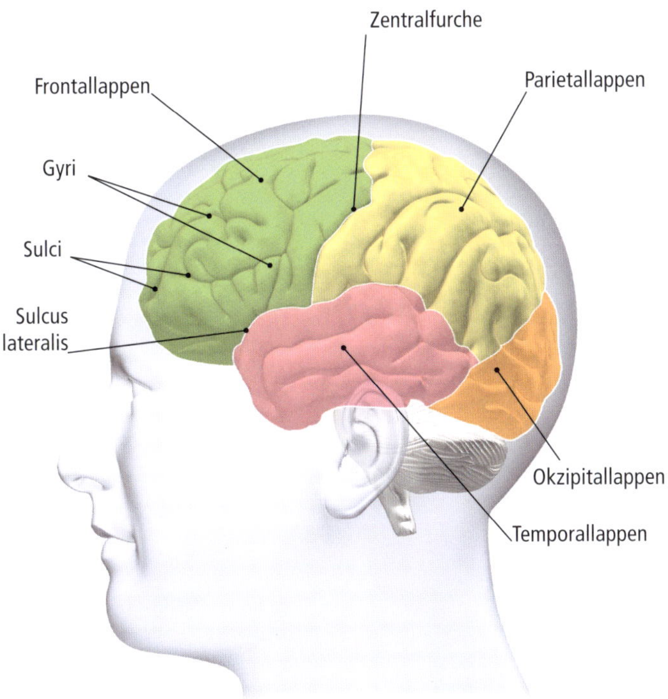

Die Großhirnrinde

Die Großhirnrinde wird in vier Bereiche, die Hirnlappen, eingeteilt. Der Frontal- und der Parietallappen werden durch die Zentralfurche voneinander getrennt.

14 *Mit dem Geruchssinn wahrgenommene Informationen werden im Parietallappen der Großhirnrinde verarbeitet.*

15 *Sprachareale befinden sich meistens in der rechten Gehirnhälfte.*

16 *Der Hypothalamus ist durch einen Stiel mit der Hypophyse verbunden.*

17 *Die Reflexzentren für Kopf und Nacken befinden sich im Hirnstamm.*

18 *Der Sehnerv leitet motorische Signale für die Pupillenerweiterung weiter.*

19 *Schädigungen an der Unterseite des Temporallappens auf beiden Seiten führen dazu, dass Gesichter nicht wiedererkannt werden können.*

20 *Eine Schädigung der präfrontalen Großhirnrinde kann zu einer Persönlichkeitsveränderung führen.*

Gliom

Vor allem primäre Hirntumore (Gliome) können sich aus Zellen bilden, die im Gegensatz zu vollentwickelten Neuronen die Fähigkeit zur Zellteilung besitzen, so zum Beispiel Astrozyten und Oligodendrozyten, sowie deren Vorgängerzellen. Die aggressivste Form primärer Hirntumore ist das Glioblastoma multiforme, das sich möglicherweise aus einfachen Astrozyten entwickelt. Gliome verursachen Kopfschmerzen, Erbrechen, Krampfanfälle, fokal-neurologische Symptome wie Lähmungen, den Verlust sensorischer Fähigkeiten oder Persönlichkeitsveränderungen sowie Hirnnervenstörungen.

Multiple-Choice

1 *Welcher Zelltyp im Gehirn produziert Myelin?*

Ⓐ Oligodendrozyten
Ⓑ Neurone
Ⓒ Astrozyten
Ⓓ Mikrogliazellen
Ⓔ Plexus choroideus

2 *Welcher Zelltyp im Gehirn ist für die Immunüberwachung verantwortlich?*

Ⓐ Purkinje-Zellen
Ⓑ Ganglienzellen
Ⓒ Endothel
Ⓓ Mikrogliazellen
Ⓔ Plexus choroideus

3 *Wo befinden sich die Atemzentren im Gehirn?*

Ⓐ in der Großhirnrinde
Ⓑ im Thalamus
Ⓒ im Pons
Ⓓ in der Medulla oblongata
Ⓔ sowohl C und D sind korrekt

4 *Welcher Hirnnerv ist für den Tastsinn im Gesicht verantwortlich?*

Ⓐ der Glossopharyngealnerv
Ⓑ der Trigeminusnerv
Ⓒ der Gesichtsnerv
Ⓓ der Nervus vesibulocochlearis
Ⓔ der Nervus cochlearis

5 *Welche Funktion hat der Gesichtsnerv?*

Ⓐ Kontrolle der Muskeln für Gesichtsausdrücke
Ⓑ Kontrolle der Ohrspeicheldrüse
Ⓒ Wahrnehmung von Sinneseindrücken im Rachenraum
Ⓓ Kontrolle der Schweißdrüsen im Gesicht
Ⓔ Regulierung des Atmungsrhythmus

6 *Der Nervus versibulocochlearis transportiert Informationen über ...*

Ⓐ die audiorische Funktion
Ⓑ Geschmackswahrnehmungen im Bereich der vorderen zwei Drittel der Zunge.
Ⓒ die visuelle Funktion
Ⓓ Gleichgewicht und Orientierung
Ⓔ sowohl A und D sind korrekt

7 *Wo befinden sich die Hunger- und Sättigungszentren?*

Ⓐ in der Großhirnrinde
Ⓑ im Thalamus
Ⓒ im Hypothalamus
Ⓓ im Cerebellum
Ⓔ im Pons

8 *Welcher Teil des Gehirns verbindet Erinnerungen mit Emotionen?*

Ⓐ Amygdala
Ⓑ Hypothalamus
Ⓒ Hippocampus
Ⓓ Pons
Ⓔ Mittelhirn

9 *Die bilaterale Schädigung welches Teils des Gehirns stört die Fähigkeit, neue Erinnerungen abzuspeichern?*

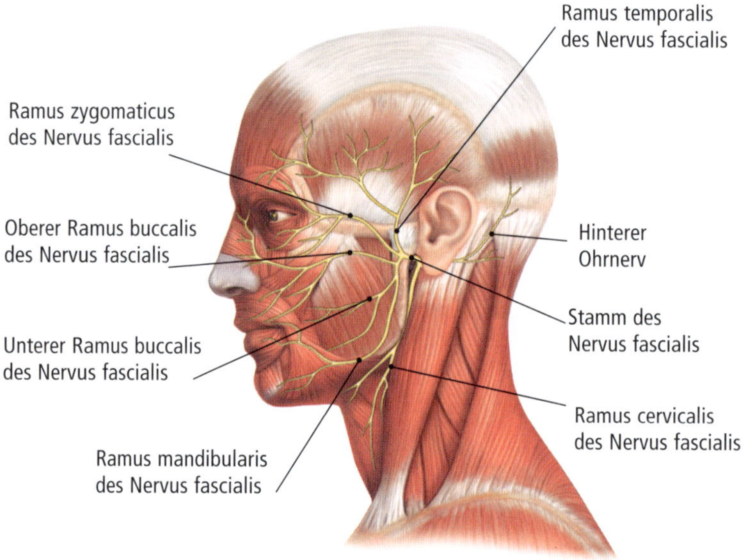

Äste des Gesichtsnervs

Anm.: In dieser Darstellung wurde die Ohrspeicheldrüse entfernt, um die Äste des Gesichtsnervs freizulegen.

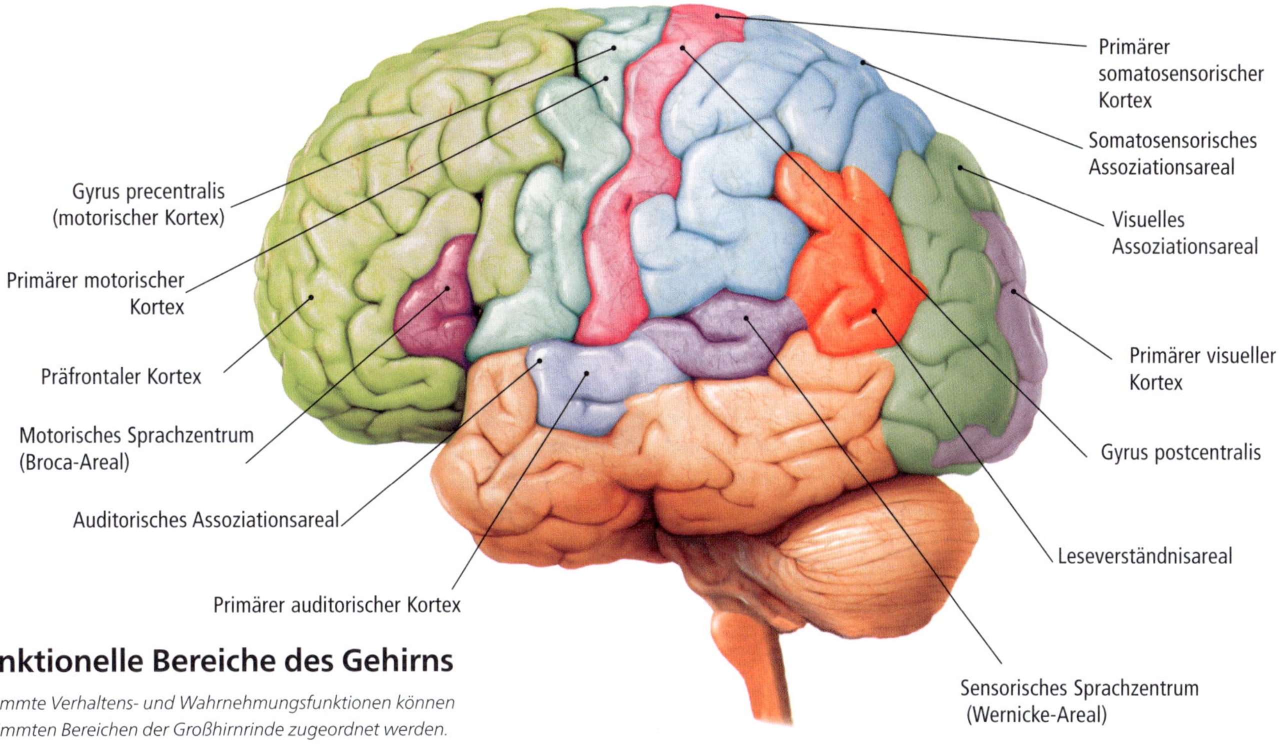

Funktionelle Bereiche des Gehirns

Bestimmte Verhaltens- und Wahrnehmungsfunktionen können bestimmten Bereichen der Großhirnrinde zugeordnet werden.

Ⓐ Hippocampus
Ⓑ Amygdala
Ⓒ Hypothalamus
Ⓓ Thalamus
Ⓔ Parietallappen

10 *Das Kleinhirn erhält sensorischen Input von …*
Ⓐ Gelenksrezeptoren
Ⓑ Gleichgewichtsorganen im Ohr
Ⓒ Berührungsrezeptoren im Gicht
Ⓓ Muskelspannungsrezeptoren der Gliedmaßen
Ⓔ alle Antworten sind richtig

11 *Der primär-somatosensorische Kortex befindet sich im …*
Ⓐ Gyrus precentralis
Ⓑ Gyrus postcentralis
Ⓒ Okzipitallappen
Ⓓ orbitalen Kortex
Ⓔ im Temporallappen

12 *Wozu kann eine Schädigung des Parietallappens führen?*
Ⓐ Probleme mit expressiven Aspekten der Sprache
Ⓑ Sehverlust im linken Gesichtsfeld
Ⓒ sensorische Vernachlässigung der linken Körperhälfte
Ⓓ Probleme mit dem Arbeitsgedächtnis
Ⓔ Verlust des Geruchssinns

13 *Wohin wird die visuelle Information des linken Blickfelds weitergeleitet?*
Ⓐ zum linken Colliculus superior
Ⓑ zum rechten Parietallappen
Ⓒ zum rechten Gyrus precentralis
Ⓓ zum rechten Okzipitallappen
Ⓔ zum linken Pons

14 *Durch welchen Teil des Gehirns wird das Arbeitsgedächtnis (die Fähigkeit einzelne Arbeitsschritte einfacher Tätigkeiten für einige Minuten in Erinnerung zu behalten) versorgt?*
Ⓐ durch den präfrontalen Kortex
Ⓑ durch den Parietallappen
Ⓒ durch das Kleinhirn
Ⓓ durch den Hypothalamus
Ⓔ durch den Temporallappen

Malen und Bezeichnen

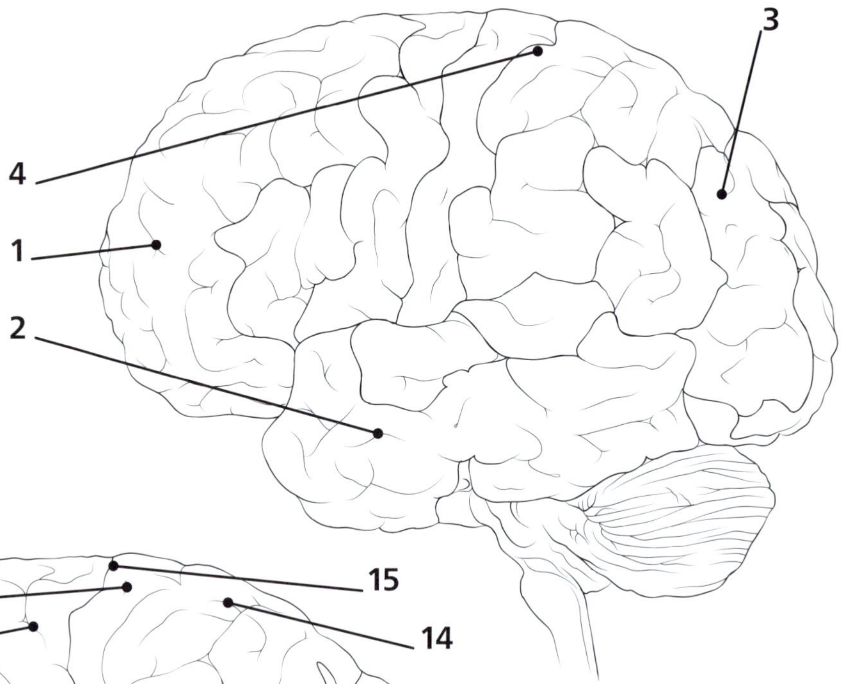

Hirnlappen — laterale Ansicht

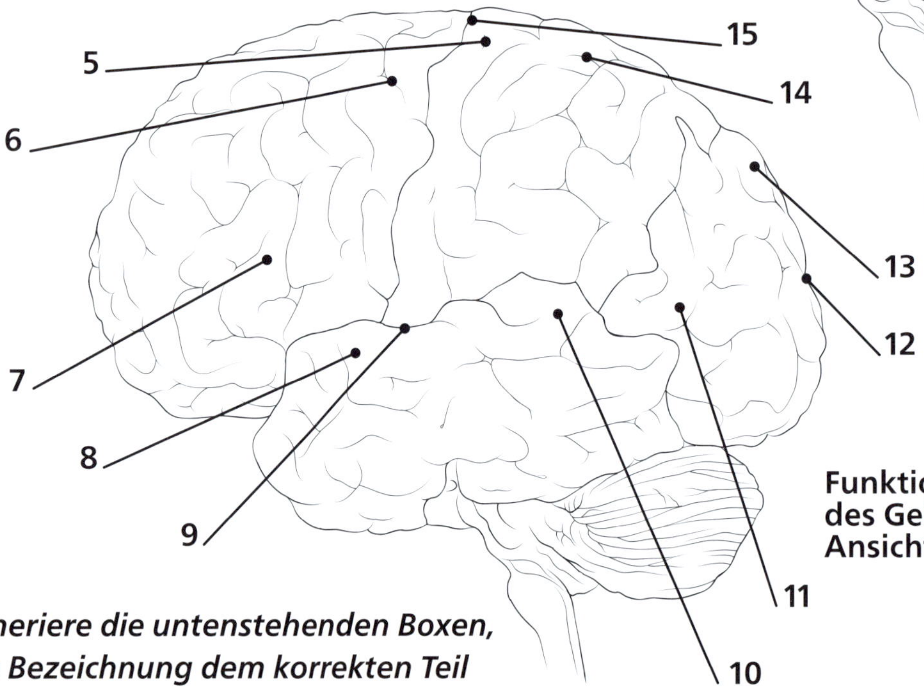

Funktionelle Bereiche des Gehirns— laterale Ansicht

i) Nummeriere die untenstehenden Boxen, um jede Bezeichnung dem korrekten Teil der Zeichnung zuzuordnen.

Parietallappen	☐
Okzipitallappen	☐
Temporallappen	☐
Frontallappen	☐
Motorisches Sprachzentrum (Broca-Areal)	☐
Primärer motorischer Kortex	☐
Zentralfurche	☐
Auditorisches Assoziationsareal	☐
Auditorischer Kortex	☐
Visueller Kortex	☐
Visuelles Assoziationsareal	☐
Sensorisches Sprachzentrum (Wernicke-Areal)	☐
Leseverständnisareal	☐
Primärer somatosensorischer Kortex	☐
Somatosensorisches Assoziationsareal	☐

i) ***Benenne jede der in den Abbildungen gezeigten Strukturen***

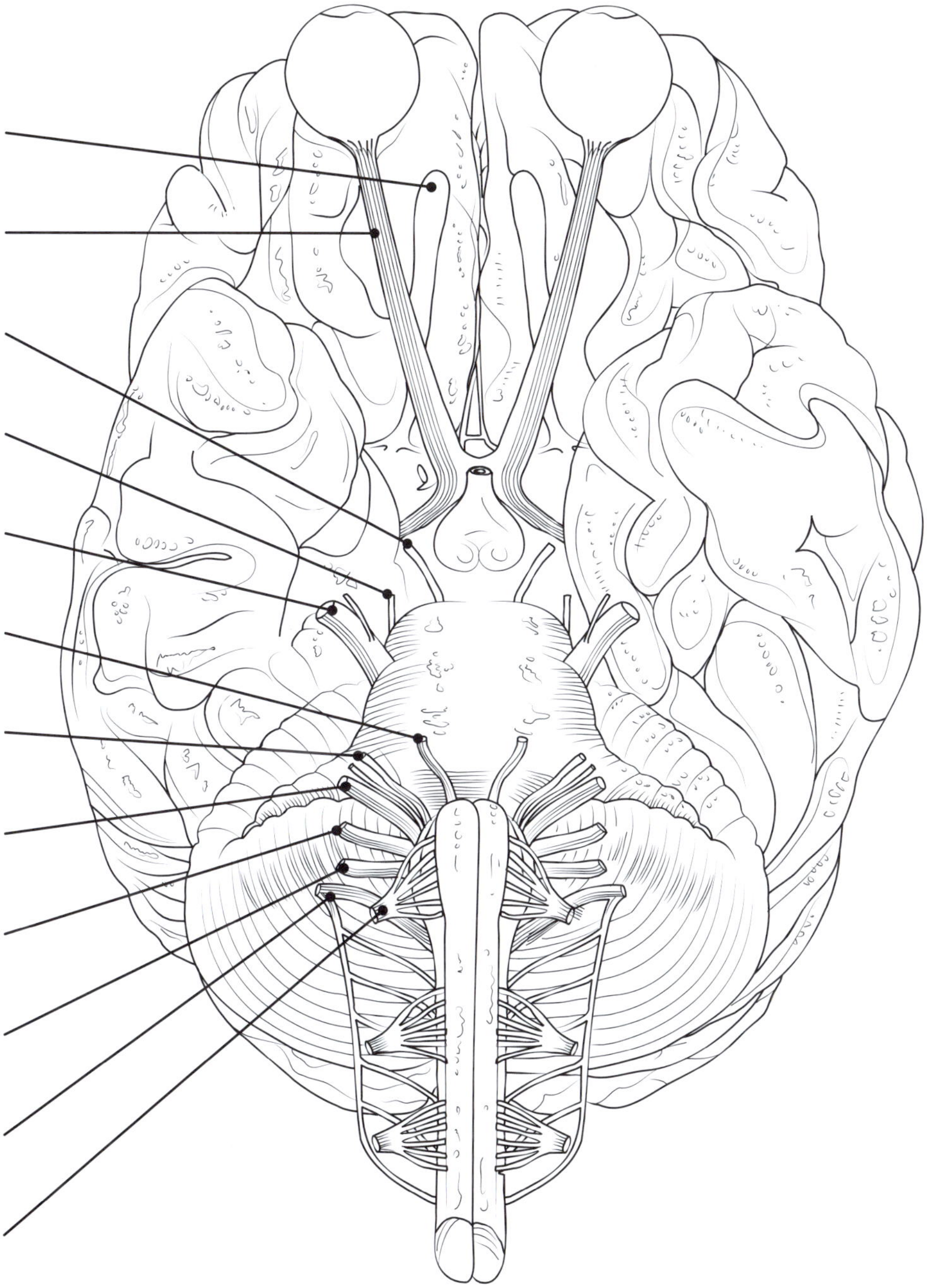

1 ....

2 ....

3 ....

4 ....

5 ....

6 ....

7 ....

8 ....

9 ....

10 ....

11 ....

12 ....

Lücken füllen

1 *Der Liquor wird hauptsächlich vom ____________________ gebildet.*

2 *Die ____________________ Ventrikel liegen im Inneren der Hemisphären.*

3 *Der ____________________ umgibt das Gehirn und das Rückenmark.*

4 *Die ____________________ sind venöse Blutleiter im Inneren der Schädelhöhle, die durch die Dura mater verstärkt werden.*

5 *Der ____________________ ist ein Faserzug, der den Hippocampus mit dem Hypothalamus verbindet.*

6 *Das ____________________ ermöglicht die Informationsweiterleitung zwischen den beiden Gehirnhälften.*

7 *Die ____________________ beinhaltet Axone, die den Thalamus mit der Großhirnrinde verbinden.*

8 *Das ____________________ ist jene Gehirnregion, in der die Axone des Sehnervs die Mittellinie kreuzen.*

9 *Der Nervus ____________________ innerviert die Muskeln der Zunge.*

10 *Der ____________________, der ____________________ und der ____________________ innervieren die Skelettmuskeln, die für Bewegungen des Auges verantwortlich sind.*

11 *Der ____________________ ist jener Teil des Thalamus, der für das Sehen am wichtigsten ist.*

12 *Der ____________________ ist jener Teil des Thalamus, der für das Hören am wichtigsten ist.*

13 *Der ____________________ beinhaltet Axone, die von den pontinen Kernen zum Cerebellum führen.*

14 *Der ____________________ und der ____________________ sind für den Kornealreflex (Lidschlussreflex) verantwortlich.*

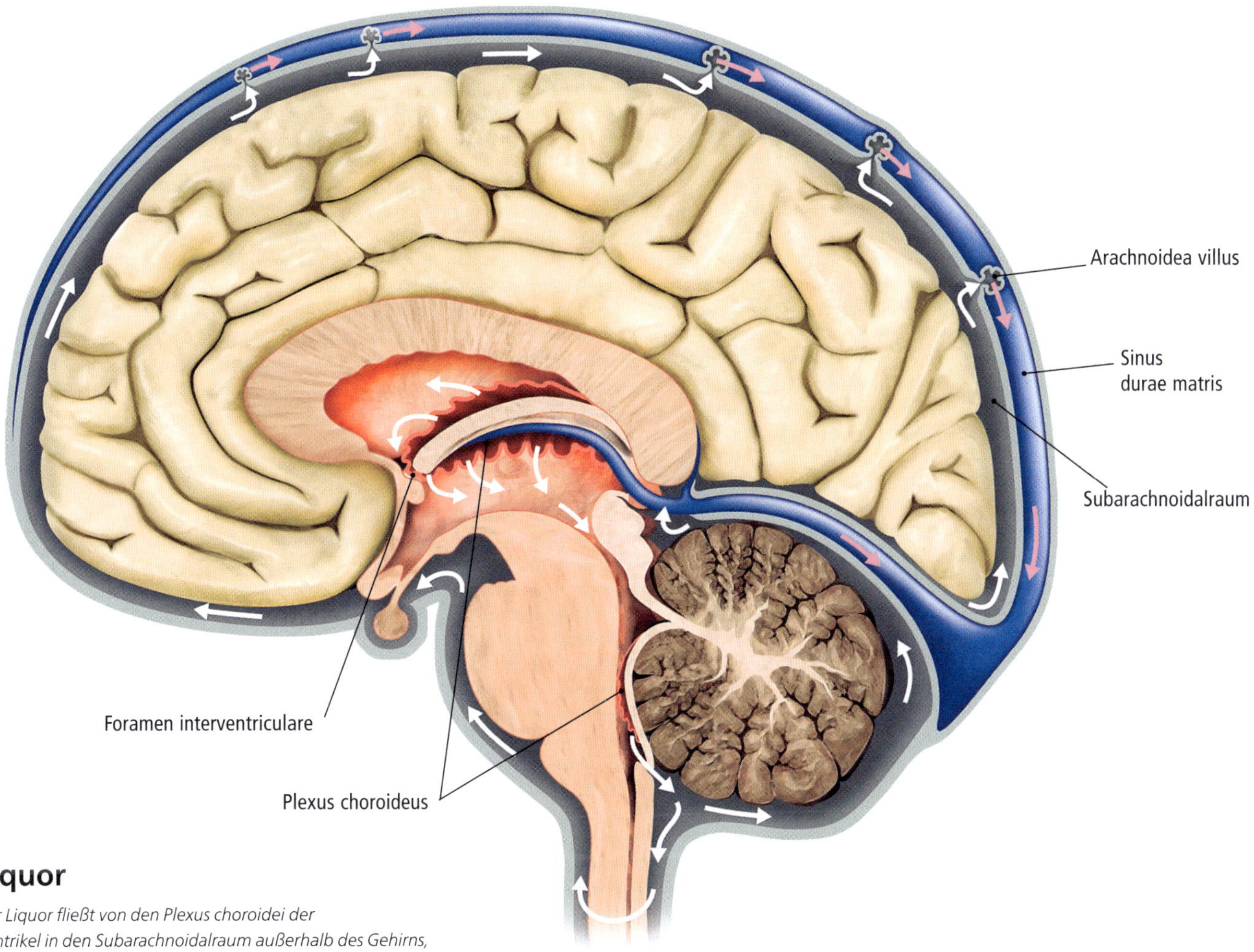

Liquor

Der Liquor fließt von den Plexus choroidei der Ventrikel in den Subarachnoidalraum außerhalb des Gehirns, und schließlich zu den Sinus durae matris am inneren Schädel.

15 *Der ____________________ und der ____________________ sind für den Würgereflex verantwortlich.*

16 *Die ____________________ trennt den primär-motorische Kortex vom somatosensorischen Kortex.*

17 *Der primär-visuelle Kortex befindet sich um den Sulcus ____________________.*

18 *Die Fissura ____________________ trennt den Frontal- vom Temporallappen.*

19 *Der ____________________ Ventrikel befindet sich zwischen Pons und Cerebellum.*

Verbinde die Aussage mit der Begründung

1 *Information von den Ganglienzellen der nasal gelegenen Seite der linken Retina gelangen zum visuellen Kortex, weil ...*

2 *Im linken Gyrus postcentralis wird Information über Berührungen an der rechten oberen Gliedmaße repräsentiert, weil ...*

3 *Eine Blutung in der inneren Kapsel kann schwerwiegende Folgen für neurologische Funktionen haben, weil ...*

4 *Ein epileptischer Grand-mal-Anfall verbreitet sich in der Regel allmählich im gesamten Körper, weil ...*

5 *Ein Tumor im Hypothalamus kann zu Fettleibigkeit führen, weil ...*

a *sich die Fasern in der sensorischen Nervenbahnkreuzung auf der Höhe der Medulla oblongata kreuzen.*

b *viele absteigende und aufsteigende Axone durch einen sehr schmalen Bereich führen.*

c *sich hier das Sättigungszentrum befindet.*

d *sich die Axone der Sehnerven unterhalb des Hypothalamus kreuzen.*

e *der primäre motorische Kortex über eine Art Landkarte der Körperteile verfügt.*

Epilepsie

Epilepsie ist eine neurologische Störung aufgrund abnormaler elektrischer Entladungen in den Schaltkreisen des Gehirns. Epilepsie äußert sich durch sensorische Störungen, Bewusstseinsverlust und Krämpfe. Epilepsie kommt in unterschiedlichen Ausprägungen vor, von leichten Abscence bei Petit-mal-Anfällen, bei welchen Betroffene die Aufmerksamkeit verlieren, bis hin zu tonisch-klonischen Grand-mal-Anfällen, wobei sich Krämpfe entsprechend der Bewegung der abnormalen Entladungen über die Gehirnoberfläche im gesamten Körper ausbreiten (Jackson-Ausbreitung). Temporallappenepilepsie kann zu Déjà-vu-, und Jamais-vu-Wahrnehmungen (das Gefühl, Bekanntes noch nie gesehen zu haben – Gegenteil von Déjà vu) sowie zu Amnesie, olfaktorischen Halluzinationen und zu plötzlichen Unruhe- und Angstzuständen führen.

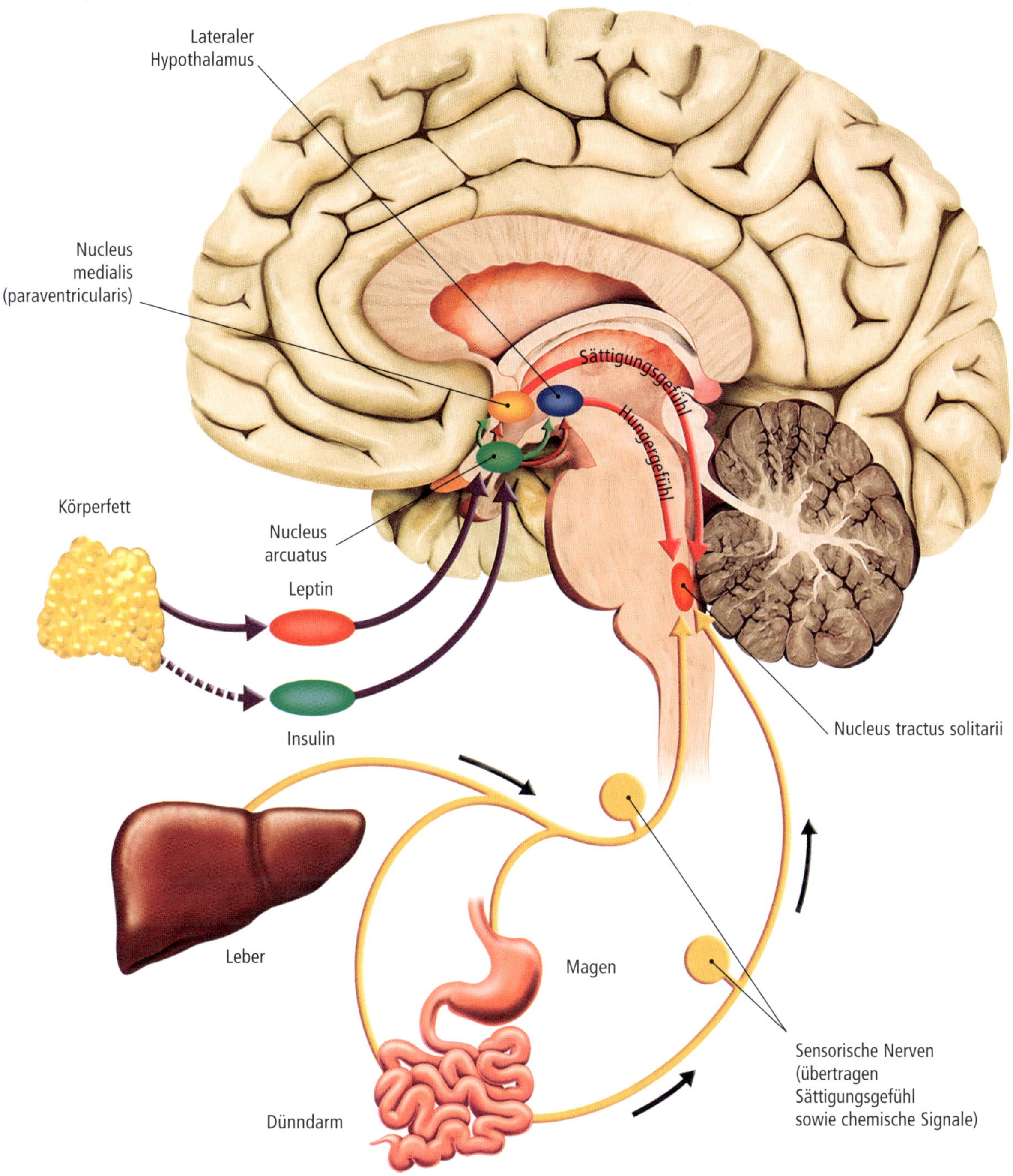

Hypothalamus und Appetitregulation

Bei der Appetitregulation spielt der Hypothalamus neben vielen anderen Faktoren eine Schlüsselrolle. Durch die Hormone Leptin und Insulin, welche dem Hirnstamm entweder ein Sättigungs- oder ein Hungergefühl vermitteln, beeinflusst die Körperfettmenge den Hypothalamus. Dies spielt mit anderen Signalen der Leber und des Darms über den Nucleus tractus solitarii zusammen und beeinflusst, wie hungrig wir uns fühlen.

Malen und Bezeichnen

i) Benenne jede der in den Abbildungen gezeigten Strukturen

ii) Verwende die Legende, um die Strukturen auszumalen

- Atlas
- Epiphyse
- Zweiter Zervikalnerv

1 ....
2 ....
3 ....
4 ....
5 ....
6 ....
7 ....

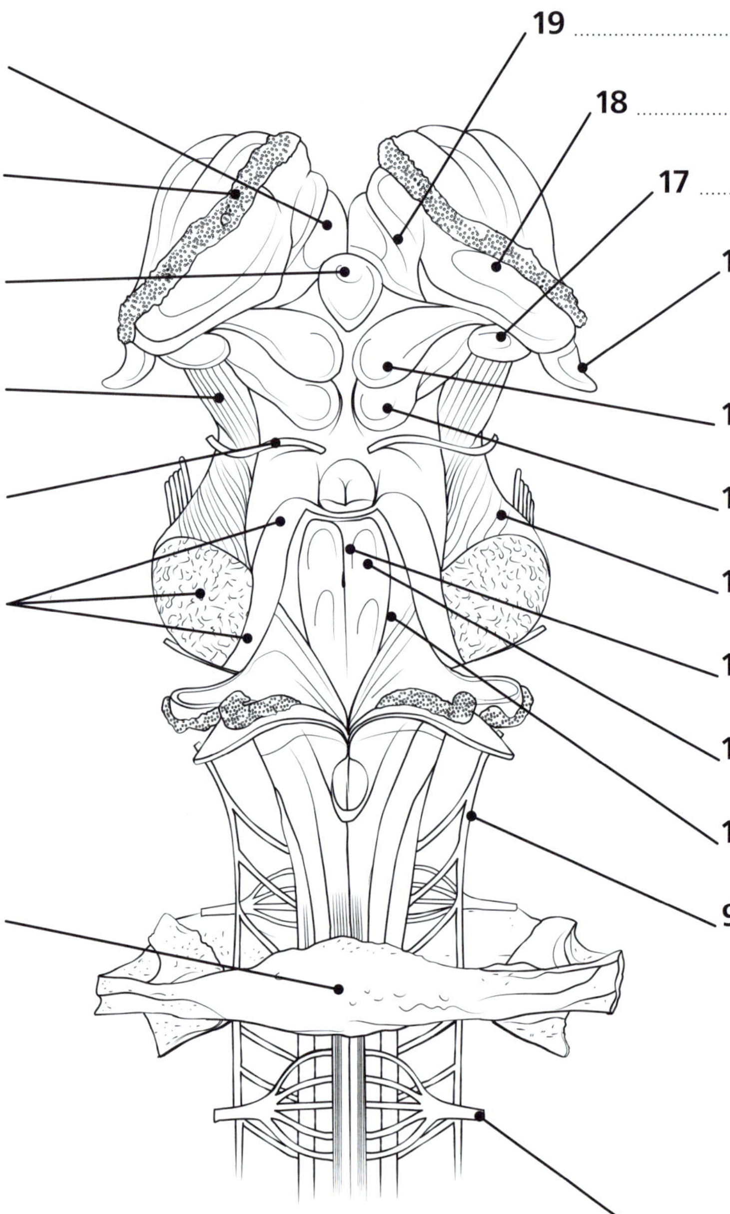

19 ....
18 ....
17 ....
16 ....
15 ....
14 ....
13 ....
12 ....
11 ....
10 ....
9 ....
8 ....

Hirnstamm – Rückansicht

i) Benenne jede der in den Abbildungen gezeigten Strukturen

Spinalanästhesie

Eine Anästhesie in Strukturen des Beckens oder der unteren Gliedmaßen kann durch die Gabe eines lokalen Anästhetikums entweder in den Subarachnoidalraum um das Rückenmark (Subarachnoidal- oder Intrathekalanästhesie) oder in das Fett um die Spinalnerven (Epiduralanästhesie) erreicht werden. Eine Spinalanästhesie kann bei Operationen der unteren Extremitäten, bei Schnittentbindungen und bei Beckenoperationen verwendet werden. Risiken und Komplikationen umfassen Kopfschmerzen, Nervenschädigungen und Infektionen.

Spinalnerven

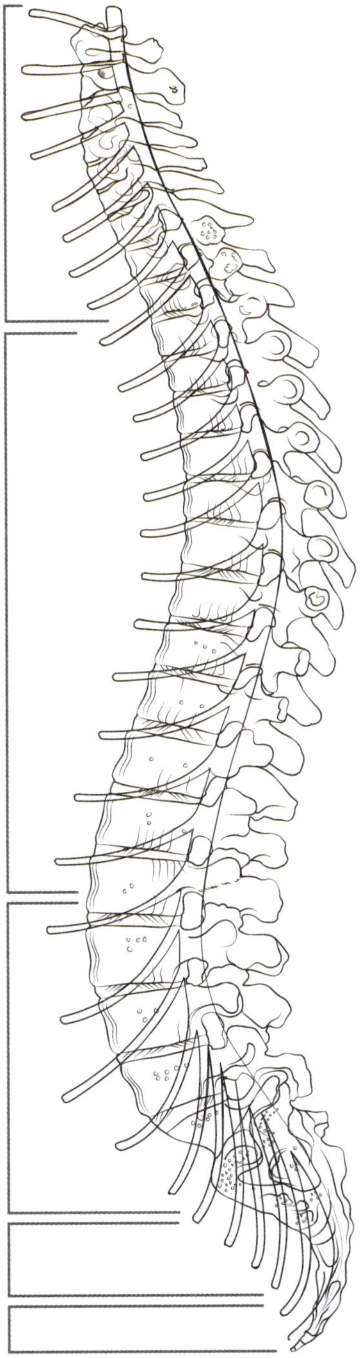

1 ....

2 ....

3 ....

4 ....

5 ....

Rückenmark – Frontansicht

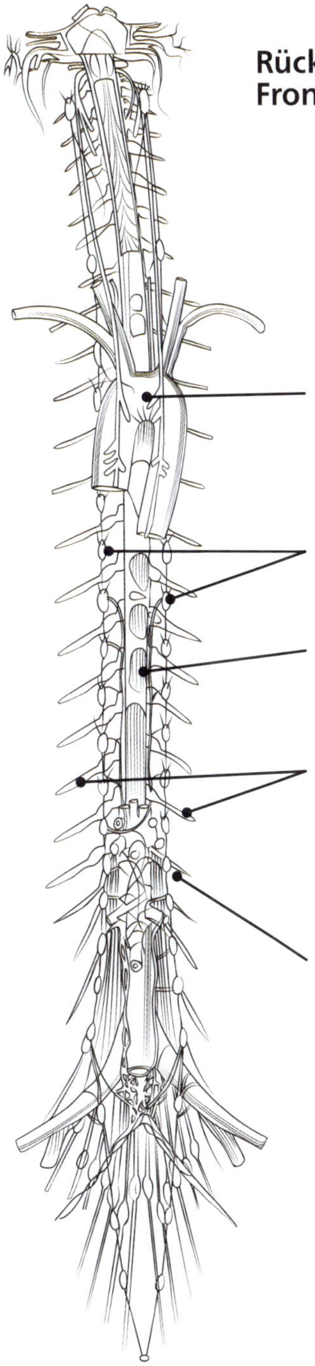

10 ....

9 ....

8 ....

7 ....

6 ....

Sinnesorgane: Sehen und Hören

Schlüsselbegriffe:

Choroidea Die pigmentierte und vaskularisierte Mittelschicht des Auges. Sie versorgt die äußeren Retinaschichten durch Diffusion mit Nährstoffen.

Cornea Die dünne, konvexe, durchsichtige Oberfäche des Auges. Sie enthät keine Blutgefäße und wird durch Diffusion durch die umleigenden Gewebe versorgt. Sie ist für einen Großteil der Brechkraft, wodurch auf der Retina ein Bild entsteht, verantwortlich.

Glaskörper Der hintere, durchsichtige Hohlraum des Augapfels. Er ist mit einer Flüssigkeit, der Glaskörperflüssigkeit, gefüllt.

Hintere Augenkammer Die Flüssigkeitskammer zwischen der Iris an der Vorderseite des Ziliarkörpers, den Zonulafasern und der Linse. Sie ist mit einer Flüssigkeit, dem Kammerwasser, gefüllt.

Linse Eine durchsichtige, formflexible Struktur, die die Fokussierung auf nahe und entfernte Objekte ermöglicht. Ihre natürliche Form ist annähernd kugelförmig, durch die Spannung um den Linsenäquator erhält sie jedoch ein abgeflachtes Profil.

Retina Die neuronale Schicht des Auges. Sie besteht aus mehreren Schichten mit Photorezeptoren, Bipolarzellen sowie Ganglienzellen und ist sehr gut durchblutet.

Sehnerv Jener Nerv, in dem die Axone der retinalen Ganglienzellen zum visuellen Nucleus des Thalamus (Nucleus geniculatis lateralis) und zum Mittelhirn (Colliculus superior) gebracht werden.

Vordere Augenkammer Die Flüssigkeitskammer zwischen der Hinterseite der Cornea und der Iris. Sie ist mit einer wässrigen Flüssigkeit, dem Kammerwasser, gefüllt.

Ziliarkörper Eine Erweiterung der Choroidea. Er verbindet die Choroidea mit der Iris und umfasst den Ziliarmuskel und die Ziliarfortsätze.

Ziliarmuskel Glatter Muskel, der die Spannung der Zonulafasern am Linsenäquator regelt.

Zonulafasern Ligamente, die den Ziliarkörper am Linsenäquator befestigen. Sind sie entspannt, erhält die Linse wieder eine rundere Form.

Das Auge – laterale Ansicht

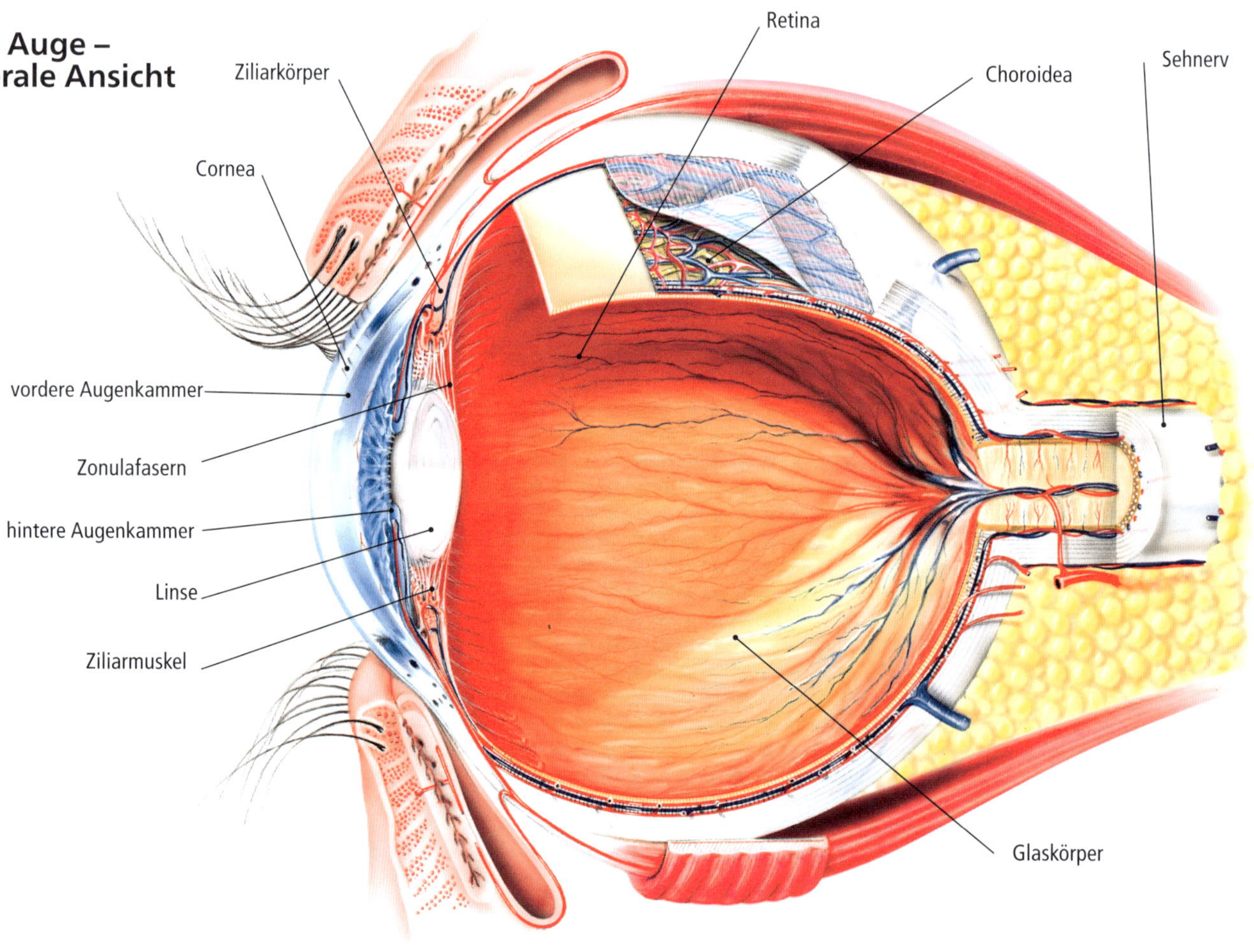

Schlüsselbegriffe:

Amboss Der mittlere Knochen der Gehörknöchelchen.

Ampulle Auswölbung an jedem Bogengang. Auf jeder Ampulle befindet sich ein Kamm (Crista), durch welchen Kopfbewegungen wahrgenommen werden.

Äste des Vestibularnervs Nervenfasern der Bestandteile des Vestibularorgans (Macula des Utriculus und des Sacculus sowie Ampulle der Bogengänge).

Äußerer Gehörgang (Meatus) Die Röhre, die vom Außenohr zum Trommelfell führt.

Bogengänge Drei knöcherne Kanäle (lateraler, hinterer, und vorderer) die jeweils einen Bogengang bilden.

Cochlea Schneckenförmige Röhre des auditiven Teils des Innenohrs.

Ductus cochlearis Schneckenförmige Röhre, in der sich das Corti-Organ befindet. Er verläuft neben der Scala vestibularis und der Scala tympani.

Eustachische Röhre Eine Röhre, welche die Mittelohrhöhle mit dem Nasenrachenraum verbindet. Sie ermöglicht den Druckausgleich zwischen Mittelohrhöhle und Nasenrachenraum.

Fußplatte des Steigbügels im ovalen Fenster Die Unterseite beziehungsweise Fußplatte des Steigbügels ragt in das ovale Fenster und übermittelt Schwingungen des Trommelfells an die Perilymphe (eine Flüssigkeit) des Innenohrs.

Gehörknöchelchen Drei winzige, gelenkig miteinander verbundene Knochen in der Mittelohrhöhle.

Hammer Das Gehörknöchelchen, das in direktem Kontakt mit dem Trommelfell steht.

Helicotrema Jener Punkt an der Schneckenspitze, an dem die Scala vestibularis auf die Scala tympani trifft.

Macula sacculi Der sensorische Bereich des Sacculus. Ihre Haarzellen registrieren lineare Beschleunigungen des Kopfes.

Nervus cochlearis Das Nervenfaserbündel, das auditive Information vom Corti-Organ zum Hirnstamm weiterleitet.

Promontorium an der ersten Schneckenwindung knöcherner Vorsprung der medialen Paukenhöhlenwand des Mittelohrs an der basalen Schneckenwindung.

Rundes Fenster Ein Fenster zwischen dem Innen- und dem Mittelohr. Es wird vom Epithelium der Mittelohrhöhle bedeckt und wölbt sich nach außen, wenn die Fußplatte des Steigbügels das ovale Fenster berührt.

Sacculus Einer der Bestandteile des Vestibularorgans. Er registriert lineare Beschleunigungen des Kopfes.

Scala tympani Ein schneckenförmiger Kanal, der sich in der Cochlea von deren Basis aufwärts bis zur Schneckenspitze windet.

Scala vestibularis Ein schneckenförmiger Kanal, der sich in der Cochlea von deren Basis aufwärts bis zur Schneckenspitze windet.

Steigbügel Ein Knochen des Mittelohrs in der Form eines Steigbügels.

Trommelfell Die Membran, die den äußeren Gehörgang vom Innenohr trennt.

Utriculus Einer der Bestandteile des Vestibularorgans.

Das Ohr – laterale Ansicht

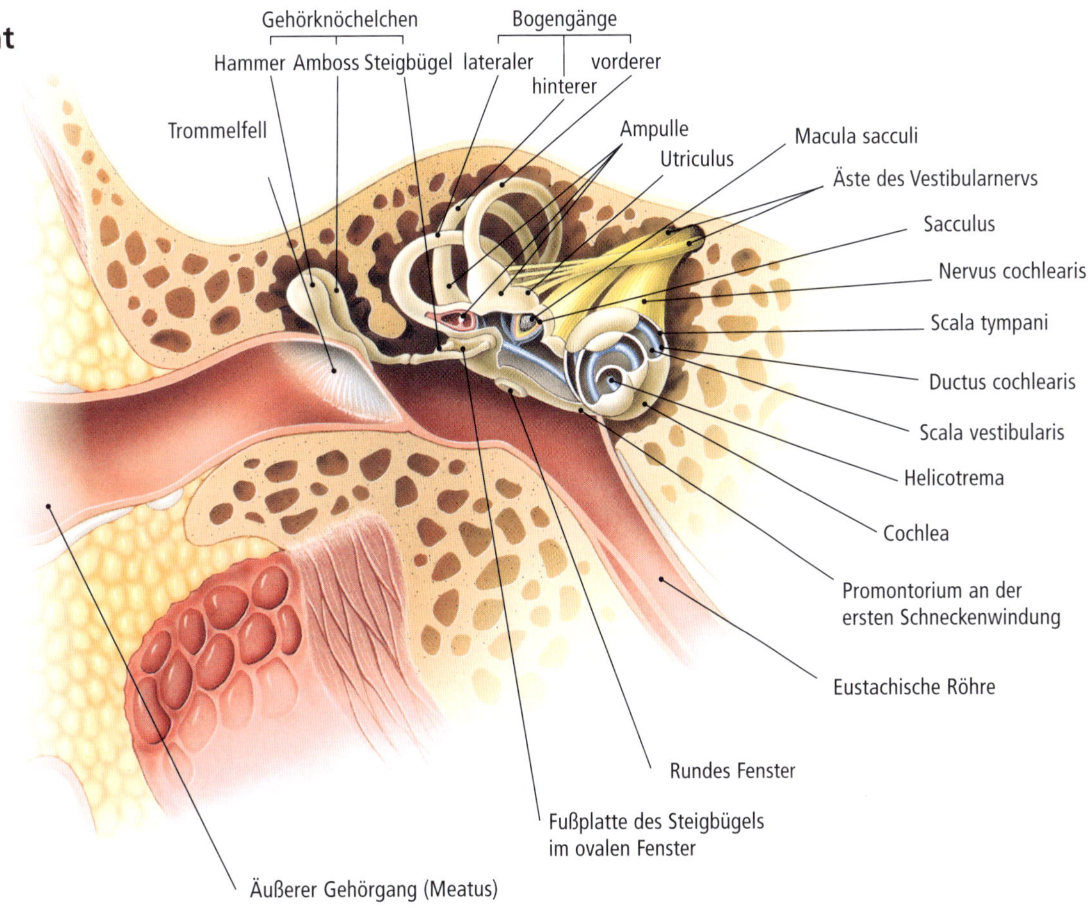

Sinnesorgane: Schmecken und Riechen

Schlüsselbegriffe:

Blattpapillen Kammartige Erhöhungen im hinteren Bereich der Zunge, an deren Oberfläche sich Geschmacksknospen befinden.

Epiglottis Ein blattförmiger Knorpel, der den Larynxeingang schützt. Beim Schlucken wird sie über den Larynxeingang gezogen.

Fadenpapillen konische Erhebungen am Zungenrücken. Sie verfügen über keine Geschmacksknospen, unterstützen allerdings den Nahrungstransport in der Mundhöhle.

Gaumenmandel (Tonsilla palatina) Ein lymphatisches Organ an der lateralen Wand des Oropharynx. Sie befindet sich zwischen dem Arcus palatoglossus und dem Arcus palatopharyngeus. Sie ist Teil eines Immunüberwachungssystems (Waldeyer'scher Ring) am Eingang zum Verdauungstrakt und den Atemwegen.

Pilzpapillen Pilzförmige Erhöhungen auf dem Zungenrücken, an deren Oberfläche sich Geschmacksknospen befinden.

Musculus und Arcus palatoglossus Der Bogen auf der Seite der Mundhöhle, der durch die Schleimhaut vom Musculus palatoglossus gebildet wird. Der Musculus palatoglossus verläuft vom Gaumensegel zur Zunge.

Musculus und Arcus palatopharyngeus Der Bogen auf der Seite des Oropharynx, der durch die Schleimhaut vom Musculus palatopharyngeus gebildet wid. Der Musculus palatopharyngeus verläuft vom Gaumensegel zur Muskelwand des Pharynx.

Sulcus medianus linguae Die mittige Einkerbung am Zungenrücken.

Sulcus terminalis linguae Eine V-förmige Mulde, welche die vorderen zwei Drittel der Zunge vom hinteren Drittel trennt.

Vallecula epiglotica Die Mulde zwischen dem hinteren Drittel der Zunge und der Epiglottis. Es kann passieren, dass dort Hähnchenknochen oder Fischgräten hängenbleiben.

Wallpapillen Papillen, die sich in der Mulde an der Zungenoberfläche befinden. Sie sind in V-Form vor dem Sulcus terminalis linguae angeordnet. Jede Wallpapille ist von einer Furche umgeben, in der sich Geschmacksknospen befinden.

Zungenmandel (Tonsilla lingualis) Ein lymphatisches Organ, das sich an der Oberfäche im hinteren Drittel der Zunge befindet. Sie ist Teil eines Immunüberwachungssystems (Waldeyer'scher Ring) für den Eingang zum Verdauungstrakt und der Atemwege.

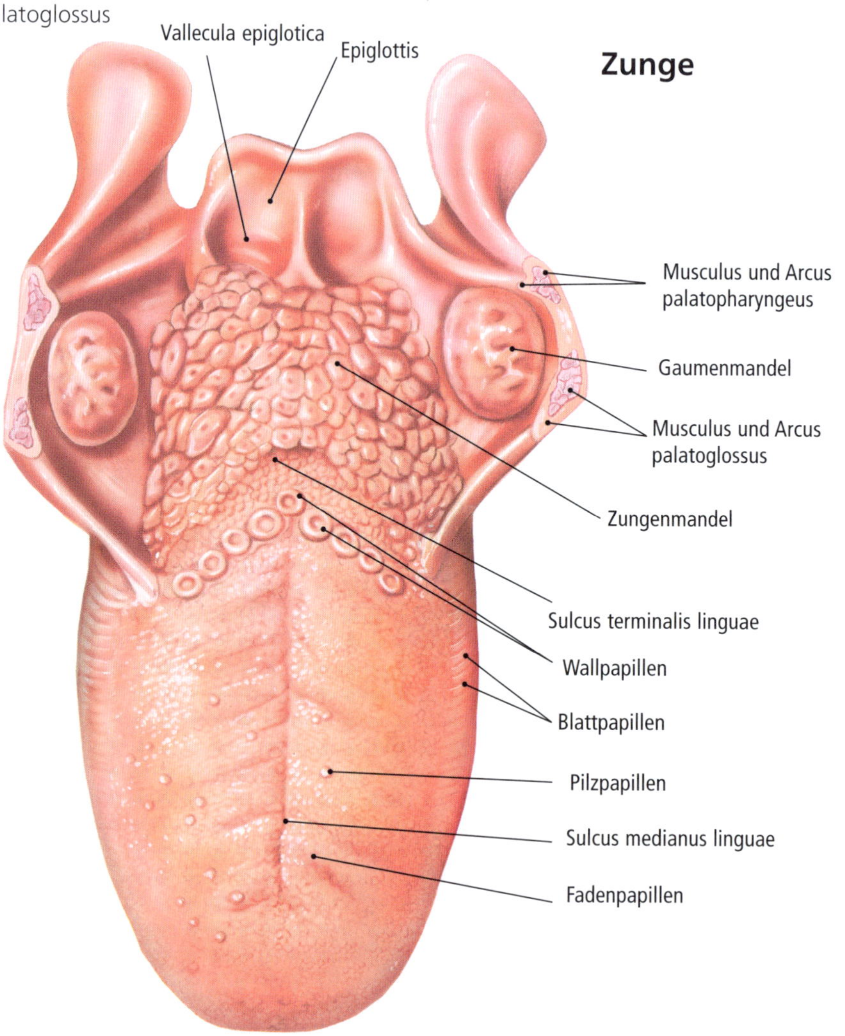

Schlüsselbegriffe:

Axon (Nervenfaser) Der lange Fortsatz einer Nervenzelle, welcher Impulse an das Gehirn oder an andere Körperteile weiterleitet.

Bowman-Drüse (Glandula olfactoria) Drüse, die eine seröse Flüssigkeit bildet, welche Duftmoleküle löst und zu den Zilien transportiert. Die Flüssigkeit beinhaltet ein geruchsbindendes Protein, das diesen Prozess unterstützt.

Fila olfactoria Geruchsnervenfasern, die durch die Lamina cribrosa ossis ethmoidalis zum Riechkolben führen.

Frontallappen Der Hirnlappen, der sich unter dem Stirnknochen befindet. Er umfasst den präfrontalen Kortex, Regionen zur Steuerung von Augenbewegungen, zwei Formen motorischer Kortizes sowie das Broca-Areal.

Geruchsnervenzelle Sensorisches Neuron in der Riechschleimhaut. Jede Zelle hat einen spitzen Fortsatz mit einem bläschenförmigen Ende und 10-20 Zilien, welche Geruchsmoleküle aus der eingeatmeten Luft aufnehmen. Am anderen Ende der Zelle befindet sich ein Axon, das zum Riechkolben führt.

Lamina cribrosa ossis ethmoidalis Eine feine, siebartige Knochenplatte, die das Dach der Nasenhöhle bildet und von Geruchsnervenfasern durchdrungen wird.

Mitralzelle Primäres Neuron des Riechkolbens. Sie projiziert Geruchsinformationen zum olfaktorischen Kortex und zum Tuberculum olfactorium im Gehirn.

Nasenschleimhaut Das Epithel der oberen Nasenhöhle, das Gerüche wahrnimmt. Die Nasenschleimhaut umfasst vier Zelltypen: Ausgereifte Geruchsnervenzellen, proliferative Basalzellen, unausgereifte Geruchsnervenzellen und Stützzellen.

Riechbahn Die Faserbahn, die vom Riechkolben zu den olfaktorischen Zentren (olfaktorischer Kortex und Tuberculum olfactorium) im Gehirn verlaufen.

Riechkolben Die längliche melonenförmige Struktur über der Lamina cribrosa ossis ethmoidalis. Hier münden die Fila olfactoria. Geruchsinformationen werden hier verarbeitet, bevor sie durch die Riechbahn zum olfaktorischen Kortex im Gehirn geleitet werden.

Zilien Haarige Fortsätze an den Spitzen der Sinneszellen in der Nasenschleimhaut. Rezeptoren an der Oberfläche der Zilien binden Duftstoffe an Rezeptoren.

Riechapparat

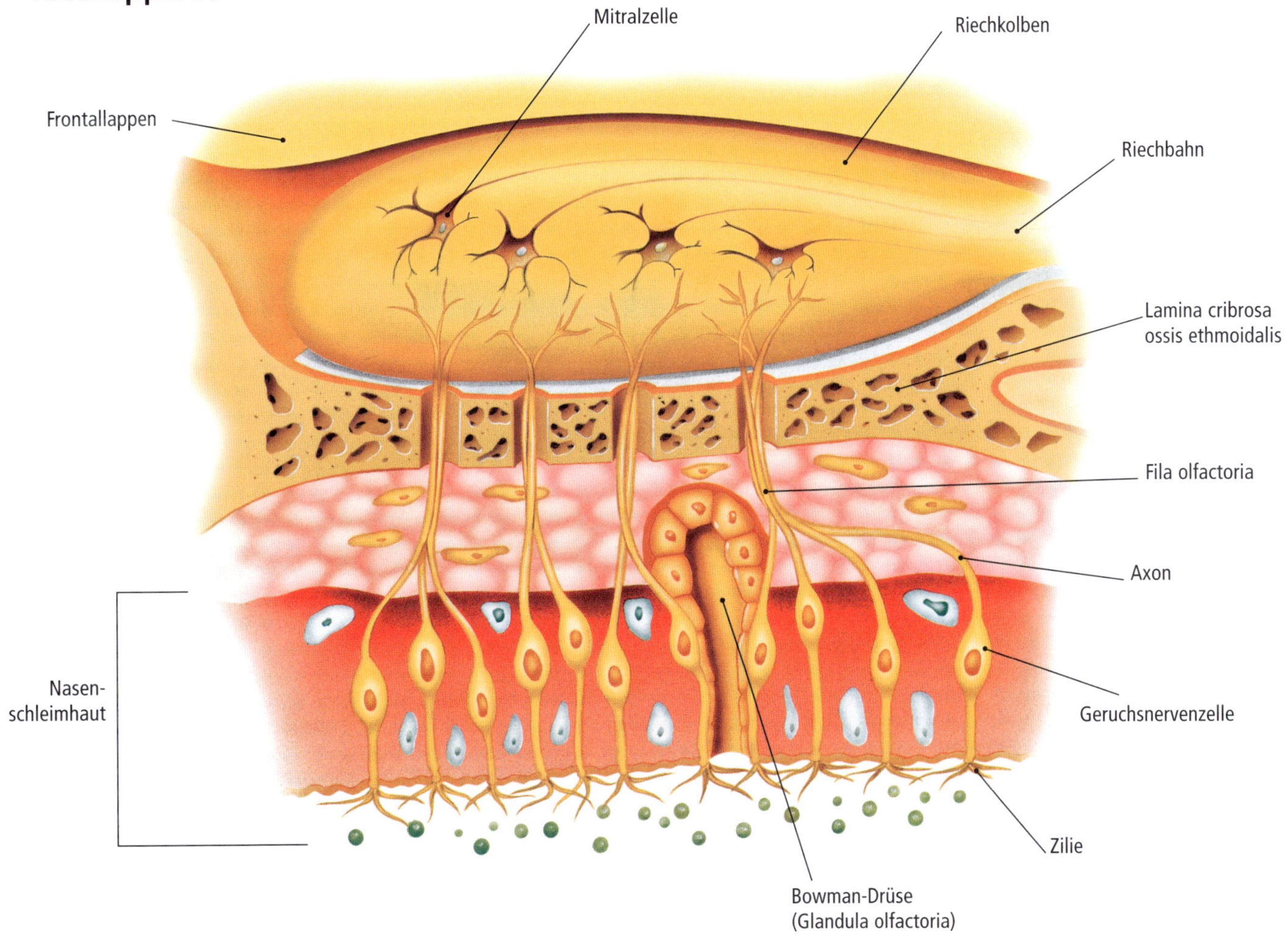

Wahr oder Falsch?

Retina — Querschnitt

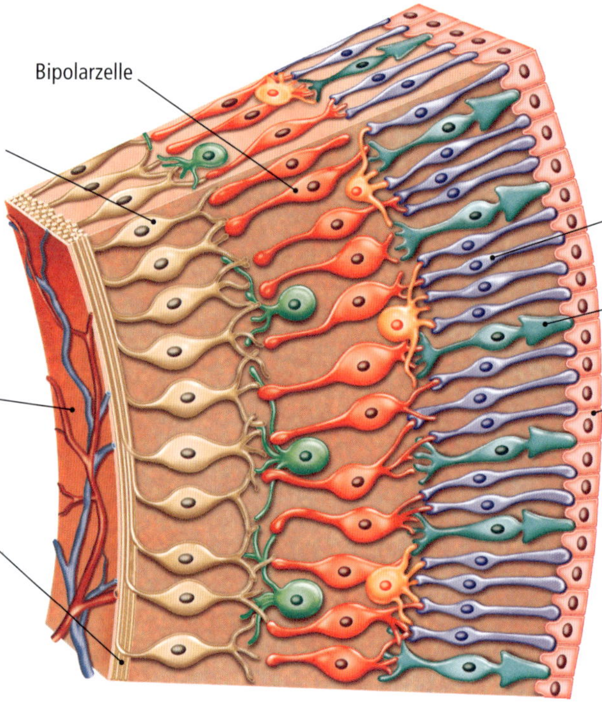

Dringt Licht in das Auge, durchläuft es zwei Zellschichten (retinale Ganglienzellen und Bipolarzellen) und gelangt dann zu den Photorezeptoren (Stäbchen und Zapfen).

1 *Von den Geruchsrezeptorzellen verlaufen Nervenfasern durch die Lamina cribrosa des Schädels.*

2 *Die olfaktorische Region der Großhirnrinde befindet sich am medialen Temporallappen.*

3 *In der Riechbahn verlaufen parasympathische Axone zur Nasenschleimhaut.*

4 *Sensorischer Geruchs-Input hat einen starken Einfluss auf das emotionale Gedächtnis.*

5 *Wallpapillen tragen Geschmacksknospen auf ihrer exponierten Oberfläche.*

6 *Süß, sauer, salzig, bitter und umami sind die fünf Geschmackswahrnehmungen.*

7 *Der Geruchssinn spielt für das Schmecken von Nahrungsmitteln und Getränken keine Rolle.*

8 *Die Tränendrüse befindet sich im oberen mittleren Teil der Orbita.*

9 *Die Bindehaut bedeckt die Lederhaut des Augapfels.*

Katarakt (Grauer Star)

Katarakt ist ein häufig auftretendes Leiden, bei dem die Linse zunehmend getrübt wird, was zum Sehverlust führen kann. Betroffene klagen über blasse Farben, verschwommenes Sehen, diffus gebrochenes Licht und über Schwierigkeiten, in der Nacht zu sehen. Weltweit sind etwa 50% der Blindheit auf Katarakt zurückzuführen, welche meist als Alterserscheinung auftritt, aber auch schon bei der Geburt vorhanden sein kann. Diabetes melitus und Tabakkonsum sind die häufigsten Risikofaktoren für ein frühes Einsetzen der Krankheit. Sie kann durch die Entfernung des getrübten Linsenkerns und Einsetzen einer faltbaren, prothetischen Linse behandelt werden.

10	*Der Ziliarmuskel wird durch das parasympathische Nervensystem kontrolliert.*	
11	*Die Form der Linse wird durch Kontraktion des Ziliarmuskels kontrolliert.*	
12	*Die vordere Augenkammer ist mit Glaskörperflüssigkeit gefüllt.*	
13	*Stäbchen-Photorezeptorern dienen insbesondere dem Sehen in der Dämmerung und der Dunkelheit.*	
14	*Zapfen-Photorezeptoren sind in der Fovea centralis in der Mitte des blinden Flecks.*	
15	*Von den retinalen Ganglienzellen verlaufen Nervenfasern zum Sehnerv.*	
16	*Die Mittelohrhöhle ist mit Perilymphe gefüllt.*	
17	*Die Eustachische Röhre verbindet das Mittelohr mit dem Orophaynx.*	
18	*Die Fußplatte des Steigbügels verdeckt das ovale Fenster.*	
19	*Die Macula utriculi registriert vor allem lineare Beschleunigungen des Kopfes.*	
20	*Die Kontraktion des Musculus stapedius unterstützt das Öffnen der Eustachischen Röhre.*	

Multiple-Choice

1 *In welchem Teil der Nasenhöhle befindet sich die Riechregion?*
- Ⓐ Am Dach der Nasenhöhle
- Ⓑ An der medialen Nasenwand
- Ⓒ An der lateralen Nasenwand
- Ⓓ Am Nasenboden
- Ⓔ Im Nasenvorhof

2 *Die Nervenfasern der Riechregion in der Nasenhöhle führen zum/zur ...*
- Ⓐ Temporallappen
- Ⓑ Okzipitallappen
- Ⓒ Amygdala
- Ⓓ Riechkolben
- Ⓔ Thalamus

3 *Von welchem Nerv wird Geschmacksinformation zum Hirnstamm weitergeleitet?*
- Ⓐ Trigeminusnerv
- Ⓑ Gesichtsnerv
- Ⓒ Glossopharyngealnerv
- Ⓓ Vagusnerv
- Ⓔ sowohl B, C und D sind korrekt

4 *Aus welchem Bereich nimmt der Gesichtsnerv Geschmacksinformation auf?*
- Ⓐ Aus den vorderen zwei Dritteln der Zunge
- Ⓑ Vom Gaumensegel
- Ⓒ Aus dem hinteren Drittel der Zunge
- Ⓓ Von der Epiglottis
- Ⓔ Vom Mundboden

5 *Wie gelangt die Tränenflüssigkeit vom Bindehautsack in die Nasenhöhle?*
- Ⓐ Durch den Ductus nasofrontalis
- Ⓑ Durch Luftzellen im Os ethmoidale
- Ⓒ Durch den Tränennasengang
- Ⓓ Durch die Keilbeinhöhlen
- Ⓔ Durch den Canalis Nasociliaris

6 *In welchem Bereich des Auges wird Licht am stärksten gebrochen?*
- Ⓐ Kammerwasser
- Ⓑ Cornea
- Ⓒ Linse
- Ⓓ Glaskörperflüssigkeit
- Ⓔ Choroidea

7 *Wie heißen die drei Schichten des Augapfels (von außen nach innen)?*
- Ⓐ Retina, Choroidea, Sklera
- Ⓑ Retina, Sklera, Choroidea
- Ⓒ Choroidea, Sklera, Retina
- Ⓓ Sklera, Choroidea, Retina
- Ⓔ Choroidea, Retina, Sklera

8 *Wo befindet sich jener glatte Muskel, der die Größe der Pupille regelt?*
- Ⓐ Ziliarkörper
- Ⓑ Choroidea
- Ⓒ Iris
- Ⓓ Retina
- Ⓔ Orbitarand

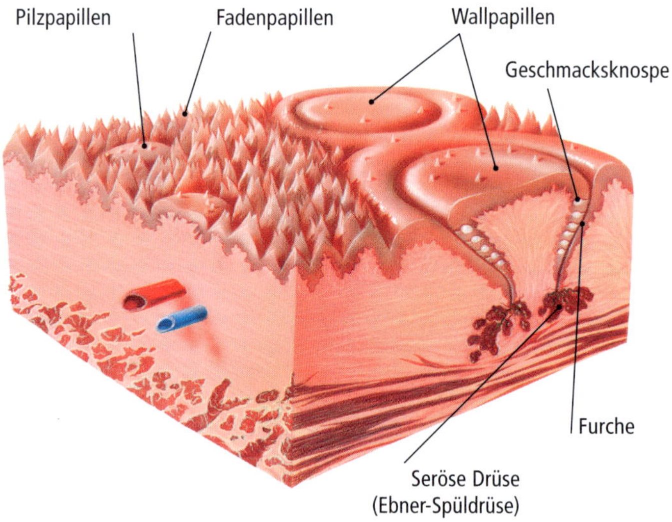

Zunge — Querschnitt

Der Großteil der Geschmacksknospen befindet sich auf der Zunge. Diese Geschmacksknospen liegen auf kleinen Erhebungen an der Zungenoberfläche, den Papillen.

9 *Welche der folgenden Zellen/Zellabschnitte findet man in der innersten Schicht der Retina?*

Ⓐ Photorezeptorzellkörper
Ⓑ Bipolarzellkörper
Ⓒ Amakrinzellen
Ⓓ retinale Ganglienzellkörper
Ⓔ retinale Ganglienzellaxone

10 *Welche der folgenden Aussagen trifft auf den blinden Fleck zu?*

Ⓐ Es handelt sich um den lichtempfindlichtsten Teil der Retina.
Ⓑ An dieser Stelle verlassen die Axone der retinalen Ganglienzellen die Retina.
Ⓒ An dieser Stelle tritt die Zentralarterie in den Augapfel ein.
Ⓓ Dort befinden sich sehr viele Stäbchen- und Zapfenphotorezeptoren.
Ⓔ sowohl A und C sind korrekt.

11 *Welche Struktur bildet die Grenze zwischen Mittel- und Außenohr?*

Ⓐ Das ovale Fenster
Ⓑ Das runde Fenster
Ⓒ Das Helicotrema
Ⓓ Das Trommelfell
Ⓔ Der äußere Gehörgang

12 *Wie heißen die drei Knöchelchen, durch welche Schallwellen übertragen werden (von außen nach innen)?*

Ⓐ Amboss, Steigbügel und Hammer
Ⓑ Hammer, Amboss und Steigbügel
Ⓒ Hammer, Steigbügel und Amboss
Ⓓ Steigbügel, Amboss und Hammer
Ⓔ Steigbügel, Hammer und Amboss

13 *Was ist die Hauptfunktion der äußeren Haarzellen des Corti-Organs?*

Ⓐ Sie wandeln Wellenbewegungen der Innenohrflüssigkeit in Nervenimpulse um.
Ⓑ Sie halten die Tektorialmembran frei von Ablagerungen.
Ⓒ Sie leiten Flüssigkeit von der Scala vestibuli zum Ductus cochlearis.
Ⓓ Sie fungieren als cochleärer Verstärker, um die auditive Wahrnehmung zu verbessern.
Ⓔ Sie produzieren Flüssigkeit für den Corti'schen Kanal.

14 *Welches Sinnesorgan ist für die Wahrnehmung von Drehungen des Kopfes in der horziontalen Ebene hauptverantwortlich?*

Ⓐ Macula utriculi
Ⓑ Macula sacculi
Ⓒ Ampulle des vorderen Bogengangs
Ⓓ Ampulle des lateralen Bogengangs
Ⓔ Cochlea

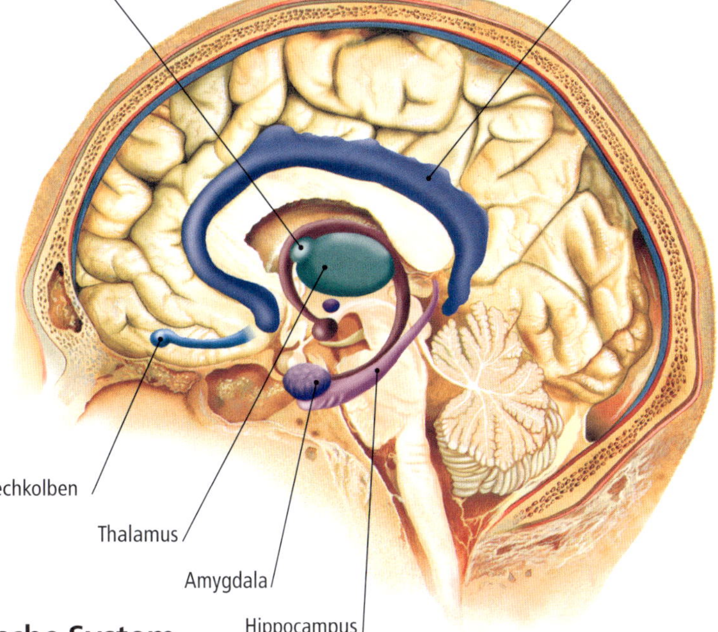

Geruch und das limbische System

Der Riechkolben ist direkt mit dem Hippocampus und der Amygdala im limbischen System verbunden, was für Gedächtnis und Emotionen eine wichtige Rolle spielt. Darum können Gerüche vergangene Erinnerungen an Orte oder Gefühle hervorrufen und Reaktionen wie Freude oder Angst erzeugen.

Malen und Bezeichnen

Das Ohr — koronale Ansicht

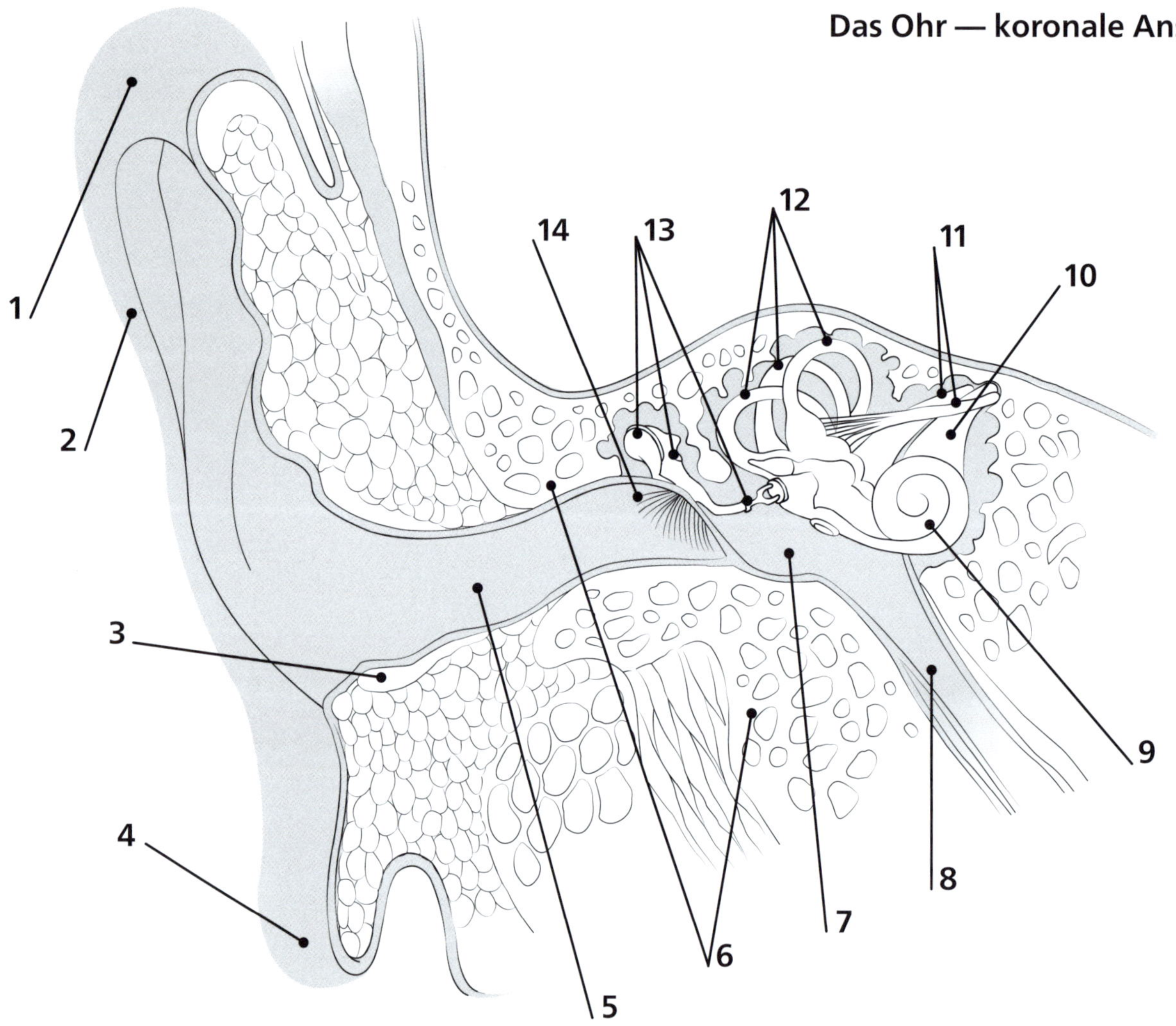

i) Nummeriere die Strukturen in dieser Darstellung mithilfe folgender Legende

Ohrläppchen	☐	Trommelfell	☐
Ohrmuschel	☐	Bogengänge	☐
Knorpel	☐	Ast des Nervus cochlearis	☐
Schnecke	☐	Äste des Vestibularnervs	☐
Mittelohr (Paukenhöhle)	☐	Cochlea	☐
Schläfenbein	☐	Gehörknöchelchen	☐
Äußerer Gehörgang (Meatus)	☐	Eustachische Röhre	☐

i) Benenne jede der in den Abbildungen gezeigten Strukturen

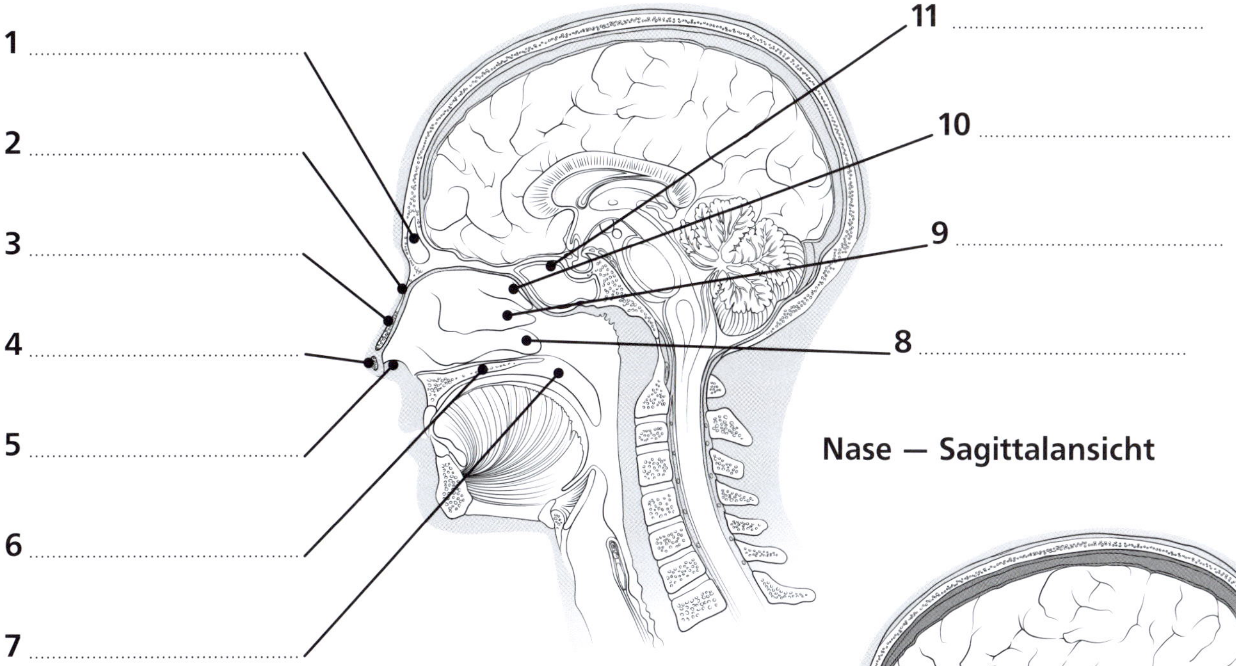

Nase – Sagittalansicht

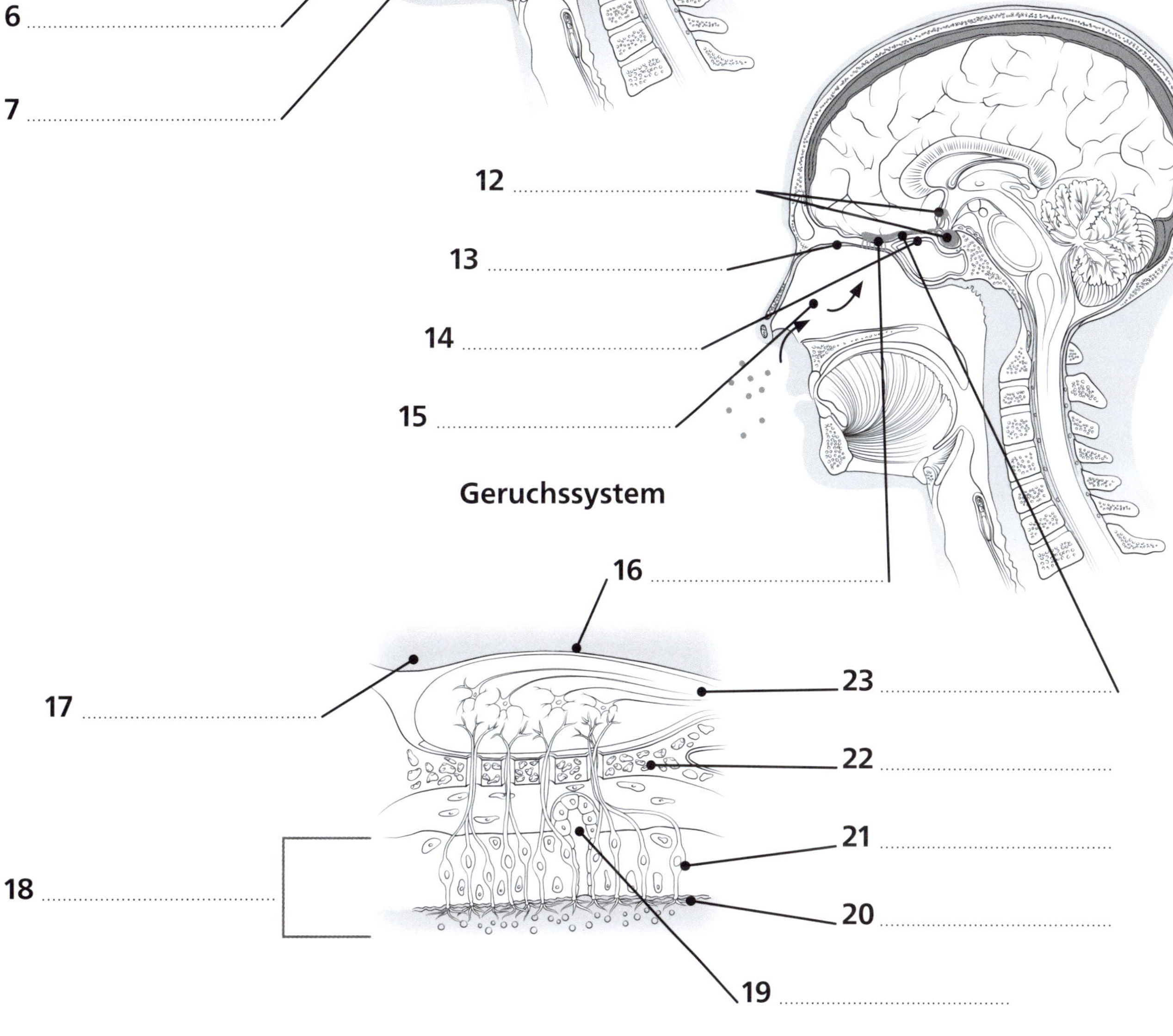

Geruchssystem

Lücken füllen

1 *Der Musculus sphincter pupillae und der Musculus dilator pupillae werden vom ____________________ als auch vom ____________________ Nervensystem gesteuert.*

2 *Die ____________________ ist der farbige Bereich des Auges.*

3 *Der Ziliarmuskel wird vom ____________________ Nervensystem gesteuert, und reguliert durch die so genannte ____________________ die Form der Linse.*

4 *Ein großer Teil der Sauerstoffversorgung der Photorezeptoren erfolgt durch Diffusion durch die ____________________.*

5 *Die ____________________photorezeptoren sind besonders für einfarbiges Sehen bei schlechtem Licht wichtig, während die ____________________photorezeptoren für farbiges Sehen bei gutem Licht verantwortlich sind.*

6 *Bipolarzellen erhalten Input von ____________________ und geben Information an die ____________________ weiter.*

7 *Zapfenphotorezeptoren befinden sich im Zentrum der Retina, der so genannten ____________________, die für scharfes Farbsehen verantwortlich ist.*

8 *Der Utriculus und der Sacculus befinden sich im ____________________ des ____________________.*

9 *Die ____________________ des Corti-Organs sind auditive sensorische Neuronen, während die ____________________ als chochleäre Verstärker fungieren, um die Wahrnehmung wichtiger Frequenzen zu verbessern.*

10 *Die Flüssigkeit in der Scala media der Cochlea wird ____________________ genannt.*

11 *Eine Blockierung des ____________________ kann zu einer Mittelohrentzündung führen, die auch als ____________________ bezeichnet wird.*

12 *Die Endolymphe des Innenohrs wird von der ____________________ gebildet.*

13 *Der __________ erfasst Bewegungen des Kopfes durch Flüssigkeit, die durch die sensorische _________ des Bogengangs fließt.*

14 *Der verlängerte basale Abschnitt der Cochlea ist für das Hören ____________________ Töne verantwortlich.*

15 *Der ____________________ Abschnitt des Nervus ____________________ entspringt vom Utriculus, vom Sacculus und den Ampullen der Bogengänge im Innenohr.*

Ménière-Krankheit

Die Ménière-Krankheit ist eine Erkrankung des Innenohrs, bei welcher Patienten unter Schwindel, Tinnitus („Ohrensausen"), Gehörverlust oder einem Völlegefühl im Ohr im leiden. Die Schwindelanfälle dauern in der Regel zwischen 20 Minuten und einer Stunde. Die Ursachen für die Krankheit sind erblich oder Umweltbedingt (Gefäß-, Virus- oder Autoimmunerkrankungen) Das Hauptproblem dabei ist die Bildung von Flüssigkeit im Innenohr. Aktuell gibt es dafür kein Heilmittel, eine salzarme Ernährung, Diuretika und entzündungshemmende Medikamente wurden jedoch bereits getestet.

16 *Das Corti-Organ befindet sich auf einer ____________________ membran, deren Dicke die Frequenzempfindlichkeit in diesem Bereich der Cochlea bestimmt.*

17 *Die olfaktorischen Rezeptorneuronen haben spitze Fortsätze mit ____________________ und 10-20 ____________________, die Geruchsmoleküle aus der eingeatmeten Luft aufnehmen.*

18 *Epilepsie im __________ lappen des Gehirns kann zu olfaktorischen Halluzinationen führen.*

19 *Der ____________________ des Hirnstamms und die ____________________ der Großhirnrinde sind die zentralen Regionen für das Schmecken.*

20 *Der ____________________ Ast des __________ nervs erfasst Geschmackswahrnehmungen aus dem Bereich der vorderen zwei Drittel der Zunge.*

Corti–Organ

Die hochsensiblen und rezeptiven haarartigen Zellen im Corti-Organ ermöglichen auch das Hören sehr leiser Geräusche. Die Zellen werden durch Bewegung der Flüssigkeit in der Cochlea aktiviert, um dann Nervenimpulse zum auditiven Kortex des Gehirns weiterzuleiten.

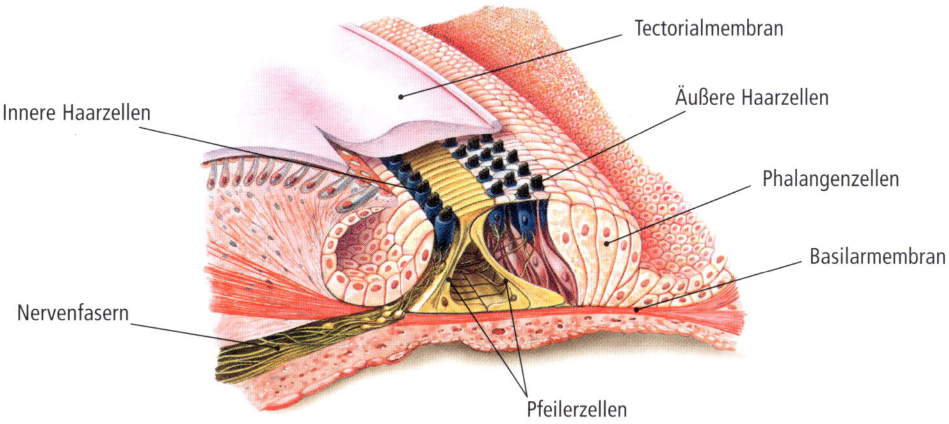

Verbinde die Aussage mit der Begründung

1 *Die menschliche Retina wird von zwei Arterienästen (Choroidalarterie und Zentralarterie der Retina) mit Sauerstoff und Nährstoffen versorgt, weil ...*

2 *Tumore in der Hypophyse können zur Einschränkung des Sehvermögens in den temporalen Bereichen des Auges führen, weil ...*

3 *Schädigungen des primären visuellen Kortex auf einer Seite des Gehirns führt zur Erblindung in den jeweils die gegenüberliegende Körperseite betreffenden Blickfeldern, z.B. Erblindung an der temporalen Seite des rechten Auges und an der nasalen Seite des linken Auges durch eine Verletzung des visuellen Kortex, weil ...*

4 *Progressive Gehörlosigkeit im Alter hinsichtlich hoher Töne ist eine Folge des Verlusts von Haarzellen in der basalen Windung der Cochlea, weil ...*

5 *Schädelbasisbrüche aufgrund eines Schlags auf den Nasenrücken kann zum Verlust des Geruchssinns (Anosmie) führen, weil ...*

a *die Axone der retinalen Ganglienzellen, die jeweils für die gegenüber liegenden Blickfelder verantwortlich sind, durch die selbe Gehirnhälfte führen (z.B. erhält der linke Kortex visuelle Information des rechten Blickfelds beider Augen).*

b *die empfindlichen Axone der olfaktorischen Rezeptorneuronen durch kleine Löcher in der knöchernen Lamina cribrosa führen und bei einer Schädelbasisfraktur beschädigt werden können.*

c *die menschliche Retina zu dick ist, um die inneren Retinaschichten nur mittels der Aderhautzirkulation zu versorgen.*

d *sich die Axone der nasalen Retina (die aufgrund der Bildumkehr durch das Auge für das temporale Blickfeld verantwortlich ist) direkt über dem Hypophysenvorderlappen mittig kreuzen.*

e *die inneren Haarzellen in den basalen Teilen der Cochlea besonders auf das Erfassen hochfrequenter Töne ausgerichtet sind und häufig bei längerem Einwirken durch laute Geräusche beschädigt werden.*

1 *Mittelohrentzündungen sind bei Kindern häufiger, weil ...*

2 *Die Drüsen des äußeren Ohrs produzieren ein wachsiges Zerumen, weil ...*

3 *Cochlea-Implantate können Gehörlosigkeit entgegenwirken, indem eine Elektrode um die Windungen der Cochlea gefädelt wird, weil ...*

4 *Schädigungen der Nasenschleimhaut und der Geruchsnerven führen dazu, dass man Nahrungsmittel nicht mehr genießen kann, weil ...*

5 *Mit trockenem Mund kann man nicht schmecken, weil...*

a *die Haarzellen in bestimmten Teilen der Cochlea auf bestimmte Frequenzen abgestimmt sind, wobei eine implantierte Elektrode die übrigen Nervenbahnen so stimulieren kann, dass Geräusche wieder wahrgenommen werden können.*

b *für den Transport von Geschmacksmolekülen zu den Rezeptoren eine flüssige Umgebung erforderlich ist.*

c *Fettsäuren auf viele pathogene Mikroorganismen toxisch wirken.*

d *Geruch beim Schmecken von Nahrungsmitteln eine Schlüsselrolle spielt.*

e *die Eustachische Röhre bei Kindern horizontaler liegt und sich somit schlechter entleert.*

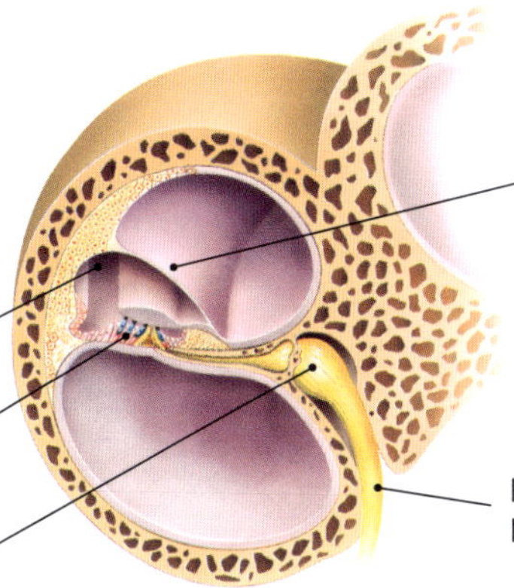

Cochlea

Die Cochlea ist eine spiralförmige Struktur des Innenohrs mit drei flüssigkeitsgefüllten Kanälen. Im mittleren Kanal befindet sich das Corti-Organ (siehe Seite 117).

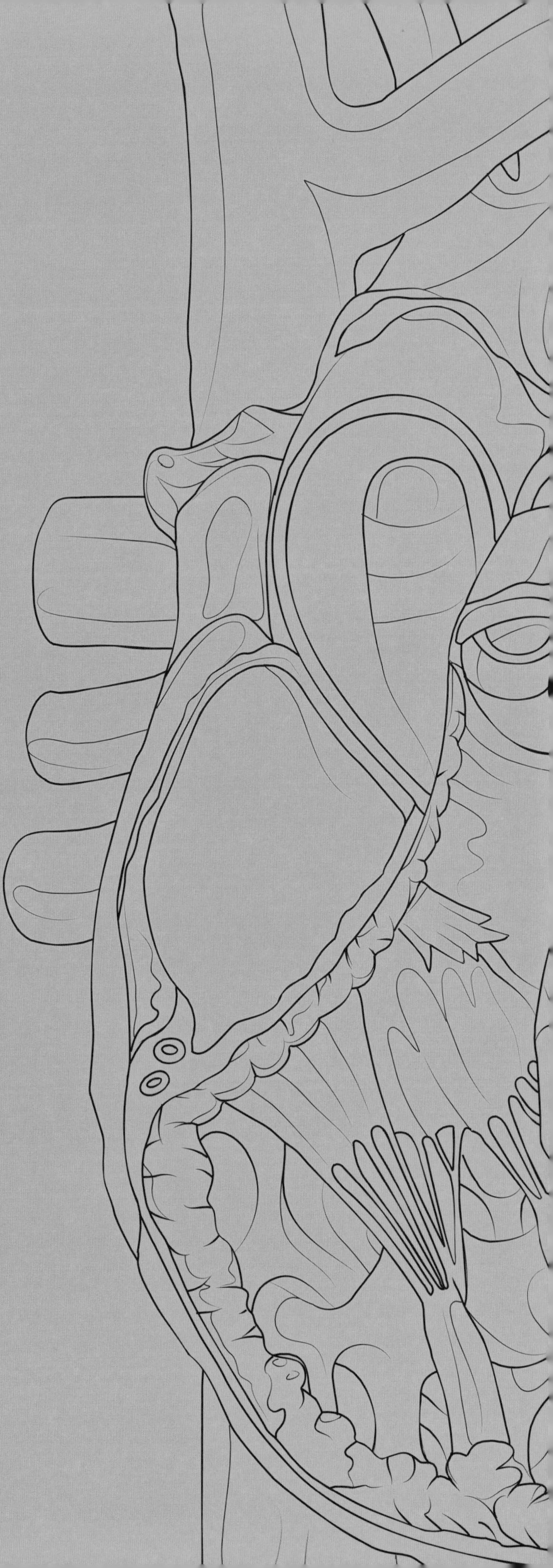

KAPITEL 4: DAS KREISLAUFSYSTEM

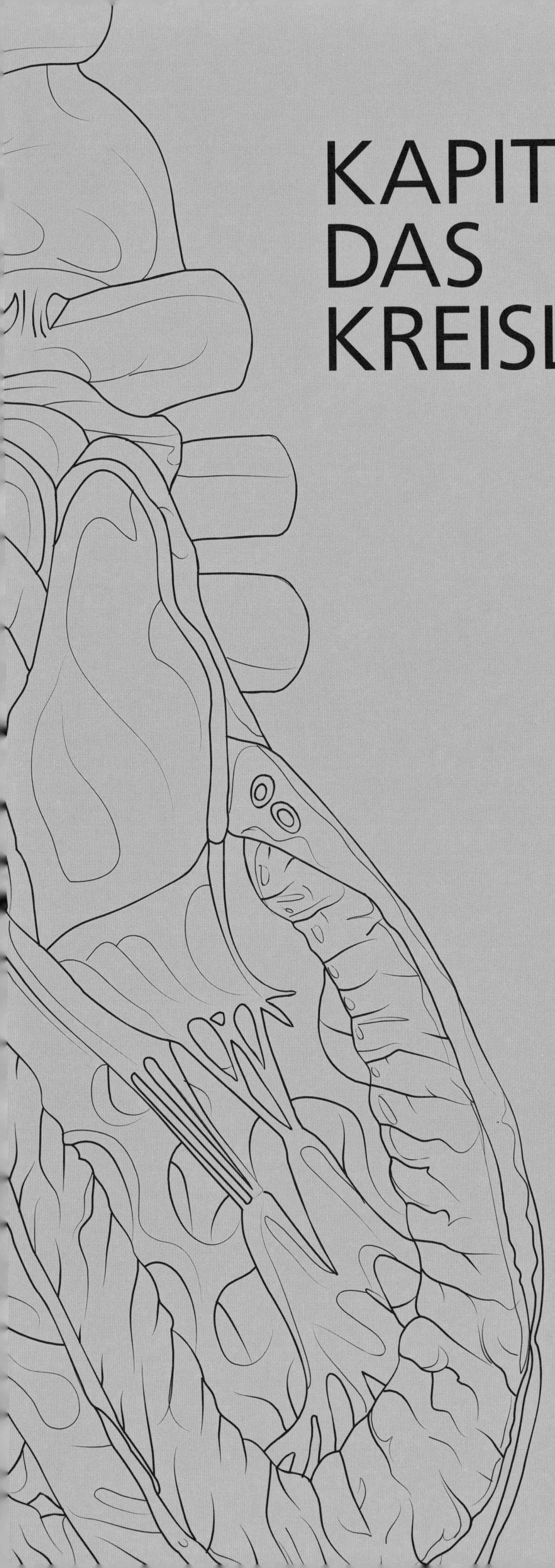

Das Herz

Das Herz ist eine Muskelpumpe, die das Blut im Körper- sowie Lungenkreislauf zirkulieren lässt. Im Körperkreislauf wird sauerstoffreiches Blut von der linken Seite des Herzens zu den Kapillaren aller Organe (ausgenommen der peripheren Lunge) transportiert und sauerstoffarmes Blut zur rechten Seite des Herzens zurückgepumpt. Im Lungenkreislauf wird sauerstoffarmes Blut von der rechten Seite des Herzens zu den Kapillaren der Lungen transportiert und sauerstoffreiches Blut zurück in den Körperkreislauf gepumpt.

Schlüsselbegriffe:

Absteigende Aorta Der sich distal zum Aortenbogen befindende Abschnitt der Aorta. Sie versorgt die posteriore Thoraxwand, das Rückenmark, das Abdomen, die Hüfte und die unteren Gliedmaßen.

Aortenbogen Der oberste Teil der Aorta. Die Arteria brachiocephalica (Truncus), die linke Arteria carotis communis, und die linke Arteria subclavia zweigen davon ab.

Aortenklappe Die Taschenklappe am Ursprung der Aorta. Sie verhindert den Rückfluss von Blut aus der Aorta in den linken Ventrikel während einer ventrikulären Diastole.

Arteria brachiocephalica (Truncus) Die Arteria brachiocephalica ist der erste Ast des Aortenbogens. Von hier zweigen die rechte Arteria subclavia und die Arteria carotis communis ab.

Aufsteigende Aorta Der Abschnitt am Anfang der Aorta, von der Aortenklappe zum Usrprung der Arteria brachiocephalica (Truncus). Dort entspringen die Koronararterien.

Chordae tendineae Fasrige Bänder („Sehnenfäden"), die die Segel der Segelklappe an die Spitzen der Papillarmuskeln befestigen.

Linker Vorhof Die Kammer, in die relativ sauerstoffreiches Blut von den vier Lungenvenen einströmt und dieses in die linke Herzkammer weiterpumpt.

Linke Arteria carotis communis Der Ast des Aortenbogens, der die linke Seite des Kopfes und des Nackens mit Blut versorgt.

Linke obere Lungenvene Eine der vier Lungenvenen, die relativ sauerstoffreiches Blut zum linken Vorhof transportiert.

Linke Lungenarterie Der Ast der Lungenarterie, der relativ sauerstoffarmes Blut zur linken Lunge transportiert.

Linke Arteria subclavia (Schlüsselbeinarterie) Der Ast des Aortenbogens, der die linke obere Gliedmaße mit Blut versorgt.

Linke untere Lungenvene Eine der vier Lungenvenen, die relativ sauerstoffreiches Blut zum linken Vorhof transportiert.

Linke Herzkammer Die Herzkammer, die den höchsten Druck entwickelt (120 mm Hg) und daher die dickste Muskelwand besitzt. Ihr innerer Hohlraum pumpt Blut zur aufsteigenden Aorta.

Mündung des Koronarvenensinus Die Mündung einer großen Vene, die venöses Blut des Herzens in den Kreislauf pumpt. Die Mündung liegt im rechten Vorhof über der Trikuspidalklappe.

Papillarmuskel Ein kleiner muskulärer Vorsprung, der die Chordae tendineae und somit die Segel der Segelklappen an der Herzwand befestigt. Die Papillarmuskeln ziehen sich während einer ventrikulären Systole zusammen und halten so die Segelklappen geschlossen.

Perikard Ein mehrschichtiger Beutel, der das Herz umgibt. Die äußerste Faserschicht befestigt das Herz an den umliegenden Strukturen. Die innere, seröse Doppelschicht bildet einen flüssigkeitsgefüllten Raum, der Reibungen beim Herzschlag verhindert.

Pulmonalklappe Die Taschenklappe am Abfluss der rechten Herzkammer. Sie verhindert den diastolischen Rückfluss von Blut aus dem Truncus pulmonalis in die rechte Herzkammer.

Rechte Herzkammer Die Herzkammer, die Blut in den Lungenkreislauf pumpt. Sie ist dünnwandiger als die linke Herzkammer, weil sie keinen so hohen Druck entwickelt (25 mm Hg).

Rechte Lungenarterie Der Ast der Lungenarterie, der relativ sauerstoffarmes Blut zur linken Lunge transportiert.

Rechte obere Lungenvene Eine der vier Lungenvenen, die relativ sauerstoffreiches Blut zum linken Vorhof transportiert.

Rechte untere Lungenvene Eine der vier Lungenvenen, die relativ sauerstoffreiches Blut zum linken Vorhof transportiert.

Rechter Vorhof Die Herzkammer, in die venöses Blut aus dem Körperkreislauf von der oberen und unteren Hohlvene sowie von den Venen die Blut vom Herzen selbst ableiten, einströmt.

Segel der Mitralklappe Eines von zwei Mitralklappensegeln. Das Ende der Segel ist durch die Chordae tendineae und den Papillarmuskel an der linken Herzkammerwand befestigt.

Segel der Trikuspidalklappe Eines von drei Trikuspidalklappensegel. Das Ende der Segel ist durch die Chordae tendineae und den Papillarmuskel an der rechten Herzkammerwand befestigt.

Vena brachiocephalica dextra Die Vene, die venöses Blut des Körperkreislaufs von der rechten Seite des Kopfes und des Nackens sowie von der rechten oberen Gliedmaße ableitet.

Vena brachiocephalica sinistra Die Vene, die venöses Blut des Körperkreislaufs von der linken Seite des Kopfes und des Nackens sowie von der linken oberen Gliedmaße ableitet.

Vena cava inferior (Untere Hohlvene) Die größte Vene des Abdomen. Sie transportiert Blut von den unteren Gliedmaßen, der Hüfte, den Nieren und der Bauchdecke.

Vena cava superior (Obere Hohlvene) Die große Vene, die Blut vom Kopf, dem Nacken, und den oberen Gliedmaßen in den rechten Vorhof des Herzens ableitet.

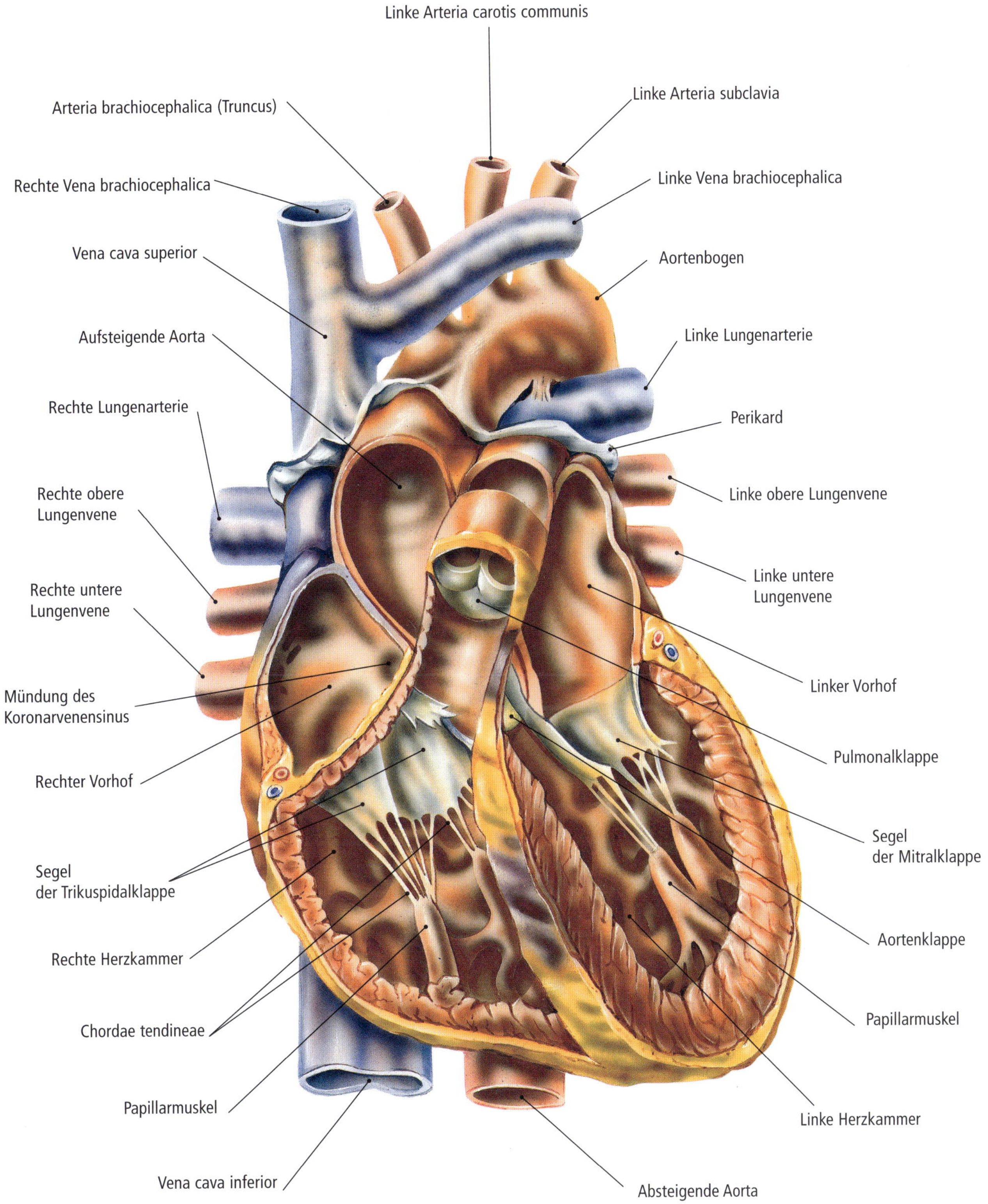

Herz — Querschnitt

Herzklappen

Es gibt vier Herzklappen, die den Blutfluss im Herzen kontrollieren. Die beiden Segelklappen (die Trikuspidal- oder rechte Atrioventrikularklappe und die Mitral- oder linke Atrioventrikularklappe) verhindern den Rückfluss von Blut von den Herzkammern in die Arterien am Beginn einer Kontraktion. Die beide Taschenklappen (die Pulmonalklappe am Ausgang der rechten Herzkammer und die Aortenklappe am Ausgang der linken Herzkammer) verhindern den Rückfluss von Blut vom Truncus pulmonalis und der aufsteigenden Aorta in die Herzkammern am Ende einer Kontraktion.

Schlüsselbegriffe:

Aortenklappe Siehe S. 122 f.

Herzklappen Herzklappen befinden sich zwischen Arterien und Herzkammern (Segelklappen wie die Trikuspidal- oder die Mitralklappe) oder am Ausgang der linken und rechten Herzkammern (Taschenklappen wie die Aorten- und die Pulmonalklappe).

Linker Vorhof siehe S. 122 f.

Linke Herzkammer siehe S. 122 f.

Mitralklappe Eine zwei-segelige Klappe zwischen dem linken Vorhof und der linken Herzkammer. Sie wird auch Bikuspidalklappe genannt und öffnet sich während einer verntikulären Diastole.

Pulmonalklappe Siehe S. 122 f.

Rechter Vorhof siehe S. 122 f.

Rechte Herzkammer siehe S. 122 f.

Segel der Mitralklappe Siehe S. 122 f.

Segel der Trikuspidalklappe Siehe S. 122 f.

Trikuspidalklappe Eine drei-segelige Klappe, die sich zwischen dem rechten Vorhof und der rechten Herzkammer befindet. Sie wird auch rechte Atrioventrikularklappe genannt.

Ventrikuläre Diastole Der Zeitraum des Herzzyklus, wenn die Herzkammern entspannt sind und Blut durch die offene Trikuspidal- und Mitralklappe in die Herzkammern strömt.

Ventrikuläre Systole Der Zeitraum des Herzzyklus, wenn sich die Herzkammern zusammenziehen und das Blut durch die Pulmonal- und Aortenklappe ausstoßen.

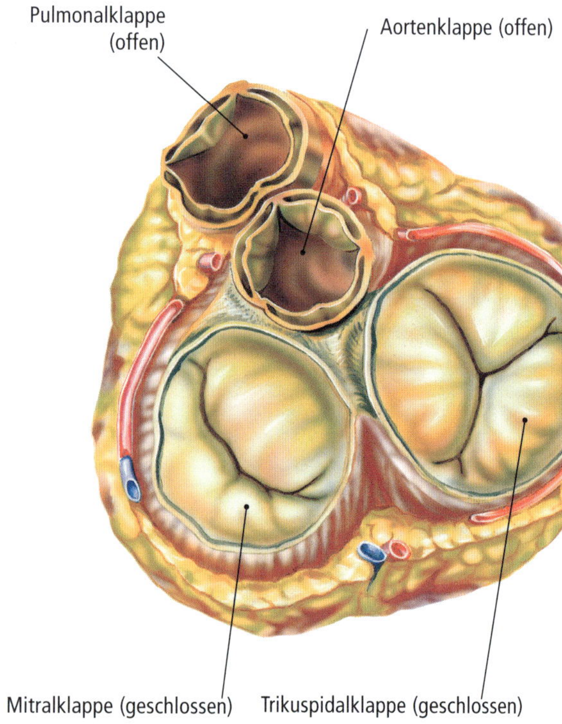

Ventrikuläre Systole

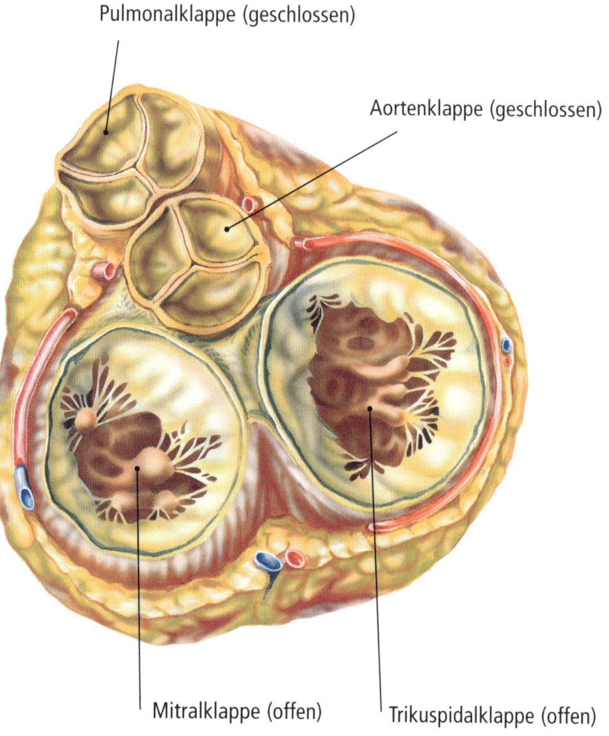

Ventrikuläre Diastole

Trikuspidalklappe

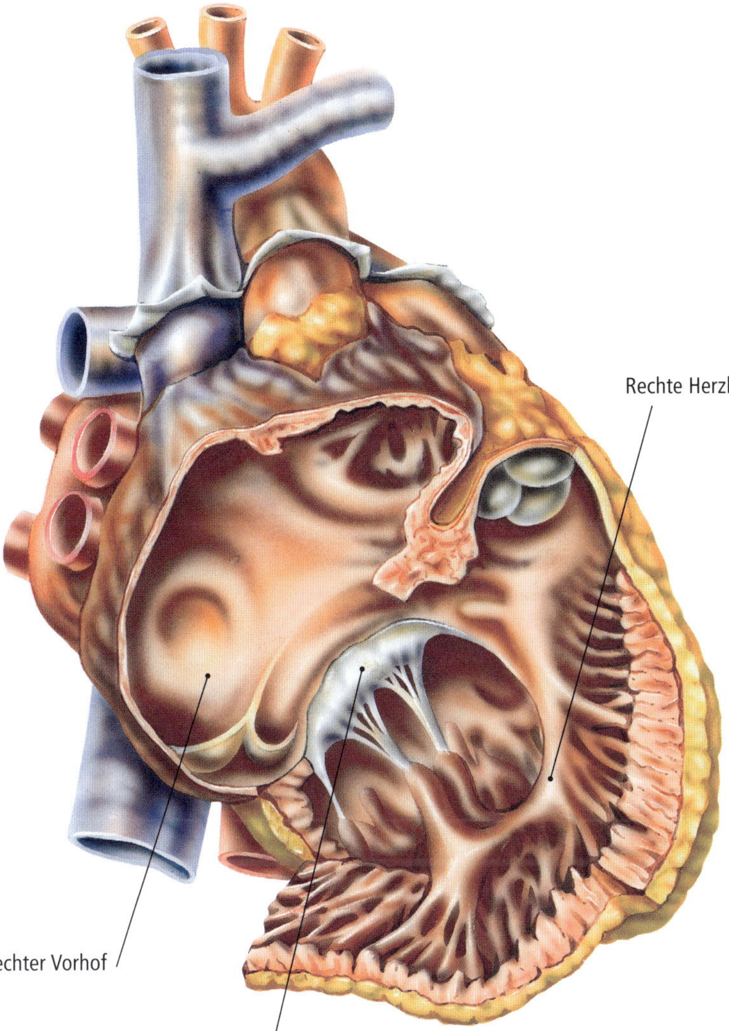

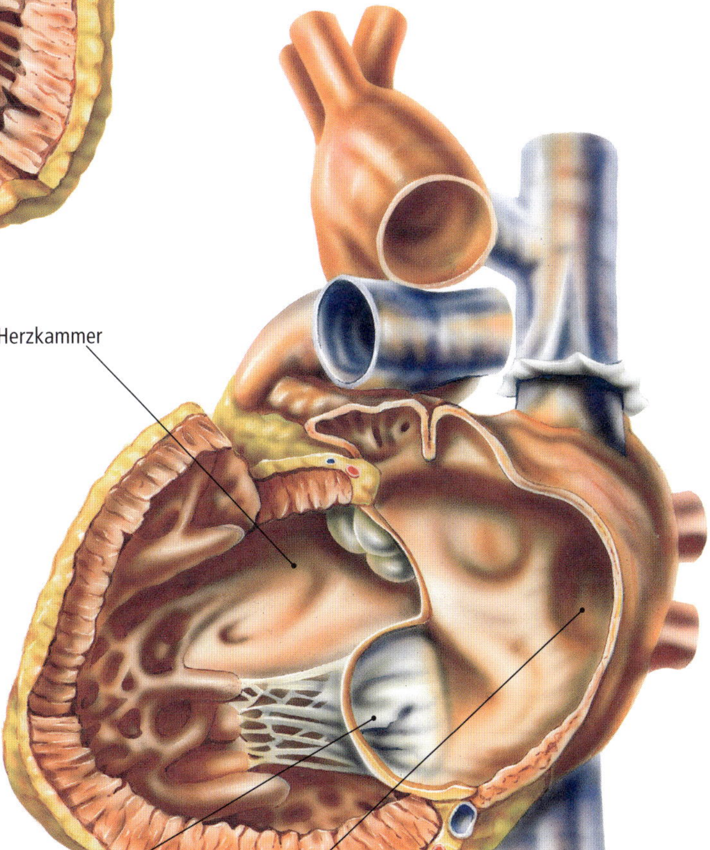

Mitralklappe

Wahr oder Falsch?

1 *Das Herz befindet sich meistens hinter der rechten Seite der Brustwand.*

2 *Das Herz ist von einem innen fasrigem und außen serösen Perikard umgeben.*

3 *Das Herz wird in zwei Vorhöfe und zwei Herzkammern unterteilt.*

4 *In die rechte Seite des Herzens strömt Blut aus den Lungenvenen.*

5 *In den rechten Vorhof strömt Blut aus der oberen und unteren Hohlvene.*

6 *Die Aorta erwächst von der linken Herzkammer.*

7 *Auf jeder Seite gibt es eine Lungenvene.*

8 *Die Muskelschicht der linken Herzkammerwand ist dünner als jene des rechten Vorhofs.*

9 *In den linken Vorhof strömt venöses Blut aus dem Lungenkreislauf.*

10 *Das Septum zwischen dem linken und rechten Atrum ist die dickste Wand des Herzens.*

11 *Die beiden Taschenklappen heißen Aorten- und Pulmonalklappe.*

12 *Durch die Lungenarterie fließt sehr sauerstoffreiches Blut.*

13 *Die Mitralklappe befindet sich zwischen dem linken und rechten Vorhof.*

14 *Als Trabeculae carneae bezeichnet man die Muskelrillen und -bälkchen im Inneren der Herzkammern.*

15 *Die Herzkammern sind vom Perikard ausgekleidet.*

16 *Der rechte Vorhof ist innen ganz glatt.*

17 *Beide Vorhöfe haben ohrförmige Ausstülpungen, die Herzohren oder Aurikel genannt werden.*

18 *Der Übergang des Kammerseptums auf die Basis des vorderen Papillarmuskels beherbergt einen Teil des rechten Schenkels des Reizleitungs-/Erregungsleitungssystems.*

19 *Die Kammer an der hinteren Herzbasis ist der rechte Vorhof.*

20 *Eine markante interventrikuläre Furche kennzeichnet die Grenze zwischen den beiden Herzkammern.*

Myokardinfarkt

Ein Myokardinfarkt bedeutet den Tod (Infarkt) des Herzmuskels (Myokard) aufgrund unzureichender Versorgung mit Blut. Dies ist häufig die Folge einer Verstopfung der Koronararterien, die den Herzmuskel versorgen. Wenn eine teilweise verstopfe Arterie durch einen Thrombus gänzlich blockiert wird (Blutgerinnsel), verspüren Patienten ein plötzliches Auftreten eines drückenden Schmerzes hinter dem Sternum, der durch Angina-Medikamente nicht gelindert werden kann. Komplikationen eines Myokardinfarkts umfassen Arrhythmien (Herzrythmusstörungen) und folgenschweres Herzkammerflimmern sowie ein Herzmuskelriss aufgrund einer schwachen Herzwand.

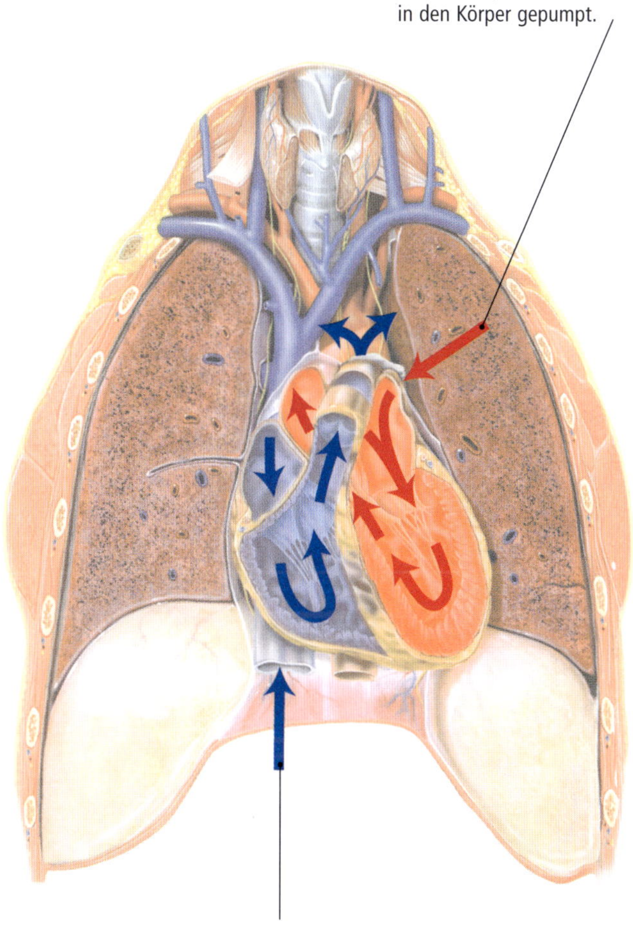

Lungenkreislauf

Im Lungenkreislauf wird sauerstoffarmes Blut zu den Lungen transportiert, wo der Gasaustausch stattfindet. Kohlenstoffdioxid – das vom Blut aus Zellen und Geweben aufgenommen und gegen Sauerstoff getauscht wird – wird in den Lungen gegen frischen Sauerstoff getauscht. Das Kohlenstoffdioxid wird dann ausgeatmet, während das nun mit Sauerstoff angereicherte Blut für den nächsten Kreislauf zurück zum Herz gepumpt wird.

Multiple-Choice

1 *Welche der folgenden Strukturen hat die dickste Wand?*

Ⓐ linker Vorhof
Ⓑ rechter Vorhof
Ⓒ linke Herzkammer
Ⓓ rechte Herzkammer
Ⓔ Aorta

2 *An welcher der folgenden Stellen ist die Sauerstoffkonzentration am höchsten?*

Ⓐ linker Vorhof
Ⓑ linke Lungenarterie
Ⓒ Vena cava superior
Ⓓ rechter Vorhof
Ⓔ rechte Herzkammer

3 *An welchen Kammern befinden sich ohrförmige Ausstülpungen?*

Ⓐ linker Vorhof und linke Herzkammer
Ⓑ linker und rechter Vorhof
Ⓒ linke und rechte Herzkammer
Ⓓ nur an der rechten Herzkammer
Ⓔ rechter Vorhof und rechte Herzkammer

4 *Welche Kammer oder Struktur bildet die Herzbasis?*

Ⓐ linke Herzkammer
Ⓑ rechte Herzkammer
Ⓒ linker Vorhof
Ⓓ rechter Vorhof
Ⓔ Aortenbogen

5 *Welche Kammer oder Struktur bildet den Apex des Herzens?*

Ⓐ linker Vorhof
Ⓑ rechter Vorhof
Ⓒ Aortenbogen
Ⓓ rechte Herzkammer
Ⓔ linke Herzkammer

6 *Welche der folgenden Strukturen ist direkt an den Enden der Segel der Segelklappen befestigt?*

Ⓐ Musculi pectinati
Ⓑ Papillarmuskel
Ⓒ Trabeculae carneae
Ⓓ Chordae tendineae
Ⓔ interventrikuläres Septum

7 *Welche der folgenden Strukturen verhindert den Rückfluss von Blut in den linken Vorhof?*

Ⓐ Trikuspidalklappe
Ⓑ Aortenklappe
Ⓒ Pulmonalklappe
Ⓓ Mitralklappe
Ⓔ interatrielles Septum

8 *Wie dick ist die Wand der linken Herzkammer im Vergleich zu jener der rechten Herzkammer?*

Ⓐ gleich dick
Ⓑ halb so dick wie die Wand der rechten Herzkammer
Ⓒ ein Viertel so dick wie die Wand der rechten Herzkammer
Ⓓ doppelt so dick wie die Wand der rechten Herzkammer
Ⓔ fast dreimal so dick wie die Wand der rechten Herzkammer

Rheumatische Herzerkrankung

Die Beschichtung der Herzklappen hat ähnliche Antigene (Moleküle, die eine Immunreaktion hervorrufen können) wie jene der Zellwände der Serogruppe A-Streptokokkenbakterien. Wenn das Immunsystem des Körpers eine Immunreaktion auf diese Bakterien aufgrund einer Rachenentzündung auslöst, können auch die Herzklappen angegriffen werden. Dies kann zu ernsthaften Schädigungen wie einer Fibrose und der Vernarbung der Klappensegel führen. Die Klappensegel können zusammenkleben, was zu einer Herzklappenstenose (Verengung) führen kann, oder es kann zu einer Herzklappeninsuffizienz kommen, wenn die Segelklappen an der Gefäßwand festkleben. Beides hat langfristige nachteilige Auswirkungen auf die Herzfunktion.

9 *Woher kommt das sauerstoffreiche Blut für den Herzmuskel?*

Ⓐ Koronarvenensinus
Ⓑ Vena cava inferior
Ⓒ Koronararterien
Ⓓ Truncus pulmonalis
Ⓔ Lungenvenen

10 *Welches Gefäß versorgt normalerweise den Großteil des Herzmuskels?*

Ⓐ Truncus pulmonalis
Ⓑ rechte Koronararterie
Ⓒ Zwerchfellarterie
Ⓓ linke Koronararterie
Ⓔ Koronarvenensinus

11 *Wo befindet sich der Sinusknoten?*

Ⓐ linker Vorhof
Ⓑ rechter Vorhof
Ⓒ linke Herzkammer
Ⓓ rechte Herzkammer
Ⓒ Vena cava superior

12 *Wo befindet sich der Atrioventrikularknoten?*

Ⓐ rechter Vorhof
Ⓑ linker Vorhof
Ⓒ linke Herzkammer
Ⓓ rechte Herzkammer
Ⓒ Vena cava superior

13 *In welche Struktur wird das meiste venöse Blut vom Herzen geleitet?*

Ⓐ rechte Koronarvene
Ⓑ Vena cava superior
Ⓒ Vena azygos
Ⓓ Koronarvenensinus
Ⓔ linke Koronarvene

14 *Wodurch entsteht das erste Herzschlaggeräusch?*

Ⓐ Schließen der Aortenklappe
Ⓑ Schließen der Pulmonalklappe
Ⓒ Öffnen der Aortenklappe
Ⓓ Öffnen der Trikuspidklappe und der Mitralklappe
Ⓔ Schließen der Trikuspidklappe und der Mitralklappe

15 *Wodurch entsteht das zweite Herzschlaggeräusch?*

Ⓐ Schließen der Aortenklappe und der Pulmonalklappe
Ⓑ Schließen der Mitralklappe
Ⓒ Öffnen der Aortenklappe
Ⓓ Öffnen der Trikuspidklappe und der Mitralklappe
Ⓔ Schließen der Trikuspidklappe und der Mitralklappe

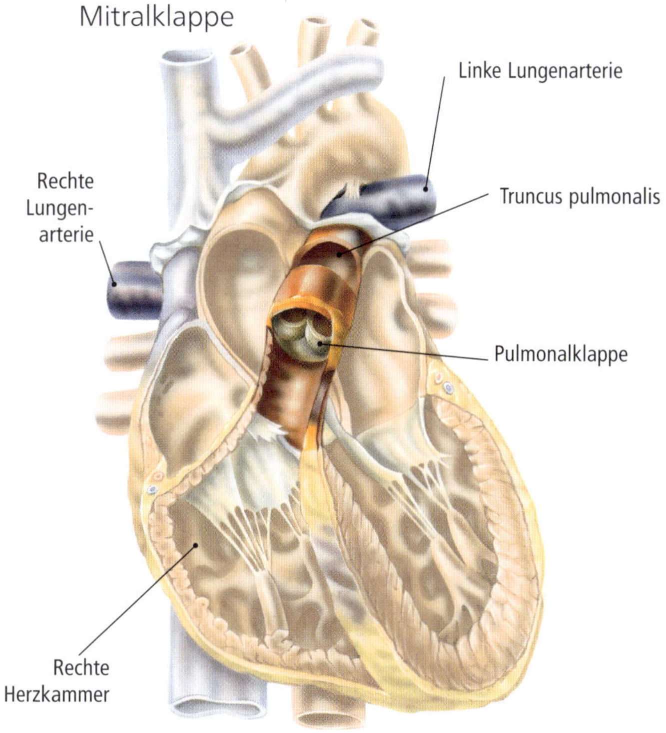

Linke Lungenarterie

Sauerstoffarmes Blut wird von der rechten Seite des Herzens durch die Lungenarterie und ihre Äste zu den Lungen transportiert.

Malen und Bezeichnen

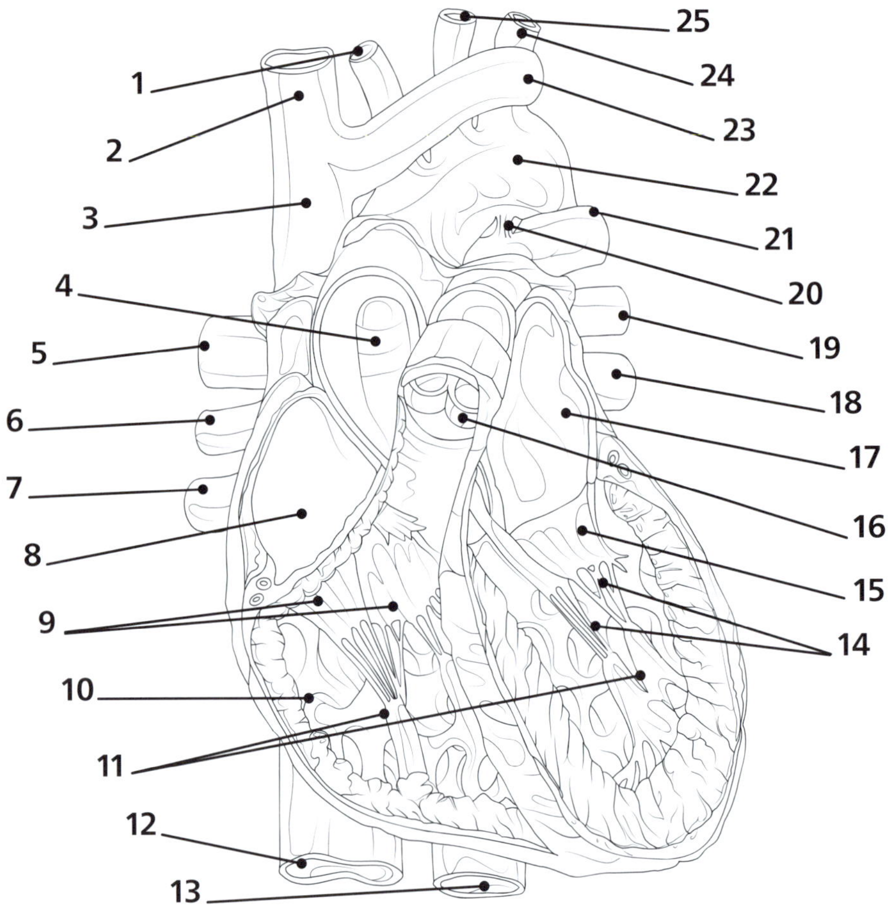

Herz—Querschnitt

i) Male die Arterien rot, und die Venen blau an

i) Nummeriere die untenstehenden Kästchen, um jede Bezeichnung dem korrekten Teil der Zeichnung zuzuordnen.

- Linke Lungenarterie ☐
- Linke obere Lungenvene ☐
- Segel der Mitralklappe ☐
- Rechter Vorhof ☐
- Aortenbogen ☐
- Absteigende thorakale Aorta ☐
- Linke Arteria subclavia ☐
- Linke Arteria carotis communis ☐
- Segel der Trikuspidalklappe ☐
- Rechte Herzkammer ☐
- Papillarmuskel ☐
- Untere Hohlvene ☐
- Linker Vorhof ☐
- Obere Hohlvene ☐
- Aufsteigende Aorta ☐
- Rechte Lungenarterie ☐
- Chordae tendineae ☐
- Rechte untere Lungenvene ☐
- Rechte obere Lungenvene ☐
- Rechte Vena brachiocephalica ☐
- Linke Vena brachiocephalica ☐
- Linke untere Lungenvene ☐
- Ligamentum arteriosum ☐
- Arteria brachiocephaica ☐
- Pulmonalklappe ☐

i) Benenne jede der in den Abbildungen gezeigten Strukturen

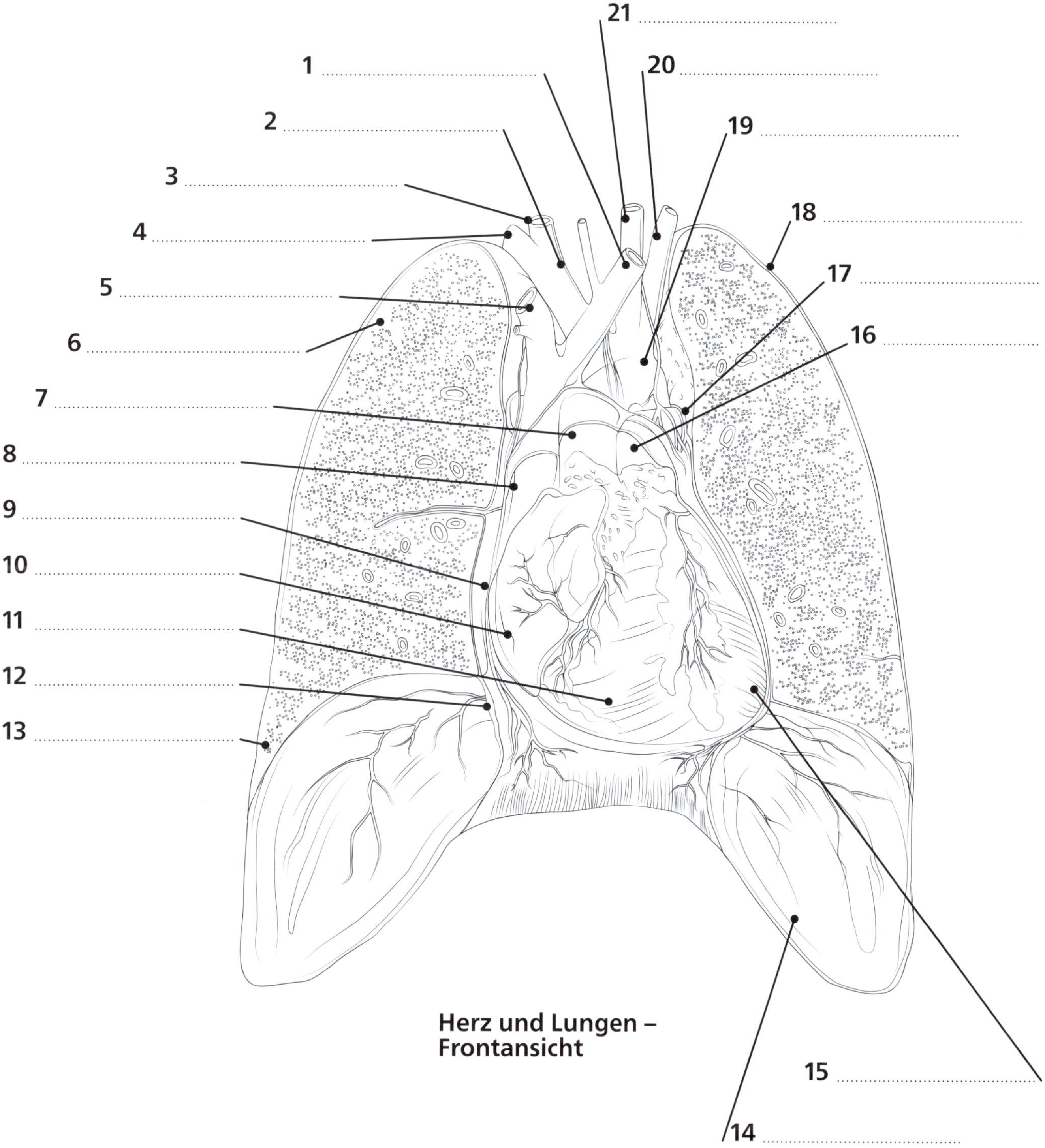

Herz und Lungen – Frontansicht

Lücken füllen

1 *Venöses Blut strömt hauptsächlich durch den ____________ vom Herzmuskel in den rechten Vorhof.*

2 *Die Koronararterien, die zum Herzmuskel führen, wurzeln in der ____________.*

3 *Der ____________ des Herzens zeigt nach links unten.*

4 *Das interventrikuläre Septum hat sowohl ____________ als auch ____________ Bestandteile.*

5 *Die____________klappe befindet sich zwischen dem rechten Vorhof und der rechten Herzkammer.*

6 *Die ____________ transportiert sauerstoffarmes Blut zu den Lungen.*

7 *Sauerstoffarmes Blut strömt durch den ____________ in das Herz.*

8 *Das rechte Herzohr windet sich um die ____________.*

9 *Die Muskelrillen im Inneren der Herzkammern werden ____________ genannt.*

10 *Die Muskelrillen im Inneren der Vorhöfe werden ____________ genannt.*

11 *Von der ____________ strömt Blut in die Lungenarterie.*

12 *Die ____________ bildet die linke oder Lungenseite des Herzens.*

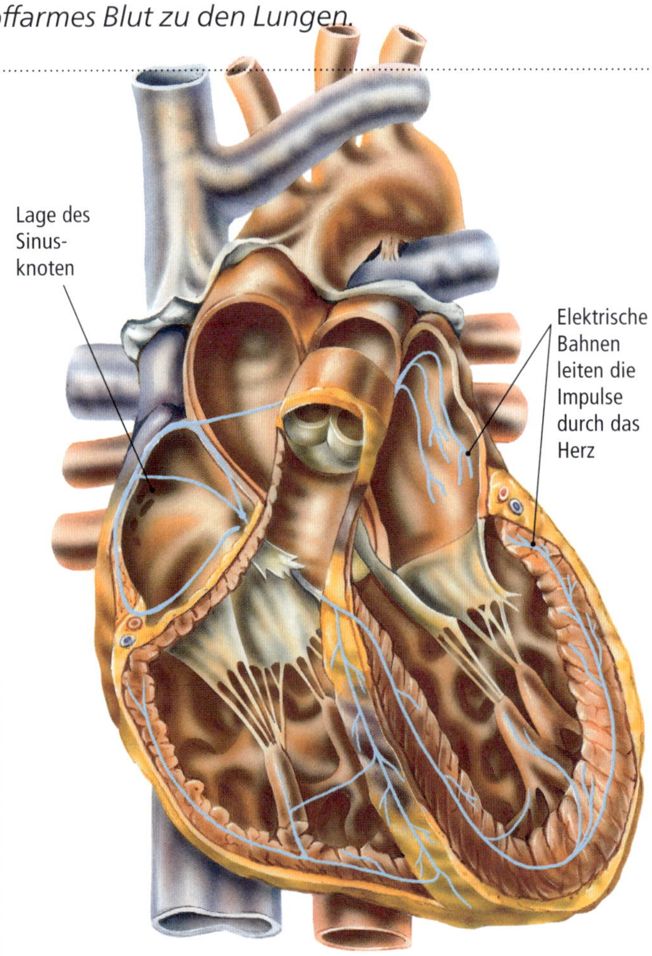

Herzschlag

Der rhytmische Herzschlag wird durch den Sinusknoten kontrolliert, welcher elektrische Impulse zur Kontraktion des Herzmuskels leitet.

Verbinde die Aussage mit der Begründung

1 *Die Koronararterien erwachsen aus der Aorta, weil ...*

2 *Die Herzvenen führen in den rechen Vorhof, weil ...*

3 *Die Muskelwand der linken Herzkammer ist sehr dick, weil ...*

4 *Ein Papillarmuskel zieht sich mit allen anderen Kammermuskeln zusammen, weil ...*

5 *Zwischen den arteriellen und den ventrikulären Muskeln befindet sich eine isolierende Bindegewebsschicht, weil ...*

a *sie bei der Kontraktion sehr hohen Druck entwickeln muss (mehr als 120 mm Hg) und sehr stabil sein muss.*

b *der arterielle Muskel um eine elektrische Einheit vor der Aktivierung der Herzkammern aktiviert sein muss, sodass die arterielle Kontraktion der ventrikulären vorangeht.*

c *sie sauerstoffreiches Blut zum Herzmuskel führen müssen, am besten jenes, das aus der linke Herzkammer ausströmt.*

d *die Segel der Segelklappen geschlossen werden müssen, um den Rückfluss von Blut in die Arterie während einer ventrikulären Kontraktion zu verhindern.*

e *sie sauerstoffarmes Blut vom Herzmuskel transportieren, welches klarerweise am besten in jene Herzkammer geleitet wird, wo sauerstoffarmes Blut einströmt.*

Arterien

Arterien sind Hochdruck-Gefäße und transportieren Blut weg vom Herzen. Die größte Arterie im Körper ist die Aorta, die in vielen Ästen in den Kopf, den Nacken und die oberen Gliedmaßen (Truncus brachiocephalicus, Arteria carotis communis, Arteria subclavia) führt bevor sie nach unten führt, um die Brustwand (Interkostalarterien), die Bauchorgane (Truncus coeliacus und –mesenterica), Nieren (Arteria renalis) sowie Hüftorgane, Po und die unteren Gliedmaßen (Arteria iliaca interna und externa, Arteria femoralis) mit Blut zu versorgen.

Schlüsselbegriffe:

Absteigende Aorta Der sich distal zum Aortenbogen befindende Abschnitt der Aorta. Sie versorgt die posteriore Thoraxwand, das Rückenmark, das Abdomen, die Hüfte und die unteren Gliedmaßen. Im Bereich des 4. Lendenwirbels teilt sie sich in die rechte und linke Arteria iliaca communis.

Aorta Die größte Arterie des Körpers. Sie besteht aus einem Ursprungsast, der aus dem Herzen erwächst, und weiteren thorakalen und abdominalen Segmenten.

Aortenbogen Der oberste Teil der Aorta. Die Arteria brachiocephalica (Truncus), die linke Arteria carotis communis, und die linke Arteria subclavia zweigen davon ab.

Arteria auricularis posterior Ein Ast der Arteria carotis externa, der durch die Ohrspeicheldrüse verläuft und sich dann im Bereich des Processus Mastoideus in den Ramus auricularis und den Ramus occipitalis verzweigt.

Arteria axillaris Die Fortsetzung der Schlüssebeinarterie. Sie verzweigt sich in den angrenzenden Muskeln, bildet einen Kollateralkreislauf um das Schultergelenk, und wird im unteren Bereich des Musculus teres minor zur Arteria brachialis.

Arteria brachialis Die größte Arterie des Arms. Sie ist eine Verlängerung der Arteria axillaris und verzweigt sich in die Arteria profunda brachii, die Arteria radialis und ulnaris sowie in die Kollateralarterien um das Ellbogengelenk.

Arteria carotis communis Versorgt den Kopf und den Nacken mit Blut. Auf beiden Seiten teilt sich die Arteria carotis communis in die Arteria carotis externa (für Gesicht, Kophaut und Hals) und die Arteria carotis interna (für Gehirn, Hypophyse und Augen).

Arteria facialis Ein Ast der Arteria carotis externa, die Gesicht, Hals und vorderen Nacken mit Blut versorgt.

Arteria femoralis Die Fortsetzung der Arteria iliaca externa, nachdem diese das Leistenband passiert hat. Sie führt durch das Oberschenkeldreieck und verzweigt sich in die Arteria femoris profunda, bevo sie durch den Adduktorenschlitz verläuft, wo sie zur Arteria poplitea wird.

Arteria fibularis Ein Ast der Arteria tibialis posterior, der die hintere Seite des Beins mit Blut versorgt.

Arteria iliaca communis Die beiden Endäste der Aorta abdominalis. Sie teilen sich jeweils in die Arteria iliaca interna und –externa.

Arteria iliaca interna Jener Ast der Arteria iliaca communis, der den Gesäßbereich, die Beckenorgane, die mediale Beckenwand und das Perineum (Bereich zwischen den Schenkeln) mit Blut versorgt.

Arteria iliaca externa Jener Ast der Arteria iliaca communis, der am Leistenband zur Arteria femoralis wird.

Arteriae intercostalis Äste der Aorta oder der obersten Interkostalarterie, die in den Rippenzwischenräumen verlaufen. Sie versorgen die laterale Brustwand und die Anastomose mit Ästen der Arteria thoracica interna im vorderen Bereich der Brust.

Arteria obturatoria Ein Ast der Arteria iliaca interna (manchmal der Arteria iliaca externa), der die mediale Beckenwand und den medialen Oberschenkel mit Blut versorgt.

Arteria poplitea Die Fortsetzung der Arteria femoralis, die durch den Fibulahals hinter dem Knie verläuft. Sie verzweigt sich in die Arteria tibialis posterior und die Arteria fibularis.

Arteria radialis Eine der beiden Unterarmarterien. Sie ist an der lateralen vorderen Oberfläche des distalen Handgelenks ertastbar und wird zur Messung des arteriellen Pulses verwendet.

Arteria renalis Jene Arterie, die die Niere mit Blut versorgt. Zudem verzweigt sie sich zur Nebenniere und zu den Harnleitern. Sie entspringt der Aorta abdominalis im Bereich der Bandscheibe zwischen dem ersten und zweiten Lendenwirbel.

Arteria subclavia (Schlüsselbeinarterie) Entspringt dem Truncus brachiocephalicus auf der rechten, oder dem Aortenbogen auf der linken Seite. Sie verläuft durch die Skalenuslücke und wird ab dort Arteria axillaris genannt.

Arteria tibialis anterior Ein Ast der Arteria poplotea, die die Vorderseite des Beins mit Blut versorgt.

Arteria tibialis posterior Ein Ast der großen Arterie hinter dem Knie (Arteria poplitea).

Arteria ulnaris Der Ast der Arteria brachialis, der den medialen Unterarm mit Blut versorgt.

Arterieller Fußrückenbogen Der dorsale Arterienbogen des Fußes wird von der Arteria tibialis anterior und derer oberflächlicher Fortsetzung, der Arteria dorsalis pedis mit Blut versorgt.

Arterielle Palmarbögen Der Arcus palmaris superficialis und der Arcus palmaris profundus werden durch die Arteria ulnaris sowie durch die Arteria radialis versorgt und verzweigen sich in der Handfläche und den Fingern.

Fußsohlenbogen Arterieller Ast an der unteren Seite des distalen Fußes, der von der Arteria tibialis posterior versorgt wird.

Herz Ein Muskelpumpe mit vier Kammern in der Mitte des Mediastinums der Brust.

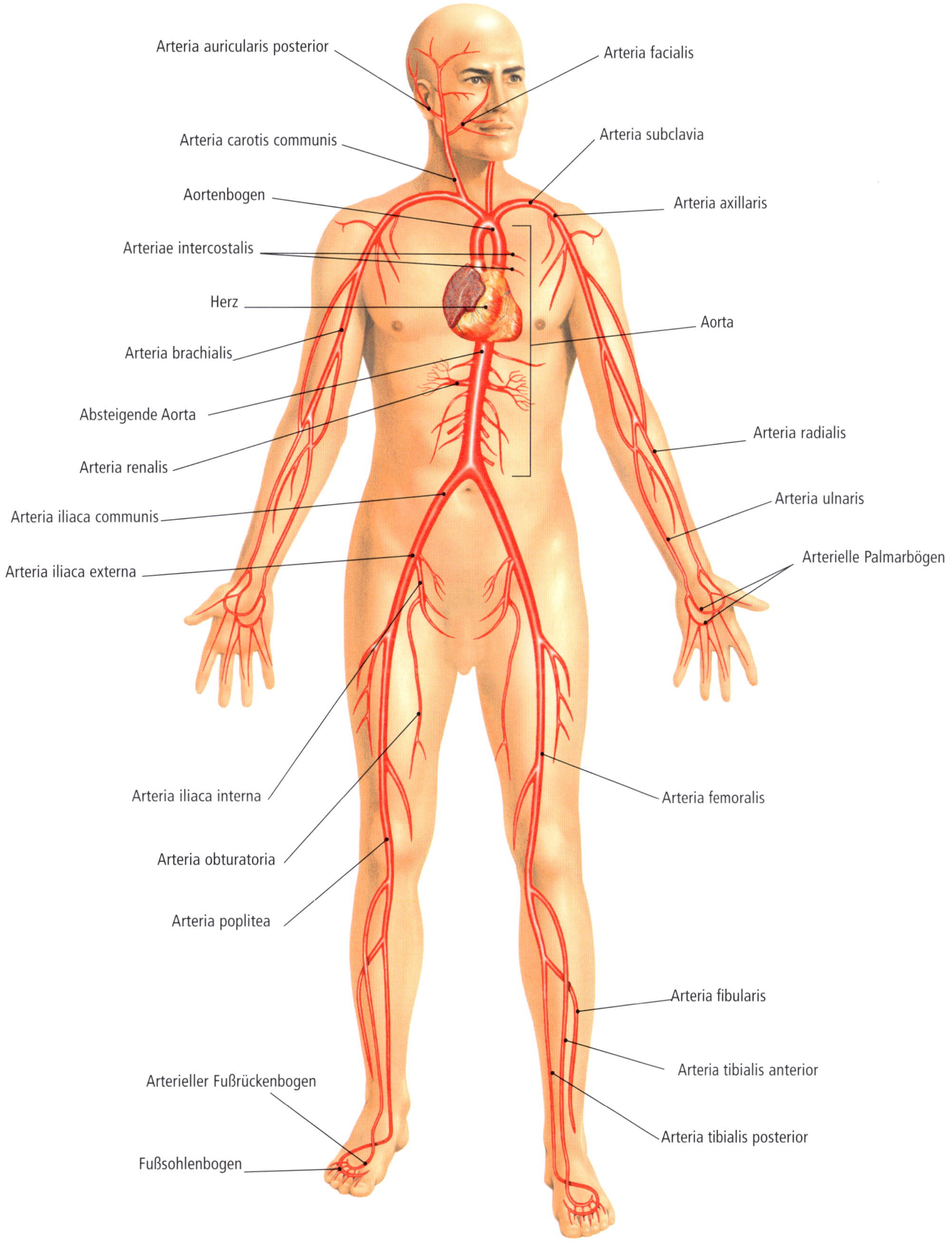

Hauptarterien des Körpers – Frontansicht

Gehirnarterien

Das Gehirn wird durch vier Arterien mit Blut versorgt: die paarige Arteria carotis interior und die beiden Arteriae vertrebralis, wobei die Versorgung durch letztere wahrscheinlich bloß 10 % beträgt. Diese Gefäße versorgen den Circulus arteriosus erebris (Circulus Willisi), welcher die gleichmäßige Verteilung des arteriellen Flusses in allen Hirnarterienästen unterstützt. Das Blut aus der Arteria carotis interna wird in das vordere und mittlere Vorderhirn verteilt, das Blut aus dem vertebralen System wird hingegen zum Hirnstamm, dem Cerebellum und in den hinteren Bereich der Hemisphären geleitet.

Schlüsselbegriffe:

Arteria basilaris (Basilararterie) Eine große mittige Arterie, die aus der Zusammenführung der Vertebralarterien geformt wird. Sie versorgt den Pons und gabelt sich in die beiden Arteriae cerebri posteriores.

Arteria callosomarginalis Ein Ast der Arteria cerebri anterior, der in den Sulcus callosomarginalis aufsteigt.

Arteria carotis interna Die Arterie, die den vorderen und den lateren Bereich des cerebralen Kortex und einen Großteil der weißen Substanz versorgt. Es handelt sich um einen Ast der Arteria carotis communis.

Arteria cerebri anterior (vordere Hirnarterie) Der vordere Ast der Arteria carotis interna am Circulus Willisi. Sie versorgt den orbitalen Kortex, den medialen Frontallappen und das Corpus callosum.

Arteria cerebelli anterior inferior Ein Ast der Arteria basilaris, die den oberen Pons und das vordere Cerebellum versorgt.

Arteria cerebelli superior Ein Ast der Arteria basilaris, der die superioren Bereiche des Cerebellums versorgt.

Arteria cerebri media (mittlere Hirnarterie) Der größte Ast der Arteria carotis interna. Sie verläuft entlang des Sulcus lateralis und versorgt die lateralen Bereiche des Fronta-, Parietal- und Temporallappens sowie die Insula. Ihr Versorgungsbereich umfasst den Großteil des motorischen- und des primären somatosensorischen Kortex sowie den primären auditorischen Kortex und die Sprachareale. Darüber hinaus versorgt sie tief gelegene Strukturen der weißen und grauen Substanz des Vorderhirns.

Arteria cerebri posterior Der Endast der Arteria basilaris, der den hinteren Okzipitallappen, insbesondere den primären visuellen Kortex und das visuelle Assoziationsareal, versorgt.

Arteria cerebelli posterior inferior Ein Ast der Arteria vertebralis, der die lateralen Bereiche der Medulla und das posteriore inferiore Cerebellum versorgt.

Arteria communicans anterior Die kleine Arterie, die in die vorderen Gehirnarterien mündet und so den Circulus Willisi vervollständigt.

Arteria communicans posterior Eine Arterie, die die Arteria carotis interna im Circulus Willisi mit der Arteria basilaris verbindet. Sie verläuft zwischen der Arteria carotis interna und der Arteria cerebri posterior.

Arteria frontobasalis medialis Ein Gefäßast, der zur orbitalen Oberfläche des Frontallappens führt.

Arteria labyrinthi Ein Ast der Arteria basilaris der zum Innenohr führt und die Cochlea und das Vestibularorgan versorgt.

Arteria occipitalis posterior (Ast der Arteria cerebri posterior) Eine Arterie, die den primären visuellen Kortex und das visuelle Assoziationsareal versorgt.

Arteria paracentralis Ein Ast der Arteria cerebri anterior, der zum Lobulus paracentralis (Bereich der unteren Extremitäten im primären motorischen und somatosensorischen Kortex) führt.

Arteria pericallosa Ein Ast der Arteria cerebri anterior, der im Bereich des Corpus callosum verläuft.

Arteria polaris frontalis Ein Ast der Arteria cerebri anterior, der zum Frontalpol des Großhirns führt.

Arteria precuneus Ein Ast der Arteria cerebri anterior, der den Bereich der medialen Gehirnoberfläche zwischen dem primären somatosensorischen Kortex und dem visuellen Assoziationsareal versorgt.

Arteria vertebralis Ein Ast der Arteria subclavia, der im Nacken durch das Foramen transversarium des sechsten Halswirbels aufsteigt. Sie tritt durch das Hinterhauptsloch in die Schädelhöhle ein und versorgt dort den Hirnstamm und den Okzipitallappen.

Circulus Willisi (circulus arteriosus cerebri) Der vaskuläre Ring an der Hirnbasis, in den die Arteria carotis interna sowie die Arteriae vertebralis münden und der sich in den Bereich des Vorderhirns und des oberen Hirnstamms verzweigt. Er unterstützt die Blutversorgung des Gehirns, wenn ein Gefäßast partiell oder temporär verstopft ist.

Dorsalast zum Corpus callosum Einer der Endäste der Arteria cerebri anterior, der zum Corpus callosum führt.

Heubner-Arterie (Arteria centralis longa) Ein Gefäßast des Circulus Willisi, der zu den tiefen Strukturen des medialen Vorderhirns führt.

Rami frontalis (mediale Frontaläste) Äste (anteromedialis, intermediomedialis, and posteromedialis) der Arteria cerebri anterior, die zum supplementär-motorischen Kortex führen.

Ramus calcarinus Jener Ast der Arteria cerebri posterior, der den zentralen Bereich des primären visuellen Kortex versorgt.

Ramus parietooccipitalis Ein Ast der Arteria cerebri posterior, der entlang des Sulcus parietooccipitalis verläuft und das visuelle Assoziationsareal versorgt.

Rechte Arteria cerebri anterior Ein Ast an der Vorderseite des Circulus Willisi, der das mediale anteriore Vorderhirn einschließlich des supplementärmotorischen Kortex und der medialen Bereiche des primären motorischen und somatosensorischen Kortex, versorgt.

Arterien der Hirnbasis

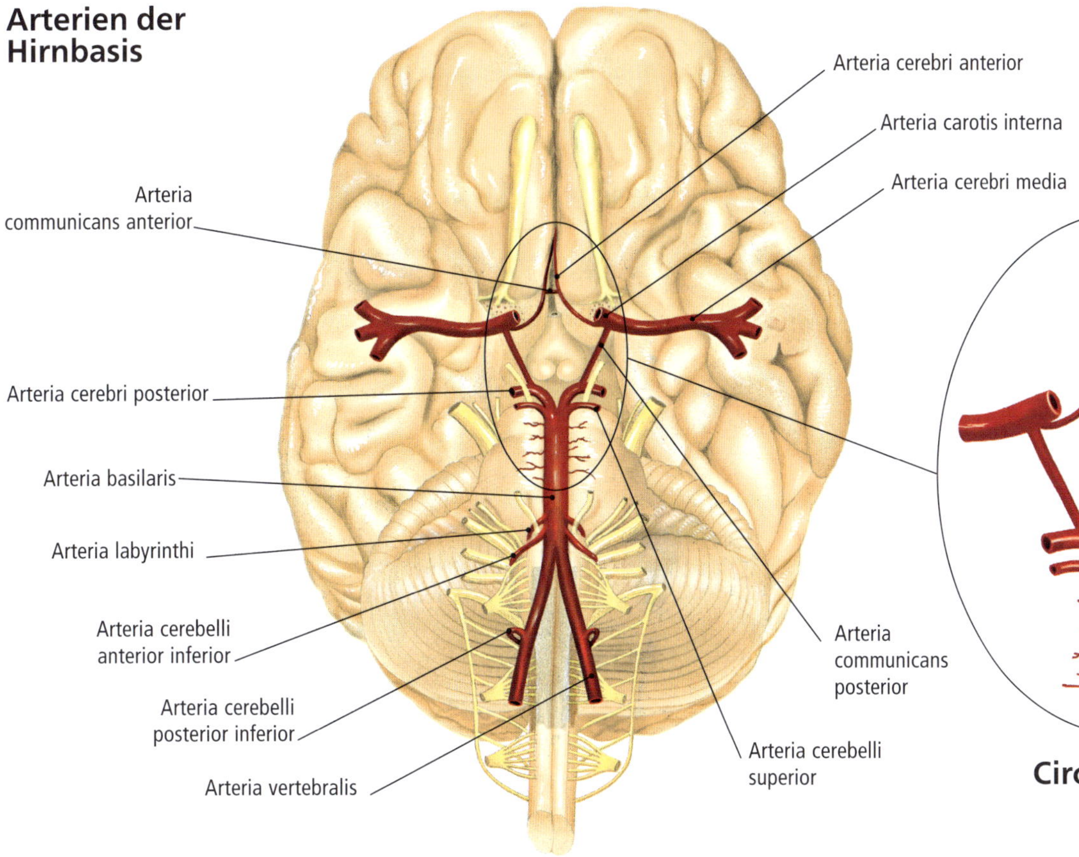

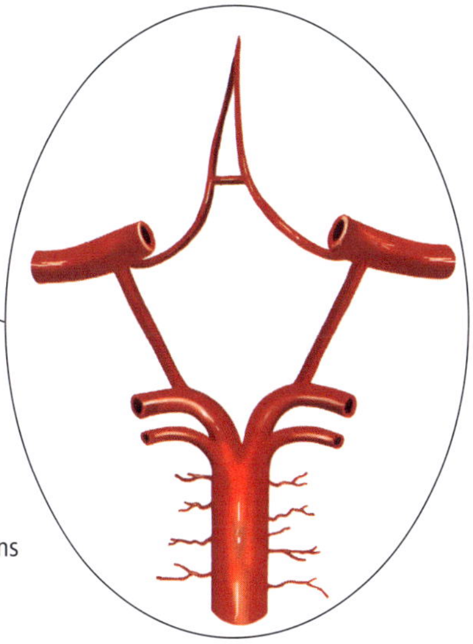

Circulus Willisi

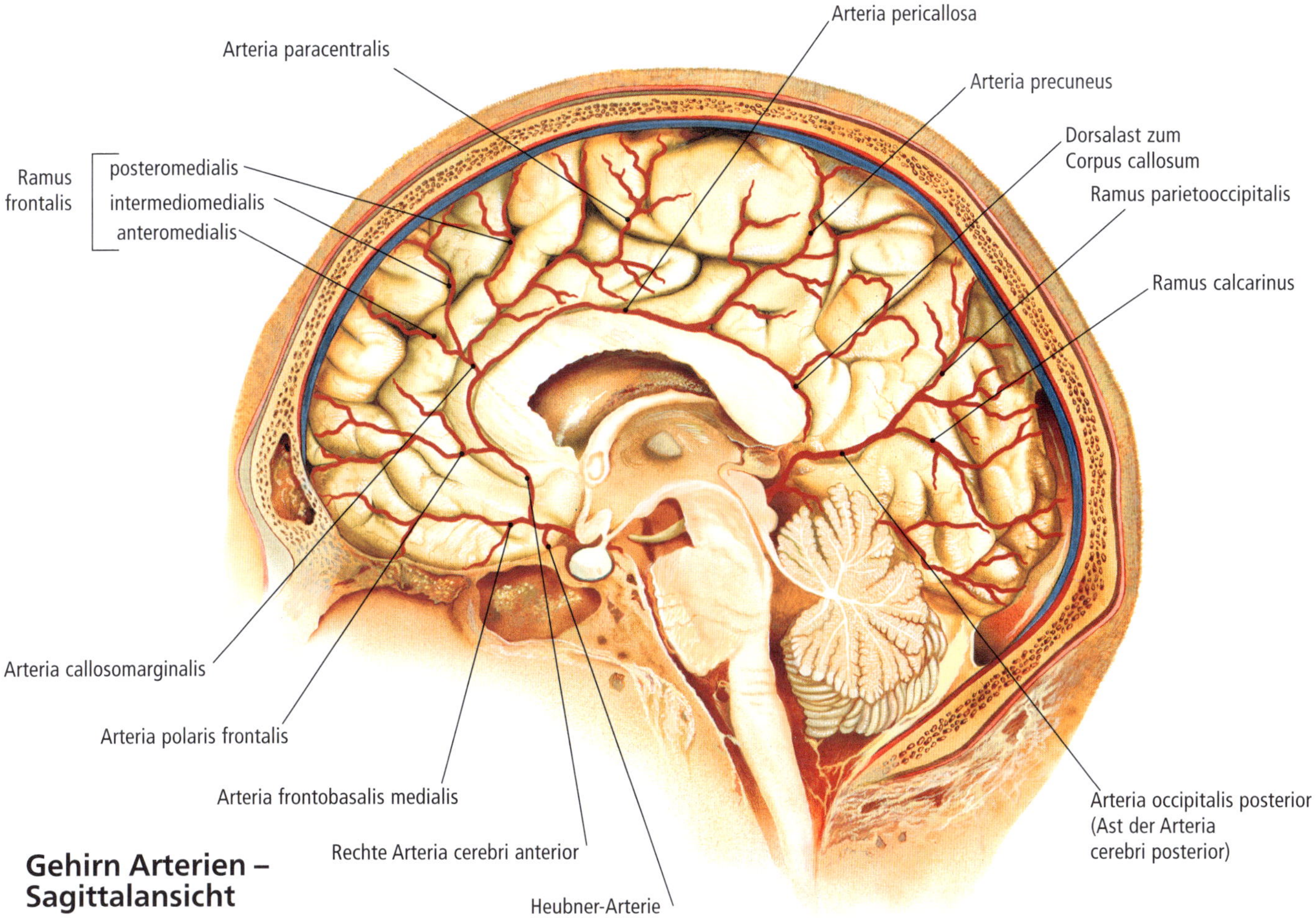

Gehirn Arterien – Sagittalansicht

Wahr oder Falsch?

1	*Sauerstoffreiches Blut, das zum Gehirn geleitet wird, strömt hauptsächlich durch die Arteria subclavia.*	
2	*Die Arteria brachialis verläuft auf der medialen Seite des Humerus.*	
3	*Die Arteria iliaca communis ist ein Ast der Aorta.*	
4	*Die Arteria iliaca interna versorgt die unteren Gliedmaßen.*	
5	*Arterielles Blut fließt von der Arteria mesenterica superior und der Arteria mesenterica inferior zu den Därmen.*	
6	*In der Regel versorgt die Arteria coeliaca das Jejunum und das Ileum.*	
7	*Die Arteria radialis wird bei klinischen Untersuchungen zur Pulsmessung verwendet.*	
8	*Die Arteria ulnaris ist am Dorsum des Handgelenks ertastbar.*	
9	*Die Arteria iliaca externa wird an der Oberschenkelbasis zur Arteria poplitea.*	
10	*Die Arteria femoralis verläuft parallel zum Ischiasnerv.*	
11	*Die Arteria brachialis wird häufig verwendet um den arteriellen Blutdruck zu messen.*	
12	*Um Blutverlust am Unterarm zu stoppen, kann die Arteria brachialis gegen die mediale Oberfläche des Humerus gepresst werden.*	
13	*Die Arteria subclavia kann gegen die erste Rippe gepresst werden, um Blutungen am Arm zu kontrollieren.*	
14	*In der Handfläche befinden sich zwei Arterienbögen.*	
15	*Die Arteriae renalis entspringen aus der Aorta oberhalb des muskulären Diaphragmas.*	

16 *Die Beckenorgane werden durch die Arteria iliaca interna versorgt.*

17 *Die Arteria femoralis verläuft hinter dem Kniegelenk.*

18 *Der Penis wird von den Ästen der Arteria pudenda interna versorgt.*

19 *Der Puls in der Arteria tibialis posterior kann hinter dem Malleolus medialis gefühlt werden.*

20 *Die Arteria tibialis posterior ist am Dorsum des Fußes ertastbar.*

Zerebralaneurysmen

Ein Aneurysma is eine lokale Ausweitung der Gefäßwand. Passiert dies bei einer Gehirnarterie (normalerweise an Knotenpunkten), spricht man von Zerebralaneurysmen. Diese können auf Nerven drücken und neurologische Defizite verursachen oder ruptieren, sodass Blut durch Gehirngewebe gedrückt wird oder in den Subarachnoidalraum gelangt (Subarachnoidalblutung). Hirnblutungen (eine Form des Schlaganfalls) kann katastrophale Auswirkungen haben und zum plötzlichen Tod oder dauerhafter Behinderung führen.

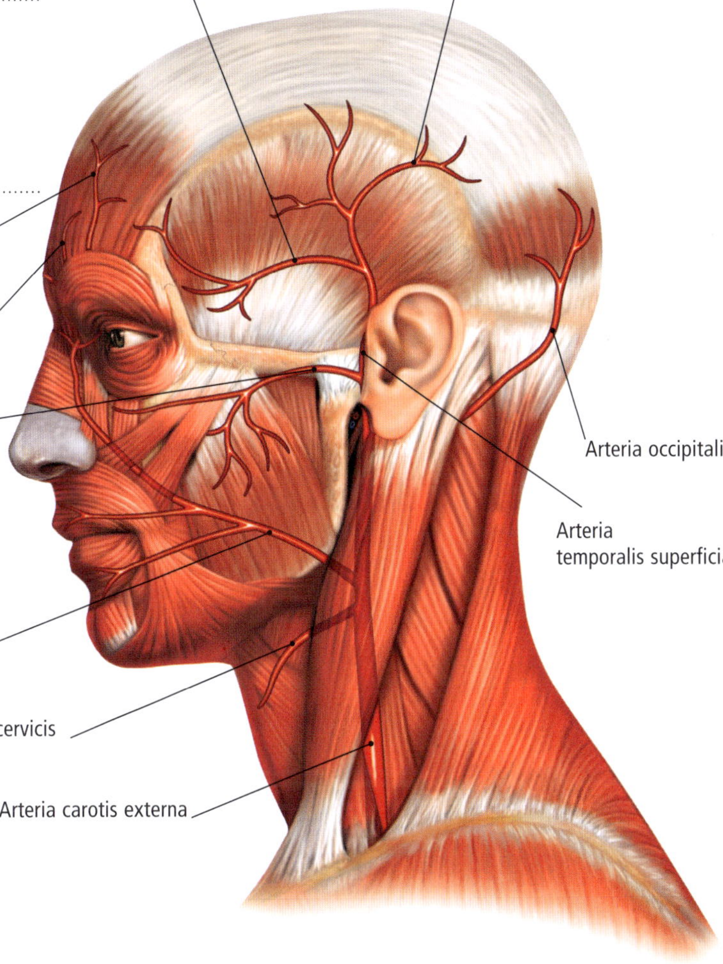

Oberflächenarterien des Kopfes und des Nackens – laterale Ansicht

Die Arterieae carotides sind die Hauptarterien des Nacken und werden von der Aorta gespeist. Durch die Äste der Arteriae corotides werden der Nacken und dessen Strukturen sowie das Gehirn, das Gesicht und der Kopf mit Blut versorgt.

Multiple-Choice

1 *Welche der folgenden Arterien befindet sich entlang der Daumenseite der oberen Gliedmaße?*

Ⓐ Arteria ulnaris
Ⓑ Arteria brachialis
Ⓒ Arteria subclavia
Ⓓ Arteria radialis
Ⓔ Arteria axillaris

2 *Welche der folgenden Arterien ist ein Ast der Aorta abdominalis?*

Ⓐ linke Lungenarterie
Ⓑ Arteria renalis
Ⓒ rechte Koronararterie
Ⓓ Arteria brachialis
Ⓔ Arteria femoralis

3 *Welche Arterie kann hinter dem Malleolus medialis des Knöchels ertastet werden?*

Ⓐ Arteria femoralis
Ⓑ Arteria poplitea
Ⓒ Arteria tibialis posterior
Ⓓ Arteria dorsalis pedis
Ⓔ Arteria tibialis anterior

4 *Welche Arterie kann bei einer mitleren Fraktur des Humerus verletzt werden?*

Ⓐ Arteria brachialis
Ⓑ Arteria radialis
Ⓒ Arteria ulnaris
Ⓓ Arteria subclavia
Ⓔ Arteria axillaris

5 *Welche Arterie ist für die Versorgung der Beckenorgane am wichtigsten?*

Ⓐ Arteria iliaca externa
Ⓑ Arteria obturatoria
Ⓒ Arteria femoralis
Ⓓ Arteria renalis
Ⓔ Arteria iliaca interna

6 *Welche der folgenden Arterien ist ein direkter Ast der Aorta thoracica?*

Ⓐ Arteria axillaris
Ⓑ Linke Arteria subclavia
Ⓒ Rechte Arteria subclavia
Ⓓ Linke Arteria carotis communis
Ⓔ Arteria carotis interna

7 *Welche der folgenden Arterien ist der erste Aortenast nach den Koronararterien?*

Ⓐ Linke Arteria subclavia
Ⓑ Erste Interkostalarterie
Ⓒ Linke Arteria carotis communis
Ⓓ Truncus brachiocephalicus
Ⓔ linke Lungenarterie

8 *Welche der folgenden Arterien versorgt den Magen und die Leber mit Blut?*

Ⓐ Arteria mesenterica superior
Ⓑ Truncus coeliacus
Ⓒ Arteria mesenterica inferior
Ⓓ Arteria renalis
Ⓔ Arteria iliaca communis

9 *Welches Gefäß würde bei einem Messerstich am Nabel durch die Wirbelsäule durchdrungen werden?*

Ⓐ Aorta abdominalis
Ⓑ Aorta thoracica
Ⓒ Arteria iliaca interna
Ⓓ Arteria iliaca communis
Ⓔ Arteria iliaca externa

10 *Welche der folgenden Arterien würde die untere vordere Bauchdecke hauptsächlich versorgen?*

Ⓐ Arteria subclavia
Ⓑ Arteria iliaca externa
Ⓒ Arteria iliaca interna
Ⓓ Arteria femoralis
Ⓔ Arteria lumbalis

11 *Welches Gefäß kann hinter dem Knie ertastet werden?*

Ⓐ Arteria femoralis

Ⓑ Arteria iliaca
Ⓒ Arteria tibialis
Ⓓ Arteria ischiadica
Ⓔ Arteria poplitea

12 *Welche Arterie kann bei einer Femurschaftfraktur im unteren Bereich, direkt über dem Knie, verletzt werden?*
Ⓐ Arteria poplitea
Ⓑ Arteria femoralis
Ⓒ Arteria tibialis posterior
Ⓓ Arteria genus descendens
Ⓔ Arteria dorsalis pedis

13 *Wie gelangt die Arteria femoralis zum Fibulahals?*
Ⓐ Durch den Musculus biceps femoris
Ⓑ Durch den Musculus adductor longus
Ⓒ durch den Tractus iliotibialis
Ⓓ Durch den Musculus adductor magnus
Ⓔ keine der Antworten ist korrekt

14 *Welche Arterie kann man an der Fußoberseite über dem ersten Mittelfußknochen spüren?*
Ⓐ Arteria femoralis
Ⓑ Arteria poplitea
Ⓒ Arteria tibialis posterior
Ⓓ Arteria dorsalis pedis
Ⓔ Arteria tibialis anterior

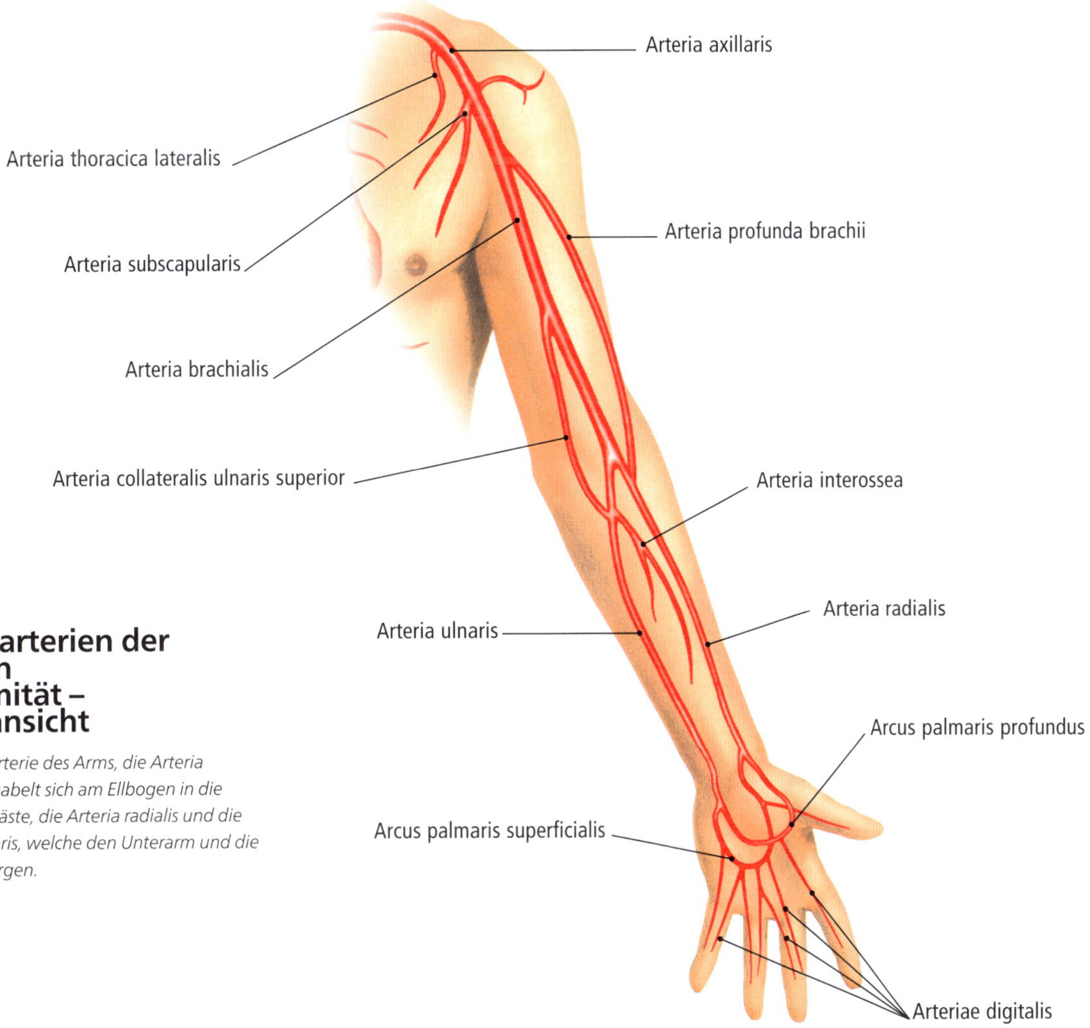

Hauptarterien der oberen Extremität – Frontansicht

Die Hauptarterie des Arms, die Arteria brachialis, gabelt sich am Ellbogen in die zwei Haupttäste, die Arteria radialis und die Arteria ulnaris, welche den Unterarm und die Hand versorgen.

Malen und Bezeichnen

i) Benenne jede der in den Abbildungen gezeigten Strukturen

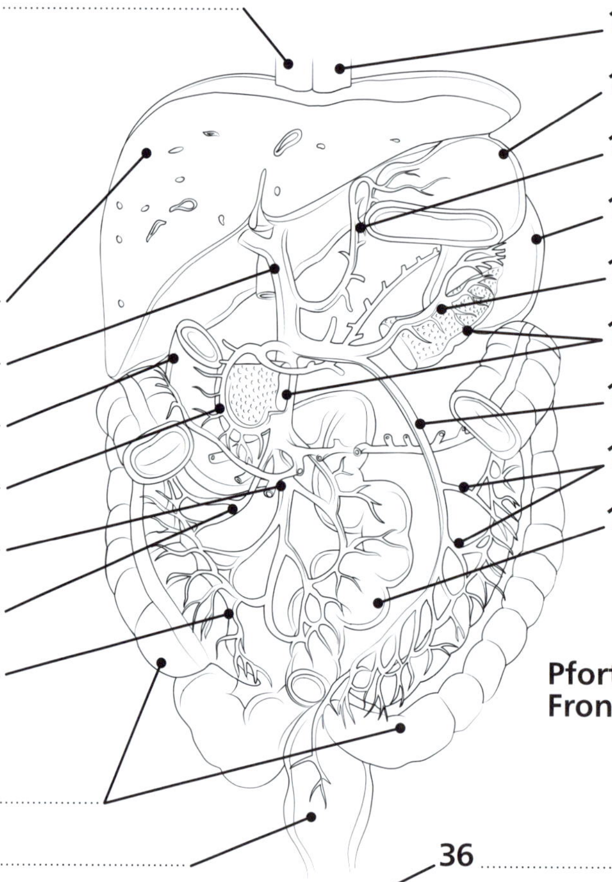

Pfortadersystem – Frontansicht

ii) Verwende die Legende, um die Strukturen auszumalen

- **Leber**
- **Colon**
- **Dünndarm**

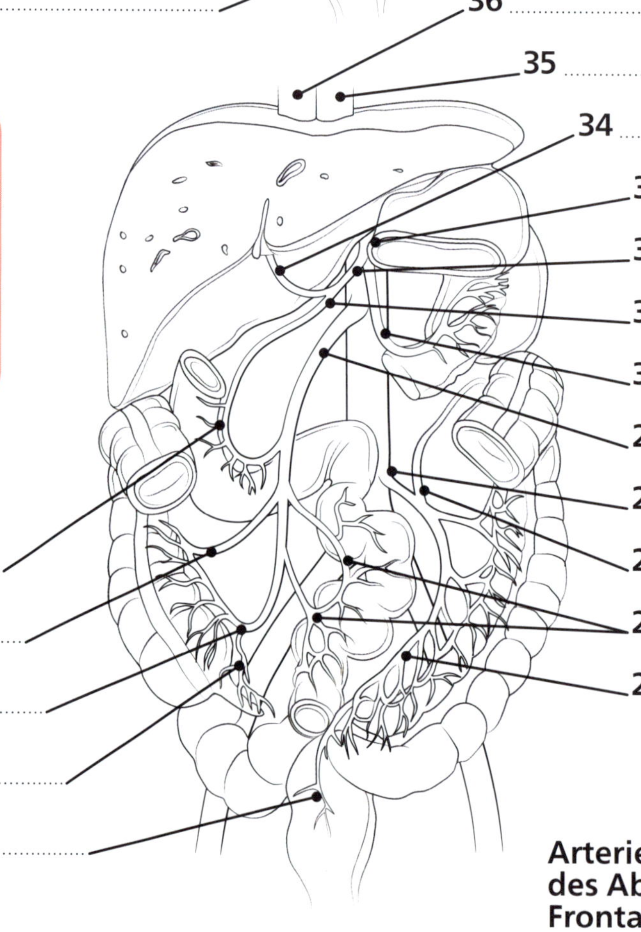

Arterielles System des Abdomen – Frontansicht

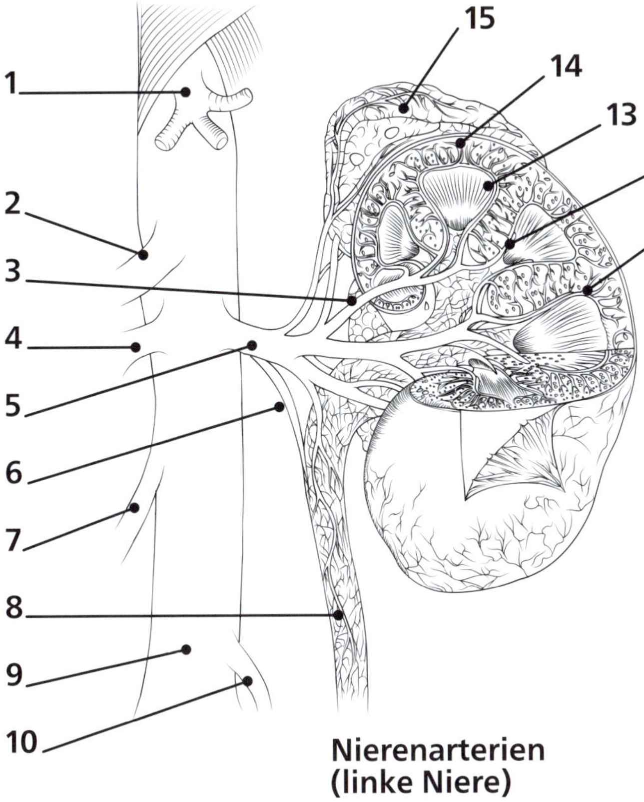

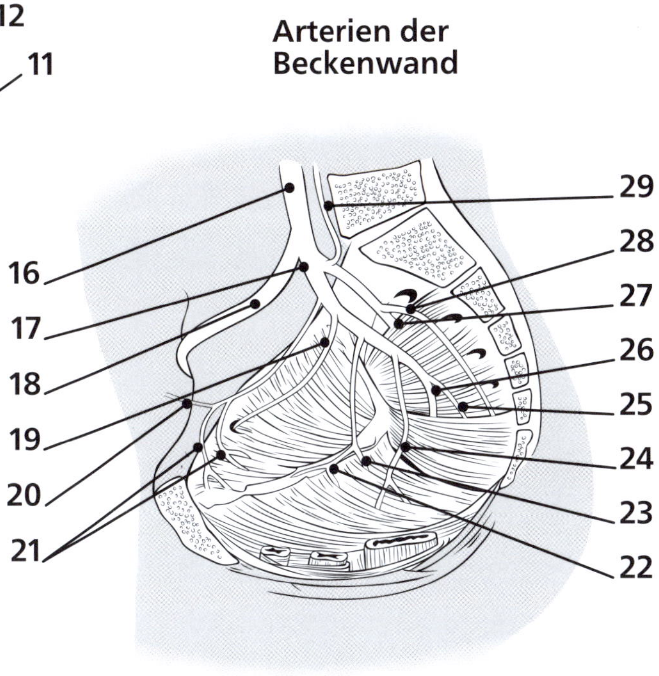

i) Nummeriere die untenstehenden Kästchen, um jede Bezeichnung dem korrekten Teil der Zeichnung zuzuordnen.

Segmentalarterie	☐
Ureter	☐
Truncus coeliacus	☐
Kortex	☐
Linke Arteria renalis	☐
Arteria mesenterica inferior	☐
Rechte Gonadenarterie	☐
Arteria mesenterica superior	☐
Arteria interlobularis	☐
Linke Gonadenarterie	☐
Arteria arcuata	☐
Aorta abdominalis	☐
Nierenpyramide (Medulla)	☐
Rechte Arteria renalis	☐
Linke Nebenniere	☐
Arteria obturatoria	☐
Arteria iliaca interna	☐
Arteria rectalis media	☐
Arteria iliaca communis	☐
Arteria umbilicalis (verblasst)	☐
Arteria vesicalis superior	☐
Arteria iliolumbalis	☐
Arteria vaginalis	☐
Arteria iliaca externa	☐
Arteria pudenda interna	☐
Arteria glutea superior	☐
Arteria glutea inferior	☐
Arteria sacralis lateralis	☐
Arteria uterina	☐

Lücken füllen

1 Die____________________ist die größte Arterie des Körpers.

2 Die Arteria ____________________ und die Arteria____________________ versorgen das Gehirn mit Blut.

3 Das Gesicht und der Hals werden von der Arteria____________________versorgt.

4 Die Arteria carotis communis und die rechte Arteria subclavia sind Äste des __________.

5 Die Brustwand wird von einer Reihe von ____________________ arterien versorgt.

6 Die posteriore Bauchdecke wird von einer Reihe von ____________________ arterien versorgt.

7 Die arterielle Versorgung der Beckenorgane erfolgt hauptsächlich durch die ____________________.

8 Die arterielle Versorgung des Beins und des Fußes erfolgt durch die Arteria ____________________.

9 Die Arteria ____________________ und die Arteria____________________ versorgen die Hand mit Blut.

10 Die Därme werden von der Arteria ____________________, der Arteria____________________ und der Arteria____________________ versorgt.

Hauptarterien der unteren Extremität – Frontansicht

Die Blutversorgung des Beins erfolgt hauptsächlich durch die Arteria iliaca externa, welche zur Arteria femoralis wird, sobald sie in das Bein eindringt.

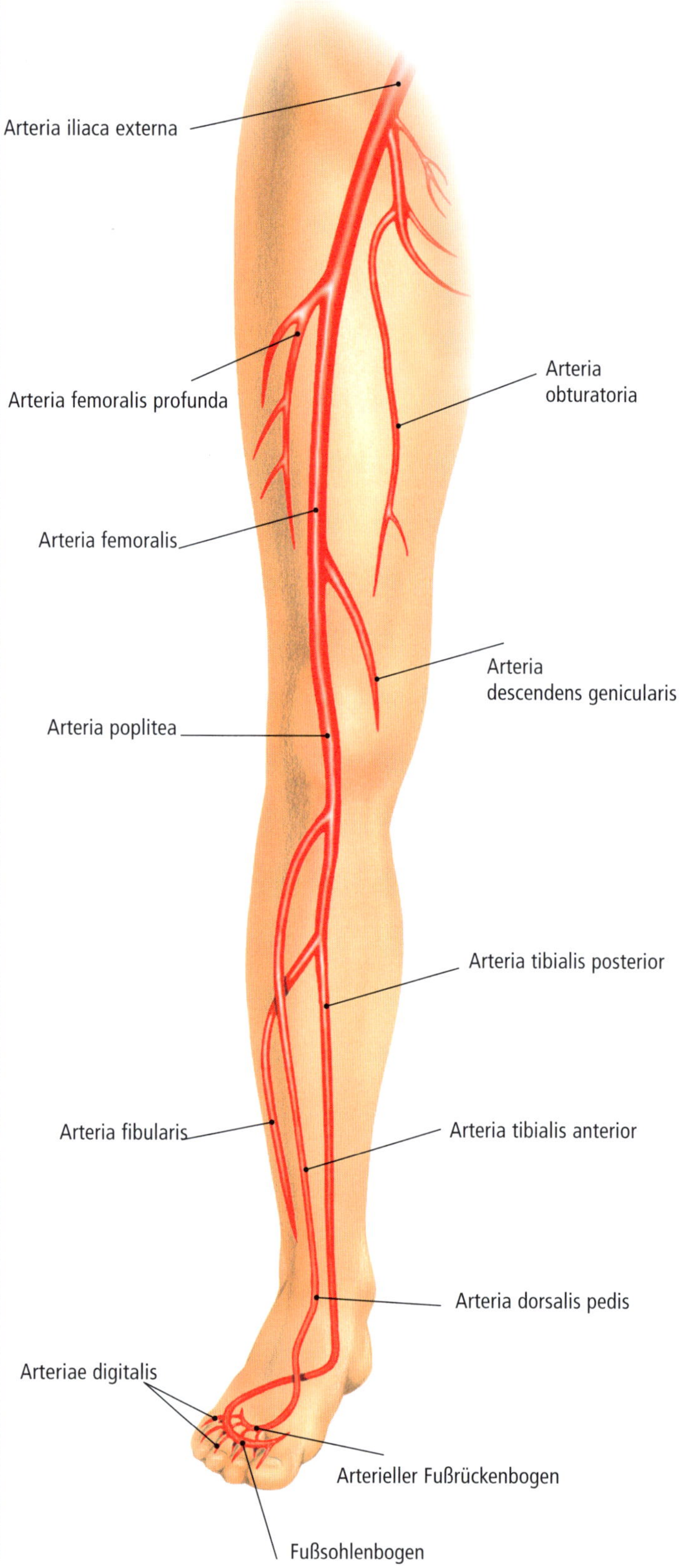

Verbinde die Aussage mit der Begründung

1 *An der Leiste kann der Puls gemessen werden, weil ...*

2 *Arteriosklerose und Verstopfung der Koronararterien sind die Hauptursachen für Herzanfälle (Myokardinfarkt), weil ...*

3 *Eine Verstopfung der Arteria radialis verursacht nicht zwangsläufig eine Gangrän an der Hand, weil ...*

4 *Eine Verstopfung der Vertebralarterien kann zu Schwindelgefühl und Kreislaufkollaps führen, weil ...*

5 *Eine Fraktur im oberen Bereich des Humerus kann zu hohem Blutverlust führen, weil ...*

a *sowohl die Arteria radialis als auch die Arteria ulnaris den Unterarm und die Hand mit Blut versorgen.*

b *die Arteria axillaris in der Achsel knapp am Humerus vorbeiläuft.*

c *diese Arterien das Gehirn und das Cerebellum versorgen.*

d *nur die Koronararterien den Herzmuskel mit sauerstoffreichem Blut versorgen.*

e *die Arteria femoralis hier unter dem Ligamentum inguinale vorbeiläuft.*

Arteriosklerose

Bei Arteriosklerose handelt es sich um eine arterielle Erkrankung, bei der sich fettiges, fasriges und manchmal kalkhaltiges Material in der Gefäßwand absetzt und so Plaque bildet. Das Material setzt sich vor allem in der Tunica intima ab, wodurch sie den Gefäßdurchmesser verringert und das Thromboserisiko an der Gefäßwand erhöht. Eine Thrombose kann zu einer plötzlichen Gefäßverengung und folglich zum Gewebetod, z.B. des Herzmuskels oder des Gehirngewebes, führen. Die Risikofaktoren umfassen Tabak- und Alkoholkonsum, erhöhten Blutdruck, Diabetes mellitus und einen erhöhten Blutfettanteil.

Venen

Venen sind Blutgefäße, die Blut des im Körper- als auch des Lungenkreislaufs zurück zum Herzen transportieren. Venen des Körperkreislaufs, vor allem jene in den Gliedmaßen besitzen Klappen, durch welche sichergestellt wird, dass das Blut zum Herzen strömt. In den Venen herrscht ein geringerer Druck als in den Arterien, weshalb sie auch dünnere Gefäßwände haben, obwohl sie durch das Speichern von Blut in dehnbaren Gefäßen eine wichtige Speicherfunktion einnehmen können.

Schlüsselbegriffe:

Vena axillaris Die Vene in der Achselhöhle. Sie ist die Fortsetzung der Vena brachialis nachdem ihr die Vena basilica zufließt. Die Vena axillaris geht an der lateralen Grenze des ersten Rippe in die Vena subclavia über.

Vena azygos Übersetzt die „ungepaare Vene" (d.h. sie ist die einzige im Körper). Sie erhält von der posterioren Brust und der Bauchdecke Blut und leitet es in die Vena cava superior.

Vena basilica Eine der oberflächlichen Venen des Arms. Sie verläuft entlang der medialen Seite des Unter- und Oberarms und mündet in das tiefe System der Vena brachialis.

Vena brachialis Eine tiefe Vene des Oberarms. Sie entsteht aus der Vena radialis und der Vena ulnaris und wird an der unteren Grenze des Musculus teres minor zur Vena axillaris.

Vena brachiocephalica Eine Vene, die sich aus dem Zusammenschluss der Vena subclavia und den Venae jugularis im oberen Mediastinum der Brust bildet. Die Vena brachiocephalica dextra und –sinistra bilden nach ihrem Zusammenschluss die Vena cava superior.

Vena cava inferior (Untere Hohlvene) Die größte Vene des Abdomen. Sie transportiert Blut von den unteren Gliedmaßen, der Hüfte, den Nieren und der Bauchdecke. Sie verläuft durch das Diaphragma und mündet in den rechten Vorhof des Herzens.

Vena cava superior (Obere Hohlvene) Die große Vene, die Blut vom Kopf, dem Nacken, und den oberen Gliedmaßen in den rechten Vorhof des Herzens ableitet.

Vena cephalica Eine der oberflächlichen Venen der oberen Extremität. Sie verläuft entlang der lateralen Seite des Unter- und Oberarms und mündet in das tiefe System der Vena axillaris.

Vena femoralis Eine tiefe Vene, die die Fortsetzung der Vena poplitea bildet. Sie verläuft durch das Oberschenkeldreieck, vereint sich mit der Vena saphena magna, und verläuft unter dem Ligamentum inguinale weiter, wo sie zur Vena iliaca externa wird.

Vena iliaca communis Die Vene, die aus dem Zusammenschluss der Vena iliaca externa und der Vena iliaca interna gebildet wird. Die linke und rechte Vena iliaca communis bilden nach ihrem Zusammenschluss die Vena cava inferior.

Vena iliaca externa Die Fortsetzung der Vena femoralis nachdem diese das Ligamentum inguinale passiert hat. Die Vena iliaca externa und die Vena iliaca interna vereinen sich und bilden die Vena iliaca communis.

Vena iliaca interna Die Vene, welche Blut von den Organen des Beckens und des Gesäßbereichs ableitet. Sie vereint sich mit der Vena iliaca externa, um die Vena iliaca communis zu bilden.

Vena jugularis externa Die große Vene, die Blut aus der Kopfhaut, dem Oberkiefer, dem Hals und dem Gesicht ableitet. Sie verläuft außerhalb des Musculus sternocleidomastoideus, wo sie auch sichtbar wird.

Vena jugularis interna Die große Vene, die Blut aus dem Inneren des Schädels ableitet. Sie verläuft tief im Musculus sternocleidomastoideus, parallel zur Arteria carotis communis und dem Vagusnerv.

Vena mediana antebrachii Eine oberflächliche Vene, die entlang der Mittellinie des Unterarms verläuft.

Vena renalis Die Vene, die das Blut aus der Niere ableitet. Die linke Vena renalis ist viel länger als die rechte und vereint sich mit der Gonadenvene (Vena testicularis oder Vena ovarica) und der Vena suprarenalis.

Vena saphena magna Eine lange oberflächliche Vene, die im Bereich des medialen Fußrückens entspringt. Sie verläuft anterior zum Malleolus medialis und das Bein sowie den Oberschenkel hinauf, bevor sie in der Leiste in die Vena femoralis mündet.

Vena saphena parva Eine oberflächliche Vene, die Blut aus der Haut der posterioren Sura ableitet. Sie mündet in das tiefe System, indem sie sich mit der Vena poplitea hinter dem Knie vereint.

Vena subclavia (Schlüsselbeinvene) Jene Vene, die Blut aus der oberen Extremität ableitet. Sie ist die Fortsetzung der Vena axillaris und vereint sich mit der Vena jugularis externa und der Vena jugularis interna, um die Vena brachiocephalica zu bilden.

Vene Ein Gefäß mit niedrigem Druck, das Blut zurück zum Herzen transportiert. Venen haben eine relativ dünne Tunica media.

Venöser Palmarbogen Ein Venenbogen, der Blut aus den Fingern und der Handfläche ableitet.

Venöser Fußrückenbogen Der Venenbogen an der dorsalen Oberfläche des Fußes. Er ist mit dem venösen Fußsohlenbogen in Verbindung und leitet Blut in die Vena saphena magna.

Venöser Fußsohlenbogen Ein Venenbogen, der Blut aus den Zehen und der Fußsohle ableitet.

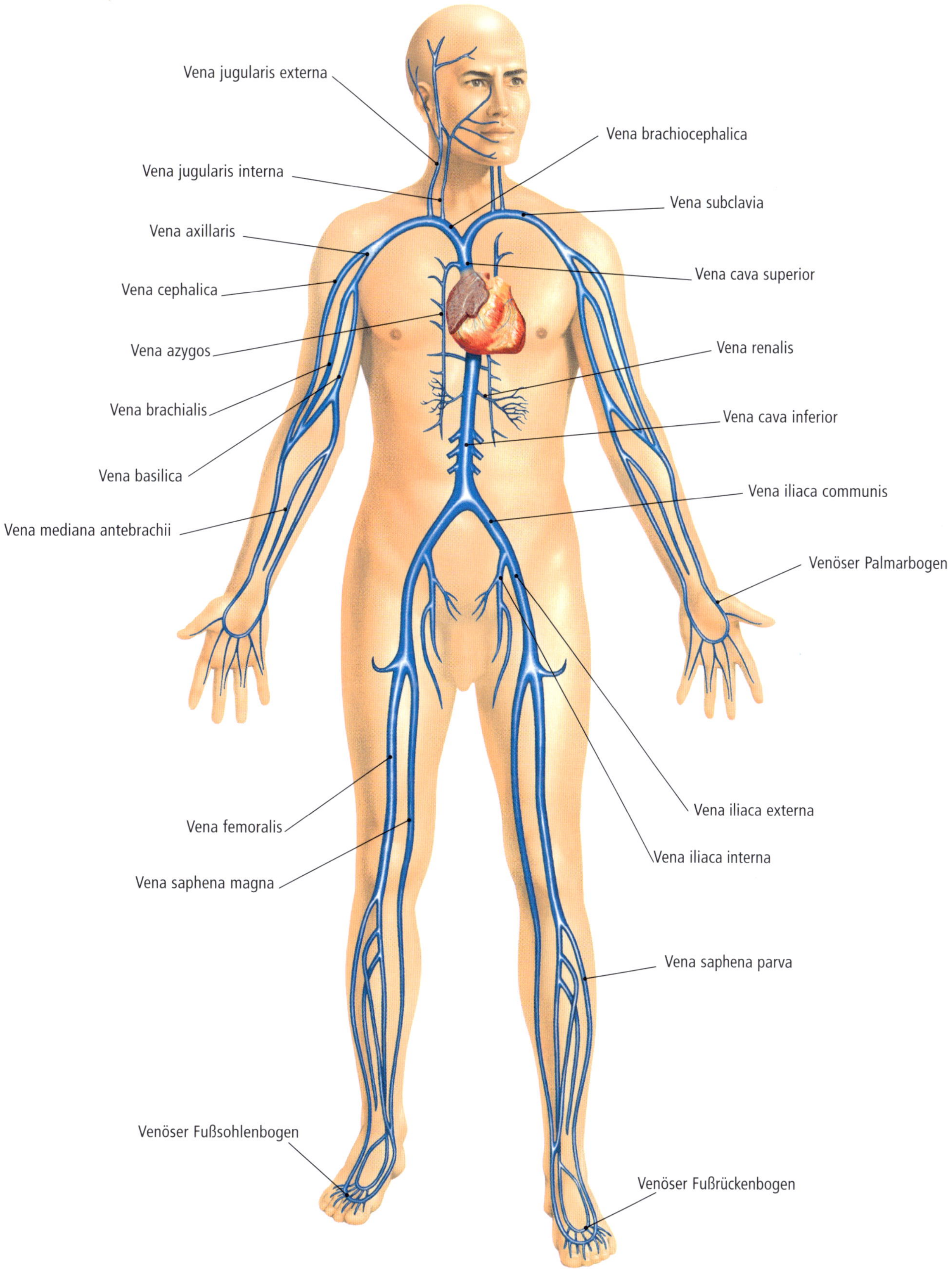

Hauptvenen des Körpers – Frontansicht

Wahr oder Falsch?

1	*Die Vena radialis leitet Blut von der Daumenseite des Unterarms ab.*	
2	*Die Lungenvenen transportieren sauerstoffreiches Blut von den Lungen.*	
3	*Die Vena saphena magna ist die längste Vene des Körpers.*	
4	*Die Vena saphena parva verläuft an der Innenseite des Oberschenkels aufwärts.*	
5	*Die Vena cava superior leitet Blut aus dem Abdomen ab.*	
6	*Die rechte Vena testicularis mündet in die Vena cava inferior.*	
7	*Die Vena portae leitet Blut vom Magen ab.*	
8	*Die linke Vena renalis ist kürzer als die rechte.*	
9	*Die Vena subclavia verläuft über die erste Rippe.*	
10	*Blut aus dem Gehirn strömt in die Vena jugularis interna.*	

Hauptvenen der unteren Extremität – Frontansicht

Das venöse System der unteren Extremität umfasst die Vena saphena magna.

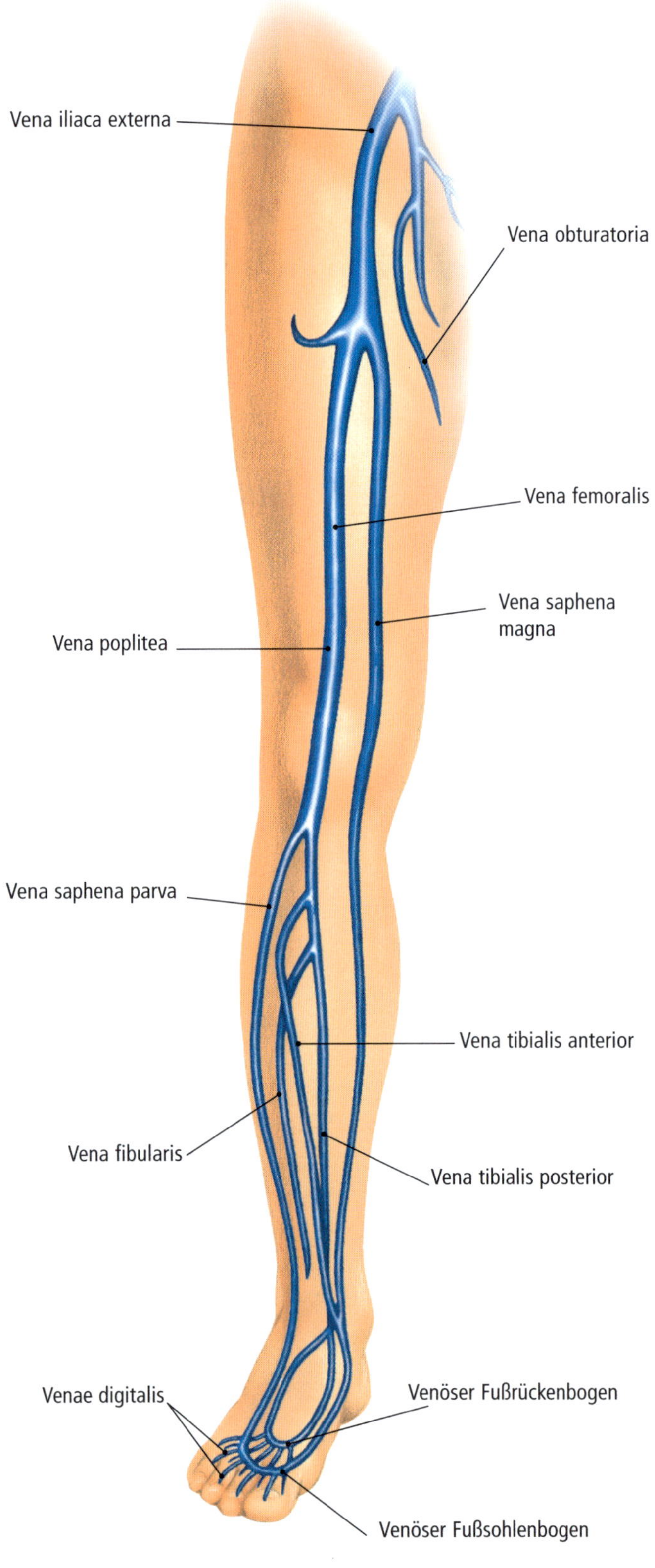

Multiple-Choice

1 *Welche Vene leitet Blut sowohl vom oberen Bereich des Kopfes als auch der oberen Extremität ab?*

Ⓐ Vena cava inferior
Ⓑ Vena cava superior
Ⓒ Vena jugularis interna
Ⓓ Vena jugularis externa
Ⓔ Lungenvene

2 *Welche der folgenden Venen leitet Blut in die Vena cava inferior?*

Ⓐ Vena coeliaca
Ⓑ Pfortvene
Ⓒ Vena renalis
Ⓓ Vena inguinalis
Ⓔ Vena poplitea

3 *In welches Organ führt die Pfortvene?*

Ⓐ Leber
Ⓑ Niere
Ⓒ Magen
Ⓓ Orchis
Ⓔ Harnblase

4 *Welche der folgenden Venen ist eine oberflächliche Vene der unteren Extremität?*

Ⓐ Vena poplitea
Ⓑ Vena femoralis
Ⓒ Vena tibialis posterior
Ⓓ Vena obturatoria
Ⓔ Vena saphena magna

5 *Welche der folgenden Venen ist eine oberflächliche Vene der oberen Extremität?*

Ⓐ Vena brachialis
Ⓑ Vena radialis
Ⓒ Vena cephalica
Ⓓ Vena ulnaris
Ⓔ Vena subclavia

6 *Welche Aussage trifft auf die Venen der unteren Extremität zu?*

Ⓐ Venenklappen kommen nur selten vor
Ⓑ Der Blutfluss verläuft von oberflächlichen in tiefe Venen
Ⓒ Der venöse Druck beträgt im Stehen lediglich ein paar Zentimeter Blut
Ⓓ Es kommen nur oberflächliche Venen vor
Ⓔ keine der Antworten ist korrekt

7 *Welche Vene(n) leite(n) Blut von der Leber in die Vena cava inferior?*

Ⓐ Pfortvene
Ⓑ Vena mesenterica superior
Ⓒ Venae coeliaca
Ⓓ Venae hepatica
Ⓔ Venae phrenica

Phlebothrombose

Bei einer Phlebothrombose bildet sich ein Thrombus (geronnenes Blut) im Lumen tiefer Venen der unteren Extremität. Dies kann eine Folge einer Venostase (langsame Strömungsgeschwindigkeit) durch langes Sitzen, z.B. im Flugzeug oder auf dem Motorrad, sein. PatientInnen leiden an Schmerzen, Schwellungen, Rötungen und lokaler Wärme im Bereich der Thrombose. Die Gefahr besteht darin, dass sich der Thrombus durch die Venen bewegen kann (Embolus) und den venösen Blutrückfluss zum Herz und den Lungen blockiert. Dies kann zu einem plötzlichen Kreislaufzusammenbruch und zum Tod führen.

Lücken füllen

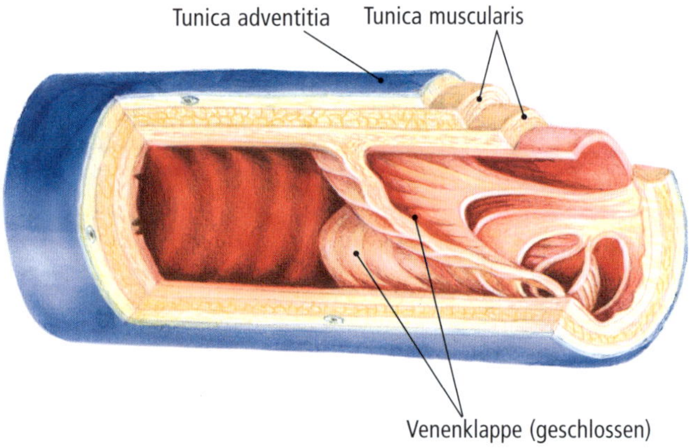

Struktur einer normalen Vene

Krampfadern

Krampfadern entstehen, wenn der Druck in den Venen ansteigt, sodass sie sich ausdehnen und verwinden. Die Ausdehnung der Venen trennt die Segel der Venenklappen, sodass der Blutfluss nicht mehr durch das interne Klappensystem kontrolliert werden kann. Krampfadern kommen am häufigsten in den unteren Körperteilen vor, wo der hydrostatische Druck am höchsten ist, z.B. in den unteren Gliedmaßen und dem Beckenbereich. Die Auswirkungen eines erhöhten Drucks werden durch fehlerhafte Klappen, die Blut von den oberflächlichen Venen der unteren Gliedmaße zu den tiefen, in den Muskeln gelegenen Venen leiten, verschlimmert. Versagen die Venenklappen, sammelt sich mehr Blut in den Beinvenen an, sodass der Blutkreislauf durch die Kapillaren des Fußes und des Beins beeinträchtigt wird. In der Folge können sich chronische venöse Stauungsgeschwüre an der dünnen Haut der Schienbeine bilden.

1 *Die ____________________ und die ____________________ leiten Blut in den rechten Vorhof.*

2 *Venöses Blut des Kopfes strömt durch die ____________________ und die ____________________.*

3 *Die zwei größten oberflächlichen Venen der oberen Gliedmaße sind die Vena ____________________ und die Vena ____________________.*

4 *Venöses Blut wird von den Nieren durch die ____________________ geleitet.*

5 *Die Vena ____________________ und die Vena ____________________ sind die zwei größten oberflächlichen Venen der unteren Gliedmaße.*

6 *Fast das gesamte venöse Blut der oberen Gliedmaße strömt durch die Vena ____________________.*

7 *Die Vena radialis und die Vena ulnaris vereinen sich zur Vena ____________________ im Arm.*

8 *Die wichtigsten tiefen Venen, die Blut aus dem Bein ableiten, sind die Vena ____________________ und die Vena ____________________.*

9 *Das Blut des Darms strömt durch die Vena ____________________ zur Leber.*

10 *Von der Vena ____________________ kann an der Vorderseite des Ellbogens relativ einfach venöses Blut abgenommen werden.*

Verbinde die Aussage mit der Begründung

1 *Der Druck im venösen Körperkreislauf kann im Nacken gemessen werden, weil ...*

2 *Der venöse Blutfluss zum Herzen kann durch tiefes Einatmen gesteigert werden, weil ...*

3 *Blut der unteren Gliedmaße wird von oberflächlichen in tiefe Venen geleitet, weil ...*

4 *Das Blut des Darms strömt durch die Pfortvene zur Leber, weil ...*

5 *Während der Schwangerschaft können sich Krampfadern in der unteren Gliedmaße bilden, weil ...*

6 *Die Wand der Lungenarterie ist dünner als jene der Aorta, weil ...*

7 *Die Sinus durae matris im Schädel könnten ohne die Stärkung fester Duralmembranen zerreißen, weil ...*

a *sich die Vena jugularis externa in einer oberflächlichen Position zum Musculus sternocleidomastoideus befindet.*

b *eine Kontraktion des Diaphragmas den Druck im rechten Vorhof relativ zur Vena cava inferior senkt.*

c *ein großer Uterus die Vena iliaca communis zusammendrücken kann.*

d *Nähr- und Giftstoffe des Darms erst verarbeitet werden müssen, bevor sie in den Körperkreislauf gelangen.*

e *die beiden Systeme durch eine Reihe mit Venenklappen versehener Venen verbunden werden.*

f *der Druck in den kranialen Venenkanälen unter jenem der Atmosphäre liegt, wenn man aufrecht steht.*

g *der Druck in der Lungenarterie nur 20 % des Drucks in der Aorta beträgt.*

Malen und Bezeichnen

Kreislaufsystem –
Frontansicht

i) Benenne jede der in den Abbildungen gezeigten Strukturen

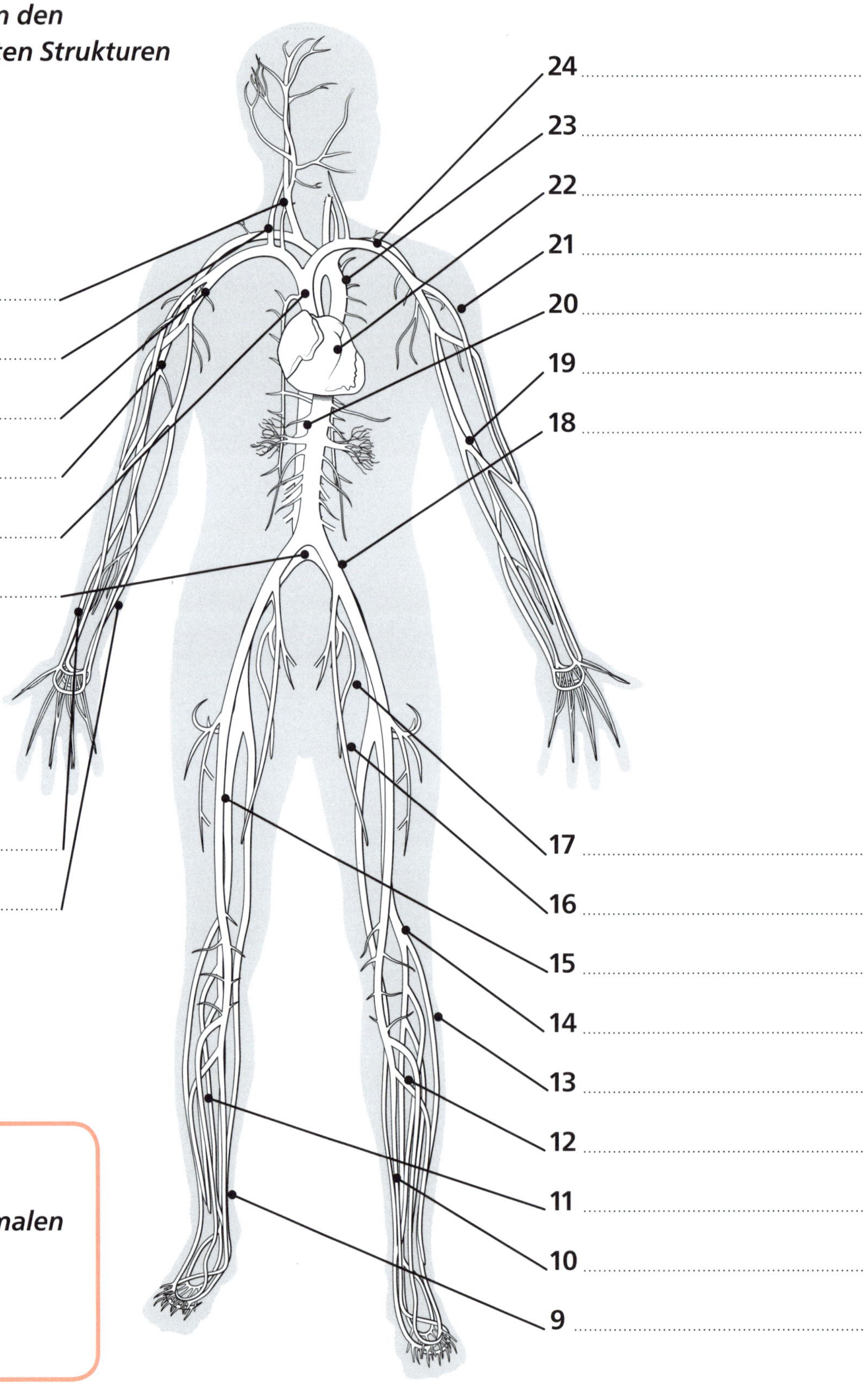

ii) Verwende die Legende um die Strukturen auszumalen

- Arterien
- Venen
- Herz

Oberflächenarterien des Kopfes und des Nackens – laterale Ansicht

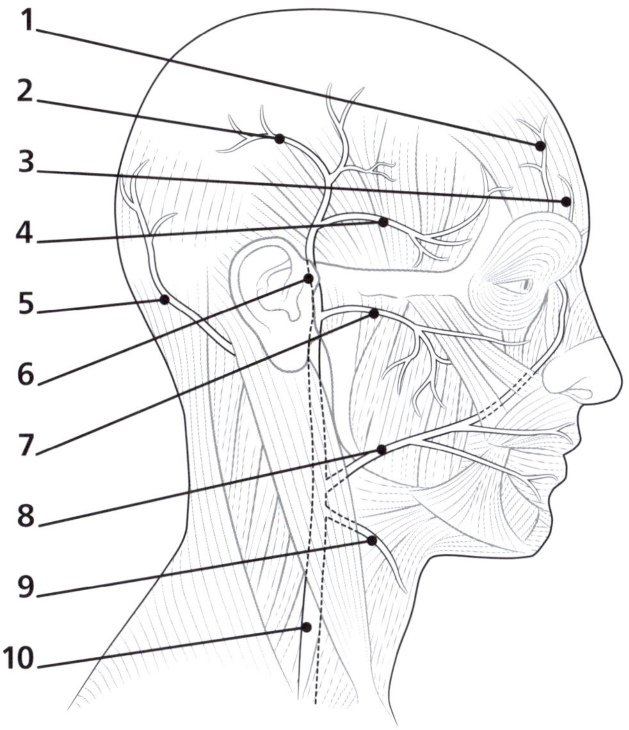

Oberflächenvenen des Kopfes und des Nackens – laterale Ansicht

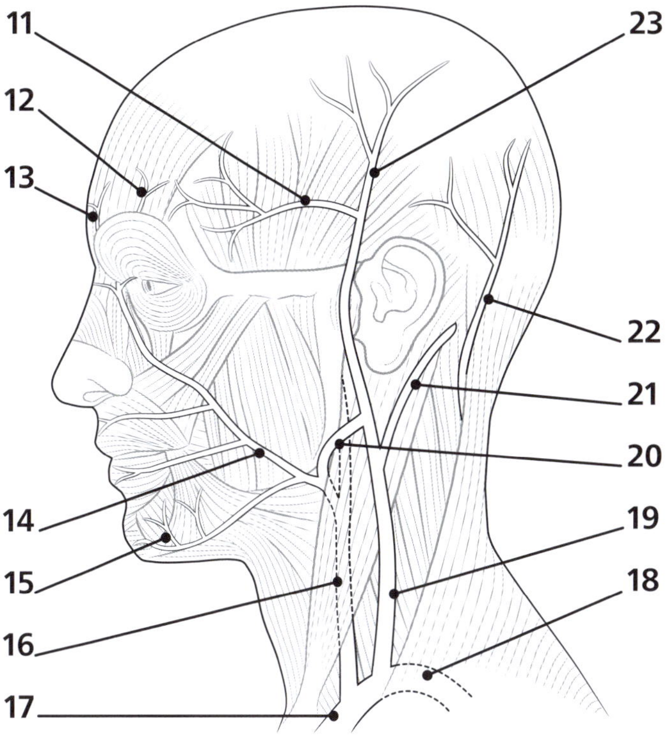

i) Nummeriere die untenstehenden Kästchen, um jede Bezeichnung dem korrekten Teil der Zeichnung zuzuordnen.

- Arteria occipitalis ☐
- Posteriorer Ast der Arteria temporalis superficialis ☐
- Arteria facialis ☐
- Vorderer Ast der Arteria temporalis superficialis ☐
- Arteria supraorbitalis ☐
- Arteria temporalis superficialis ☐
- Arteria carotis externa ☐
- Arteria supratrochlearis ☐
- Arteria transversa faciei ☐
- Arteria transversa cervicis ☐
- Vorderer Ast der Arteria temporalis superficialis ☐

- Vena auricularis posterior ☐
- Arteria supraorbitalis ☐
- Vena brachiocephalica ☐
- Vena occipitalis ☐
- Vena jugularis interna ☐
- Vena subclavia ☐
- Vena facialis ☐
- Vena jugularis externa ☐
- Vena retromandibularis ☐
- Arteria supratrochlearis ☐
- Vena submentalis ☐
- Hinterer Ast der Vena temporalis superficialis ☐

Wahr oder Falsch?

1 Venen haben die dicksten Gefäßwände aller Gefäße.

2 Dickwandige Arterien haben oft benachbarte Gefäße namens Vasa vasorum.

3 Arterien besitzen interne Klappen.

4 Alle Kapillaren haben Fenestrierungen (kleine Öffnungen in der Gefäßwand).

5 Arterien mit hohem Druck, wie beispielsweise die Aorta weisen in ihren Wänden einen hohen Anteil an elastischen Fasern auf.

6 Der Druck in der Vena femoralis ist höher als jener in der Arteria femoralis.

7 Die Hauptrolle der Blutkapillaren des Körperkreislaufs liegt im Austausch von Nährstoffen und Abfallprodukten mit Körpergeweben.

8 Die Hauptaufgabe der Arteriolen des Körperkreislaufs ist es, den Blutfluss zu den Kapillarbetten zu regulieren.

9 Die Tunica intima der Arterien besteht aus vielen glatten Muskelzellen.

10 Blutgefäße sind innen mit Endothel ausgekleidet.

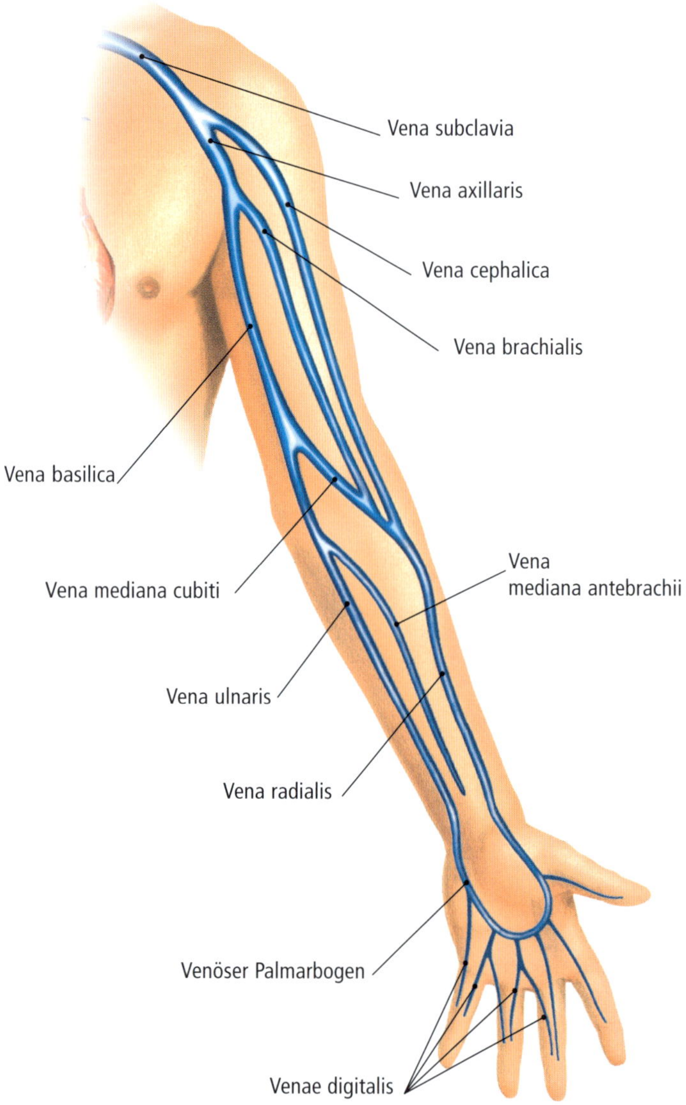

Venen der oberen Extremität – Frontansicht

Das Venensystem des Arms umfasst die Venae digitalis der Hände, die Vena cephalica und die Vena mediana des Unterarms, die Vena basilica sowie die Vena brachialis.

Multiple-Choice

1 *Welche Gefäße lagern überschüssiges Blut ein und übernehmen so eine Kapazitäts- oder Speicherfunktion?*

Ⓐ Arterien des Körperkreislaufs
Ⓑ Lungenarterien
Ⓒ Kapillaren des Körperkreislaufs
Ⓓ Venen des Körperkreislaufs
Ⓔ Lungenvenen

2 *Welche der folgenden Strukturen findet man NICHT in der Tunica adventitia einer Arterie?*

Ⓐ Nerven
Ⓑ Begleitarterien
Ⓒ Begleitvenen
Ⓓ Lymphgefäße
Ⓔ Schleimdrüsen

3 *Wo bilden sich bei Arteriosklerose Fett- und Fasereinlagerungen?*

Ⓐ Tunica intima
Ⓑ Tunica media
Ⓒ Tunica adventitia
Ⓓ Submucosa
Ⓔ Serosa

4 *In welcher Schicht der Arterienwand befinden sich die meisten glatten Muskelzellen?*

Ⓐ Endothel
Ⓑ Submucosa
Ⓒ Tunica intima
Ⓓ Tunica media
Ⓔ Tunica adventitia

5 *Welcher Zelltyp bildet den Hauptbestandteil einer Kapillare?*

Ⓐ Glatte Muskelzelle
Ⓑ Endothelzelle
Ⓒ Fibroblast
Ⓔ Schleimdrüse
Ⓔ Nervenzelle

6 *Wo sind fenestrierte Kapillaren zu finden?*

Ⓐ Gehirn
Ⓑ Skelettmuskel
Ⓒ Haut
Ⓓ Lungen
Ⓔ Därme

7 *Die Dicke der meisten Kapillarwände beträgt etwa ...*

Ⓐ 0,1 µm
Ⓑ 1 µm
Ⓒ 10 µm
Ⓓ 100 µm
Ⓔ 1.000 µm

Venöse Stauungsgeschwüre

Geschwüre aufgrund einer Venostase (oder Veneninsuffizienz) sind Bereiche in denen die Epidermis der Haut aufgrund des schlechten venösen Blutflusses abstirbt. Sie sind häufig an den Schienbeinen und dem Knöchel älterer Personen zu finden und entstehen, wenn der schlechte venöse Blutfluss in diesem Bereich zu einem Mangel an Sauerstoff und Nährstoffen in den betroffenen Geweben führt. In der Folge heilen kleinere Verletzungen der Haut nicht, diese Wunden können sich entzünden und lange bestehende Geschwüre bilden, die schwer zu behandeln sind.

Lücken füllen

1 *Alle Gefäße sind an der Innenseite mit ____________________ zellen ausgekleidet.*

2 *Die Tunica ____________________ bildet die dickste Schicht einer Arterie.*

3 *Venenklappen sind Fortsetzungen der Tunica ____________________.*

4 *Die elastischen Fasern großer Arterien sind hauptsächlich in der Tunica __________ zu finden.*

5 *Das Endothel von Kapillaren ist von wenig differenzierten Zellen, den __________ umgeben.*

6 *Begleitgefäße und Nerven großer Gefäße sind in der Tunica __________ konzentriert.*

7 *Kapillaren in den Därmen haben __________ im Endothel, um die Diffusion zu verbessern.*

8 *Das Innere eines Gefäßes wird ____________________ genannt.*

9 *Die elastische Schicht zwischen der Tunica intima und der Tunica media heißt ____________________.*

10 *Die elastische Schicht zwischen der Tunica media und der Tunica adventitia heißt _______________.*

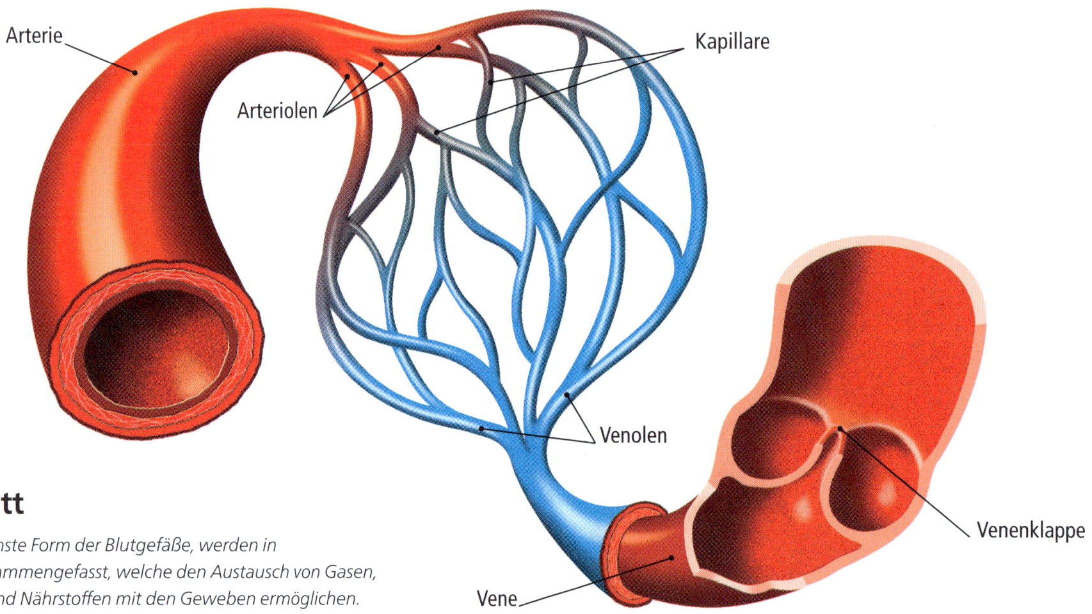

Kapillarbett

Kapillaren, die kleinste Form der Blutgefäße, werden in Kapillarbetten zusammengefasst, welche den Austausch von Gasen, Abfallprodukten und Nährstoffen mit den Geweben ermöglichen.

Verbinde die Aussage mit der Begründung

1 *Die größten Arterien des Körperkreislaufs (Aorta, Truncus brachiocephalicus, Arteriae iliaca communis) verfügen über viele elastische Fasern, weil ...*

2 *Die Arteriolen des Körperkreislaufs haben glatte Schließmuskeln, weil ...*

3 *Die Venen der unteren Extremität haben Klappen, weil ...*

4 *Kapillaren haben nur eine dünne Zellschicht, weil ...*

5 *In den Wänden von Venolen befinden sich nur wenige glatte Muskelzellen, weil ...*

a *sie ihren Durchmesser verändern müssen, um den Blutfluss durch die Kapillaren regulieren zu können.*

b *sie für die Diffusion von Nährstoffen und Gasen zwischen Blut und Geweben sorgen müssen.*

c *es sich um Gefäße mit sehr niedrigem Druck handelt.*

d *sie sich ausdehnen müssen, wenn das Herz Blut in den Körper pumpt, und sich zwischen den Herzschlägen zusammenziehen.*

e *sie Blut entgegen der Schwerkraft zurück zum Herzen pumpen müssen.*

Fenestrierte Kapillare

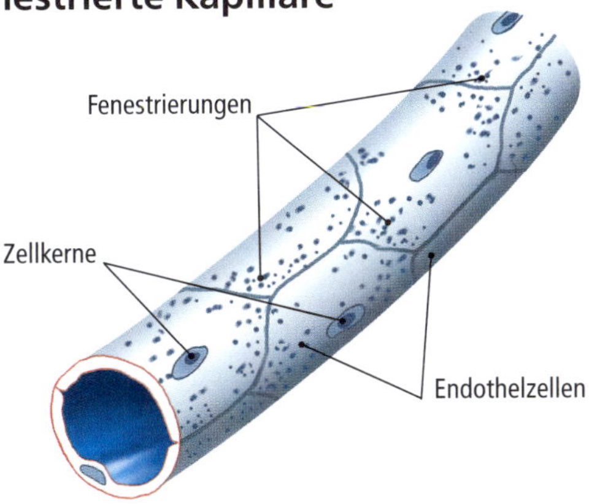

Kontinuierliche Kapillare

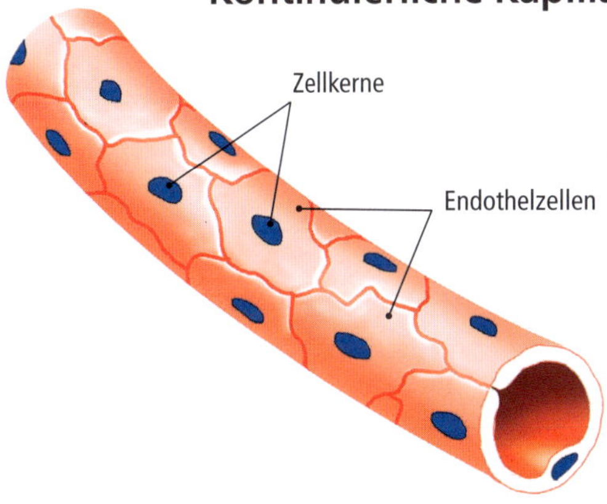

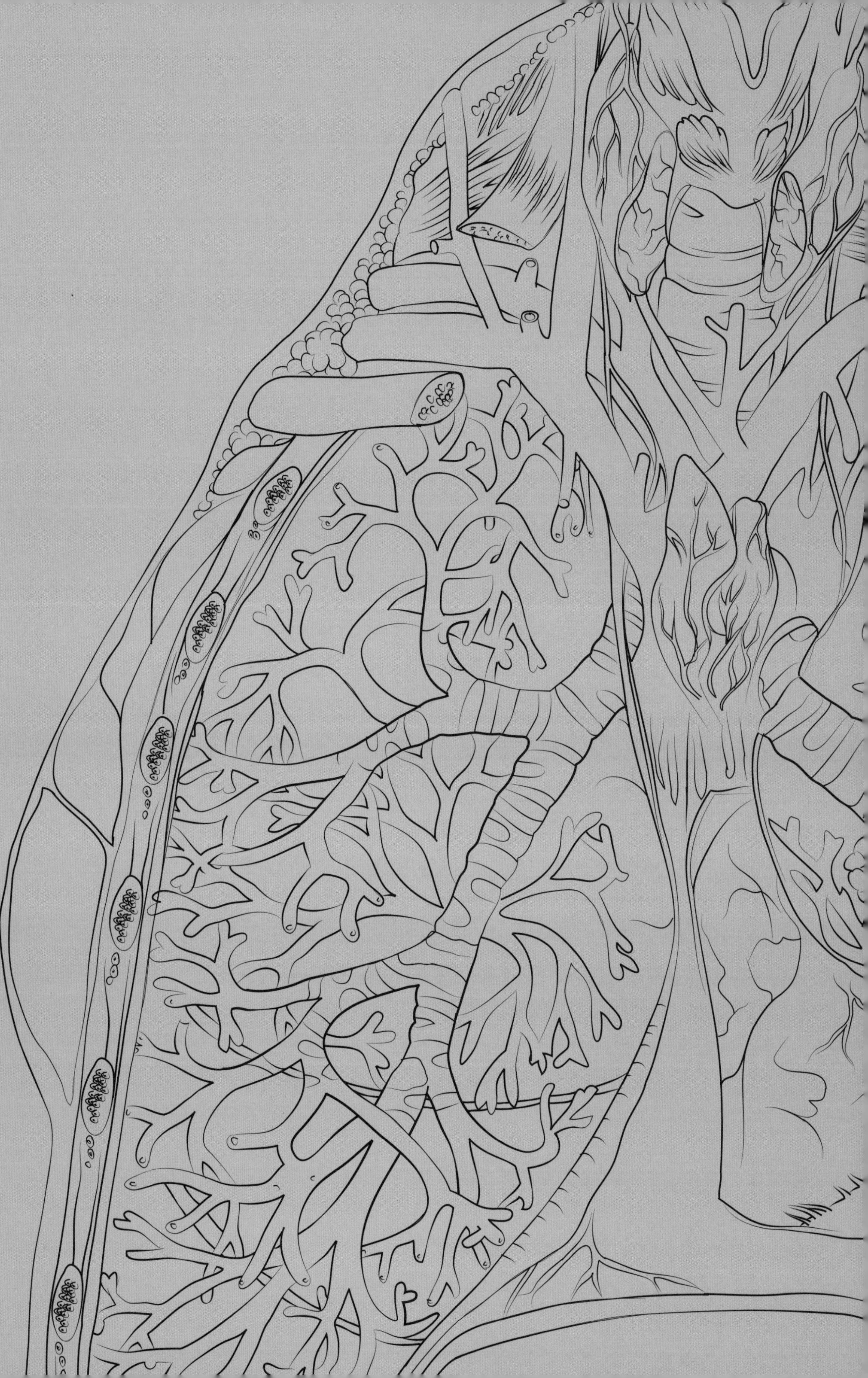

KAPITEL 5: DAS ATMUNGSSYSTEM

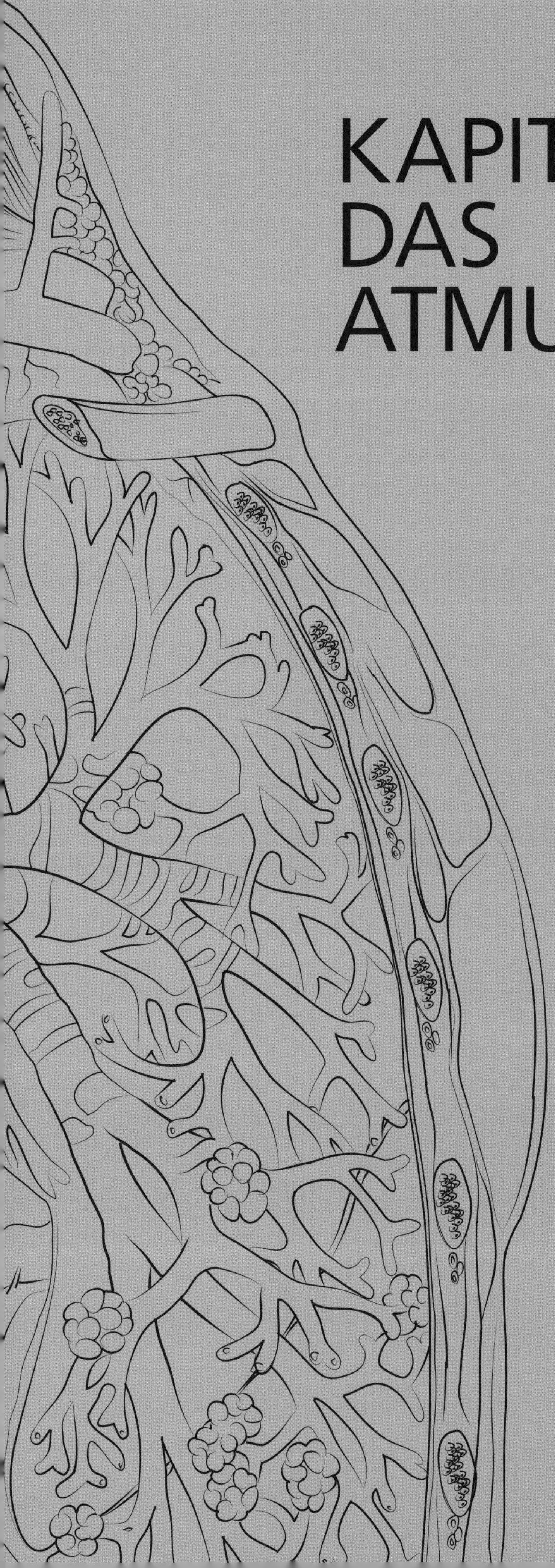

Das Atmungssystem

Das Atmungssystem ist vorwiegend für dem Gasaustausch zwischen dem Blutstrom und der externen Luft verantwortlich, unterstützt darüber hinaus aber auch weitere Funktionen wie die Kommunikation, die Immunüberwachung, die Regulierung des Säure-Basen-Haushalts und die Thermoregulation. Die Atemwege werden üblicherweise in einen oberen Teil (Nase, Nasennebenhöhlen und Larynx) und einen unteren Teil (Trachea, Bronchien, Lungen und Pleura) gegliedert. Weitere wichtige Strukturen sind die Atemmuskulatur und der knöcherne Thorax, der diese Muskeln bewegt.

Schlüsselbegriffe:

Bronchus lobaris inferior (unterer Lappenbronchus) Der Bronchus für den unteren (inferioren) Lappen der linken (oder rechten) Lunge.

Bronchus lobaris medius (mittlerer Lappenbronchus) Der Bronchus für den mittleren Lappen der rechten Lunge. Er zweigt vom Bronchus principalis dexter ab.

Bronchus lobaris superior (oberer Lappenbronchus) Der Bronchus für den oberen (superioren) Lungenlappen.

Bronchus principalis dexter (rechter Hauptbronchus) Der Bronchus für die rechte Lunge. Er ist weiter und waagrechter als der Bronchus principalis sinister, weshalb eingeatmete Fremdkörper eher in den rechten Hauptbronchus gelangen.

Bronchus principalis sinister (linker Hauptbronchus) Der Bronchus für die linke Lunge. Er teilt sich in einen oberen (superioren) und einen unteren (inferioren) Lappenbronchus.

Diaphragma Ein Muskel- und Sehnenblatt, das den Thorax von der Bauchhöhle abgrenzt. Es wird von der Aorta, der Vena cava inferior und dem Ösophagus durchbrochen.

Larynx Der Teil des Atemwegs, wo die Phonation (Stimmbildung) geschieht. Der obere Larynx (Epiglottis und aryepiglottische Falte) schützt den Atemwegseingang.

Nasenhöhle Die innere Nase wird durch ein knöchernes und knorpeliges Septum in zwei Höhlen geteilt. Jede Höhle hat drei knöcherne Erhebungen (Nasenmuscheln oder Conchas) an ihrer lateralen Wand. Im oberen Bereich jeder Höhle befindet sich eine Riechzone.

Pharynx (Rachen) Die vertikale Röhre hinter der nasalen, oralen und laryngealen Höhle. Er bietet einen gemeinsamen Weg zum Atem- als auch zum Magen-Darm-Trakt.

Trachea (Luftröhre) Der Atemweg zwischen dem Larynx und der Gabelung der Luftröhre in den rechten und linken Hauptbronchus. Die Trachea besteht aus 16-20 U-förmigen Knorpel und dem Musculus trachealis als hintere Wand.

Atmungssystem – Frontansicht

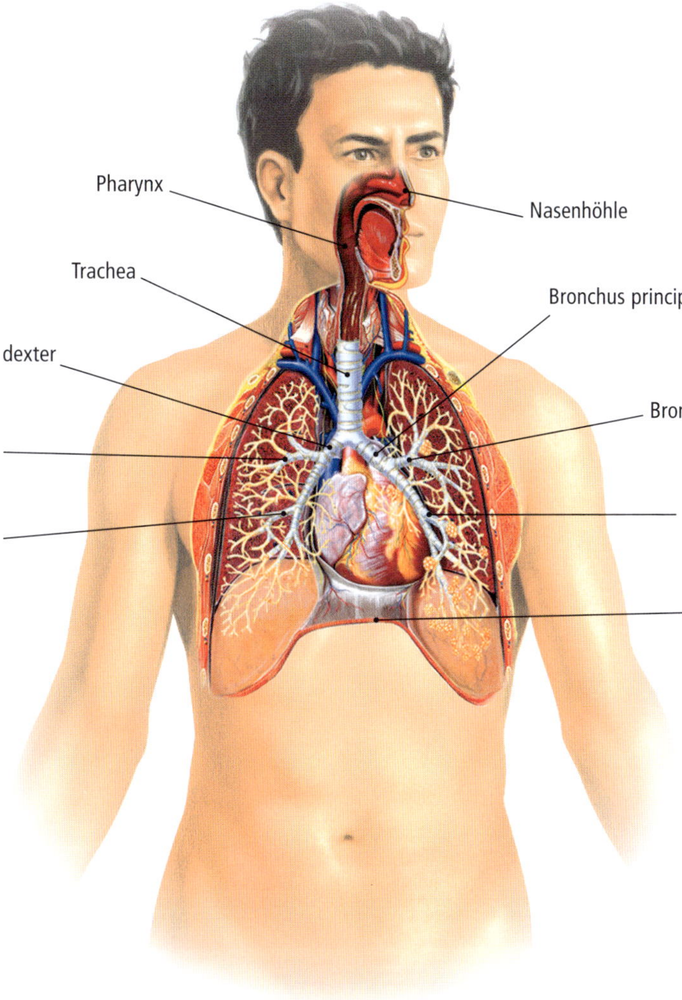

Anm.: Die beiden oberen Drittel der Lungen wurden entfernt, um das Herz und den Bronchialbaum zu zeigen.

Oberer Teil des Atmungssystems – Sagittalansicht

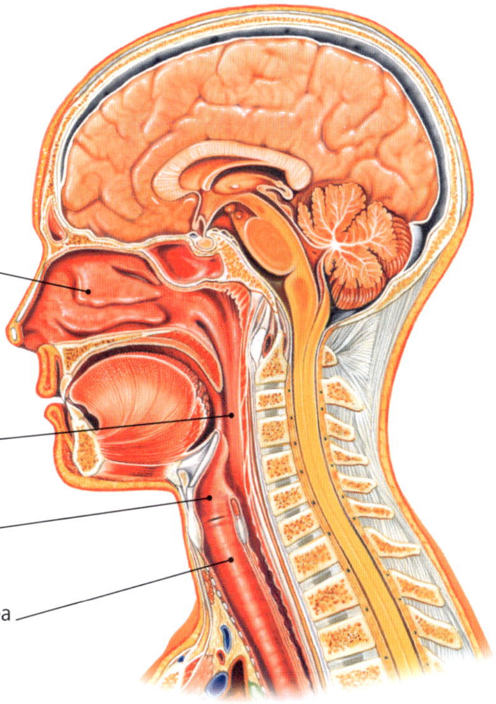

Wahr oder Falsch?

1 *Auf jeder Seite der Nase befinden sich im Regelfall vier Nasenmuscheln.*

2 *Das Vestibulum ist der am weitesten anterior gelegene Teil der Nasenhöhle.*

3 *Die Aufgabe der Nasenmuscheln ist es, Luft zu wärmen und zu befeuchten sowie Staub und Pathogene zu entfernen.*

4 *Die Keilbeinhöhle eröffnet sich in den Boden der Nasenhöhle.*

5 *Die Atemregion der Nase umfasst alle Schleimhäute der mittleren Nasenmuschel, aber nur einen Teil der Oberfläche der oberen Nasenmuschel.*

6 *Die Riechregion der Nasenhöhle liegt unmittelbar unter der Lamina cribrosa des Os ethmoidale.*

7 *Das typische Epithel der Atemregion der Nasenhöhle ist ein unverhorntes, mehrschichtiges, squamöses Epithel.*

8 *Die Kieferhöhle eröffnet sich unter der unteren Nasenmuschel.*

9 *Die laterale Wand der Nasenhöhle hat Eingänge der Siebbeinzellen sowie zu den Kiefer- und den Nasennebenhöhlen.*

10 *Der Larynx ist um ein Knochengerüst aufgebaut.*

11 *Der Kehlkopfeingang (aditus laryngis) befindet sich in einer Region namens Laryngopharynx.*

Larynxkarzinom

Ein Larynxkarzinom (Kehlkopfkrebs) ist für gewöhnlich die Folge von Zigaretten- oder Pfeifenrauchen. Das Atemwegsepithel wird Karzinogenen chronisch ausgesetzt und es kann dadurch zu Mutationen kommen, die es Epithelzellen ermöglichen, sich unkontrolliert zu teilen. Der Krebs kann soweit wachsen, dass er ulzeriert, was zum Aushusten von Blut (Hämoptyse) führen kann. Außerdem kann er umliegende Gewebe und Nerven schädigen und sich zu den Lymphknoten und weiter entfernt liegenden Strukturen ausbreiten. Häufig sind radikal-chirurgische Eingriffe notwendig, um den Tumor zu entfernen.

12 *Der Rand des Kehlkopfeingangs wird durch das Os hyoideum verstärkt.*

13 *Beim Schlucken hebt sich der Larynx und die Epiglottis wird nach vorne gedrückt, und den Kehlkopfeingang zu schließen.*

14 *Die Stimmlippe ist die am weitesten superior gelegene Falte des Larynx.*

15 *Der Klang der Stimme (Phonation) wird durch die Vibration der Taschenbänder im Larynx erzeugt.*

16 *Die Stimmlippen werden durch die Rotation des Keilknorpels bewegt.*

17 *Die Stimmlippen werden beim Sprechen durch Flüssigkeit vom Oropharynx geschmiert.*

18 *Die Epiglottis umgeibt den inferioren Teil des Larynx.*

19 *Der Atemweg verläuft durch die Mitte eines ringförmigen Knorpels (Krikoidknorpel) in die Trachea.*

20 *Alle Muskeln des Larynx werden durch den Nervus hypoglossus innerviert.*

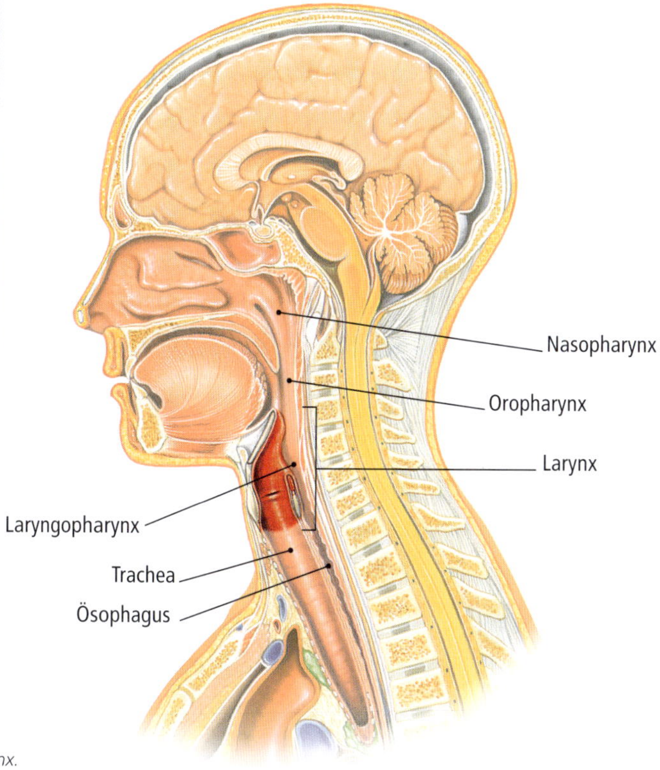

Lage des Larynx

Der Larynx befindet sich im vorderen Bereich des Nackens, unter dem Os hyoideum und vor dem Laryngopharynx.

Multiple-Choice

1 *Welche der folgenden Strukturen kann in oder auf dem Atemwegsepithel in der Nasenhöhle gefunden werden?*

Ⓐ Zilie
Ⓑ Mehrreihige hochprismatische Epithelzellen
Ⓒ Becherzellen
Ⓓ Schleim
Ⓔ alle Antworten sind richtig

2 *Welche der folgenden Strukturen eröffnet sich in den unteren Nasengang zur unteren Nasenmuschel?*

Ⓐ Vordere Siebbeinzellen (Nasennebenhöhlen)
Ⓑ Keilbeinhöhle
Ⓒ Stirnhöhle
Ⓓ Tränennasengang
Ⓔ Kieferhöhle

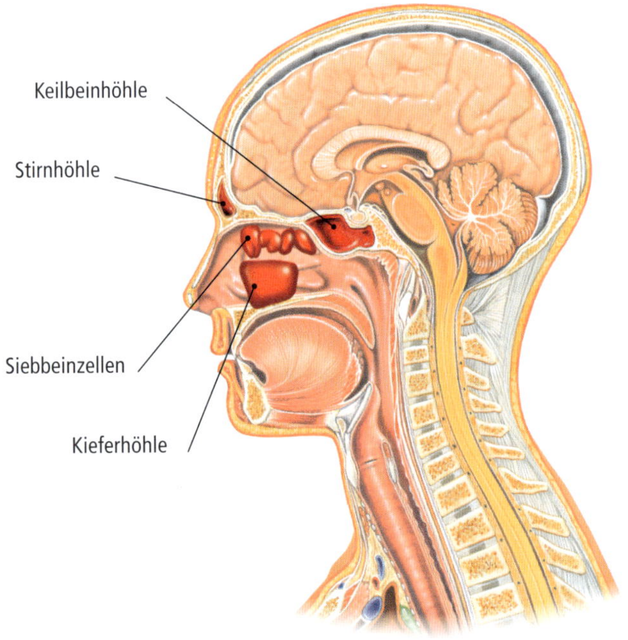

Nasennebenhöhlen – Sagittalansicht

Die Nasennebenhöhlen sind mit einer Membran ausgekleidete, luftgefüllte Knochenhöhlen des Schädels, die durch Gänge mit der Nase verbunden sind.

3 *Welche der folgenden Strukturen bilden den Großteil der Nasenscheidewand?*

Ⓐ Oberkieferknochen und Stirnbein
Ⓑ perpendikuläre Gaumenplatten und untere Nasenmuschel
Ⓒ Vomer und perpendikuläre Platte des Siebbeins
Ⓓ Oberkieferkamm und perpendikuläre Platte des Gaumenbeins
Ⓔ Vertikale Platte des Keil- und Stirnbeins.

4 *Welche der folgenden Strukturen bilden den Nasenhöhlenboden?*

Ⓐ Oberkieferplatte und horizontale Gaumenplatte
Ⓑ Keilbein und Oberkieferknochen
Ⓒ Siebbein und Gaumenbein
Ⓓ Stirnbein und Nasenbein
Ⓔ Hinterhauptbein und Schläfenbein

5 *Welcher Teil des Immunsystems überwacht direkt die eingeatmete Luft?*

Ⓐ Zungenmandel
Ⓑ Gaumenmandel
Ⓒ Nasenrachenmandel
Ⓓ Nasennebenhöhlen
Ⓔ Thymusdrüse

6 *Welcher der folgenden laryngealen Knorpel ist beim Atmen und Sprechen (Phonation) am beweglichsten?*

Ⓐ Krikoidknorpel
Ⓑ Aryknorpel
Ⓒ Schildknorpel
Ⓓ Spitzenknorpel
Ⓔ Epiglottis

7 *Welche der folgenden Strukturen befindet/ befinden sich in der aryepiglottischen Falte?*

Ⓐ Epiglottis
Ⓑ Spitzenknorpel
Ⓒ Aryknorpel
Ⓔ sowohl A und B sind korrekt
Ⓔ sowohl A und C sind korrekt

8 *Welche der folgenden Strukturen bildet einen Teil des Adamsapfels?*

Ⓐ Krikoidknorpel
Ⓑ Os hyoideum
Ⓒ Aryknorpel
Ⓓ Epiglottis
Ⓔ Schildknorpel

9 *Was wird mit einer tieferen männlichen Stimme assoziiert?*

Ⓐ kürzere Stimmfalten
Ⓑ längere Taschenbänder
Ⓒ kürzere Taschenbänder
Ⓓ längere Stimmbänder
Ⓔ kürzere Stimmbänder

10 *Welche der folgenden Strukturen bilden den Großteil der Stimmfalte (Stimmlippe) des Larynx?*

Ⓐ Epiglottis
Ⓑ Stimmband
Ⓒ Krikoidknorpel
Ⓓ Schildknorpel
Ⓔ Os hyoideum

11 *Welche Strukturen sind von einem sich ausbreitenden Tumor durch ein Larynxkarzinom am meisten gefährdet?*

Ⓐ zervikales Rückenmark
Ⓑ postvertebrale Muskulatur
Ⓒ zervikale Lymphknoten
Ⓑ Gaumensegel
Ⓔ Trachea

Sinusitis

Sinusitis ist eine Entzündung der Nasennebenhöhlen. Sie ist häufig die Folge einer Infektion der oberen Atemwege, wenn durch das Atemwegsepithel der Nebenhöhlen und der Nasenhöhle eine große Menge Schleim produziert wird. Wenn der Schleim eindickt, ist der Abfluss aus den Nebenhöhlen beeinträchtigt, wobei der Druck Schmerzen verursachen kann. Kommt eine bakterielle Infektion hinzu, verschlimmern sich die Schmerzen zusätzlich. Der Schmerz kann im Stirnbereich (Stirnhöhle), den Wangen (Kieferhöhle) oder zentral im Kopf (Siebbeinzellen und Keilbeinhöhle) auftreten. Die Sinitis kann mit Dekongestiva und, im Fall einer bakteriellen Infektion, mit Antibiotika behandelt werden.

12 *Welche Epithel-Art ist im Larynx zu finden?*

Ⓐ mehrreihiges hochprismatisches Epithel mit Becherzellen
Ⓑ verhorntes mehrschichtiges squamöses Epithel mit Drüsen
Ⓒ unverhorntes mehrschichtiges squamöses Epithel mit Becherzellen
Ⓓ einschichtiges Zylinderepithel mit Submucosa-Drüsen
Ⓔ Übergangsepithel mit Becherzellen und Schleim

13 *Was passiert während des Flüsterns?*

Ⓐ die Stimmlippen liegen weit auseinander
Ⓑ die Stimmlippen liegen komplett beisammen
Ⓒ eine Stimmlippe liegt in der Mitte und die andere auf der Seite
Ⓓ die vorderen Enden der Stimmlippen sind voneinander getrennt, aber die hinteren Enden liegen in der Mitte beisammen
Ⓓ die hinteren Enden der Stimmlippen sind voneinander getrennt, aber die vorderen Enden sind in der Mitte beisammen

Malen und Bezeichnen

i) Benenne jede der in den Abbildungen gezeigten Strukturen

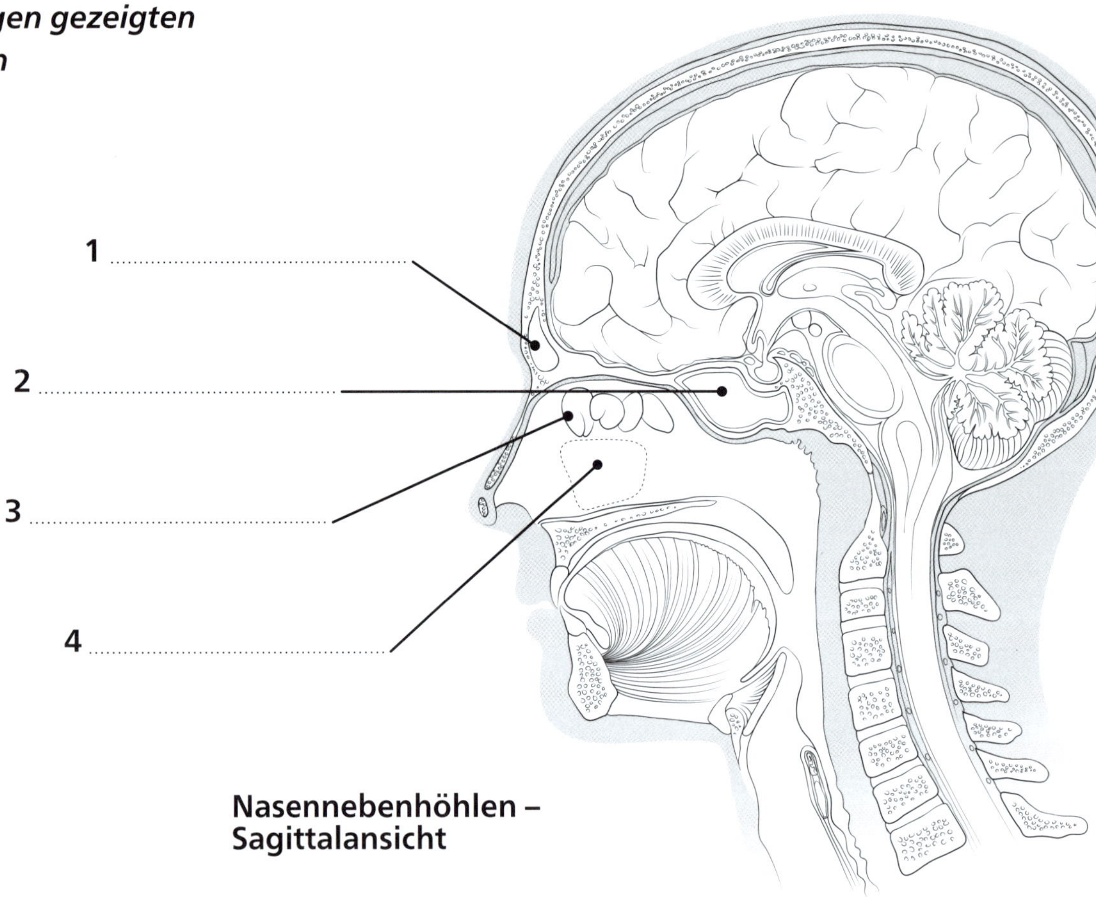

Nasennebenhöhlen – Sagittalansicht

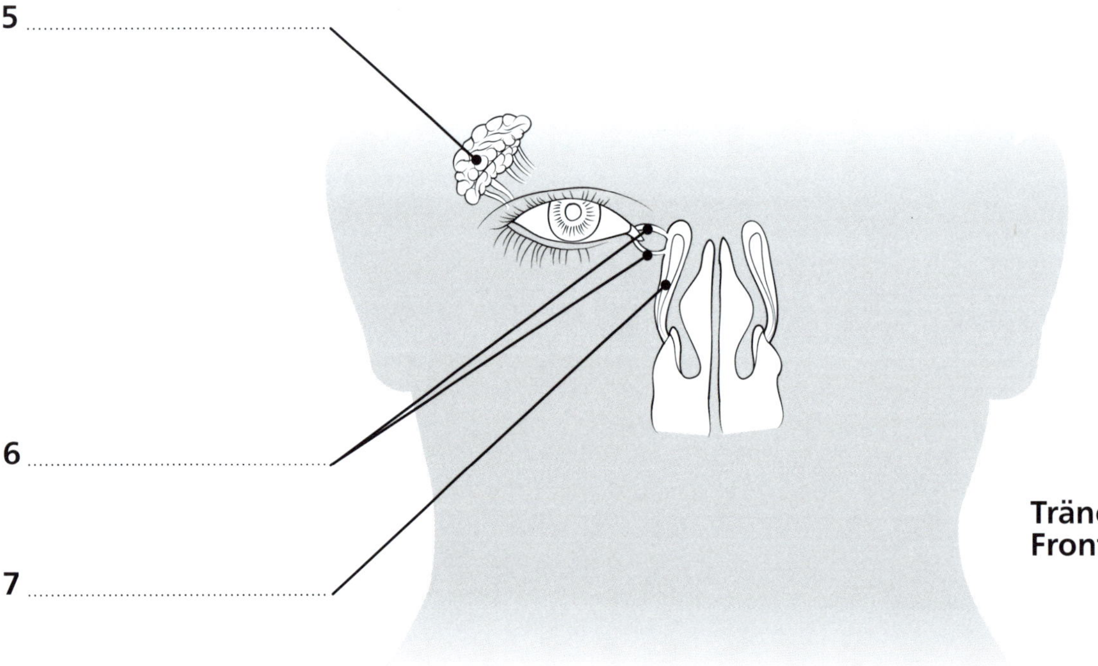

Tränenapparat – Frontansicht

Pharynx – Rückansicht

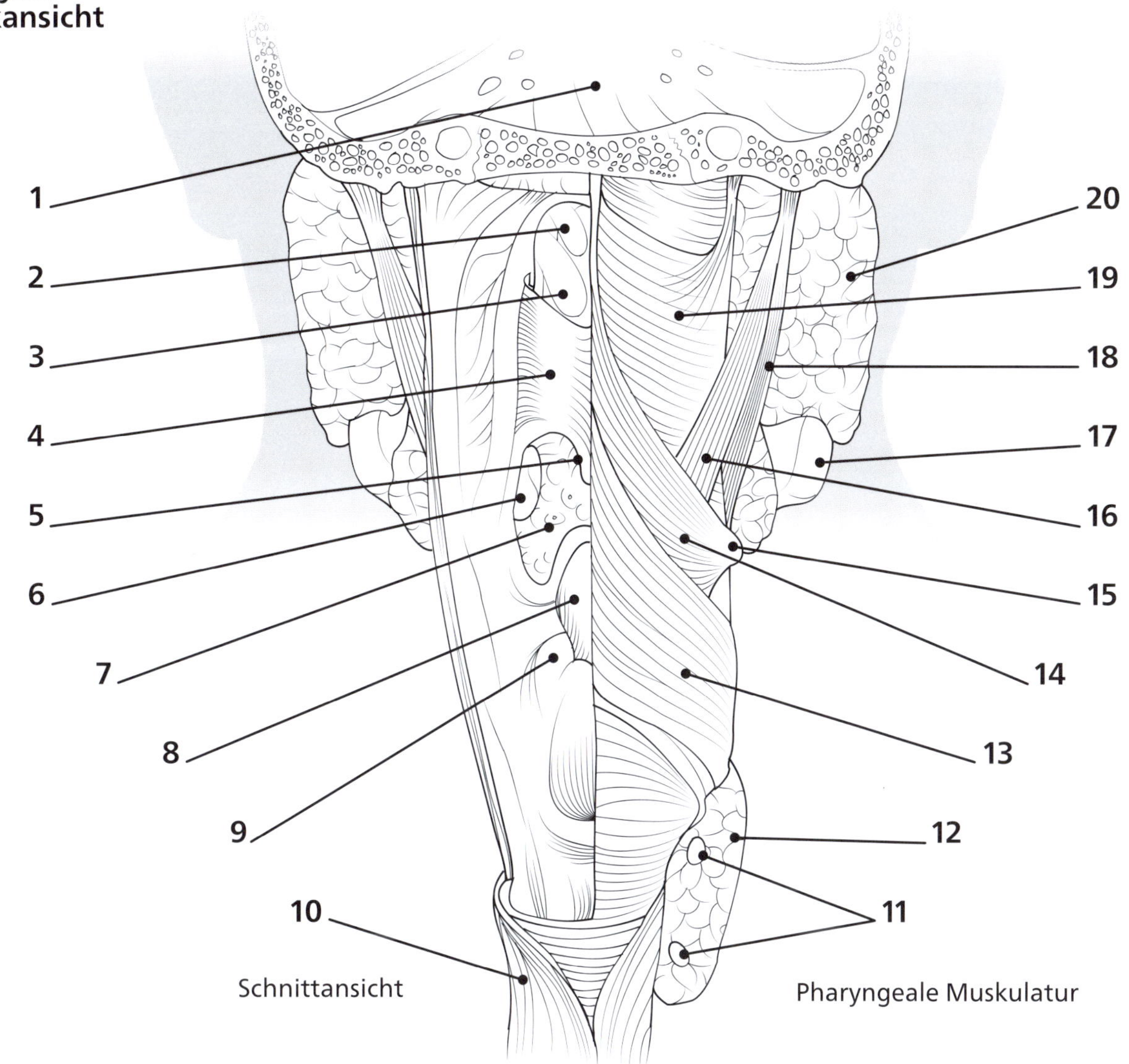

i) Nummeriere die untenstehenden Kästchen, um jede Bezeichnung dem korrekten Teil der Zeichnung zuzuordnen.

- Uvula ☐
- Untere Nasenmuschel ☐
- Mittlere Nasenmuschel ☐
- Gaumensegel ☐
- Schädelbasis ☐
- Gaumenmandel ☐
- Unterkieferwinkel ☐
- Aryepiglottische Falte ☐
- Ohrspeicheldrüse ☐
- Ösophagus ☐
- Nebenschilddrüsen ☐
- Schilddrüse (lateraler Lappen) ☐
- Zungenrücken ☐
- Epiglottis ☐
- Großes Zungenbeinhorn ☐
- Musculus stylohyoideus ☐
- Musculus constrictor pharyngis inferior ☐
- Musculus stylopharyngeus ☐
- Musculus constrictor pharyngis superior ☐
- Musculus constrictor pharyngis medius ☐

Lücken füllen

1 Die nasale Auskleidung wird als ____________________ gewebe klassifiziert, weil sie viele vaskuläre Räume aufweist, die sich durch einen geeigneten Reiz mit Blut füllen können.

2 Die Stirnhöhle eröffnet sich in den vorderen Teil des ____________________.

3 Neurochirurgen, die an der Hypophyse operieren, können dies durch die ____________________ erreichen.

4 Die Kieferhöhle eröffnet sich unter dem ____________________ in die Nasenhöhle.

5 Den Bereich der Nasenhöhle, in dem im mittleren oder fortgeschrittenen Alter Haare wachsen, nennt man ____________________ nasi.

6 Der obere Teil des Kehlkopfes (oberhalb der Taschenbänder) wird als ____________________ laryngis bezeichnet.

7 Stimmverlust aufgrund einer Laryngitis ist die Folge einer Entzündung der ____________________.

8 Die zwei Hauptfunktionen des Larynx sind ____________________ und ____________________.

9 Die drei Knorpel, die den Rand des Kehlkopfeingangs verstärken, heißen ____________________.

10 Das Os ____________________ schützt den oberen Atemweg, indem es einen Kollaps beim tiefen Einatmen verhindert.

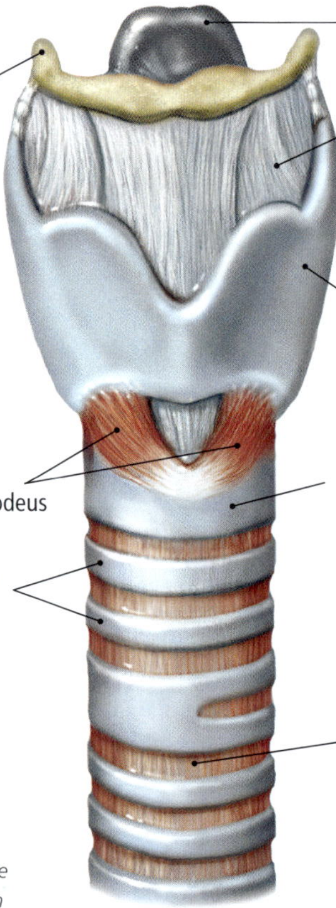

Larynx – Frontansicht

Der Larynx setzt sich aus Knorpeln zusammen, die durch Bänder zusammengehalten werden und durch die Skelettmuskulatur an ihrem Platz gehalten und kontrolliert werden.

Verbinde die Aussage mit der Begründung

1 *Durch das Naseputzen löst sich Schleim aus den Nasennebenhöhlen, weil …*

2 *Die Nasenschleimhaut fängt leicht zu bluten an, weil …*

3 *Überflüssiger Schleim, der bei einer Infektion der oberen Atemwege produziert wird, kann Schmerzen im Stirn- und Wangenbereich verursachen, weil …*

4 *Menschen können sich beim Essen oder Trinken verschlucken, weil …*

5 *Phonation (Stimmbildung) findet nur beim Ausatmen statt, weil …*

a *sich Schleim in der Stirn- und Kieferhöhle absetzen kann, wodurch Druck auf die sensible Sinusschleimhaut ausgeübt wird und ein reicher Nährboden für bakterielle Infektionen entsteht.*

b *die Wege für Nahrung, Flüssigkeiten und Luft durch den oberen Teil des Laryngopharynx hinter dem Kehlkopfeingang führen.*

c *sie ein Geflecht aus großen, dünnwandigen Venen besitzt.*

d *ein schneller Luftstoß durch die engen Gänge der Nase den Druck in den Nebenhöhlenöffnungen aufgrund des Venturi-Effekts senkt.*

e *die ausgeatmete Luft durch einen Spalt zwischen den Stimmlippen durchgedrängt wird und diese zum Vibrieren bringt.*

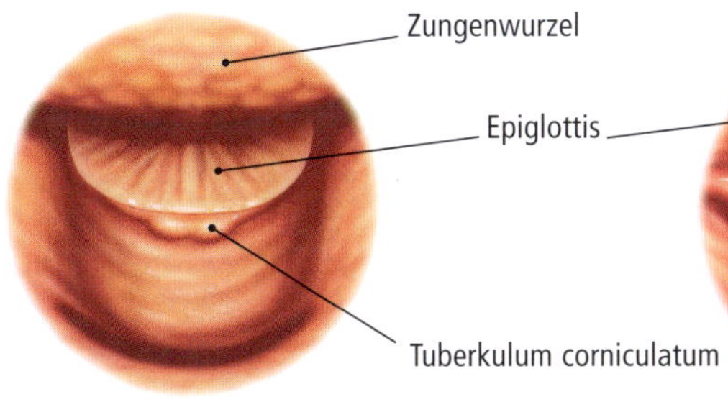

Epiglottis – Schlucken

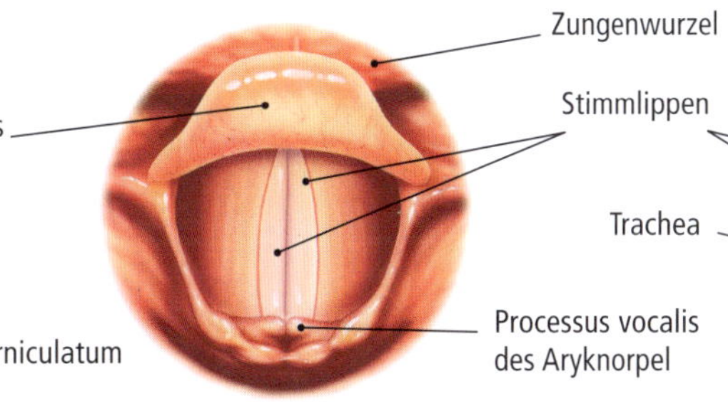

Epiglottis – Sprechen

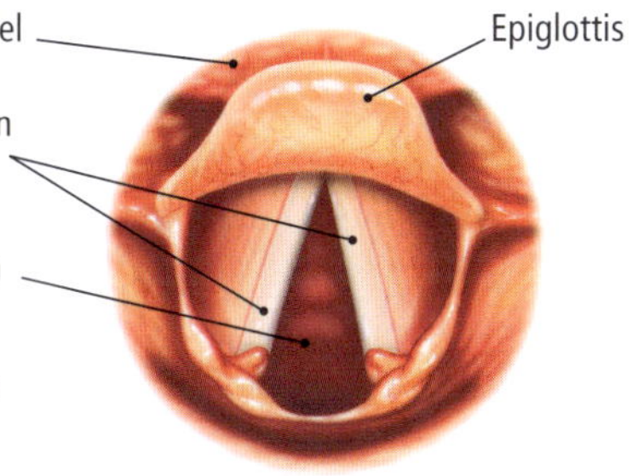

Epiglottis – Einatmen

Die Lungen

Die Trachea führt vom Larynx zur bifurcatio trachae, wo sie sich in die beiden Hauptbronchien zur rechten und linken Lunge teilt. Insgesamt gibt es etwa 23 Verzweigungsebenen der Atemwege, bis die Alveolen erreicht werden. Letztere sind die wichtigsten Strukturen für den Gasaustausch, an welchen Sauerstoff aus der eingeatmeten Luft vom Blut aufgenommen wird, während Kohlendioxid zum Ausatmen abgegeben wird. Die Pleuralsäcke umgeben die Lungen und ermöglichen deren freie Bewegung bei der Atmung.

Schlüsselbegriffe:

Aortenbogen siehe S. 122 f.

Arteria carotis communis siehe S. 134 f.

Diaphragma siehe S. 160 f.

Erste Rippe Die erste Rippe ist eine echte Rippe. An ihrem Rippenkopf befindet sich nur eine Facette. An der oberen Oberfläche hat sie Einkerbungen für die Vena subclavia und die Arteria subclavia sowie einen Tubererculum, an dem der Musculus scalenus anterior befestigt ist.

Krikoidknorpel (Ringknorpel) Einer der laryngealen Knorpel. Er bildet einen Ring um den Atemweg und eine Basis für die Aryknorpel.

Lungen Paariges Organ für den Gasaustausch zwischen dem Blut und dem äußeren Umfeld. Sie befinden sich in den Pleralsäcken der Thoraxhöhle.

Lungenoberlappen (linke Lunge) Der obere Lappen der linken Lunge erstreckt sich vom linken Apex zur Fissura obliqua der linken Lunge. Geräusche des Lungenoberlappens der linken Lunge kann man an der linken oberen Brust hören.

Lungenoberlappen (rechte Lunge) Der obere Lappen der rechten Lunge berührt die anteriore Thoraxwand. Er wird unten von der Fissura horizontalis oder transversis, und hinten von der Fissura obliqua begrenzt.

Lungenmittellappen (rechte Lunge) Dieser Lungenlappen liegt vorne an der Brust und wird vom Lungenoberkappen von der Fissura horizontalis und vom unteren Lungenlappen von der Fissura obliqua begrenzt.

Lungenunterlappen (linke Lunge) Durch die Fissura obliqua vom Lungenoberlappen getrennt, bedeckt er die Lungenbasis und den Lungenrücken. Unten grenzt er an den Recessus costodiaphragmaticus.

Lungenunterlappen (rechte Lunge) Der untere Lappen der rechten Lunge liegt direkt über dem Diaphragma und der Leber. Oben grenzt er an die Fissura obliqua.

Musculus cricotyriodeus Ein Muskel, der den Schildknorpel umlegt oder den Krikoidknorpel aufklappt, je nachdem, welcher Knorpel von anderen Muskeln fixiert wird. Dadurch wird eine Spannung der Stimmbänder und der Stimmlippen ermöglicht.

Musculus pectoralis major Ein Muskel, der sich von der medialen Clavicula und den oberen sechs kostalen Knorpel bis zur Crista tuberculi majoris des Humerus erstreckt. Er bewirkt eine Adduktion, Innenrotation und Anteversion des Arms.

Musculus scalenus anterior Muskel, der sich von den Querfortsätzen der unteren Halswirbelsäule (3-6) zur ersten Rippe erstreckt.

Perikard Ein mehrschichtiger Beutel, der das Herz umgibt. Die äußerste Faserschicht befestigt das Herz an den umliegenden Strukturen. Die innere, seröse Doppelschicht bildet einen flüssigkeitsgefüllten Raum, der Reibungen beim Herzschlag verhindert.

Plexus brachialis Nervengeflecht aus den ventralen Ästen des Rückenmarks im Bereich des fünften Zervikal- bis zum ersten Thorakalsegments, das die oberen Gliedmaßen sensibel versorgt. Wichtige Nerven des Plexus brachialis sind Nervus radialis, ulniaris, medianus, axillaris und musculocuteaneus.

Rami cardiaci cervicalis des Vagusnervs Äste des Vagusnervs, die zum Plexus cardiacus führen. Sie reduzieren die spontane Depolarisierung des Sinusknoten, um die Herzfrequenz zu verringern.

Recessus costodiaphragmaticus Ein Reserveraum im Pleuralsack zwischen der Pleura costalis und der Pleura diaphragmatica. Dort befindet sich bei tiefem Einatmen die untere Grenze der Lunge.

Rechte Herzkammer siehe S. 122 f.

Rechter Vorhof siehe S. 122 f.

Schilddrüse Eine Drüse, die Jod aus dem Blut konzentriert, um die Hormone Thyroxin und Trijodthyrin für die Regulierung der Stoffwechselgeschwindigkeit zu produzieren.

Thymus Ein lymphatisches Organ im anterioren Mediastinum der Brust. Vor der Pubertät produziert er T-Lymphozten, danach wird er durch Fett- und Fasergewebe ersetzt.

Trachea siehe S. 160 f.

Vena brachiocephalica dextra siehe S. 122 f.

Vena und Arteria subclavia siehe S. 134 f.

Vena cava superior siehe S. 122 f.

Vena jugularis externa siehe S. 146 f.

Vena jugularis interna Die große Vene, die Blut aus dem Inneren des Schädels ableitet. Sie verläuft tief im Musculus sternocleidomastoideus, parallel zur Arteria carotis communis und dem Vagusnerv.

Vena thyroidea inferior Eine der Venen, die Blut von der Schilddrüse ableitet. Ihr Verlauf kann sehr unterschiedlich sein, häufig mündet sie aber in die Vena brachiocephalica.

Vena thoracica interna Eine Vene, die Blut von der anterioren Brustwand ableitet. Sie verläuft entlang der Arteria thoracica und mündet in die Vena brachiocephalica oder die Vena subclavia.

Lungen – Frontansicht

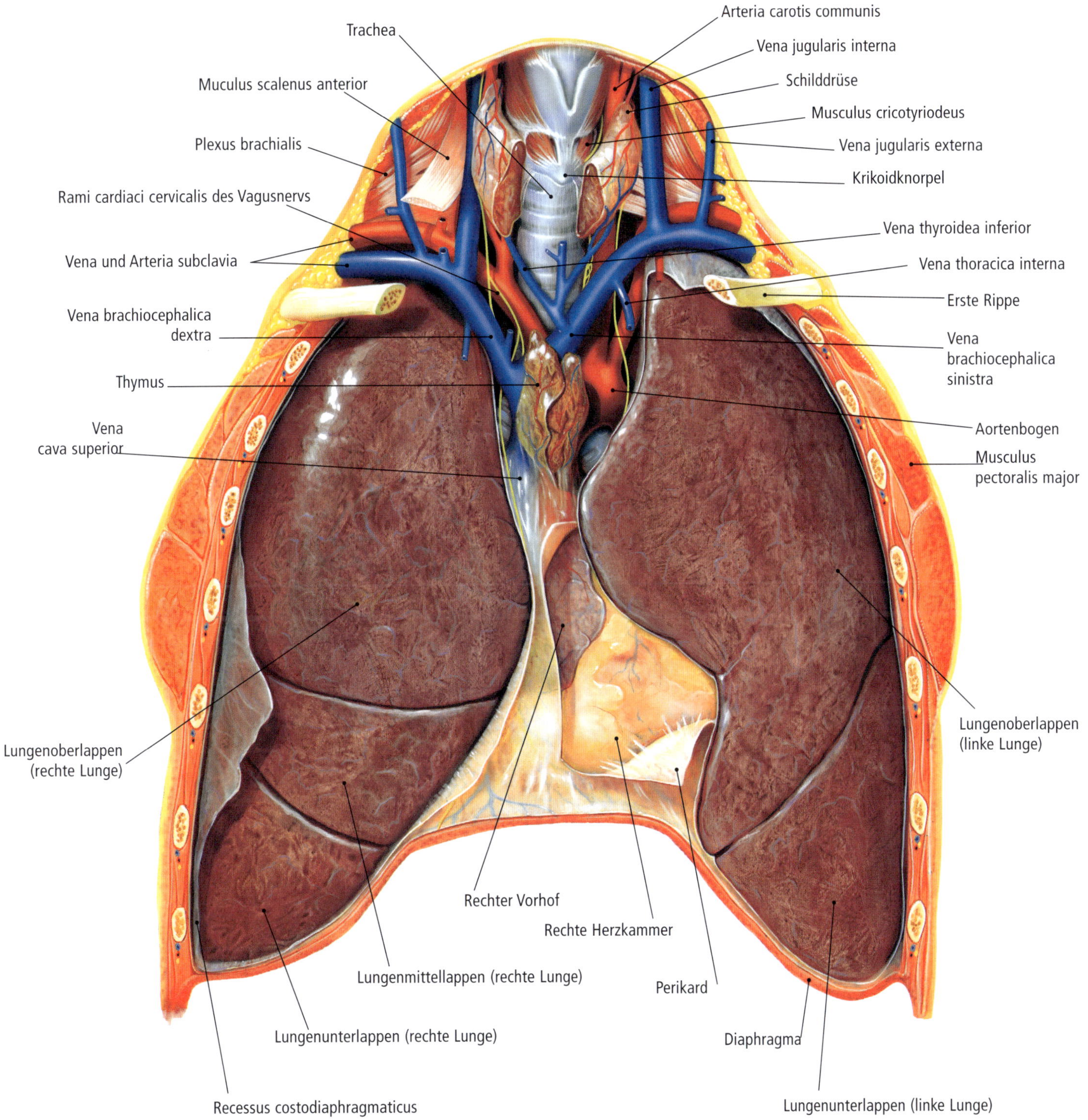

Wahr oder Falsch?

1 *Die Trachea besteht aus 16-20 aneinandergereihten Knorpelringen.*

2 *Die posteriore Oberfläche der Trachea besteht aus dichtem Bindegewebe.*

3 *Die Gabelung der Luftröhre hat einen internen Sporn (Carina), der sehr sensibel auf den Kontakt mit eingeatmeten Fremdkörpern reagiert und bei Berührung eine Hustenreflex auslöst.*

4 *Der rechte Hauptbronchus liegt in der Regel vertikaler als der linke.*

5 *Die Oberfläche jedes Lungenflügels ist von einer glatten, glänzenden Schicht, der Pleura parietalis, umgeben.*

6 *Die Gabelung der Trachea in die Bronchien erfolgt etwa auf der Höhe des Sternalwinkels.*

7 *Die Pleurahöhle ist mit einem Flüssigkeitsfilm gefüllt, der die freie Bewegung der Lunge in der Thoraxhöhle ermöglicht.*

8 *Das normale Volumen der Pleuralflüssigkeit beträgt etwa 250 ml.*

9 *Die rechte Lunge wird normalerweise durch die Fissura horizontalis und die Fissura obliqua in drei Lappen geteilt.*

10 *Die Anzahl der Lungenlappen liefert einen guten Hinweis dafür, um welchen Lungenflügel es sich handelt.*

11 *Die zwei Lappen der linken Lunge werden durch die*

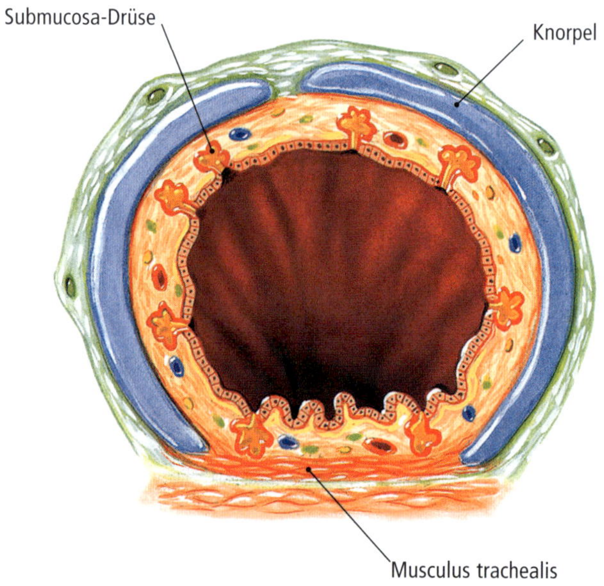

Trachea — Querschnitt

Die muskulöse, fibroelastische Röhre der Trachea wird durch Knorpel verstärkt. Die flexible Röhre bildet den Verbindungsweg zwischen Larynx und Lungenbronchien.

	Fissura horizontalis getrennt.	
12	*Die Fissura horizontalis befindet sich in der Regel in einer Linie mit dem Sternalwinkel.*	
13	*Die oberflächliche Kennzeichung der Fissura obliqua der rechten Lunge erfolgt durch den Verlauf der sechsten Rippe.*	
14	*Die untere Grenze der Lungen befindet sich im Recessus costodiaphragmaticus.*	
15	*Die vordere Grenze der rechten Lunge wird von einer Einkerbung, der Lingula, unterbrochen.*	
16	*Normalerweise hat jede Lunge 10 Lungensegmente, die von einem Segmentbronchus versorgt, und durch eine Bindegewebswand von den benachbarten Segmenten abgetrennt wird.*	
17	*Im Stehen reicht die Zwerchfellkuppel am Ende der Expiration bis zum fünften Rippenknorpel.*	
18	*Die posteriore Grenze der Lunge befindet sich entlang der Wirbelsäule.*	
19	*Die Spitzen beider Lungen reichen bis zum vorderen Ende der ersten Rippe.*	
20	*Beim Einatmen dehnen sich die Lungen zwischen den Nieren und der Thoraxwand aus.*	

Pneumonie

Pneumonie bezeichnet eine Entzündung der Lungen die hauptsächlich die Ablagerungen von Flüssigkeiten oder Zellresten im alveolären Raum betrifft. Pneumonie ist meistens auf eine Virus- oder Bakterieninfektion zurückzuführen. Symptome und Anzeichen sind Husten mit oder ohne Auswurf, Schmerzen in der Brust, Fieber und Atmungsschwierigkeiten. Die Risikofaktoren umfassen Tabakkonsum, Asthma, chronische obstruktive Lungenerkrankungen und Diabetes mellitus. Gegen manche Mikroorganismen die Pneumonie verursachen sind Impfstoffe vorhanden, dennoch ist die Krankheit weit verbreitet und ernstzunehmend, insbesondere bei älteren Personen. Pneumonie wird mit der Unterstützung der Atemfunktion (Sauerstoff), Physiotherapie und Antibiotika behandelt.

Multiple-Choice

1 *Welche der folgenden Strukturen befindet sich NICHT in unmittelbarer Umgebung der Trachea in ihrem Verlauf durch die Brust?*

Ⓐ linke Herzkammer
Ⓑ Ösophagus
Ⓒ Aortenbogen
Ⓓ Äste des Nervus laryngeus recurrens
Ⓔ Lymphkanäle

2 *Welche Epithel-Art kleidet die Trachea aus?*

Ⓐ verhorntes, einschichtiges, squamöses Epithel
Ⓑ mehrreihiges hochprismatisches Epithel
Ⓒ einschichtiges Zylindereppithel
Ⓓ Mesothel
Ⓔ einschichtiges isoprismatisches Epithel

3 *Was trägt dazu bei, die Trachea von eingeatmeten Schmutzpartikeln und Mikroorganismen freizuhalten?*

Ⓐ Schlagen der Zilien
Ⓑ Absonderungen der Becherzellen
Ⓒ Trachealknorpel
Ⓓ schleimszenierende Glandulae tracheales
Ⓔ A, B und D sind korrekt

4 *Welche der folgenden Strukturen kreuzt den linken Hauptbronchus?*

Ⓒ Aorternbogen
Ⓑ Ösophagus
Ⓒ linker Vagusnerv
Ⓓ Linker Vorhof des Herzens
Ⓔ keine der Antworten ist richtig

5 *Welche der folgenden Strukturen berührt den rechten Lungenflügel NICHT?*

Ⓐ rechter Vorhof
Ⓑ Rippen
Ⓓ rechte Herzkammer
Ⓓ Diaphragma
Ⓔ Aortenbogen

6 *Wie oft teilen sich die Atemwege in etwa, bis sie die Alveolen erreichen?*

Ⓐ 10 bis 14 Mal
Ⓑ 14 bis 17 Mal
Ⓒ 17 bis 19 Mal
Ⓓ 20 bis 23 Mal
Ⓔ 24 bis 27 Mal

7 *Wie hoch ist der Sauerstoffpartialdruck in den Alveolen in etwa?*

Ⓐ 10 mm Hg
Ⓑ 40 mm Hg
Ⓒ 100 mm Hg
Ⓓ 150 mm Hg
Ⓔ 200 mm Hg

8 *Welcher Teil der Atemwege ist nicht Teil des alveolären Totraums?*

Ⓐ Alveolen
Ⓑ Trachea
Ⓒ Hauptbronchien
Ⓓ Lappenbronchien
Ⓔ Segmentbronchien

9 *Welche Strukturen schließen die Atemwege ab?*

Ⓐ Ductus alveolares
Ⓑ Sacculus alveolares
Ⓒ Alveolen
Ⓓ respiratorische Bronchiolen
Ⓔ Endbronchiolen

10 *Was ist die Hauptrolle der kubischen Alveolarepithelzellen (Pneumozyten Typ II)?*

Ⓐ Produktion von Antikörpern gegen Viren, Bakterien und Pilze
Ⓑ Produktion von Surfactant, um die Oberflächenspannung der Alveolarflüssigkeit zu reduzieren.
Ⓒ Phagozytieren von Bakterien und

eingeatmeten Schmutzpartikel, um diese zum Lungenhilus zu transportieren.

(D) Unterstützung des Gasaustauschs zwischen den Lungenkapillaren und der alveolären Luft.

(E) Produktion von Sauerstoff für den Körper

11 *Welcher Zelltyp der Alveolen ist hauptsächlich dafür verantwortlich, dass eingeatmete Fremdkörper und Mikroorganismen phagozytiert werden?*

(A) Alveolarmakrophage

(B) Pneumozyt Typ I

(C) Alveolare Epithelzelle

(D) Pneumozyt Typ II

(E) Becherzellen

12 *Wohin migrieren Alveolarmakrophagen, die Staubpartikel aufgenommen haben?*

(A) Ösophagus

(B) Hilus der Lymphknoten

(C) Larynx

(D) Pleura parietalis

(C) Herz

Pneumothorax

Der Druck im Pleuralsack ist normalerweise unter dem der Atmosphäre. Dies ermöglicht es dem Thorax, sich für die ausdehnende Lunge zu erweitern, ohne dass eine direkte Verbindung zwischen Lunge und Thoraxwand besteht. Die Pleuralhöhle enthält darüber hinaus einen dünnen Flüssigkeitsfilm, der die Lungenbewegungen erleichtert. Wird in die Brust oder die Lungenoberfläche eingestochen, kann Luft in den Pleuralsack gelangen, sodass sich der Druck des Pleuralsacks an jenen der Atmosphäre angleicht (Pneumothorax). Die Lunge kollabiert und die effektive alveoläre Ventilation ist nicht mehr möglich. Entwickelt sich eine ventilartige Wirkung, kann der Druck des Pleuralsacks jenen der Atmosphäre sogar übersteigen (Spannungspneumothorax), woran PatientInnen binnen kurzer Zeit aufgrund der fehlenden Lungenventilation und dem beeinträchtigten Venenrückfluss zum Herz sterben können.

13 *Wofür steht der klinische Ausdruck Hämatothorax?*

(A) Luft im Pleuralsack

(B) Blut in den Segmentbronchien

(C) Eiter im Pleuralsack

(B) Blut in den Segmentbronchien

(C) Blut im Pleuralsack

14 *Über welche Entfernung diffundiert alveolärer Sauerstoff etwa, bis die Blutkapillaren erreicht werden?*

(A) weniger als 0,1 µm

(B) 1 bis 2 µm

(C) 5 bis 10 µm

(D) 10 bis 100 µm

(E) 1 mm

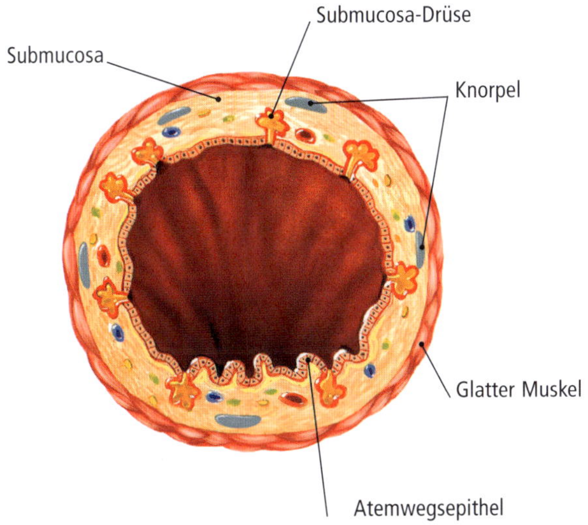

Bronchie — Querschnitt

Die Bronchien transportieren Luft von der Trachea in die Lungen. Die zwei Hauptbronchien teilen sich in die Lappenbronchien, die sich wiederum in kleinere Bronchien und Bronchiolen teilen, die schließlich in kleinen Luftbläschen der Alveolen enden.

Malen und Bezeichnen

i) Male die Trachea rot, und die unteren Lappenbronchien blau an

Trachea und Bronchien *in situ* – Frontansicht

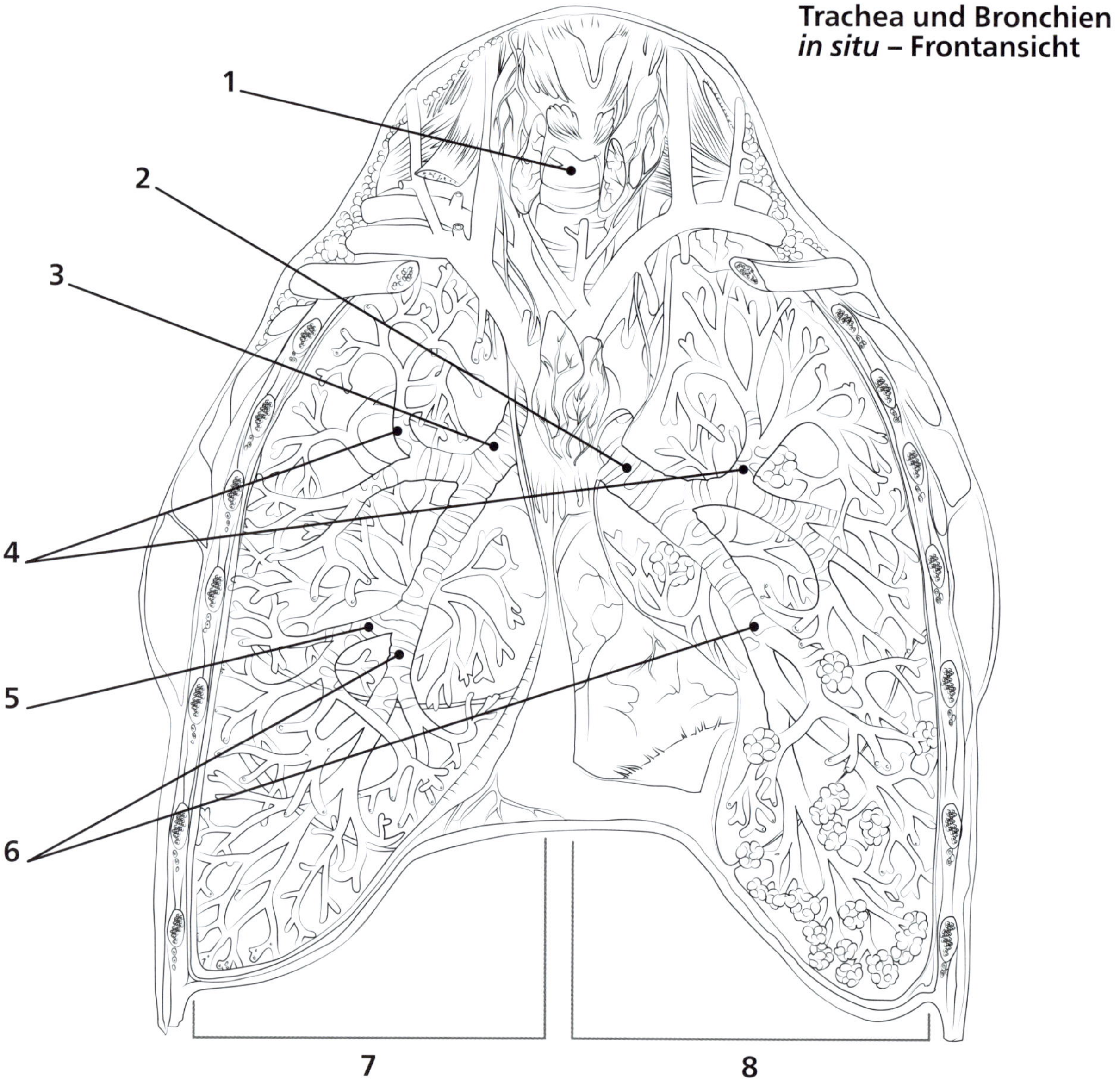

ii) Nummeriere die untenstehenden Kästchen, um jede Bezeichnung dem korrekten Teil der Zeichnung zuzuordnen.

- Bronchus principalis dexter ☐
- Bronchus principalis sinister ☐
- Trachea ☐
- Linker Lungenflügel ☐
- Bronchus lobaris medius ☐
- Rechter Lungenflügel ☐
- Bronchus lobaris inferior ☐
- Bronchus lobaris superior ☐

i) Benenne jede der in den Abbildungen gezeigten Strukturen

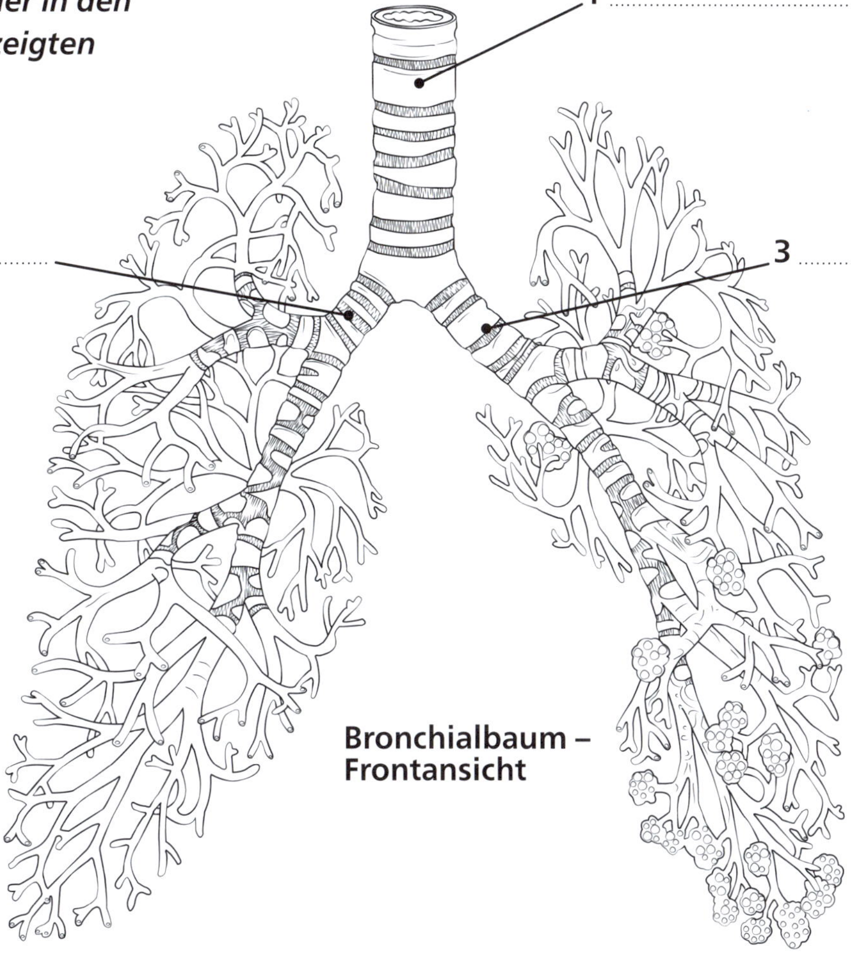

Bronchialbaum – Frontansicht

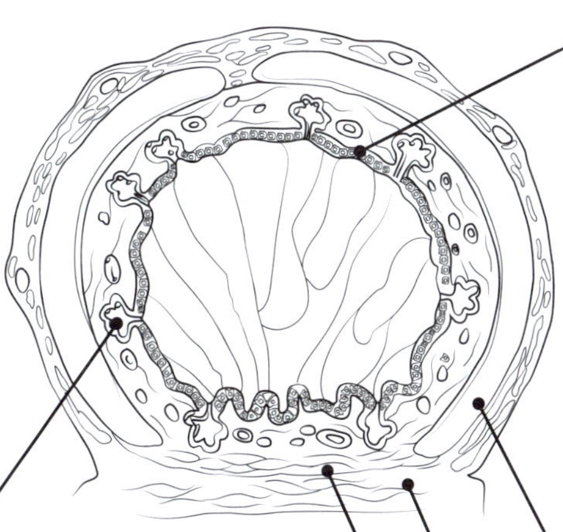

Trachea — Querschnitt

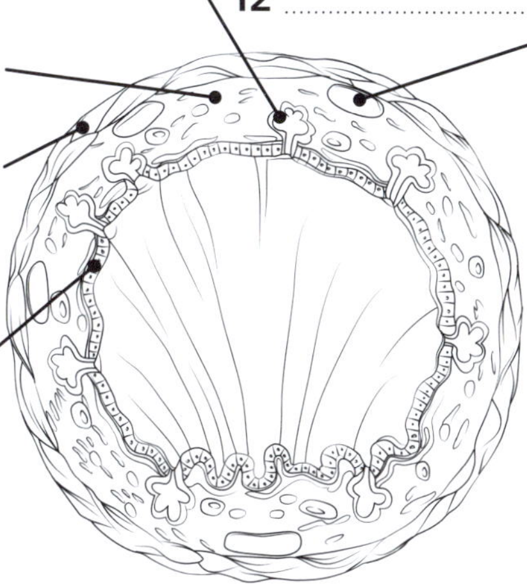

Bronchie — Querschnitt

Lücken füllen

1 *Der Musculus ____________________ ist eine glatte Muskelschicht, die die posteriore Wand der Trachea bildet.*

2 *Der ____________________ befindet sich unmittelbar posterior zur Trachea.*

3 *Die ____________________ ist eine innere Einkerbung an der Gabelung der Luftröhre.*

4 *Die Äste des Nervus ____________________ verlaufen entlang der Trachea hinauf.*

5 *____________________ ist ein häufig auftretender medizinischer Zustand, bei dem sich die glatte Atemwegsmuskulatur zusammenzieht, sodass sich die Atemwege verengen und Kurzatmigkeit entsteht.*

6 *Lungenkrebs entsteht meisten aus ____________________ epithel.*

7 *Die Pleura parietalis kann in eine ____________________, eine ____________________, eine ____________________ und eine ____________________ pleura eingeteilt werden.*

8 *Eine Stichwunde in die rechte posteriore Thoraxwand reicht möglicherweise bis in den ____________________ Lungenlappen.*

9 *Die ____________________ ist eine zungenförmige Fortsetzug des linken Lungenoberlappens zwischen dem Herz und der anterioren Thoraxwand.*

10 *Die ____________________ jedes Lungenflügels befindet sich auf der Zwerchfellkuppel.*

11 *Die ____________________ befindet sich an der anterioren Grenze der linken Lunge und ergibt sich aus der Verlängerung des Herzens in Richtung der anterioren Thoraxwand.*

12 *Die ________________ ist jener Teil der Pleura parietalis, der direkt oberhalb der Lungenspitzen liegt.*

13 *Die oberflächliche Kennzeichnung der Fissura trancersalis ist eine horizontale Linie, die durch den ____________________ Rippenknorpel führt.*

14 *Der ________________ des Herzens ist jener Teil des Herzens, der in direktem Kontakt mit der rechten Lunge steht.*

15 *Beim tiefen Einatmen senkt sich die untere Grenze der Lunge in den Recessus zwischen der Pleura ________________ und der Pleura ________________.*

16 *Die ________________ bilden die letzte Generation der Atemwege.*

17 *Sauerstoff in den Alveolen muss durch das ________________, die ________________ und das ________________ diffundieren, um ins Blut zu gelangen.*

18 *Die ________________ bronchiolen haben Alveolen entlang ihrer Wände.*

19 *Die Lymphknoten der unteren Atemwege werden in folgende Gruppen unterteilt: ________________, ________________, ________________ und ________________.*

20 *Der in den Alveolen am häufigsten auftretende Zelltyp ist die ________________.*

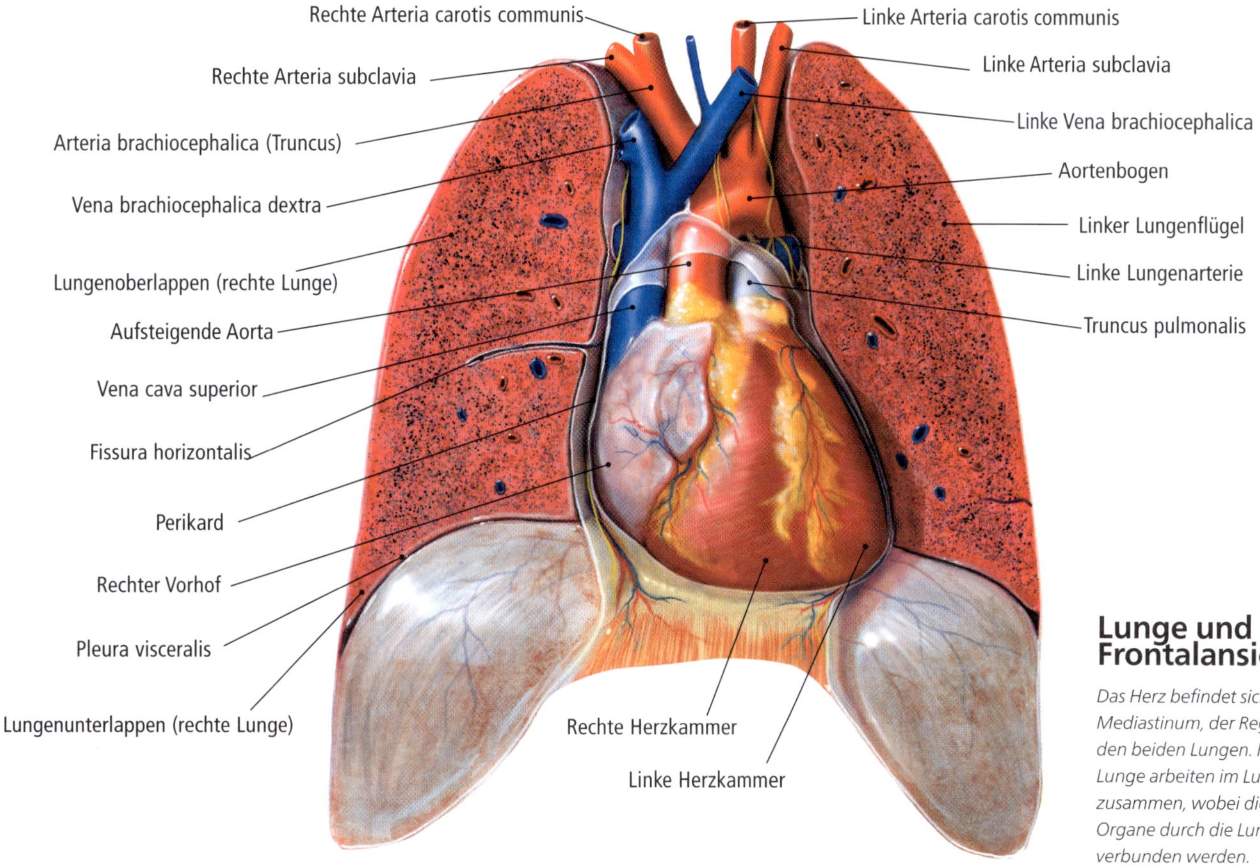

Lunge und Herz – Frontalansicht

Das Herz befindet sich im Mediastinum, der Region zwischen den beiden Lungen. Herz und Lunge arbeiten im Lungenkreislauf zusammen, wobei die beiden Organe durch die Lungengefäße verbunden werden.

Verbinde die Aussage mit der Begründung

1 *Die posteriore Wand der Trachea ist weich und verformbar, weil …*

2 *Eingeatmete Fremdkörper gelangen eher in den rechten als in den linken Hauptbronchus, weil …*

3 *Die größeren Atemwege werden von der Aorta durch eigene Arterien (Bronchialarterien) versorgt, weil …*

4 *Lymphknoten befinden sich entlang der Hauptatemwege, weil …*

5 *Der Eintritt von Luft in die Pleuralhöhle kann schwerwiegende Folgen haben, weil …*

a *das arterielle Blut der Lungen zu deoxygeniert ist, nachdem es durch die Gewebe des Körpers diffundiert ist und die Wände der großen Atemwege zu dick sind, um eine direkte Sauerstoffdifussion von den Atemwegen in die Wandgewebe zu ermöglichen.*

b *die meisten pathogenen Mikroorganismen (Viren, Bakterien, Pilze) durch die eingeatmete Luft in die Lungen gelangen.*

c *Der rechte Hauptbronchus weiter ist und vertikaler liegt, als der linke Hauptbronchus.*

d *Der Ausgleich des pleuralen Drucks mit jenem der Atmosphäre zu einem Lungenkollaps führen kann.*

e *beim Schlucken Raum für die Ausdehnung des Ösophagus innerhalb des knöchernen Rings des thorakalen Einlasses (erste Rippe und erster Brustwirbel) geschaffen werden muss.*

1 *Der Recessus costodiaphragmaticus ist ein potenzieller Raum, der wichtig ist, weil ...*

2 *Lungenkennzeichen der Lungenunterlappen werden durch eine aufrechte Bruströntgen-Aufnahme besser sichtbar, weil ...*

3 *Lungenkrebs kann häufig in der Nähe des Hilus gefunden werden, weil ...*

4 *Im sogenannten anatomischen Totraum findet kaum Gasaustausch statt, weil ...*

5 *Tumore an den Lungenspitzen können zu Verletzungen der Nerven der oberen Extremität führen, weil ...*

a *aufgrund der Ausdehnung der Lunge Raum für die unteren Lungengrenzen notwendig ist.*

b *die Lungenspitzen vor den unteren Wurzeln des Plexus brachialis vorbeilaufen.*

c *sich in diesem Bereich des Atemwegs keine Alveolen befinden.*

d *die größeren Atemwege eine große Oberfläche bieten, die Krebs begünstigen.*

e *sich Blut in den Lungenvenen sammelt, wenn die Person aufrecht steht.*

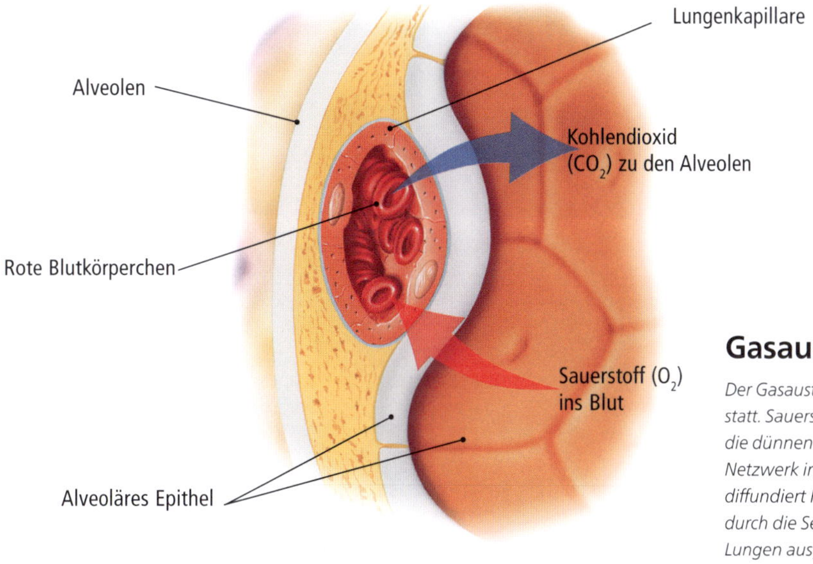

Gasaustausch

Der Gasaustausch findet in den kleinen Alveolen der Lungen statt. Sauerstoff aus der eingeatmeten Luft diffundiert durch die dünnen Septen der Alveolen, um durch ein kapillares Netzwerk in den Blutstrom zu gelangen. Gleichzeitig diffundiert Kohlendioxid aus dem sauerstoffarmen Blut durch die Septen in die Lungenbläschen, um über die Lungen ausgeatmet zu werden.

Malen und Bezeichnen

Atmungssystem – Frontansicht

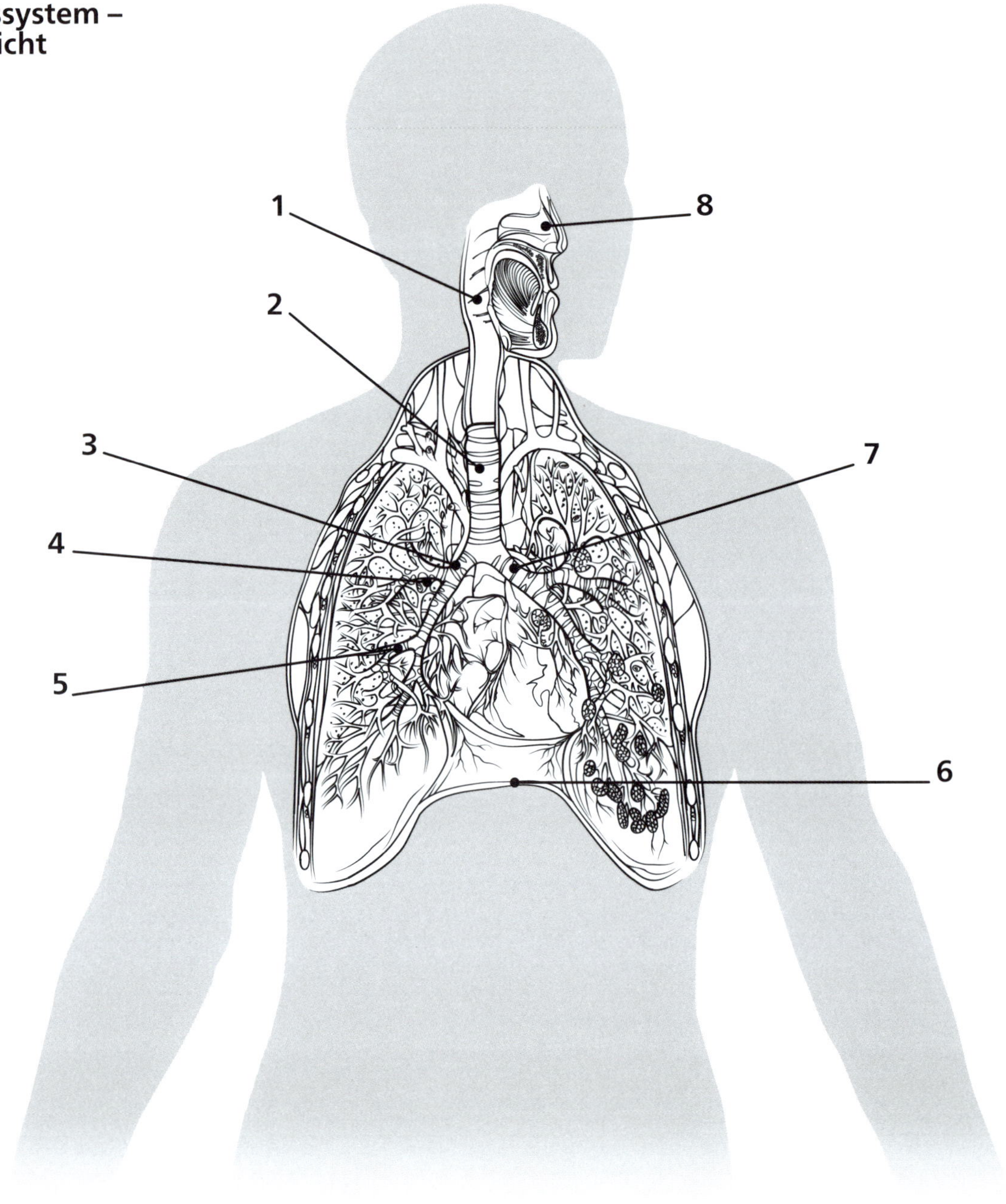

i) Nummeriere die untenstehenden Kästchen, um jede Bezeichnung dem korrekten Teil der Zeichnung zuzuordnen.

Bronchus principalis dexter	☐	Bronchus lobaris medius	☐
Trachea	☐	Bronchus lobaris superior	☐
Pharynx	☐	Nasenhöhle	☐
Diaphragma	☐	Bronchus principalis sinister	☐

i) Benenne jede der in den Abbildungen gezeigten Strukturen

ii) Male den Musculus rectus abdominalis rot an

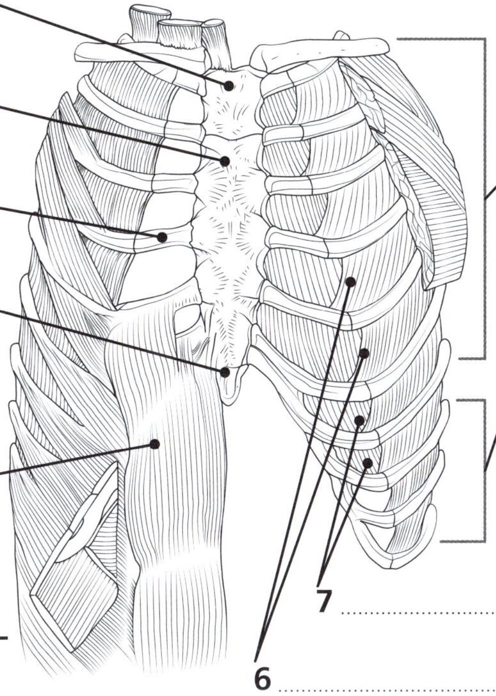

Atemmuskulatur: Interkostalmuskulatur – Frontansicht

Oberer Teil des Atmungssystems – Sagittalansicht

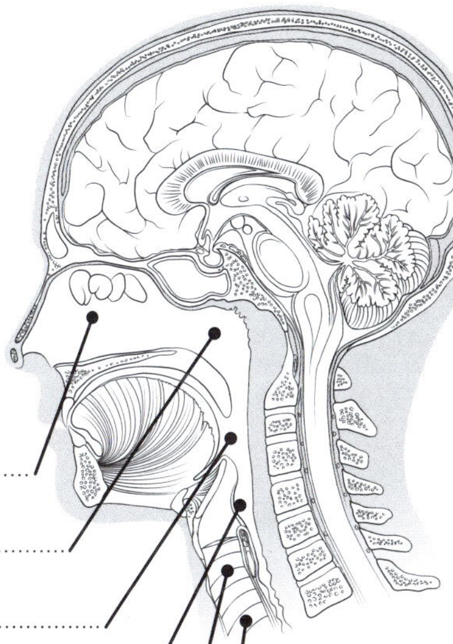

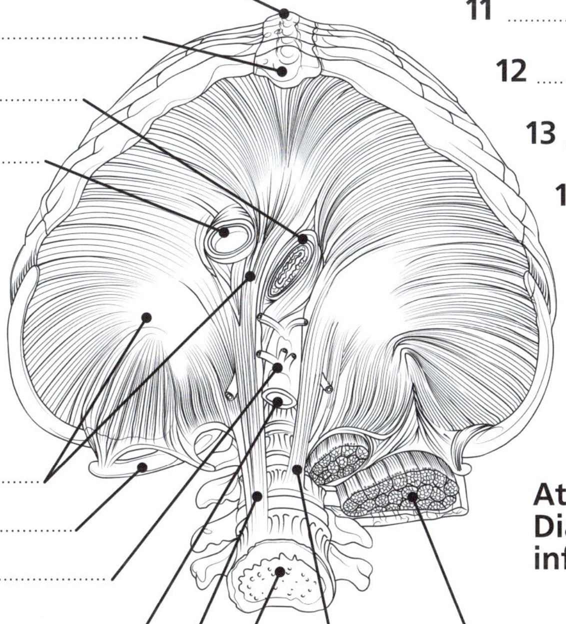

Atemmuskulatur: Diaphragma – inferiore Ansicht

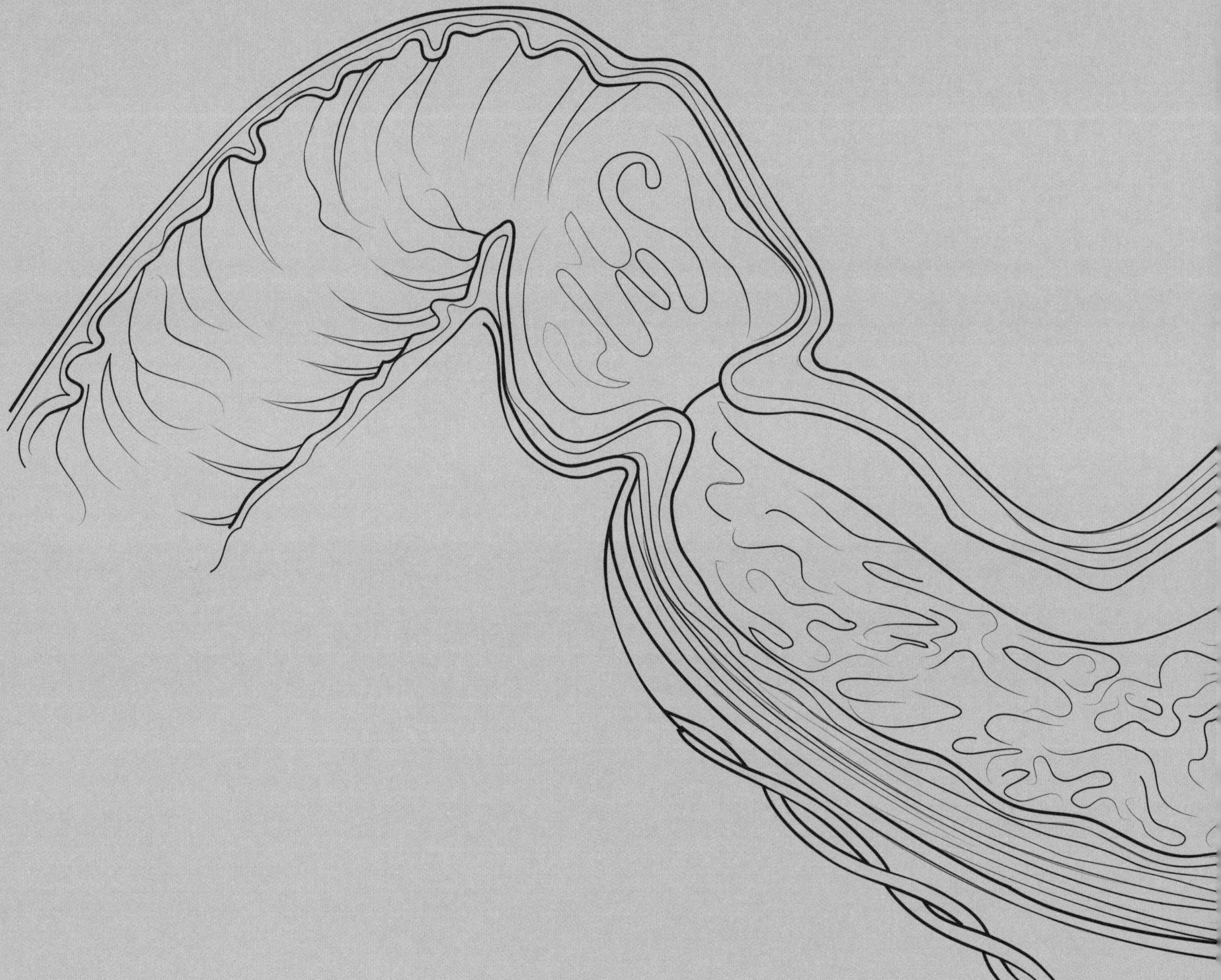

KAPITEL 6: DAS VERDAUUNGSSYSTEM

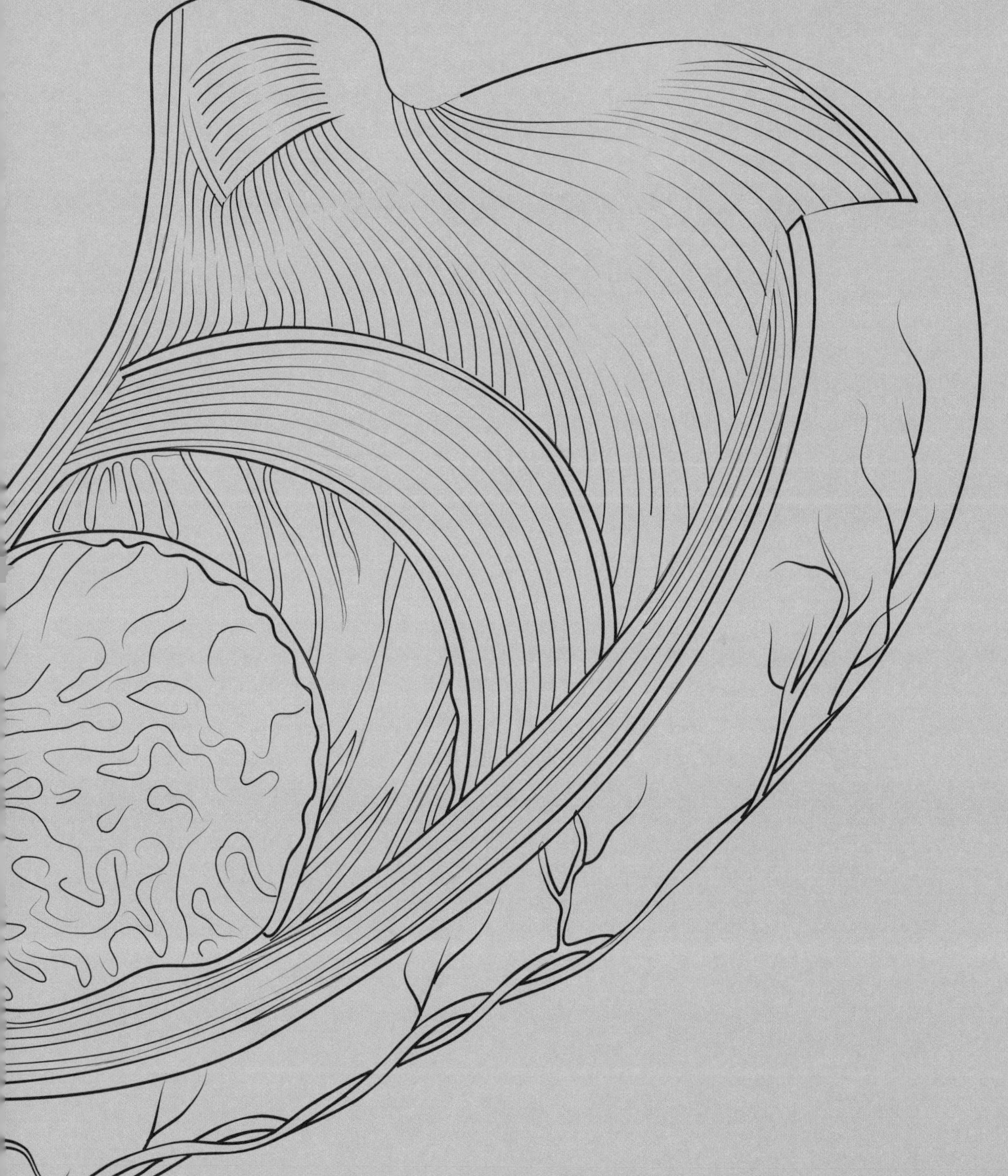

Das Verdauungssystem

Das Verdauungssystem ist für die Nahrungsaufnahme, die mechanische und chemische Aufspaltung komplexer Moleküle in der Nahrung, die Resorption einfacher chemischer Verbindungen (einfache Zucker, Fette und Aminosäuren) aus der Nahrung sowie für die Ausscheidung von Abfallprodukten verantwortlich. Es erstreckt sich von der Mundhöhle bis zum Anus und kann in den Verdauungstrakt (Speiseröhre, Magen, Dünndarm und Dickdarm) und zusätzliche glanduläre Strukturen (Speicheldrüse, Leber und Bauchspeicheldrüse), die in den Verdauungstrakt sezernieren, unterteilt werden.

Schlüsselbegriffe:

Appendix Der Appendix veriformis ist eine etwa 10 cm lange, wurmartige Ausstülpung des Blinddarms. Eine Entzündung oder der Verschluss des venösen Abflusses des Appendix kann zu einer Appendicitis führen.

Aufsteigendes Kolon Der Abschnitt des Dickdarms zwischen dem Blinddarm und der rechten Kolonflexur (Flexura coli dextra).

Bauchspeicheldrüse Ein Organ mit endokrinen als auch exokrinen Funktionen. Die Langerhans-Inseln, welche Insulin, Glucagon und Somatostatin produzieren, bilden den endokrinen Teil. Der exokrine Teil produziert Proteasen, Amylase und Lipase für die Verdauung.

Blinddarm Das funktionslose erste Segment des Dickdarms. Der Krummdarm sowie der Appendix münden in den Blinddarm, welcher weiter zum aufsteigenden Kolon führt.

Colon sigmoideum Der S-förmige Abschnitt des Dickdarms, der vom Beckenrand bis zur Mitte des Sakrums verläuft. Es ist durch das Mesocolon sigmoideum am das Becken befestigt.

Gallenblase Sackartige Struktur, die in der Fossa vesicae felleae am viszeralen Rand der Leber liegt. Sie speichert und konzentriert Galle und sondert diese durch den Ductus cysticus zu den Gallenwegen ab.

Krummdarm Der letzte Abschnitt des Dünndarms. Seine Wand ist nicht so dick wie jene des Leerdarms, sie ist jedoch insbesondere für die Resorption von Vitamin B12 von Bedeutung und enthält eine Ansammlung lymphatischen Gewebes (Peyer Plaques).

Leber Die größte Drüse des Körpers. Sie produziert Plasmaproteine und Gerinnungsfaktoren, verarbeitet Nährstoffe und Gifte aus dem Darm, speichert Glykogen und produziert Gallensalze für die Emulgierung von Fetten im Darm.

Leerdarm (Jejenum) Der mittlere Abschnitt des Dünndarms. Dieser ist vor allem für die Resorption von Nährstoffen verantwortlich und verfügt über eine Vielzahl von Gefäßen sowie eine stark gefaltete Schleimhaut.

Magen Organ, das Nahrung homogenisiert und chemisch verarbeitet. Er hat eine dicke, muskulöse Wand, welche die aufgenommene Nahrung vermischt und Säuren zur chemischen Verdauung der Nahrung, sowie Enzyme zur Aufspaltung von Proteinen in kleinere Peptide sezerniert.

Milz Ein lymphatisches Organ im linken oberen Abdomen. Mit der Facies diaphragmatica grenzt sie an das Diaphragma, mit der Facies visceralis an den Magen, den Pankreasschwanz, die linke Niere und die linke Kolonflexur. Sie recycelt alte und verformte rote Blutkörperchen und reinigt das Blut von Zelltrümmern.

Pylorus Teil des Magens, der mit einer Schleimhaut ausgekleidet ist, die Pylorusdrüsen enthält. Er unterteilt sich in das Antrum auf der linken, und den Pyloruskanal mit dem Schließmuskel auf der rechten Seite.

Querkolon Abschnitt des Dickdarms zwischen der rechten und der linken Kolonflexur. Es ist an der Rückseite des großen Bauchnetzes befestigt und verfügt über ein Mesenterium, das sogenannte Mesocolon transversum.

Rektum Etwa 15 cm langer Abschnitt des Dickdarms zwischen dem Colon sigmoideum und dem Analkanal. Es besteht aus einem oberen Teil mit den Plicae transversales recti und einem unteren Teil, der sogenannten Ampulla recti.

Speiseröhre Muskulöse Röhre, die den Rachen mit dem Magen verbindet.

Zunge Ein bewegliches muskulöses Organ, das die Nahrung beim Kauen im Mund umherbewegt und für das Sprechen unerlässlich ist.

Zwölffingerdarm C-förmiger Abschnitt des Dünndarms, der den Kopf der Bauchspeicheldrüse umgibt. Er besteht aus vier Teilen, wobei im zweiten Teil die Gallengänge sowie die Bauchspeicheldrüsengänge in den Zwölffingerdarm münden.

Ösophagogastraler Übergang Übergang zwischen der abdominalen Speiseröhre und der Kardia des Magens. Der ösophagogastrale Übergang hat, anders als der Pylorus, keinen Schließmuskel.

Verdauungssystem – Frontansicht

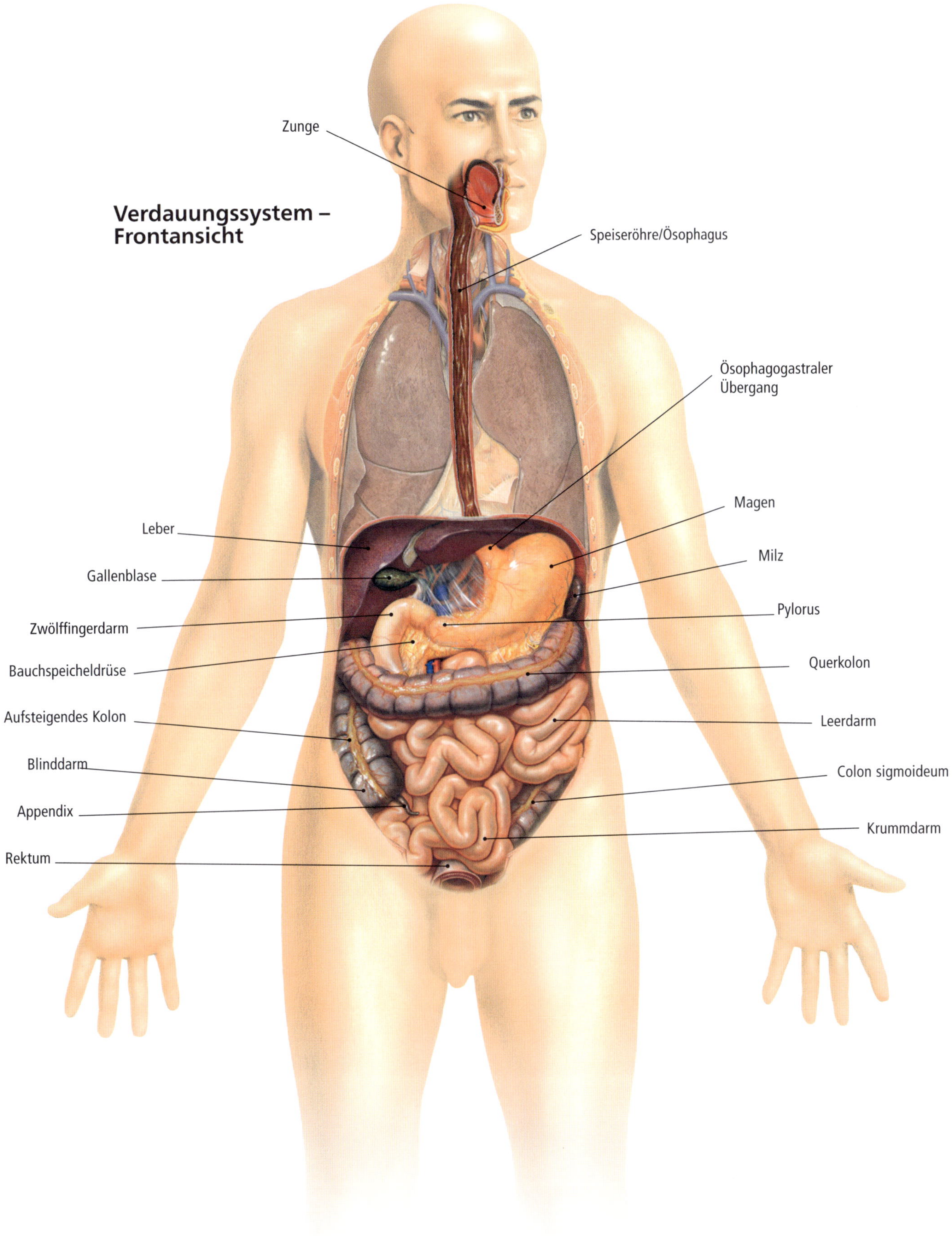

Wahr oder Falsch?

1 *Alle großen Speicheldrüsen münden in den Mundboden.*

2 *Die Unterkieferspeicheldrüse kann, wenn sie vergrößert ist, medial vor dem Kieferwinkel ertastet werden.*

3 *Das Gebiss eines Erwachsenen besteht aus acht Zähnen in jedem Kieferquadranten.*

4 *Jede Zahnkrone besteht aus oberflächlichem Dentin, das die Zahnhöhle umgibt.*

5 *Die Schneidezähne sind meißelförmig und dazu da, Nahrung zu zerschneiden.*

6 *Weisheitszähne (dritte Molaren) brechen im Alter von etwa 14 Jahren durch.*

7 *In der Zahnhöhle befinden sich Nerven und Blutgefäße.*

8 *Zähne sind im Unter- bzw. Oberkiefer durch einen fibrösen Keil, die sogenannte Gomphosis, verankert.*

9 *Die Zungenmandel bedeckt das vordere Drittel der Zunge.*

10 *Die Zunge kann durch die Kontraktion des Musculus hyoglossus angehoben werden.*

11 *Der Musculus palatoglossus drückt während des Schluckens die Zunge an das weiche Gewebe.*

12 *Die Muskelfasern der Zunge sind in drei Richtungen und im rechten Winkel zueinander angeordnet (vertikal, transversal und longitudinal).*

Speichelstein (Sialolithiasis)

Speichelsteine (Konkremente) können sich in den großen Speicheldrüsen bilden wenn Salze aus einer Lösung entweichen. Diesen Zustand nennt man Sialolithiasis. Sie treten am Häufigsten in der Unterkieferspeicheldrüse (auch Wharton-Gang) auf und können in diesem Fall auch am Mundboden ertastet werden. Klassische Symptome sind Schmerzen und Schwellungen an der betroffenen Drüse. Diese verschlimmern sich, wenn die Drüse durch das Sehen oder Riechen von, bzw. das Denken an Nahrungsmittel stimuliert wird. Die Behandlung umfasst Hydration, die Einnahme von nichtsteroidalen Entzündungshemmern, Massage, die Zersplitterung des Steins mit Hilfe von Ultraschall (Lithotripsie) oder die chirurgische Entfernung.

13 *Die transversalen Muskelfasern der Zunge machen die Zunge schmäler, dafür länger und dicker.*

14 *Wallpapillen besitzen eine leichte Furche um einen zentralen, erhabenen Bereich.*

15 *Fadenpapillen sehen aus wie winzige Pilze.*

16 *Die Glandula parotidea befindet sich am Mundboden.*

17 *Die Speiseröhre kann sich während des Schluckens dehnen, indem sich die weiche posteriore Wand der Luftröhre zusammenzieht (Musculus trachealis).*

18 *Die Speiseröhre besteht in ihrer gesamten Länge aus gestreifter (willkürlicher) Muskulatur.*

19 *Die Speiseröhre befindet sich direkt hinter der linken Herzkammer.*

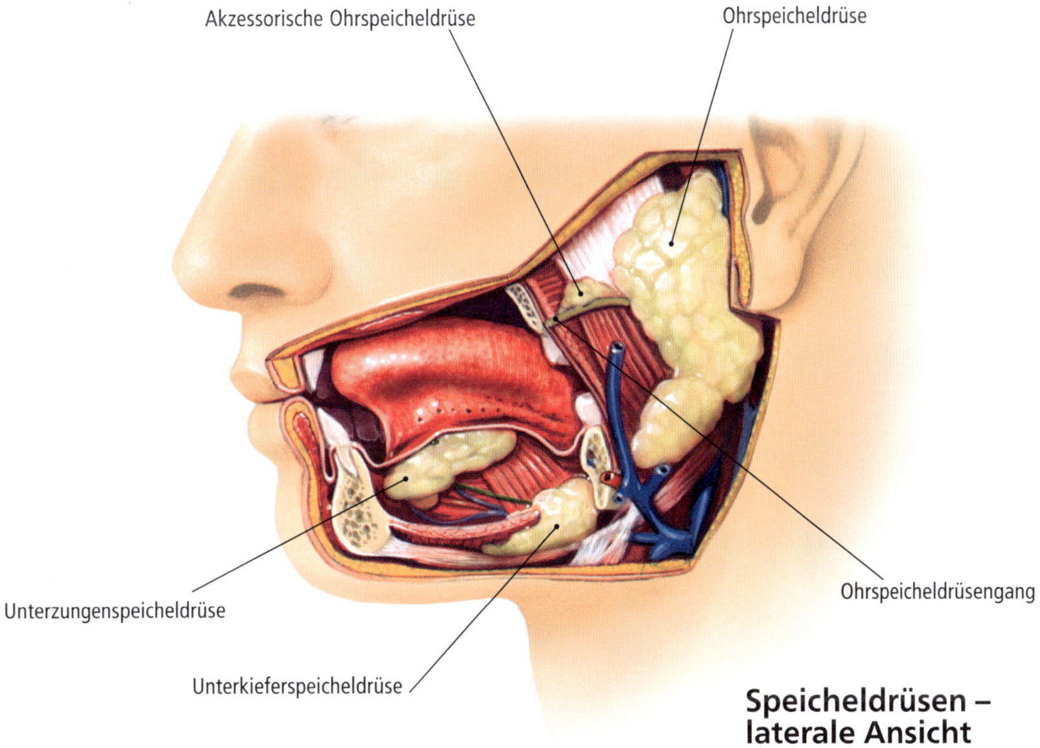

Speicheldrüsen – laterale Ansicht

Die großen Speicheldrüsen sind die Ohrspeicheldrüsen, welche sich anterior und inferior zum Außenohr befinden, sowie die Unterzungen- und Unterkieferspeicheldrüse, die sich am Mundboden bzw. im Unterkieferdreieck befinden.

Multiple-Choice

1 *Welche der folgenden Aussagen trifft auf das Milchgebiss zu?*

Ⓐ Es ist bereits bei der Geburt vorhanden
Ⓑ Es enthält bereits Prämolaren
Ⓒ Die Molaren brechen zuerst durch
Ⓓ Es besteht üblicherweise aus 20 Zähnen
Ⓔ Der letzte Backenzahn heißt Weisheitszahn

2 *Welche Zähne des menschlichen Gebisses sind zur Nahrungszerkleinerung am besten?*

Ⓐ Die Schneidezähne
Ⓑ Die Eckzähne
Ⓒ Die Reißzähne
Ⓓ Die Prämolaren
Ⓔ Die Molaren

3 *Welche Zähne des menschlichen Gebisses können drei Wurzeln haben?*

Ⓐ Die Molaren des Oberkiefers
Ⓑ Die ersten Prämolaren
Ⓒ Die Eckzähne
Ⓓ Die lateralen Schneidezähne
Ⓔ Die Molaren des Milchgebisses

4 *Welcher Teil des Zahnes ist am härtesten?*

Ⓐ Das Dentin
Ⓑ Das Pseudodentin
Ⓒ Der Zahnschmelz
Ⓓ Die Pulpa
Ⓔ Die Wurzelhaut

5 *Welche der Folgenden ist keine Funktion des Speichels?*

Ⓐ Bildung eines fluiden Umfelds für Geschmacksmoleküle
Ⓑ Veränderung der Nahrungskonsistenz, um das Schlucken zu erleichtern
Ⓒ Befeuchtung des Mundes, um das Sprechen zu erleichtern
Ⓓ Vorverdauung von Proteinen
Ⓔ Bildung eines dichten Abschlusses um einen Strohhalm

6 *Welche der folgenden Strukturen eröffnet sich am Mundboden an der Unterzungenfalte?*

Ⓐ Der Unterkieferspeicheldrüsengang
Ⓑ Der Ohrspeicheldrüsengang
Ⓒ Der Unterzungenspeicheldrüsengang
Ⓓ Der Tränennasengang
Ⓔ Der Gaumenmandelgang

7 *Welche der folgenden Aussagen trifft auf die Unterzungenspeicheldrüse zu?*

Ⓐ Sie liegt anterior zum äußeren Ohr
Ⓑ Sie hat meist nur einen einzelnen Drüsengang
Ⓒ Sie befindet sich unter der Unterzungenfalte
Ⓓ Ihr Drüsengang eröffnet sich gegenüber dem zweiten oberen Molaren
Ⓔ Sie wird vom Nervus hypoglossus innerviert

8 *Welche der folgenden Aussagen trifft auf die Ohrspeicheldrüse zu?*

Ⓐ Sie wird vom Gesichtsnerv durchlaufen
Ⓑ Sie befindet sich medial zum Unterkieferdreieck
Ⓒ Sie bettet die Arteria carotis interna ein
Ⓓ Ihr Drüsengang durchdringt den Musculus masseter
Ⓔ Sie ist bei Windpocken häufig vergrößert

9 *Welche der folgenden Aussagen trifft auf die Unterkieferspeicheldrüse zu?*

Ⓐ Sie hat eine Vielzahl von Öffnungen im Bereich der Wangen
Ⓑ Sie hat sowohl oberflächliche als auch tief gelegene Teile
Ⓒ Sie wird durch den Musculus genioglossus geteilt
Ⓓ Ihr Drüsengang eröffnet sich im Bereich des zweiten oberen Molaren
Ⓔ Sie ist eine bloß schleimsezernierende Drüse

10 *Aus welchem der folgenden Muskeln tritt die Zunge hervor?*

Ⓐ Der Musculus hyoglossus
Ⓑ Der Musculus mylohyoideus
Ⓒ Der Musculus styloglossus
Ⓓ Der Musculus palatoglossus
Ⓔ Musculus genioglossus

11 *Welche intrinsischen Muskelfasern ermöglichen es der Zunge, das Dach der Mundhöhle zu berühren?*

Ⓐ Der Musculus transversus linguae
Ⓑ Der Musculus hyoglossus
Ⓒ Der Musculus styloglossus
Ⓓ Der Musculus longitudinalis superior
Ⓔ Der Musculus longitudinalis inferior

12 *Welche dieser Strukturen befindet sich zwischen vorderem und hinterem Gaumenbogen?*

Ⓐ Die Zungenmandel
Ⓑ Die Gaumenmandel
Ⓒ Die Nasenrachenmandel
Ⓓ Die Unterzungenspeicheldrüse
Die Epiglottis

13 *Wie nennt man den Zwischenraum zwischen Zunge und Epiglottis?*

Ⓐ Vallecula epiglotica
Ⓑ Fossa linguae
Ⓒ Fossa tonsillaris
Ⓓ Larynxeingang
Ⓔ Eustachische Röhre

14 *Welche Art der Zungenpapillen befindet sich direkt vor dem Sulcus terminalis linguae?*

Ⓐ Die Blätterpapillen
Ⓑ Die Wallpapillen
Ⓒ Die Pilzpapillen
Ⓓ Die Fadenpapillen
Ⓔ Die Gaumenpapillen

15 *Welche embryologische Bedeutung hat das Foramen caecum linguae?*

Ⓐ Von dort entwickelt sich die Ohrspeicheldrüse
Ⓑ Von dort entwickelt sich der Sinus cervicalis
Ⓒ Von dort entwickelt sich die Schilddrüse
Ⓓ Es legt die Lage des Jacobson-Organs fest
Ⓔ Dort treffen alle Geschmacksrezeptoren aufeinander

16 *Welche der folgenden Strukturen schützt die Luftröhre während des Schluckens?*

Ⓐ Die Uvula
Ⓑ Die Falte der Nasopharynx
Ⓒ Die Unterzungenfalte
Ⓓ Die Gaumenfalte
Die Epiglottis

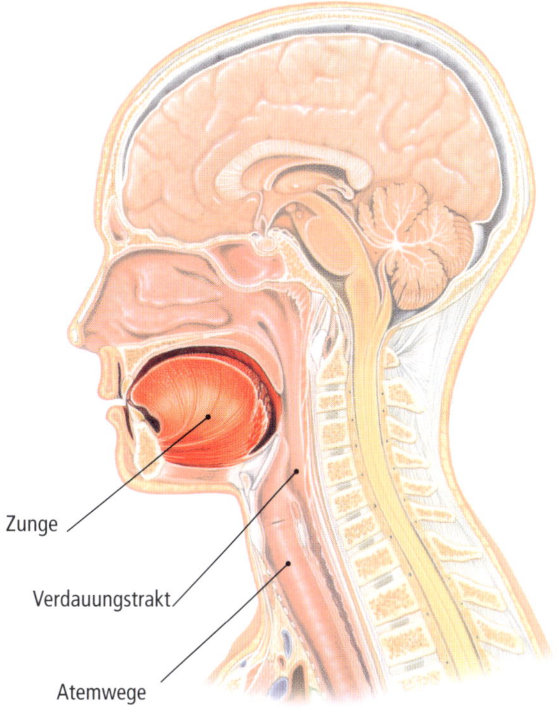

Mund – Sagittalansicht

Das Gaumensegel und der harte Gaumen bilden das Dach, die Zunge liegt am Boden des Mundes, welcher sich von der Mundspalte (Lippen) vorne bis zum Oropharynx hinten erstreckt.

Lücken füllen

1 *Die ____________________-zähne eigen sich besonders zum „Festhalten" der Nahrung.*

2 *Die Zahnwurzeln sind durch die ____________________ im Ober- bzw. Unterkiefer verankert.*

3 *Die ____________________-zähne haben zwei Höcker.*

4 *Die Zähne des oberen Gebisses werden durch den __________ Teil des Trigeminusnerv innerviert.*

5 *Die Zähne des unteren Gebisses werden durch den __________ Teil des Trigeminusnerv innerviert.*

6 *Die __________ Ohrspeicheldrüse verläuft häufig oberhalb entlang des Ohrspeicheldrüsengangs.*

7 *Der Musculus ____________________ teilt die Unterkieferspeicheldrüse in oberflächliche und tiefer gelegene Abschnitte.*

8 *Die ____________________ Fasern des ____________________-nervs stimulieren die ausreichende Sekretion von enzymreicher Flüssigkeit durch die Unterkiefer- und Unterzungenspeicheldrüsen.*

9 *Der ____________________ trennt die vorderen zwei Drittel vom hinteren Drittel der Zunge.*

10 *Der Musclulus ____________________ zieht die Zunge zurück.*

11 *Der Arcus ____________________ verbindet das Gaumensegel mit der Zunge.*

12 *Die Gaumenmandelbucht liegt zwischen dem Arcus ____________________ und dem Arcus ____________________.*

13 *Die drei Muskeln, die den Rachen zusammendrücken nennt man __________.*

14 *Der ____________________-nerv innerviert die Muskeln der Speiseröhre.*

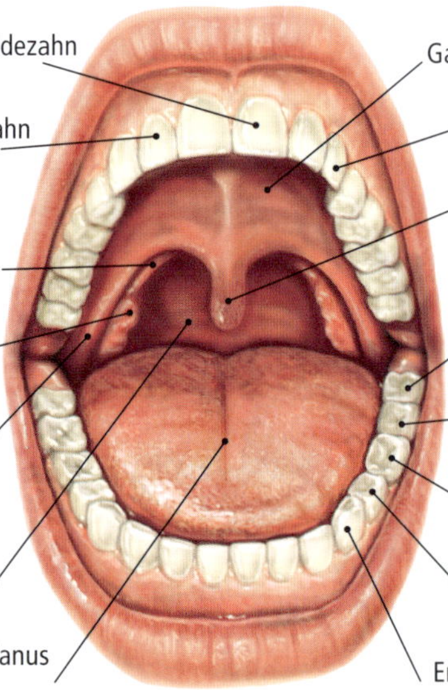

Mund – Frontalansicht

Der Mund besteht aus einem Vorhof außerhalb der Zahnbögen und einer Haupthöhle innerhalb des Gebisses. Das Gaumensegel hat eine Uvula, die an seiner Mittellinie hängt.

Verbinde die Aussage mit der Begründung

1 *Zahnkaries kann zu Abszessen im Ober- oder Unterkiefer führen, weil ...*

2 *Ein Abszess an der Gaumenmandel kann dazu führen, dass der hintere Bereich des Mundes verlegt wird, weil ...*

3 *Zahnverlust kann zu Abschürfungen des Alveolarrandes des Unterkiefers führen, weil ...*

4 *Ein Karzinom in der Ohrspeicheldrüse kann zu einer Lähmung der Gesichtsmuskeln führen, weil ...*

5 *Bei einer einseitigen Lähmung der Zunge weicht die Zungenspitze beim Herausstrecken zur betroffenen Seite hin ab, weil ...*

6 *Im Speichel ist das Enzym Amylase enthalten, weil ...*

7 *Ein Stein im Ohrspeicheldrüsengang kann in der Wange ertastet werden, weil ...*

a *der Istmus facium ein relativ enger Teil der Mundhöhle ist.*

b *das Fehlen der Zähne zu erhöhtem Durck auf den Rand des Alveolarknochens führt.*

c *die Verdauung und Resorption von Stärke optimal ist, wenn die Aufspaltung bereits im Mund beginnt.*

d *die Zahnhöhle jedes Zahnes mit den Alveolarkanälen verbunden ist.*

e *der Drüsengang den Musculus buccinator durchdringt und sich auf der gegenüberliegenden Seite am zweiten oberen Molaren eröffnet.*

f *der Musculus genioglossus auf der nicht betroffenen Seite die Zunge über die Mittellinie drückt.*

g *der Gesichtsnerv durch die Ohrspeicheldrüse verläuft und sehr empfindlich ist.*

Malen und Bezeichnen

i) Benenne jede der in den Abbildungen gezeigten Strukturen

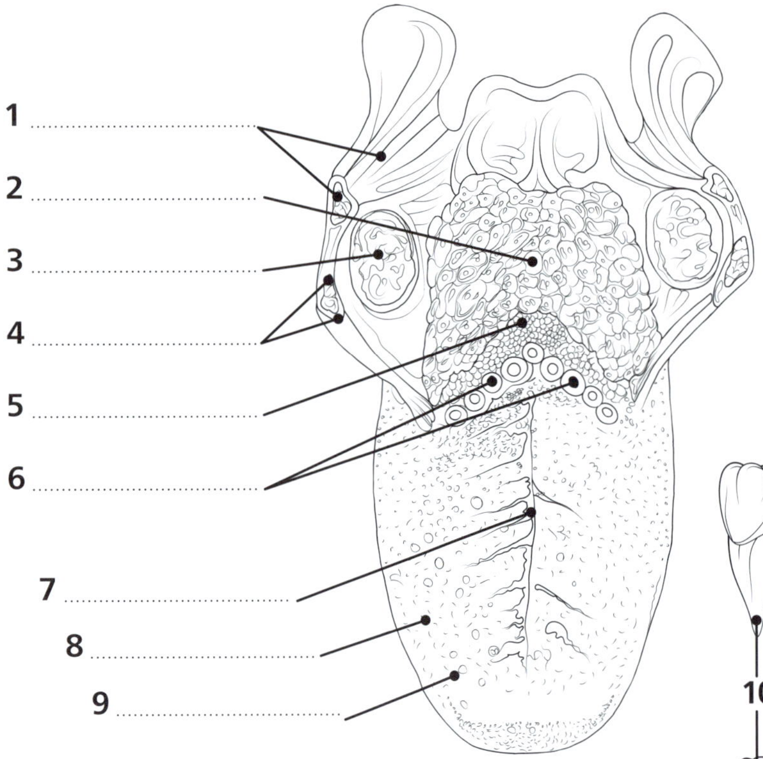

Zunge – Ansicht von oben

Zähne – einzeln

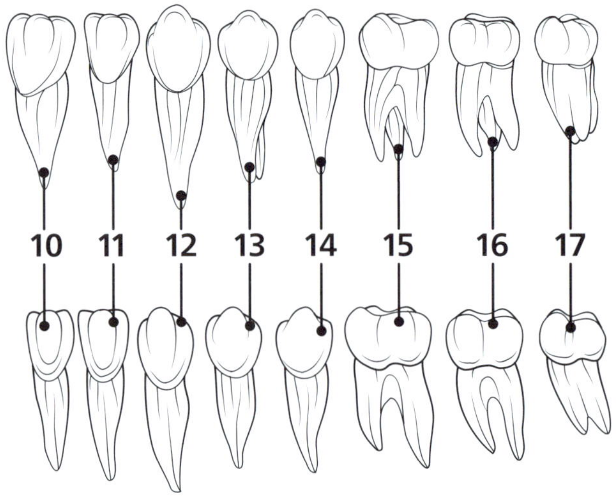

Benenne die obenstehenden Abbildung

10	14 ....
11	15 ....
12	16 ....
13	17 ....

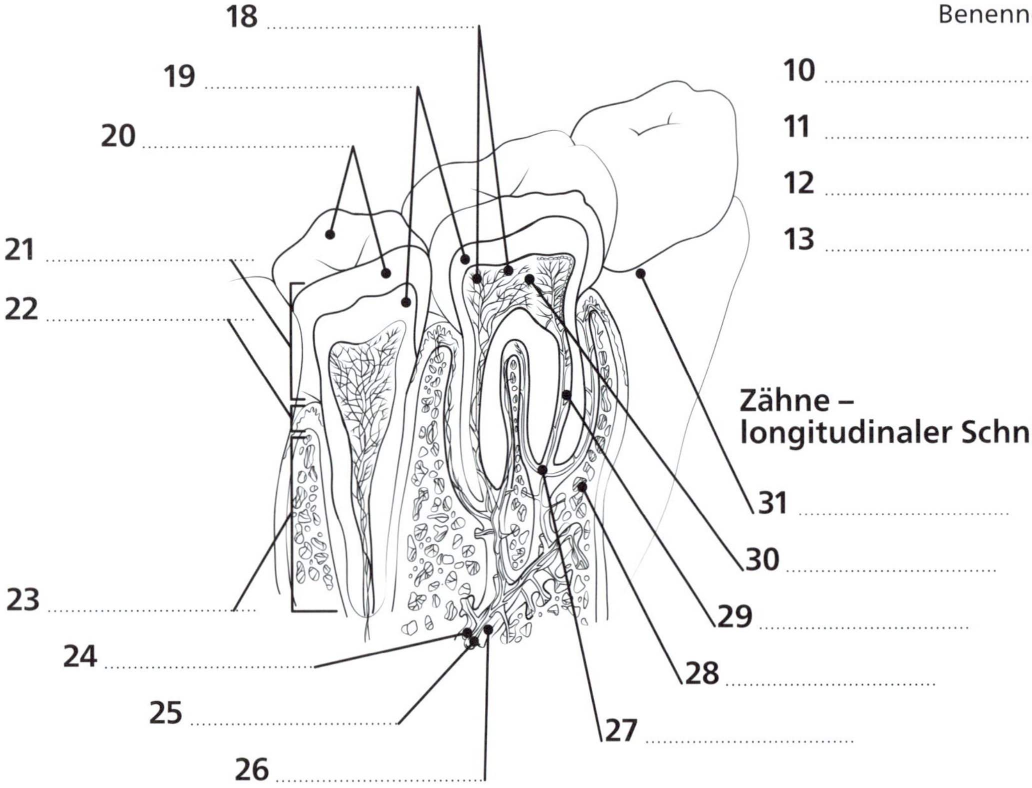

Zähne – longitudinaler Schnitt

Mundhöhle and Speicheldrüsen – Frontansicht

ii) Benenne jede der in den Abbildungen gezeigten Strukturen

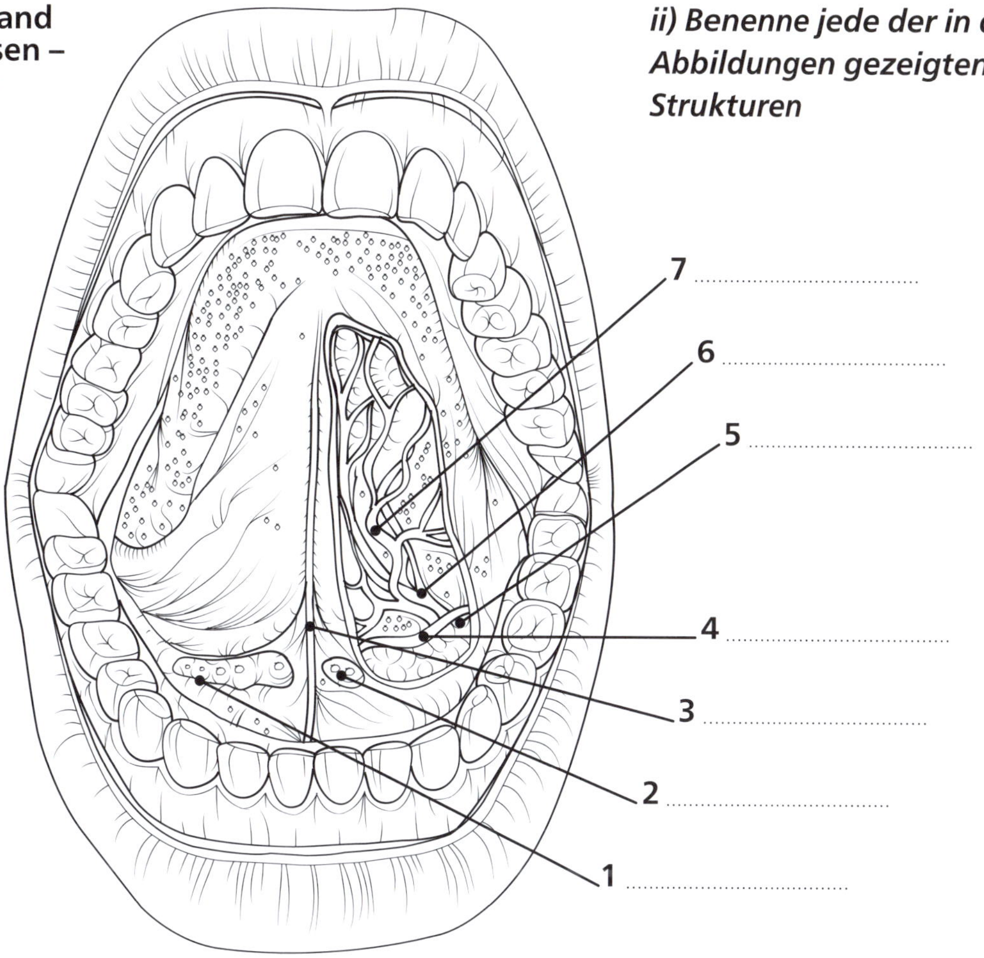

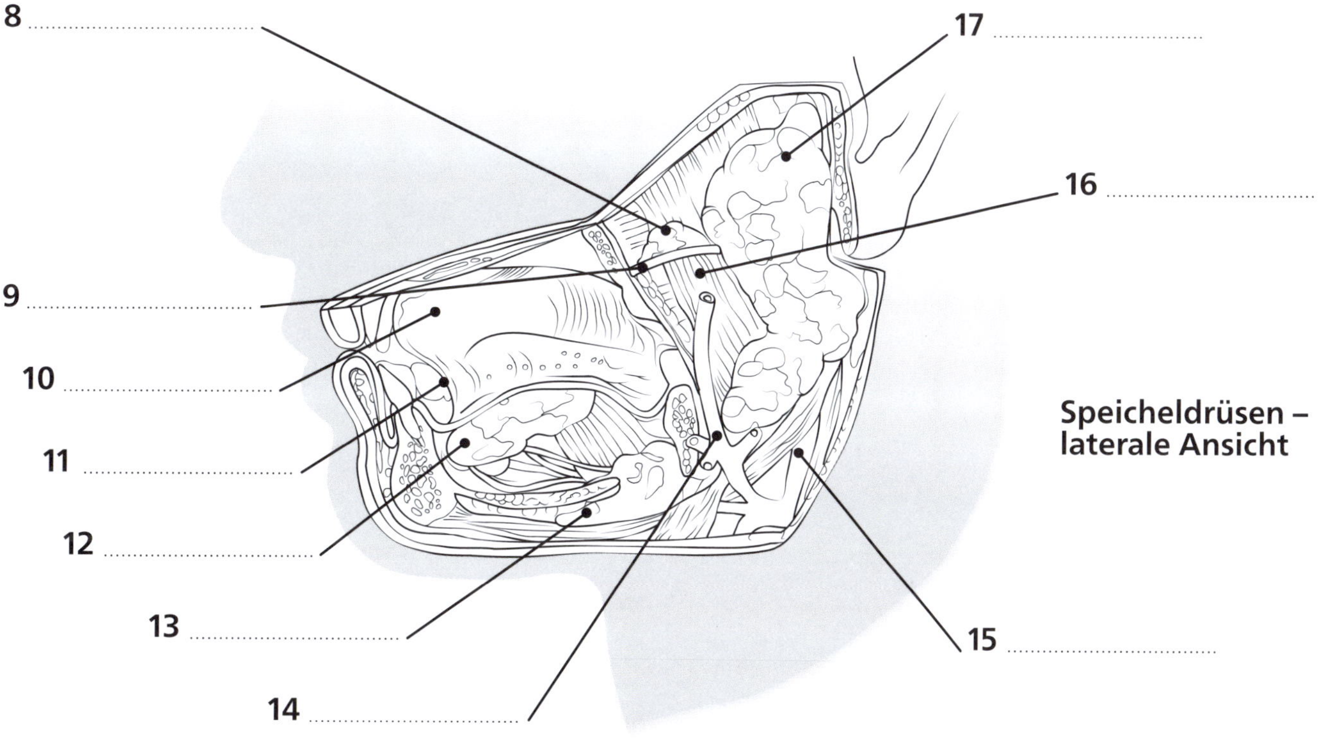

Speicheldrüsen – laterale Ansicht

Abdominalorgane

Der Großteil des Verdauungssystems befindet sich in der Bauchhöhle. Einige Teile des Verdauungstrakts (Magen sowie Dünn- und Dickdarm) sind von der Bauchwand weitgehend durch doppellagige Gewebeschichten, die so genannten Mesenterien, getrennt. Blutgefäße, Nerven und Lymphgefäße verlaufen zwischen den Schichten der Mesenterien zum Verdauungstrakt. Die Leber und die Gallenblase liegen unter der rechten Zwerchfellkuppel, während sich ein lymphatisches Organ (die Milz) unter der linken Kuppel befindet.

Schlüsselbegriffe:

Abdominalorgane Abdominalorgane sind entweder intraperitoneal (d.h. von Mesenterien umgeben, wie z.B. der Magen oder der Dünndarm) oder retroperitoneal (d.h. hinter der Bauchfellhöhle, wie z.B. die Nieren, die Nebennieren oder die Aorta).

Appendix siehe S. 186–187.

Aufsteigendes Kolon siehe S. 186–187.

Blinddarm siehe S. 186–187.

Colon sigmoideum siehe S. 186–187.

Darmausgang (Anus) Der abschließende Teil des Magen-Darm-Trakts. Der Analkanal ist etwa 3 cm lang und verläuft vom oberen Rand des Beckenbodens zum Analring. Er ist von internen und externen Afterschließmuskeln umgeben und sein Inneres weist längs verlaufende Schleimhautfalten, die so genannten Columnae anales, auf.

Diaphragma (Zwerchfell) Ein Muskel- und Sehnenblatt, das den Thorax von der Bauchhöhle abgrenzt. Es wird von der Aorta, der Vena cava inferior und dem Ösophagus durchbrochen.

Ductus cysticus Jener Gang, der die Galle vom Gallenblasenhals in den Gallengang transportiert. Seine Schleimhaut hat spiralförmige Falten.

Ductus pancreaticus Der große Drüsengang der durch den Schwanz, den Körper, den Hals und den Kopf der Bauchspeicheldrüse verläuft. Er vereinigt sich häufig mit dem Gallengang zur Ampulla hepatopancreatica, welche in den zweiten Teil des Zwölffingerdarms mündet.

Ductus pancreaticus accessorius Ein schmaler Gang der exokrinen Bauchspeicheldrüse, welcher Flüssigkeit vom Pankreaskopf zur Papilla duodeni minor ableitet.

Duodenojejunal-Übergang Das Verbindungsstück zwischen dem letzten (vierten) Teil des Zwölffingerdarms und dem Leerdarm. Häufig entsteht durch die Fixierung dieses Verbindungsstückes durch das Treitz-Ligament am der Bauchwand eine Biegung.

Gallenblase siehe S. 186–187.

Hauptgallengang Jener Gang, der die Galle von der Leber und der Gallenblase zum zweiten Teil des Zwölffingerdarms leitet. Er formiert sich aus der Verbindung des Ductus hepaticus communis und dem Ductus cysticus und verläuft durch den Pankreaskopf, um bei der Papilla duodendi major in den Ductus pancreaticus zu münden.

Krummdarm siehe S. 186–187.

Leerdarm siehe S. 186–187.

Lebergang (Ductus hepaticus communis) Jener Gang, der die Galle von der Leber abtransportiert. Er formiert sich aus der Verbindung zweier kleinerer Lebergänge und formt mit dem Ductus cysticus schließlich den Gallengang.

Linker Leberlappen Der linke Leberlappen befindet sich links vom Ligamentum falciforme hepatis, der Fissura ligamenti venosi und der Fissura ligamenti teretis. Der linke Lappen liegt vor dem Magen.

Magen siehe S. 186–187.

Milz siehe S. 186–187.

Pankreaskopf Dieser Teil der Bauchspeicheldrüse ist vom Zwölffingerdarm umgeben. Durch ihn verlaufen der Ductus pancreaticus und der Ductus pancreaticus accessorius sowie der Gallengang.

Pankreaskörper Der Bauchspeicheldrüsenteil liegt vor der Aorta.

Papilla duodeni major Die kleine Falte der Schleimhaut der medialen Wand des zweiten Teils des Zwölffingerdarms, wo sich die Ampulla hepatopancreatica (und damit der Hauptgallengang und der Bauchspeicheldrüsengang) eröffnet.

Pylorus (Magenpförtner) Ein glatter Schließmuskel, der den Übergang zwischen dem Magen und dem ersten Teil des Zwölffingerdarms umgibt. Er reguliert die Weiterleitung des Speisebreis in den Dünndarm.

Pylorus siehe S. 186–187.

Querkolon siehe S. 186–187.

Rechte Kolonflexur Die Verbindung zwischen dem aufsteigenden Kolon und dem Querkolon. Diese Biegung berührt die viszerale Oberfläche der Leber.

Rechter Leberlappen Zum rechten Leberlappen zählen sämtliche Teile der Leber, die sich rechts vom Ligamentum falciforme befinden. Er befindet sich unter der rechten Zwerchfellkuppel und berührt die rechte Niere, die rechte Nebenniere, die Gallenblase sowie die rechte Kolonflexur.

Rektum (Mastdarm) siehe S. 186–187.

Vena portae (Pfortader) Die Vena portae leitet venöses Blut vom Verdauungstrakt zur Leber. Sie entspringt hinter dem Hals der Bauchspeicheldrüse durch die Vereinigung der Milzvene und der Vena mesenterica superior.

Abdominalorgane – Frontansicht

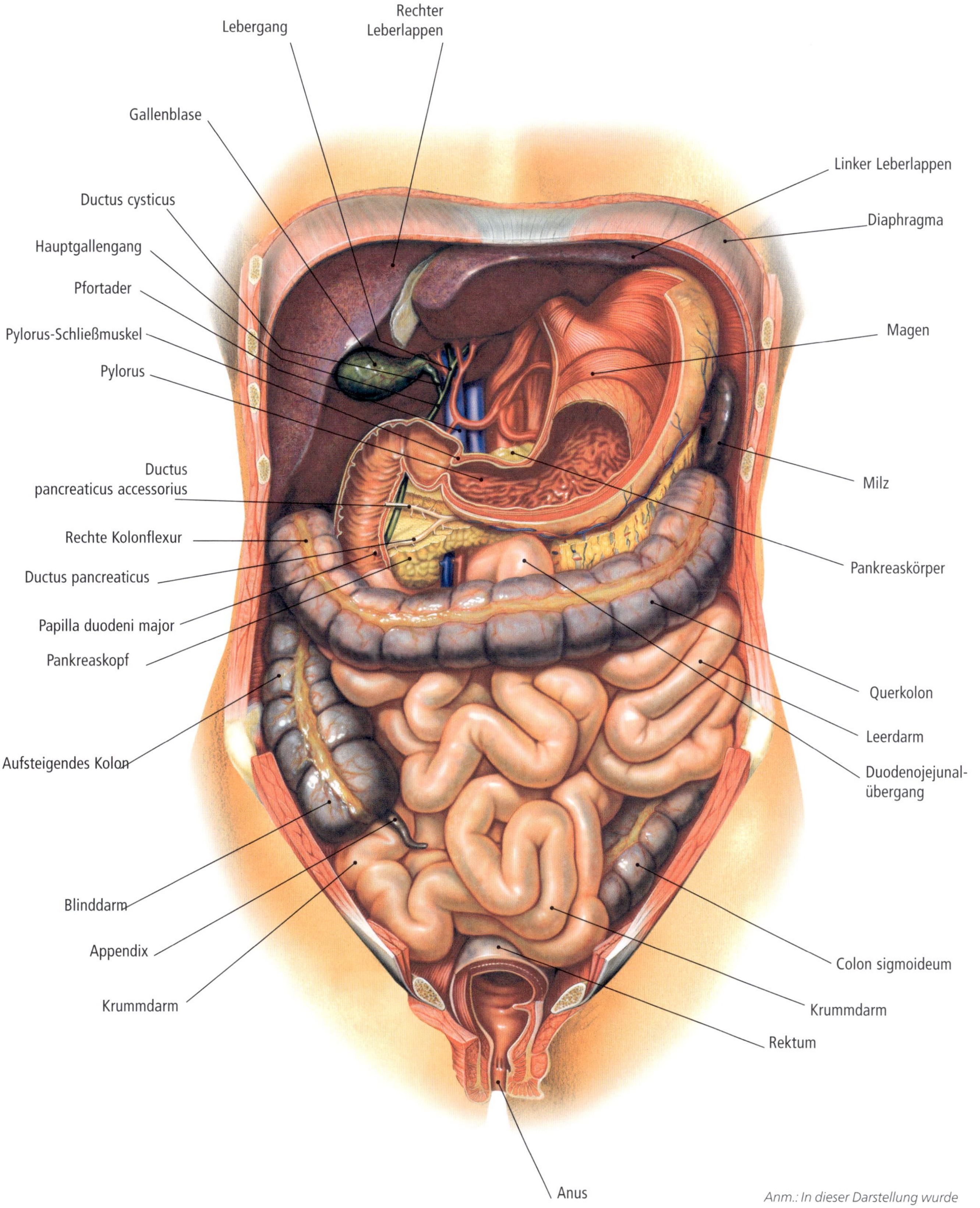

Anm.: In dieser Darstellung wurde die Leber in den Hintergrund gerückt, um die anderen Abdominalorgane freizulegen.

Wahr oder Falsch?

1 *Der Magenfundus liegt unter der rechten Zwerchfellkuppel.*

2 *Die Arterien, die den Magen mit Blut versorgen, verlaufen entlang des Omentums.*

3 *Die linke Niere berührt den Magen.*

4 *Parietal- oder Belegzellen produzieren Magensäure.*

5 *Hauptzellen bilden das Enzym Chymotrypsin.*

6 *Das Antrum ist vom Magenkörper durch die Incisura angularis ventriculi abgetrennt.*

7 *Die arterielle Versorgung des Magens erfolgt hauptsächlich durch die Arteria mesenterica superior.*

8 *Das große Bauchnetz ist an der kleinen Magenkurvatur befestigt.*

9 *Die Tunica muscularis des Magenpförtners besteht aus quergestreifter Muskulatur.*

10 *Der erste Abschnitt des ersten Teils des Zwölffingerdarms hat eine glatte Schleimhautschicht.*

11 *Der Gallengang mündet in den dritten Teil des Zwölffingerdarms.*

12 *Der Ductus pancreaticus eröffnet sich an der Spitze der Papilla vateri oder Papilla duodeni major.*

13 *Das Verbindungsstück des vierten Teils des Zwölffingerdarms mit dem Leerdarm ist durch das Treitz-Ligament an der posterioren Bauchwand befestigt.*

14 *Mikrovilli sind Bestandteile von Enterozyten, durch die die Oberfläche für eine bessere Resorption vergrößert wird.*

15 *Tänien sind Muskelbänder, die den inneren, zirkulären Teil der Tunica muscularis bilden.*

16 *Appendices epiploicae sind am häufigsten im Blinddarm und im Krummdarm zu finden.*

17 *Das Colon sigmoideum ist durch das Mesocolon sigmoideum an der posteiroren Bauchwand befestigt.*

18 *Die Ampulla recti ist ein Bereich, in dem sich der Stuhl kurz vor der Defäkation befindet.*

19 *Innere Hämorrhoiden entstehen durch geweitete Venen in der Ampulla recti.*

20 *Das Epithel des Analkamms ist ein unverhorntes mehrschichtiges squamöses Epithel.*

Hiatushernie (Zwerchfellbruch)

Unter einer Hernie versteht man den abdominalen Durchbruch von Organen durch eine Öffnung. Im Fall der Hiatushernie ist diese Öffnung der Hiatus oesophageus im Zwerchfell, wobei entweder die Kardia oder der Fundus des Magens in die Brusthöhle durchdringt. Ein solcher Zwerchfelldurchbruch wird durch eine Schwächung der Muskelfasern, die den Ösophagusmund umgeben, oder exzessiven Druck in der Bauchhöhle, welcher häufig eine Folge von Fettleibigkeit ist, verursacht. Häufige Symptome einer Hiatushernie sind ein säuerlicher Geschmack im Mund, Sodbrennen (ein brennender retrosternaler Schmerz) oder Schluckbeschwerden. Sie wird normalerweise mit einer Gewichtsverringerung, der Vermeidung von scharfem Essen, dem Einnehmen regelmäßiger kleinerer Mahlzeiten, mit oralen Säureblockern oder in manchen Fällen auch mit einem chirurgischen Eingriff behandelt.

Magen – Innere Struktur

Der Magen ist ein muskulöser Beutel in dem die Nahrung mit sauren Magensäften vermischt wird, die das proteolytische (eiweißspaltende) Enzym Pepsin enthalten.

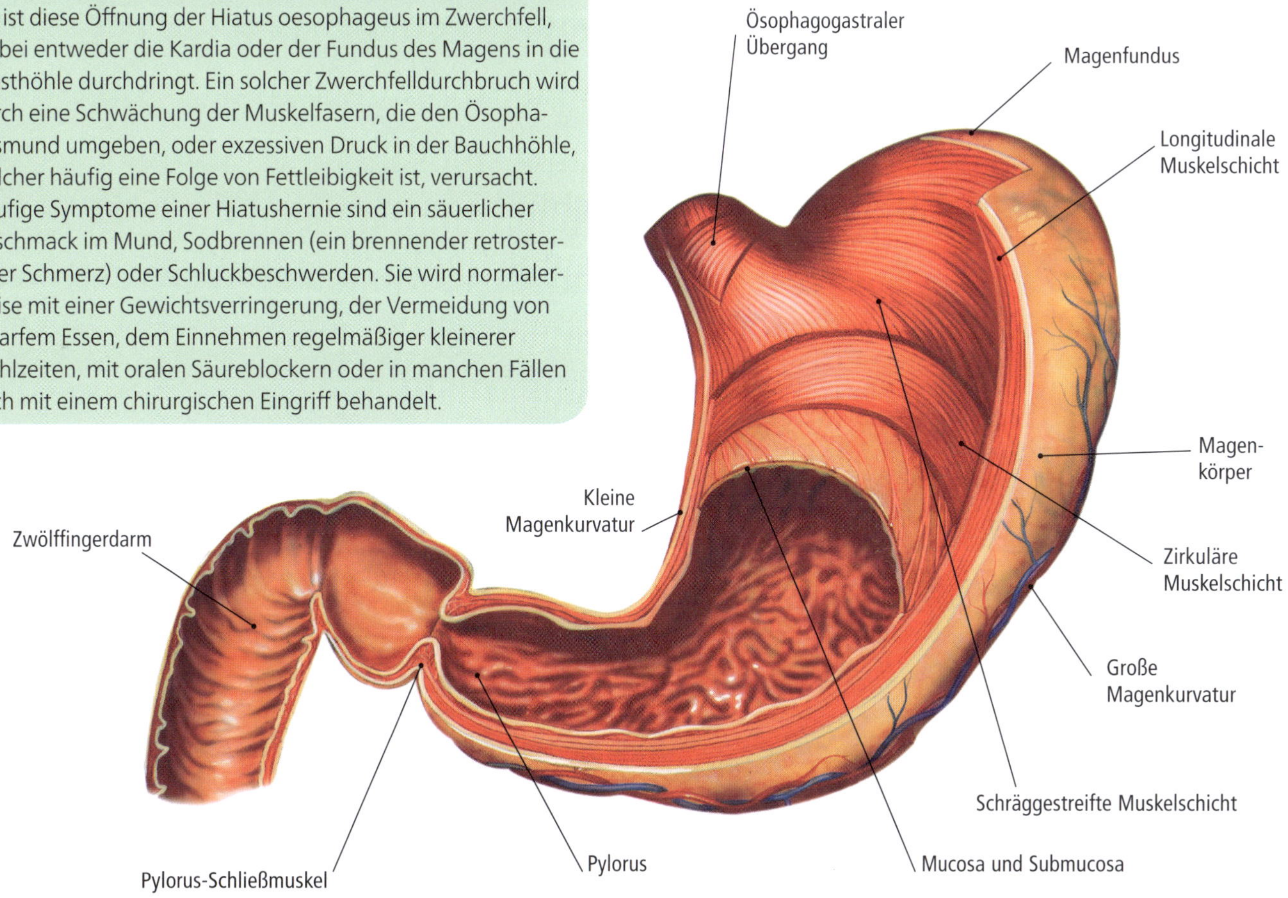

Malen und Bezeichnen

i) Benenne jede der in den Abbildungen gezeigten Strukturen

Leerdarm – Querschnitt

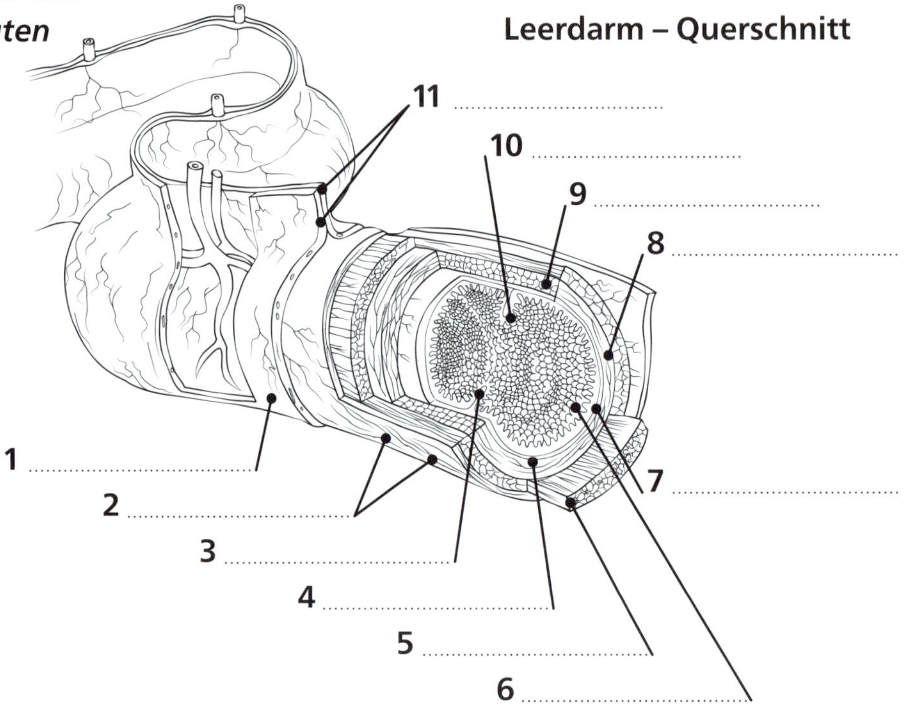

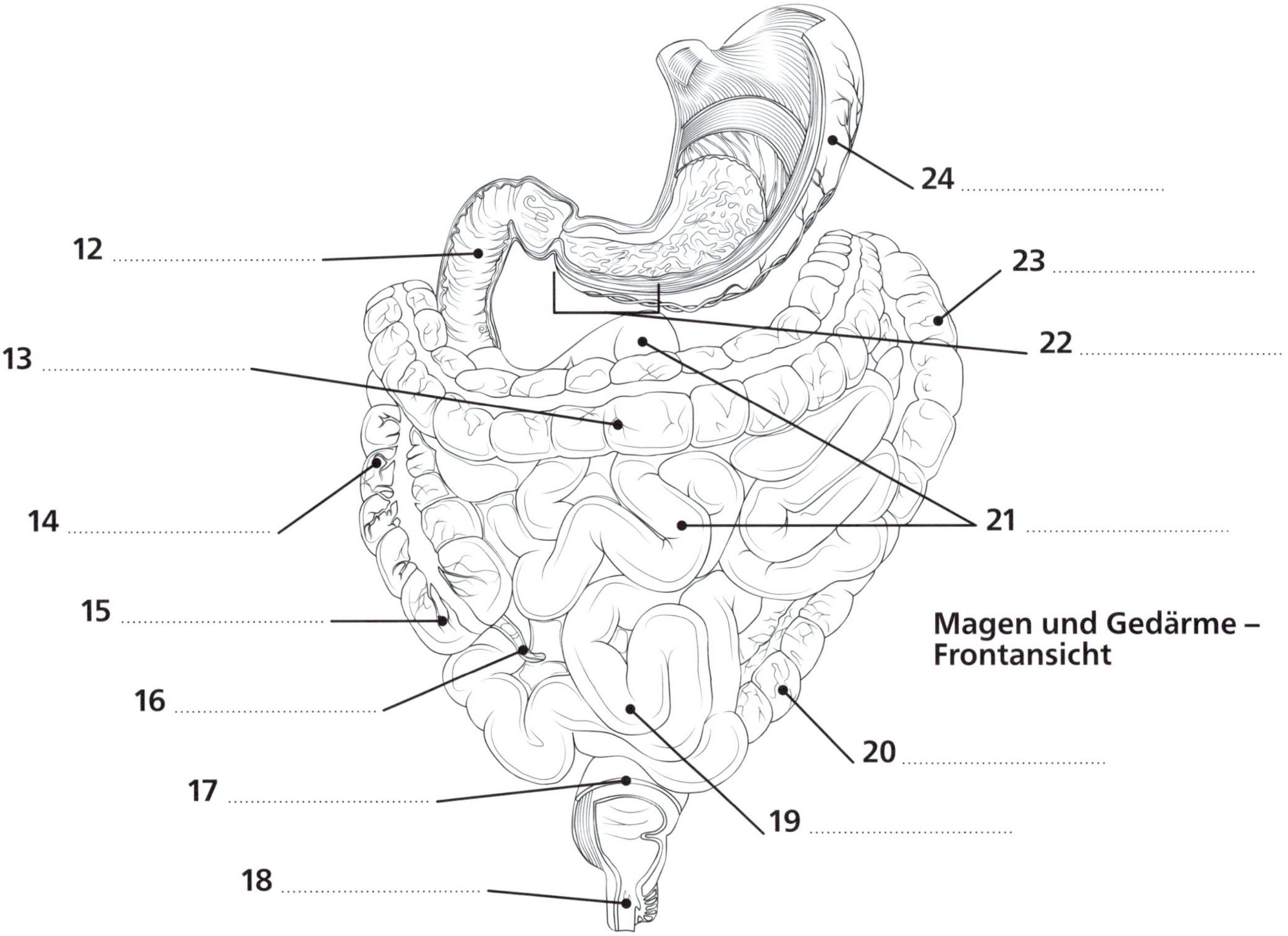

Magen und Gedärme – Frontansicht

ii) Benenne jede der in den Abbildungen gezeigten Strukturen

Plica circularis – Querschnitt

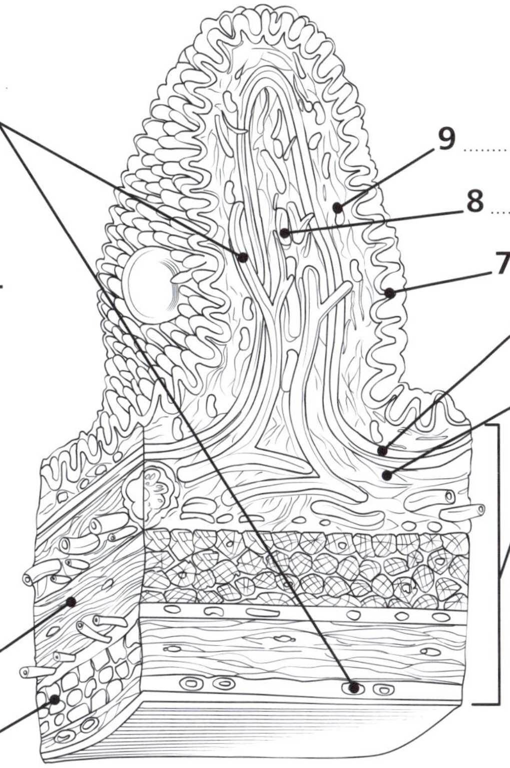

Anus – koronale Ansicht

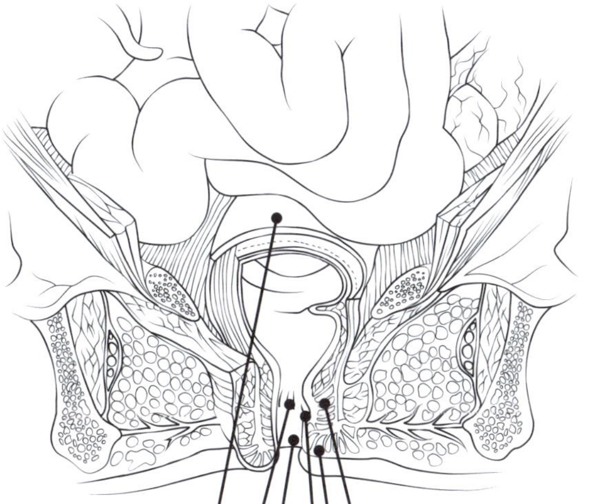

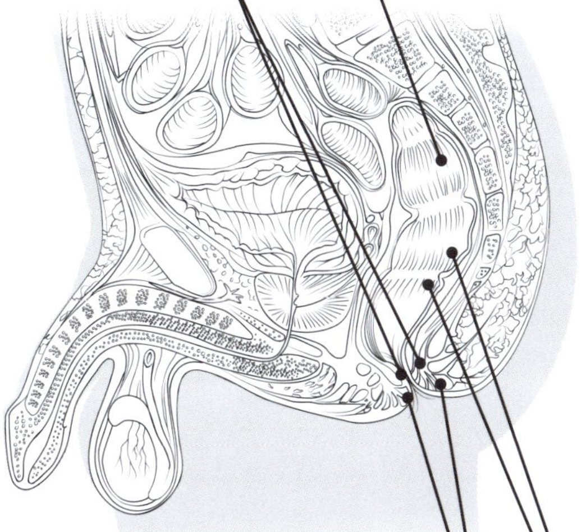

Rektum – Sagittalansicht

Multiple-Choice

1 *Welche Struktur befestigt den Magen an der Leber?*

- Ⓐ Das kleine Bauchnetz
- Ⓑ Das große Bauchnetz
- Ⓒ Das Mesenterium
- Ⓓ Das Ligamentum falciforme
- Ⓔ Die Tenia mesocolica

2 *In welchem Teil des Magens sammeln sich Gase üblicherweise?*

- Ⓐ In der Kardia
- Ⓑ Im Plyorus
- Ⓒ Im Magenkörper
- Ⓓ Im Magenfundus
- Ⓔ Im Antrum

3 *Welche der folgenden Arterien versorgt die große Magenkurvatur mit Blut?*

- Ⓐ Die Arteria gastrica sinistra
- Ⓑ Die Arteria gastrica dextra
- Ⓒ Die Arteria pylorica
- Ⓓ Die Arteria gastroepiploica sinistra
- Ⓔ Die Arteria hepatica

4 *Welche der folgenden Strukturen grenzt nicht direkt an den Magen?*

- Ⓐ Die linke Niere
- Ⓑ Die linke Nebenniere
- Ⓒ Die Milzarterie
- Ⓓ Die Bauchspeicheldrüse
- Ⓔ Die abdominale Speiseröhre

5 *Ein Magengeschwür, das die äußere Magenwand zerfrisst, führt zu Blutungen der*

- Ⓐ Milzarterie
- Ⓑ Pfortvene
- Ⓒ Arteria gastrica sinistra
- Ⓓ Arteria gastroduodenalis
- Ⓔ Arteria mesenterica superior

6 *Welcher Teil des Zwölffingerdarms ist durch das Ligamentum hepatoduodenale an der Leber befestigt?*

- Ⓐ Der Erste
- Ⓑ Der Zweite
- Ⓒ Der Dritte
- Ⓓ Der Vierte
- Ⓔ Der Fünfte

7 *Welcher Teil des Zwölffingerdarms befindet sich direkt vor der rechten Niere?*

- Ⓐ Der Erste
- Ⓑ Der Zweite
- Ⓒ Der Dritte
- Ⓓ Der Vierte
- Ⓔ Der Fünfte

8 *Welches Organ umgibt den Pankreaskopf?*

- Ⓐ Der Leerdarm
- Ⓑ Der Krummdarm
- Ⓒ Der Zwölffingerdarm
- Ⓓ Der Magen
- Ⓔ Die Gallenblase

9 *Welche der folgenden mit bloßem Auge erkennbaren Strukturen vergrößert die Oberfläche der Dünndarmschleimhaut?*

- Ⓐ Die Rugae
- Ⓑ Die Plicae circularis
- Ⓒ Die Mikrovilli
- Ⓓ Die Trabekel
- Ⓔ Die Septa

10 *Welche der folgenden Strukturen dient/dienen nicht der Resorption aus dem Leerdarm?*

- Ⓐ Die Villi
- Ⓑ Die Plicae circularis
- Ⓒ Die Mikrovilli
- Ⓓ Der Peyer-Plaque
- Ⓔ Die arteriellen Gefäßarkaden

11 *Was ist die Hauptfunktion des Dickdarms?*
Ⓐ Die Absorption von Zucker
Ⓑ Die Absorption von Wasser
Ⓒ Die Exkretion von Galle
Ⓓ Die Absorption von Mineralstoffen
Ⓔ sowohl B und D sind korrekt.

12 *Wo kreuzt das Colon sigmoideum das Rektum?*
Ⓐ Am dritten Lendenwirbel
Ⓑ Am Beckenkamm
Ⓒ An der gebogenen Linie des Darmbeins
Ⓓ Am dritten Sakralwirbel
Ⓔ An der Spitze des Coccyx

13 *Welche der folgenden Strukturen ist von der inneren zirkulären Muskelschicht des Anorektalkanals gefolgt?*
Ⓐ Der äußere Analschließmuskel
Ⓑ Der innere Analschließmuskel
Ⓒ Die gemeinsame Längsmuskelschicht
Ⓓ Der Plexus hemorrhoidalis internus
Ⓔ Der Plexus hemorrhoidalis externus

14 *Welche Epithel-Art ist auf dem Analkamm zu finden?*
Ⓐ Einschichtiges Zylinderepithel mit Becherzellen
Ⓑ Mehrreihiges hochprismatisches Epithel mit Zillen
Ⓒ Verhorntes mehrschichtiges squamöses Epithel
Ⓓ Unverhorntes mehrschichtiges squamöses Epithel
Ⓔ Einschichtiges unverhorntes Zylindereppithel

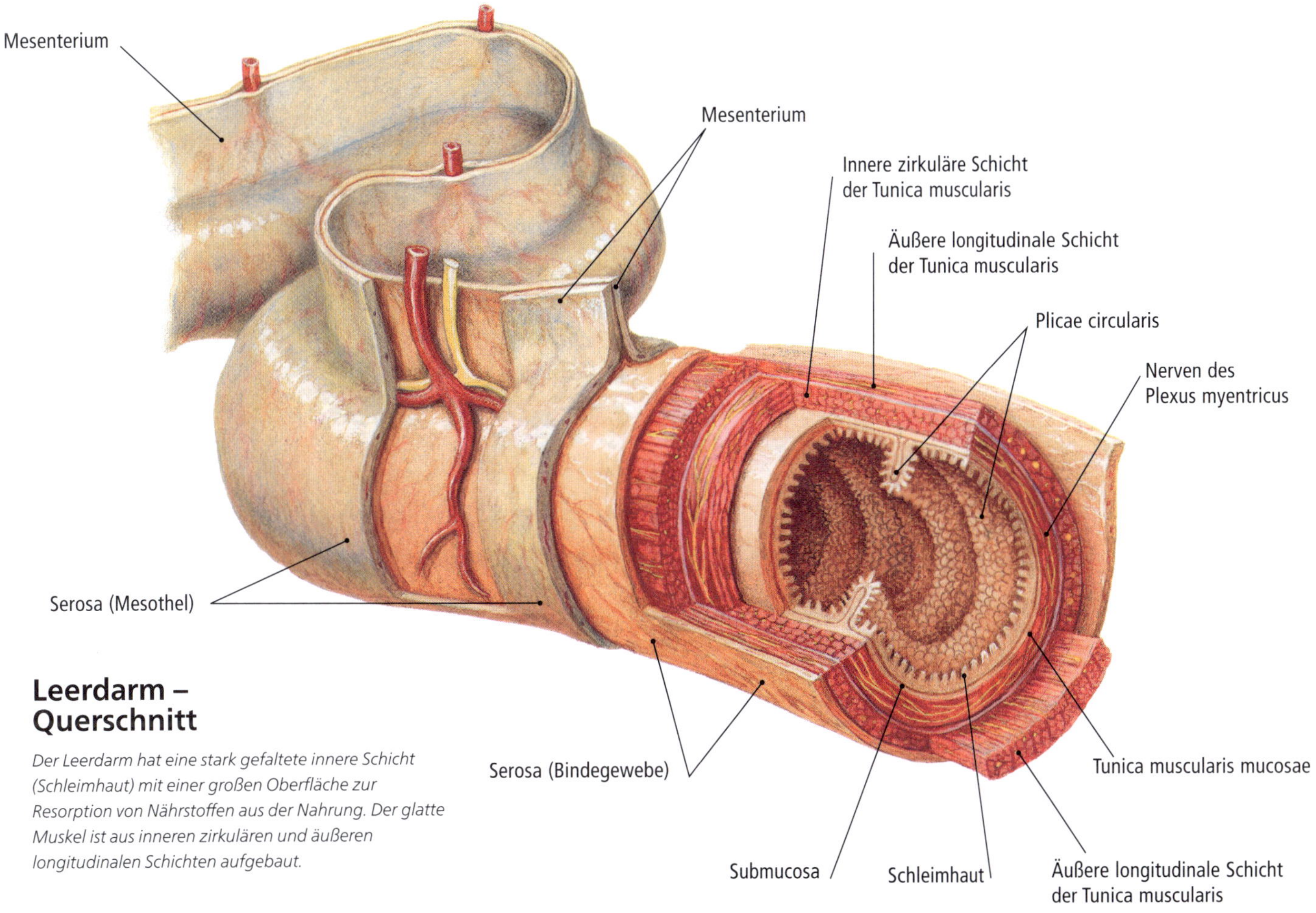

Leerdarm – Querschnitt

Der Leerdarm hat eine stark gefaltete innere Schicht (Schleimhaut) mit einer großen Oberfläche zur Resorption von Nährstoffen aus der Nahrung. Der glatte Muskel ist aus inneren zirkulären und äußeren longitudinalen Schichten aufgebaut.

Lücken füllen

1 *Die ________________ ist der erste Teil des Magens.*

2 *Die ________________ trennt die Kardia vom Magenfundus.*

3 *Wenn der Magen klein oder kontrahiert ist, wird die Schleimhaut in Falten, die so genannten ________________, gedrückt.*

4 *Das Ligamentum ________________ des ________________ befestigt die kleinere Magenkurvatur an der Leber.*

5 *Parietalzellen der Magenschleimhaut sezernieren den ________________, welcher mit Vitamin B12 eine Verbindung eingeht, um dessen Resorption im Dünndarm zu ermöglichen.*

6 *Die Tunica muscularis hat drei glatte Muskelschichten: Die ________________, die ________________, und die ________________.*

7 *Endokrine G-Zellen in der Schleimhaut des Antrums sezernieren ________________, ein Peptidhormon, das die Säuresekretion im Magen stimuliert.*

8 *Das Magenepithel ist ein ________________ Epithel vom Typ.*

9 *Den ersten Teil des Zwölffingerdarms nennt man aufgrund seiner glatten Schleimhautoberfläche ________________ .*

10 *Die ________________-zellen des Dünndarms sind für die Schleimproduktion verantwortlich*

11 *Das Hormon ________________ wird von der Schleimhaut im Zwölffingerdarm und dem Leerdarm produziert und reguliert die Herstellung von Biocarbonat-Ionen durch die exokrine Bauchspeicheldrüse.*

12 *Das Hormon ________________ wird im Zwölffingerdarm und im Leerdarm produziert und stimuliert die Kontraktion der Gallenblase sowie die Enzymsekretion durch die exokrine Bauchspeicheldrüse.*

13 *Die Lymphknoten in der Schleimhaut und der Submucosa des Dünndarms nennt man __________.*

14 *In den Zentren der Dünndarmzotten gibt es eine Vielzahl von Lymphgefäßen, die für die __________________ von Bedeutung sind.*

15 *GALT (kurz für __________________) ist ein spezielles lymphatisches Gewebe, das die Schleimhaut des Gastrointestinaltrakts vor Mikroorganismen schützt.*

16 *Der __________________ ist an der medialen Wand des Blinddarms befestigt.*

17 *Das Innere des Blinddarms hat zwei Öffnungen an seiner medialen Wand: Die __________________-klappe und die __________________-klappe.*

18 *Das Querkolon ist durch das __________________, welches am Rand der __________________ befestigt ist, von der posterioren Bauchwand abgetrennt.*

19 *Das Mesocolon sigmoideum befindet sich über der Gabelung der linken __________________.*

20 *Der obere Teil des Rektums wird von drei __________________ gekreuzt.*

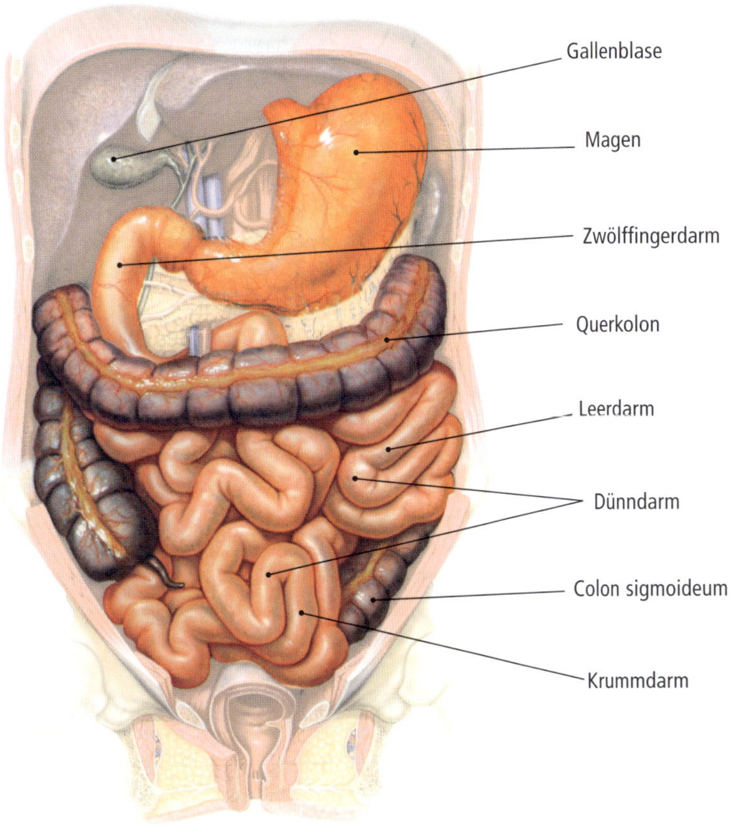

Magen und Gedärme – Frontansicht

Im Magen beginnt der Verdauungsprozess von Proteinen. Im Dünndarm findet neben der Verdauung auch die Resorption statt. Im Dickdarm werden vor allem Wasser und Mineralstoffe resorbiert und der Stuhl gebildet.

Verbinde die Aussage mit der Begründung

1 *Die Entfernung größerer Teile des Magens kann zu einer schwerwiegenden Anämie führen, weil ...*

2 *Geschwüre der posterioren Magenwand können auch die Milzarterie betreffen, weil ...*

3 *Magengeschwüre treten am häufigsten im ersten Teil des Zwölffingerdarms auf, weil ...*

4 *Eine Hypertrophie des Magenpförtners kann bei Kindern zu schwallartigem Erbrechen führen, weil ...*

5 *Das große Bauchnetz kann eine Entzündung in den unteren Dritteln der Bauchhöhle verhindern, weil ...*

a *es sich um ein sehr flexibles Gewebe handelt, das von der großen Magenkurvatur abgetrennt ist.*

b *diese entlang des oberen Randes der Bauchspeicheldrüse verläuft.*

c *der glatte Pylorusmuskel den Durchlass des Mageninhalts in den Zwölffingerdarm reguliert.*

d *dieser Bereich proximal zum Ausschüttungspunkt von Biocarbonat aus den Pankreasgängen liegt.*

e *Zellen der Magenschleimhaut einen Faktor produzieren, der die Resorption von Vitamin B12 unterstützt.*

Zwölffingerdarm, Krummdarm und Leerdarm

Der Zwölffingerdarm, der Leerdarm und der Krummdarm sind die drei Abschnitte des Dünndarms. Der Leerdarm und der Krummdarm sind von der posterioren Bauchwand durch eine peritoneale Falte, das so genannte Mesenterium, getrennt.

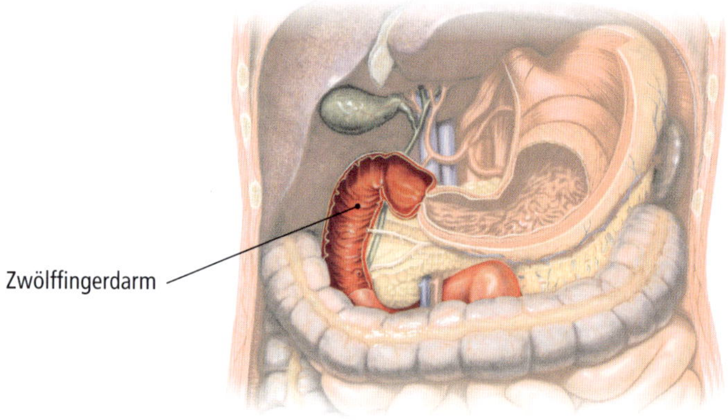

Zwölffingerdarm

1 *Das Innere des Leerdarms sieht bei einer Barium-Breischluck-Untersuchung flaumig aus, weil ...*

2 *Man kann den Appendix finden, indem man den Tänien des Blinddarms folgt, weil ...*

3 *Eine Appendizitis beginnt häufig mit kolikartigen, periumbilikalen Schmerzen, weil ...*

4 *Bei manchen Menschen kann eine Verdrehung (Volvulus) des Colon sigmoideum auftreten, weil ...*

5 *Eine Verstopfung einer Dickdarmarterie führt nicht zwangsläufig zu einem Gangrän, weil ...*

a *die Schleimhaut stark gefaltet ist und viele Zotten besitzt.*

b *sich das Organ aus dem embryonalen Mitteldarm entwickelt hat, welcher die Wahrnehmung von Schmerz in diesen Bereich leitet.*

c *diese Muskelbänder in den Befestigungspunkt dieses Organs übergehen.*

d *diese beiden Arterien durch ein anastomotisches Gefäß verbunden sind.*

e *manche Menschen ein außergewöhnlich langes Mesocolon sigmoideum haben.*

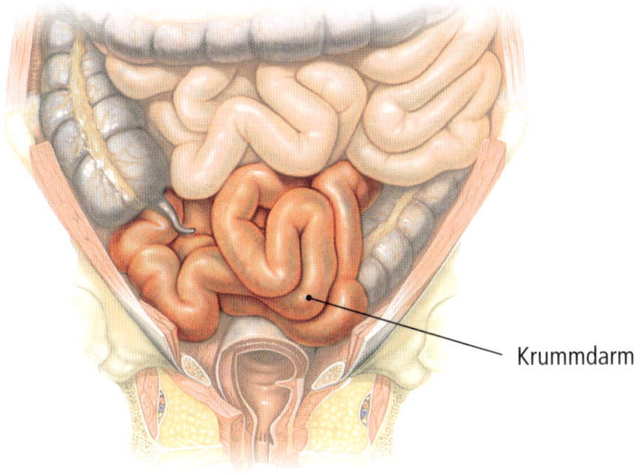

Krummdarm

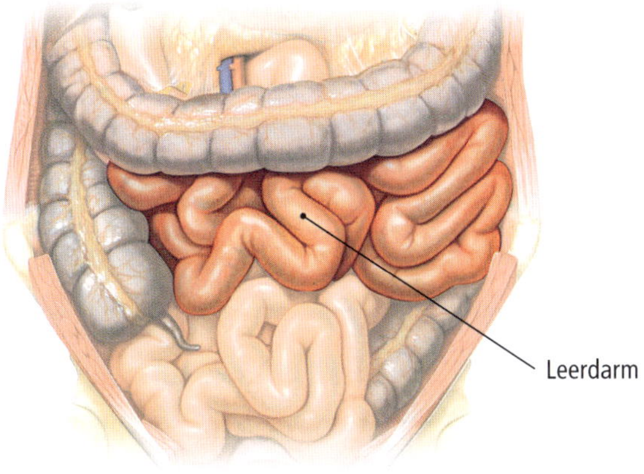

Leerdarm

Leber, Gallenblase und Bauchspeicheldrüse

Die Leber ist die größte Drüse des menschlichen Körpers und verarbeitet alle Nährstoffe aus dem Verdauungstrakt. Sie bildet darüber hinaus Gallensalze, Plasmaproteine sowie Gerinnungsfaktoren und dient als Kohlenhydratspeicher (Glycogen). Die Gallenblase speichert und konzentriert die Galle, die in der Leber produziert wird und setzt sie in den Zwölffingerdarm frei, wo sie Fette emulgiert, wenn fettreiche Speisen gegessen wurden. Die Bauchspeicheldrüse hat sowohl exokrine (Sekretion in den Verdauungstrakt) als auch endokrine (Sekretion in die Blutlaufbahn) Funktionen.

Schlüsselbegriffe:

Bauchspeicheldrüsenhals Der enge Bereich zwischen dem Kopf und dem Körper der Bauchspeicheldrüse.

Bauchspeicheldrüse Siehe S. 186–187.

Ductus cysticus Der Gang, der die Galle vom Gallenblasenhals in den Gallengang transportiert. Seine Schleimhaut hat spiralförmige Falten.

Ductus pancreaticus accessorius Ein schmaler Gang der exokrinen Bauchspeicheldrüse, welcher Flüssigkeit vom Pankreaskopf zur Papilla duodeni minor ableitet.

Ductus pancreaticus Der große Drüsengang der durch den Schwanz, den Körper, den Hals und den Kopf der Bauchspeicheldrüse verläuft. Er vereinigt sich häufig mit dem Gallengang zur Ampulla hepatopancreatica, welche in den zweiten Teil des Zwölffingerdarms mündet.

Gallenblasenarterie Ein Ast der rechten Leberarterie, die die Gallenblase und den Ductus cysticus mit Blut versorgt.

Gallenblasenfundus Der untere Teil der Gallenblase. Er ragt aus dem inferioren Rand der Leber heraus.

Gallenblasenhals Jener Teil der Gallenblase, aus welchem der Ductus cysticus entspringt.

Gallenblasenkörper Der größte Teil der Gallenblase. In seiner Wand befindet sich ein glatter Muskel, durch dessen Kontraktion nach einer fettreichen Mahlzeit Galle ausgeschüttet wird.

Gallenblase siehe S. 186–187.

Gallenwege Sämtliche Gänge die, Galle transportieren, einschließlich der Lebergänge.

Hepatozyt Der wesentliche Zelltyp der Leber. Hepatozyten produzieren Galle, speichern Glykogen und produzieren Plasmaproteine und Gerinnungsfaktoren und verarbeiten Nährstoffe sowie Gifte aus dem Verdauungstrakt.

Inferiorer Rand der Leber Der scharfe inferiore Rand der Leber kann an der anterioren Bauchwand ertastet werden, wenn die Leber vergrößert ist.

Interlobulärer Gallengang Ein Gallengang, der mit Ästen der Pfortvene und der Leberarterie (Lebertrias) zwischen den Leberläppchen verläuft.

Kronenband Eine peritoneale Umschlagfalte der Leber zum Zwerchfell. Das Kronenband umgibt den frei liegenden Bereich der Leber, der nicht vom Bauchfell umhüllt ist.

Leberarterie (Ast) Ein Ast des Truncus coeliacus der Aorta. Die Leberarterie versorgt die Leber und dei Gallenblase mit Blut.

Leberbälkchen Hepatozyten-Schicht in einem Leberläppchen.

Leber Die größte Drüse des Körpers. Sie produziert Plasmaproteine und Gerinnungsfaktoren, verarbeitet Nährstoffe und Gifte aus dem Darm, speichert Glykogen und produziert Gallensalze für die Emulgierung von Fetten im Darm.

Lebergang siehe S. 196–197.

Lebergänge (Ductus hepaticus communis) Jener Gang, der die Galle von der Leber abtransportiert.

Leberläppchen Ein Segment der Leber. Jedes Leberläppchen besitzt eine Zentralvene in seinem Inneren, während die Lebertrias (Gallengang sowie Äste der Leberarterie und der Pfortvene) jeweils in den Randbereichen platziert sind.

Ligamentum falciforme Eine dreieckige Membran, die die Vorderseite der Leber an der hinteren Bauchdecke befestigt. Sein unteres Ende umgibt das Ligamentum teres der Leber (Rudiment der linken Nabelvene).

Ligamentum teres (hepatis) Ein fibröses Rudiment der linken Nabelvene aus dem pränatalen Leben. Es verläuft von der Leber zum Umbilicus.

Linker Lebergang (Ductus hepaticus sinistra) Der Gang, der die Galle von der funktionell linken Leberhälfte abtransportiert.

Linker Leberlappen siehe S. 196–197.

Pankreaskopf siehe S. 196–197.

Pankreaskörper Der Bauchspeicheldrüsenteil liegt vor der Aorta.

Pankreasschwanz Der Bauchspeicheldrüsenteil, der in das Ligamentum lienoreale hineinragt und den Hilus der Milz berührt.

Pfortvene (Ast) Siehe S. 196–197.

Processus unicinatus des Pankreas Der Fortsatz des Pankreaskopfes auf der linken Seite, der eine Einbuchtung bildet, durch welche die Arteria und Vena mesenterica superior verlaufen.

Rechter Lebergang (Ductus hepaticus dextra) Der Gang, der die Galle von der funktionell rechten Leberhälfte abtransportiert.

Rechter Leberlappen Siehe S. 196–197.

Sinusoid Eine fenestrierte Kapillare zwischen den Leberbälkchen. Der Bereich um die Sinusoide (Disse-Raum) ermöglicht den Austausch von Proteinen zwischen Hepatozyten und Blut. Makrophagen sind in der Sinusoidwand zu finden.

Zentralvene Die Vene im Zentrum eines Leberläppchens. Sie wird von den Lebersinusoiden mit Blut gespeist und leitet es in die Lebervenen weiter.

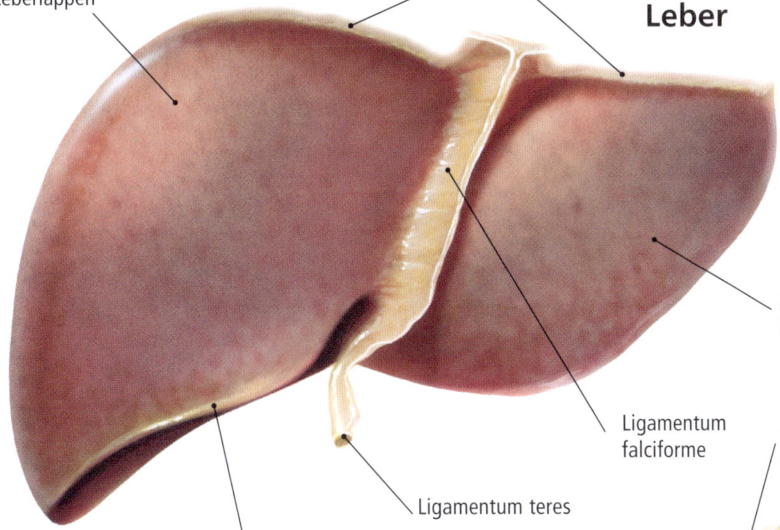

Leber

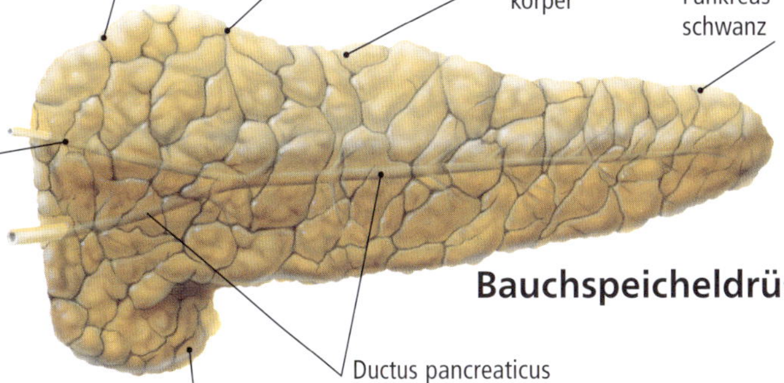

Bauchspeicheldrüse

Leberläppchen

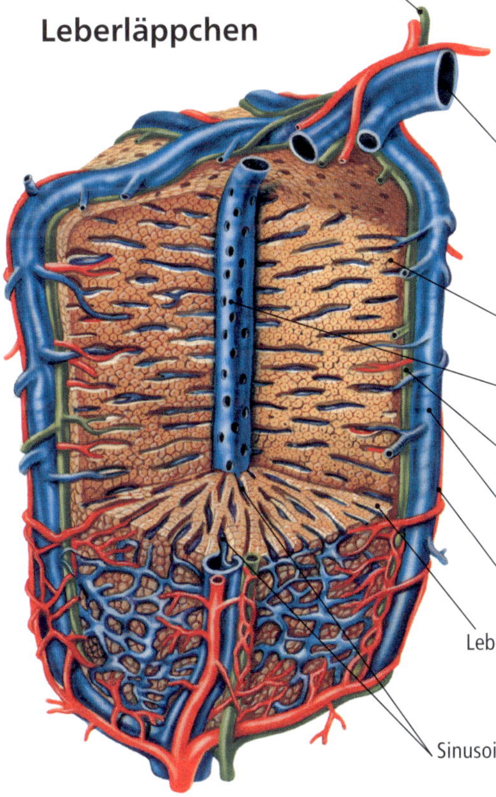

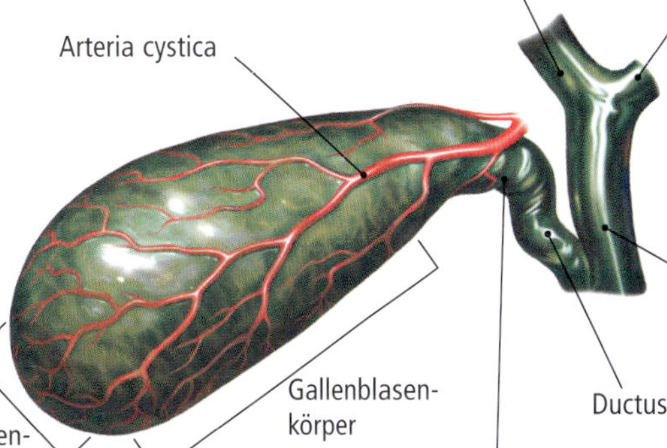

Gallenblase

Wahr oder Falsch?

1 *Eine der Hauptaufgaben der Leber ist das Speichern von Proteinen in Form vom Glykogen.*

2 *Der linke und der rechte Lebergang vereinen sich in der Nähe der Leberpforte zum Gallengang.*

3 *Die Pfortvene ist die am weitesten posterior gelegene Struktur in der Leberpforte.*

4 *Die Lebervenen münden unterhalb der Leber in die Vena cava inferior.*

5 *Die Gallenblase berührt die viszerale (inferiore) Oberfläche der Leber.*

6 *Der Gallenblasenhals kann sich zur Hartmann-Tasche ausweiten.*

7 *Die Valvula spiralis wird aus einer Ausbuchtung der Schleimhaut des Ductus cysticus geformt.*

8 *Der Gallengang wird von der Milzarterie begleitet.*

9 *Die Arteria und Vena mesenterica superior verlaufen durch die Einbuchtung des Pankreas.*

10 *Die Bauchspeicheldrüse hat an den Langerhans-Inseln exokrines Drüsengewebe.*

Pankreaskarzinom

Ein Karzinom (Krebs) der Bauchspeicheldrüse verursacht im Vergleich zu anderen Karzinomen eine relativ geringe Lebenserwartung. Der Grund dafür ist, dass sich die Krankheit häufig zu weiter weg gelegenen Bereichen (z.B. Lymphknoten, Leber) ausbreitet, bevor Betroffene die Krankheit erkennen. Krebs im Pankreaskopf kann früh erkannt werden, sofern der Gallengang blockiert wird, da dies zu obstruktiver Gelbsucht führt. Tumore im Pankreaskörper und -schwanz hingegen breiten sich zu den Nerven und den Lymphgefäßen hinter der Bauchspeicheldrüse aus, bevor die Krankheit erkannt wird. Zu den Symptomen eines Pankreaskarzinoms gehören epigastrische Schmerzen im oberen Abdomen, die auch im Rücken stark zu spüren sind.

Multiple-Choice

1 *Welches Ligament befestigt die Leber an der anterioren Bauchwand?*
- Ⓐ Das Ligamentum falciforme
- Ⓑ Das Kronenband
- Ⓒ Das Ligamentum venosum
- Ⓓ Das Ligamentum gastrohepaticum
- Ⓔ Das Ligamentum hepatoduodenale

2 *Welche der folgenden Strukturen erreicht die Leber nicht über die Leberpforte?*
- Ⓐ Der Gallengang
- Ⓑ Die Leberarterie
- Ⓒ Die Pfortvene
- Ⓓ Die Lymphgefäße
- Ⓔ Die Arteria gastroduodenalis

3 *Welche der folgenden Strukturen steht nicht in direktem Kontakt mit der Leber?*
- Ⓐ Die Milz
- Ⓑ Die recht Niere
- Ⓒ Das Querkolon
- Ⓓ Der erste Teil des Zwölffingerdarms
- Ⓔ Die rechte Nebenniere

4 *Welche der folgenden Ligamente der Leber ist ein Rudiment der linken Nabelvene?*
- Ⓐ Das Ligamentum venosum
- Ⓑ Das Ligamentum hepatoduodenale
- Ⓒ Das Ligamentum falciforme
- Ⓓ Das Kronenband
- Ⓔ Das Ligamentum teres

5 *Aus welchem Gefäß entspringt die Arteria cystica, die schließlich die Gallenblase versorgt?*
- Ⓐ Milzarterie
- Ⓑ Die Arteria hepatica sinistra
- Ⓒ Die Arteria hepatica dextra
- Ⓓ Die Arteria gastrica dextra
- Ⓔ Die Arteria coeliaca

6 *Welche der folgenden Strukturen verläuft durch den Pankreaskopf?*
- Ⓐ Die Vena mesenterica superior
- Ⓑ Die Arteria mesenterica superior
- Ⓒ Die Pfortvene
- Ⓓ Der Gallengang
- Ⓔ sowohl B und D sind korrekt.

7 *Wo geht der Ductus pancreaticus accessorius in den Zwölffingerdarm über?*
- Ⓐ In der Papilla duodeni major
- Ⓑ In der Papilla duodeni minor
- Ⓒ Im Antrum
- Ⓓ In der Duodenojejunal-Flexur
- Ⓔ In der Plica fimbriata

Leber – Mikrostruktur

Die Leber besteht aus einer Vielzahl von Struktureinheiten (Leberläppchen) in Form von hexagonalen Prismen. Im Zentrum eines jeden Leberläppchens befindet sich eine Zentralvene, wobei es sich um zufließende Äste der großen Lebervenen handelt. In den Randbereichen liegen Äste der Pfortvene, der Leberarterien sowie der Gallengänge.

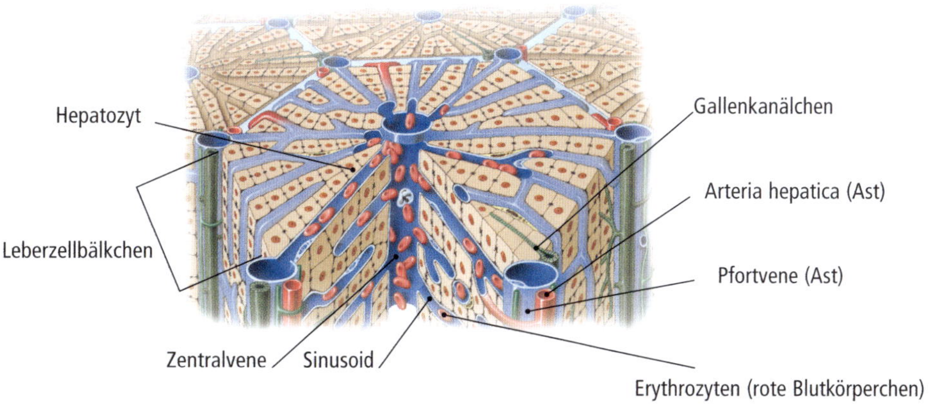

Malen und Bezeichnen

i) Benenne jede der in den Abbildungen gezeigten Strukturen

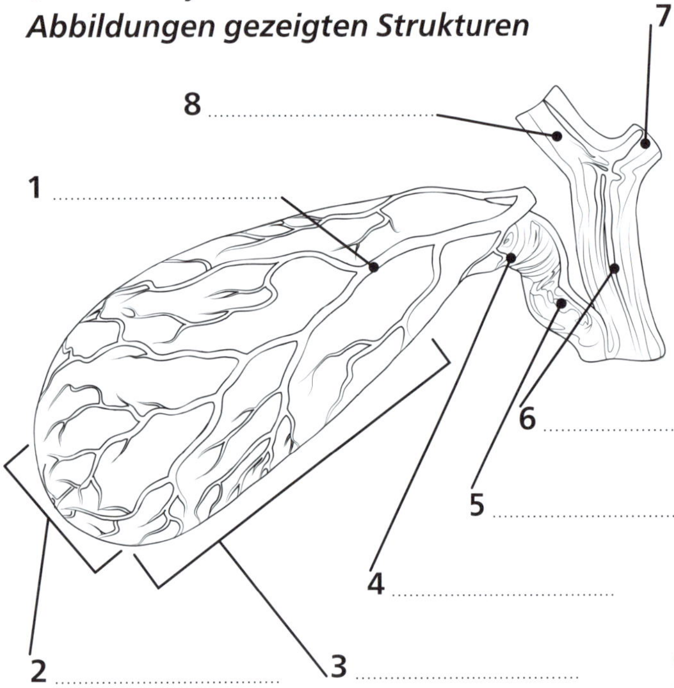

Gallenblase – Frontansicht

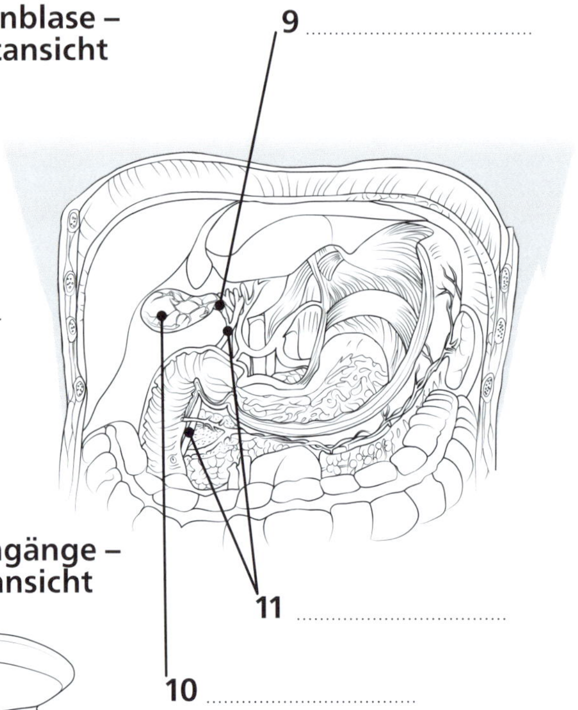

Gallengänge – Frontansicht

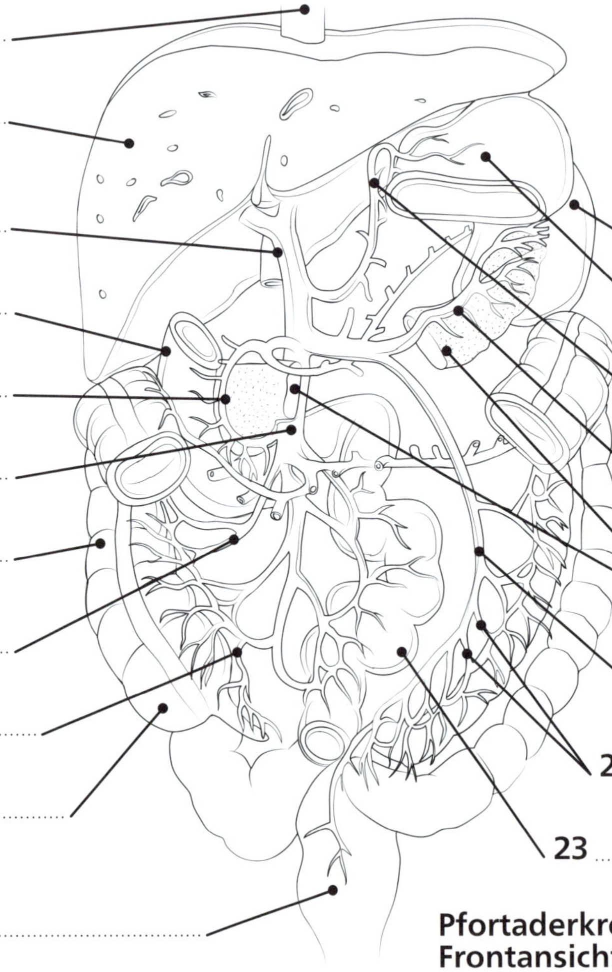

Pfortaderkreislauf (Verdauungsfunktion) – Frontansicht

ii) Benenne jede der in den Abbildungen gezeigten Strukturen

Bauchspeicheldrüse (Verdauungsfunktion) – Frontansicht

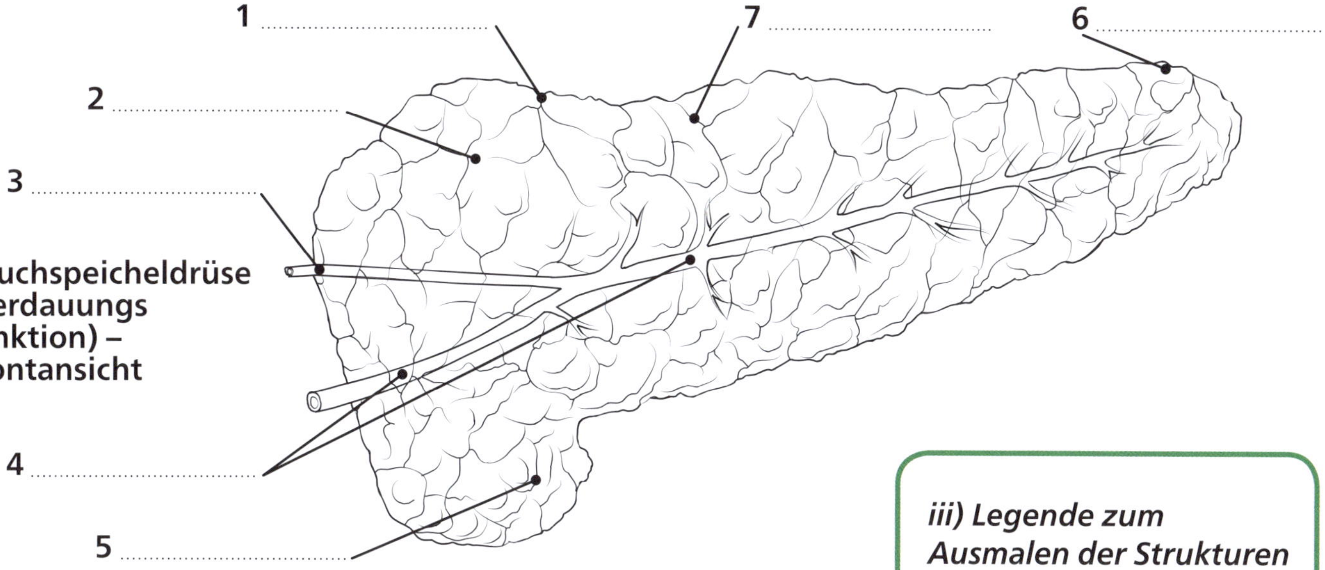

Magen – Frontansicht

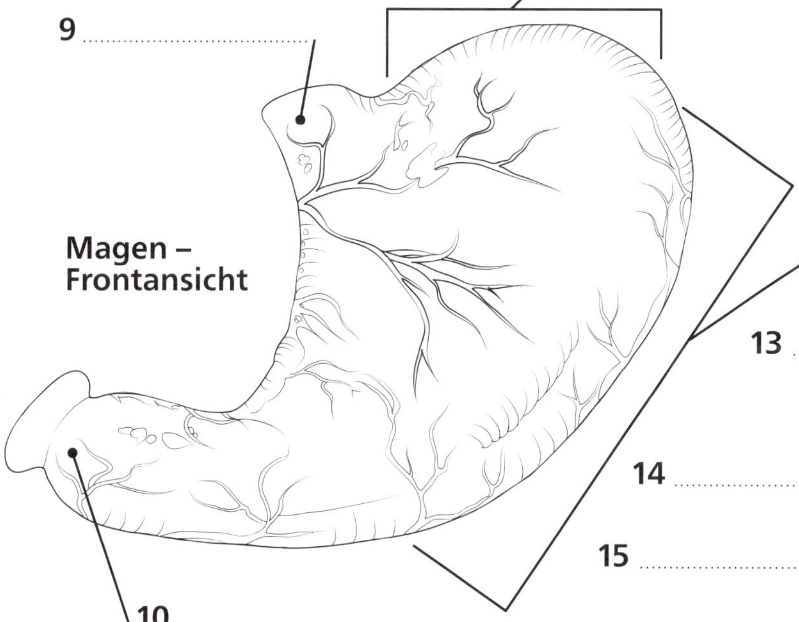

Magen – Innere Struktur

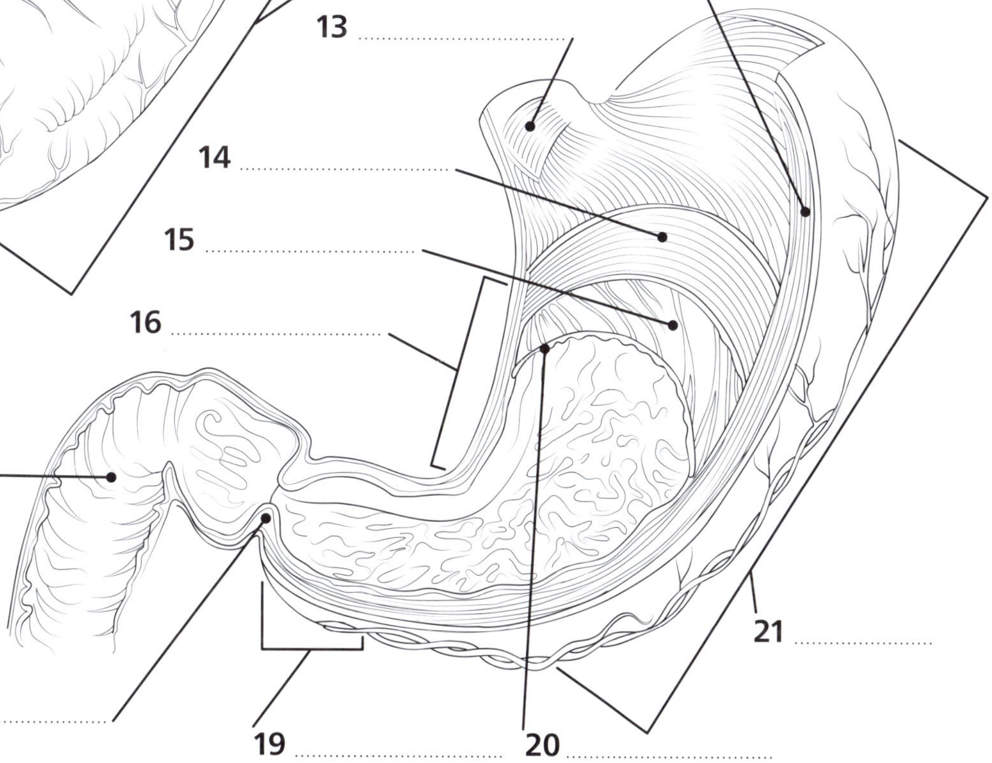

iii) Legende zum Ausmalen der Strukturen

- Ductus pancreaticus (gelb)
- Ductus pancreaticus accessorius (blau)
- Pankreasschwanz (grün)

Lücken füllen

1 *Der Processus ________________ der Leber umgibt die Vena cava inferior.*

2 *Das ________________ umgibt den freiliegenden Bereich der Leber.*

3 *Den Raum zwischen der Leber und dem Diaphragma nennt man ________________.*

4 *Den Raum zwischen der Leber und der rechten Niere nennt man ________________.*

5 *Der ________________ der Gallenblase befindet sich unter dem unteren Rand der Leber.*

6 *Die __________ befindet sich posterior zum Gallengang im Ligamentum hepatoduodenale.*

7 *Der ________________ und der ________________ münden unter der Spitze der Papilla duodeni major in die ________________.*

8 *Der Pankreasschwanz berührt den Hilus der ________________.*

9 *Zwei Gefäße, die ________________ und die ________________, verlaufen am oberen Rand der Bauchspeicheldrüse.*

10 *Der Processus ________________ der Bauchspeicheldrüse verläuft hinter der Arteria und der Vena mesenterica superior.*

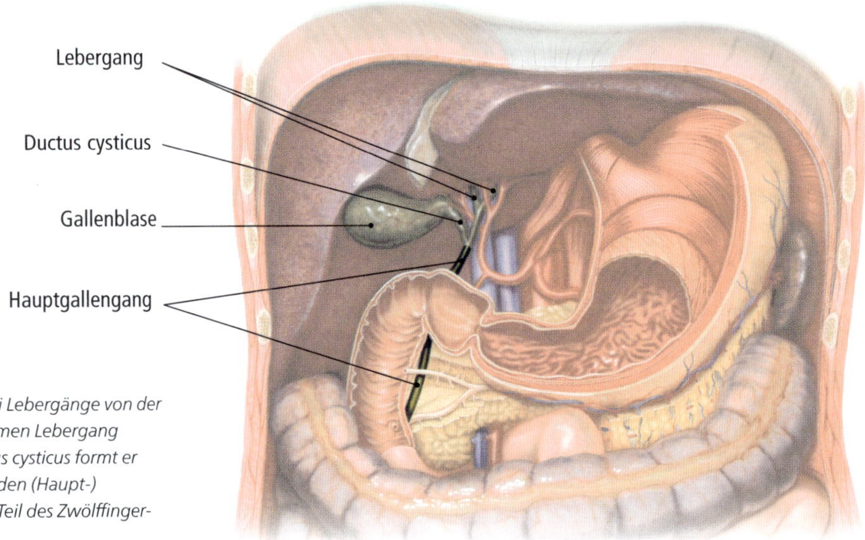

Gallengang

Die Gallenflüssigkeit fließt durch zwei Lebergänge von der Leber ab, welche sich zum gemeinsamen Lebergang vereinen. Gemeinsam mit dem Ductus cysticus formt er auch die Gallenblase und schließlich den (Haupt-) Gallengang, welcher in den zweiten Teil des Zwölffingerdarms mündet.

Verbinde die Aussage mit der Begründung

1 *Die Pfortvene transportiert beinahe das gesamte Blut des Verdauungstrakts zur Leber, weil ...*

2 *Die Leber kann entlang der Ebene der Vena cava inferior und der Gallenblasengrube unterteilt werden, weil ...*

3 *Die Leber ist ein Organ, an dem häufig sekundäre Tumore auftreten, weil ...*

4 *Die Gallenblase wird nur selten gangränös, weil ...*

5 *Gallensteine im Gallengang können zu einer Pankreatitis führen, weil ...*

a *die Leberarterie, die Pfortvene und der Gallengang einen linken und einen rechten Ast haben, die in die jeweiligen Seiten dieser Unterteilung verlaufen.*

b *ihr venöses Blut durch eine Vielzahl von Kanälen meist direkt in die Leber abgeleitet wird.*

c *weil die im Verdauungstrakt resorbierten Nähstoffe und Gifte metabolisch verarbeitet werden müssen.*

d *die Verlegung des Gallengangs zur Ausschüttung von Verdauungsenzymen in glanduläres Gewebe führen kann.*

e *beinahe das gesamte venöse Blut des Verdauungstrakts die Leber durchläuft.*

Bauchspeicheldrüse – exokrine Zellen

Die exokrinen Zellen der Bauchspeicheldrüse produzieren Enzyme, die für die Verdauung der Nahrung notwendig sind. Dazu gehören Amylase (zur Verdauung von Stärke), Lipase (für Fette) sowie Chymotrypsin, Trypsin und Carboxypeptidasen (zur Verdauung von Proteinen). Bauchspeicheldrüsensaft ist basisch und neutralisiert die Magensäure.

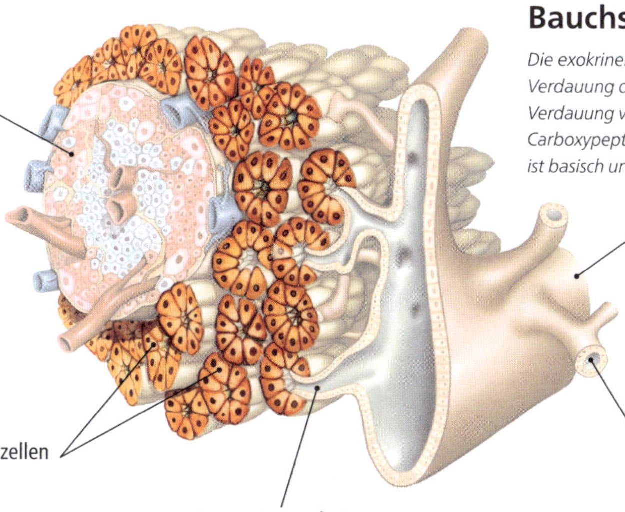

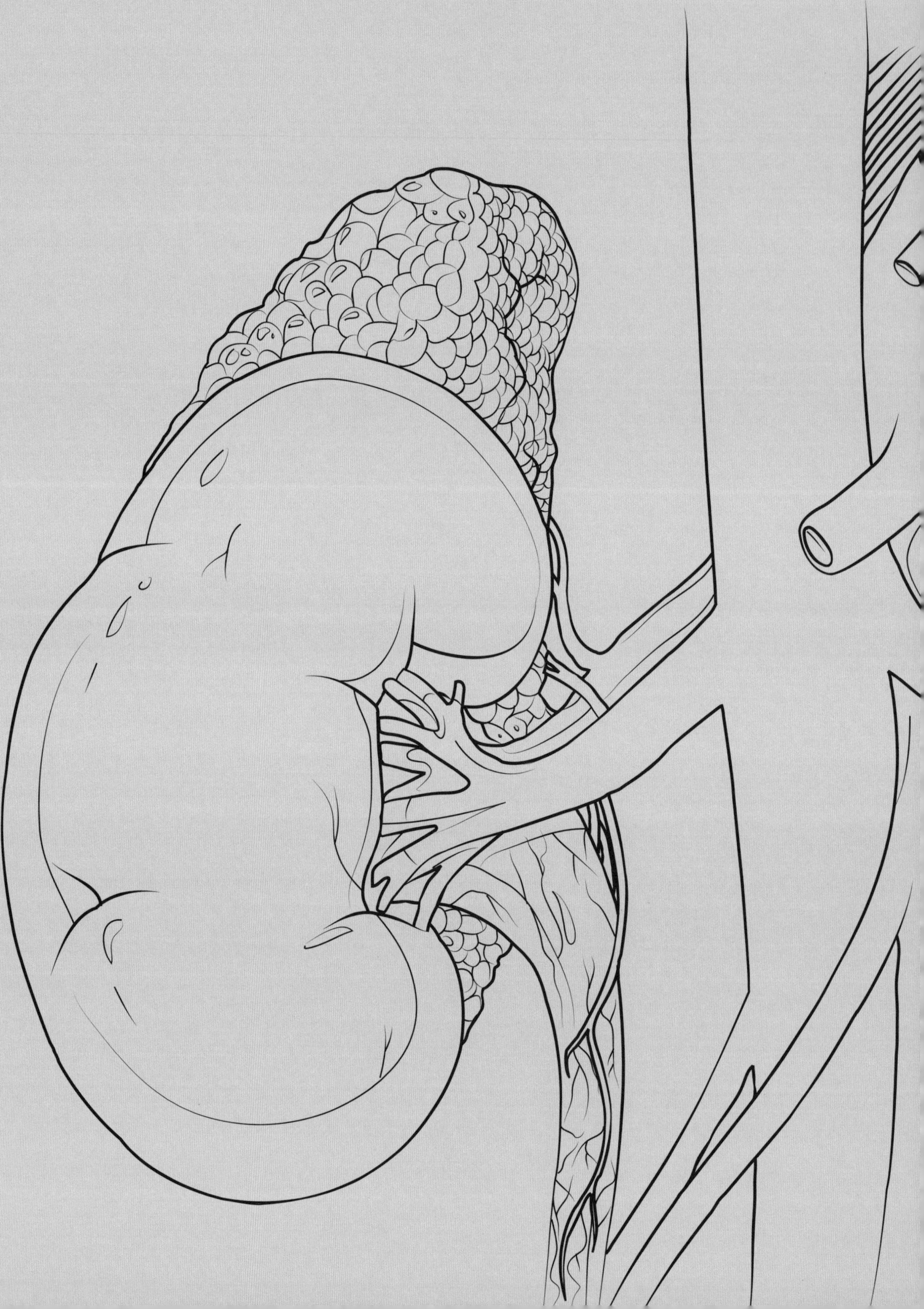

KAPITEL 7: DAS HARNWEGSSYSTEM

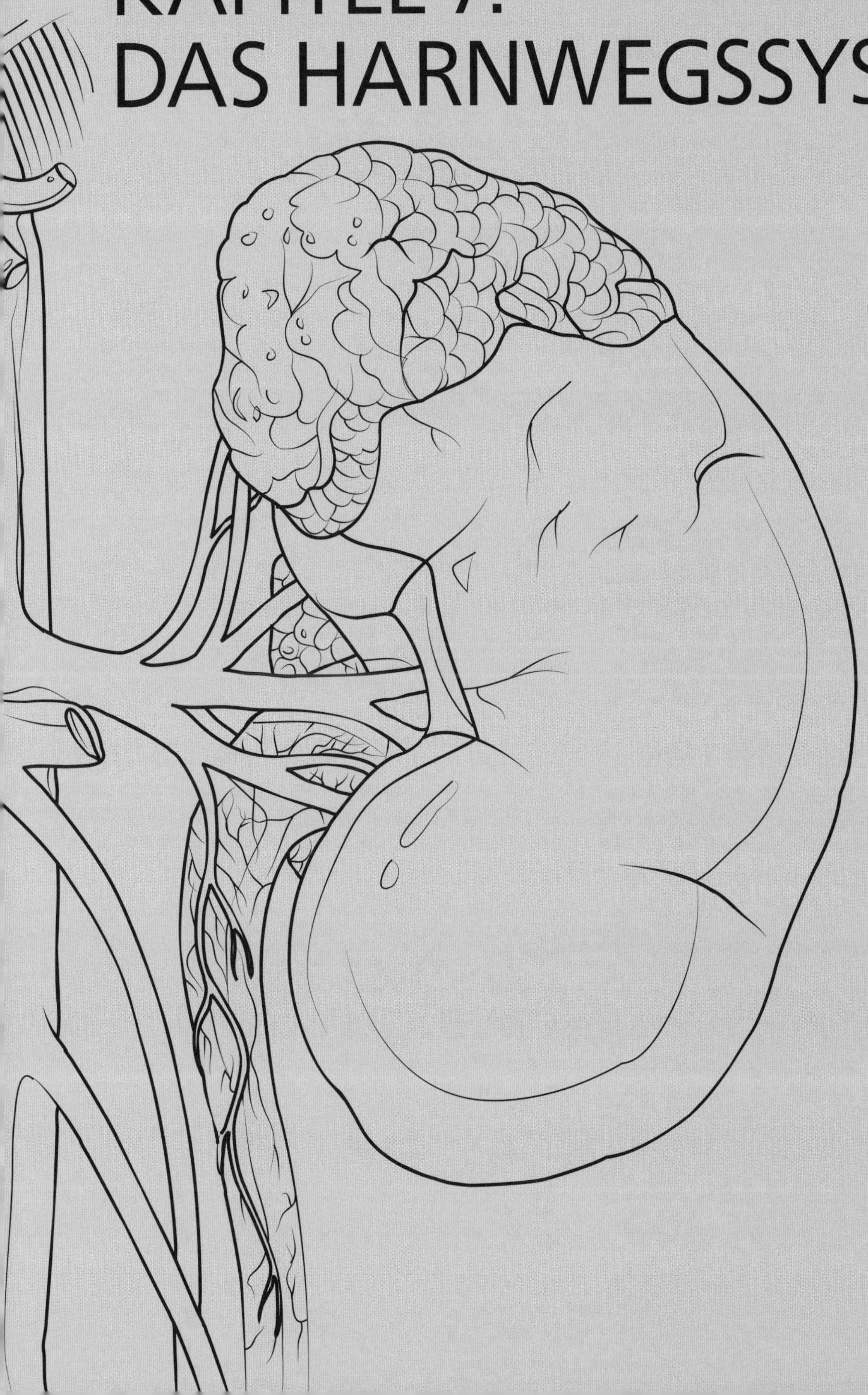

Männliches und weibliches Harnwegssystem

Das Harnwegssystem befasst sich hauptsächlich mit der Ausscheidung von stickstoffhaltigem Abfall in Form von wasserlöslichem Harnstoff. Es spielt aber auch eine Schlüsselrolle in der Regulierung des Ionenhaushalts (Natrium, Kalium, Chlorid und Kalzium) sowie des pH-Wertes des Blutes (durch Regulierung der Wasserstoff- und Bikarbonationen), erhält den Blutdruck aufrecht (durch das Renin-Angiotensin System) und ist wichtig für die Produktion der roten Blutkörperchen (durch Erythropoetin). Die Hauptorgane sind: Nieren, Harnleiter (Ureter), Harnblase und Harnröhre (Urethra).

Schlüsselbegriffe:

Arteria iliaca communis Die beiden Endäste der Aorta abdominalis (Bauchaorta). Sie teilen sich jeweils in die Arteria iliaca interna und externa.

Arteria iliaca externa Jener Ast der Arteria iliaca communis, der am Leistenband zur Arteria femoralis wird.

Arteria iliaca interna Jener Ast der Arteria iliaca communis, der den Gesäßbereich, die Beckenorgane, die mediale Beckenwand und das Perineum (Bereich zwischen den Schenkeln) mit Blut versorgt.

Arteria ovarica Eine Arterie, die aus der Aorta entspringt und im Ligamentum suspensorium ovarii absteigt, um Eierstock und Eileiter mit Blut zu versorgen.

Arteria testicularis Jene Arterie, die die Hoden mit Blut versorgt. Sie entspringt aus der Aorta, da der embryonale Ursprung der Hoden in der oberen posterioren Bauchwand liegt.

Bauchaorta Die größte Arterie des Körpers. Sie verläuft durch die Aortenöffnung (Hiatus aorticus) im Diaphragma.

Blase Ein muskulärer Beutel, der Urin speichert. Ihre Wand ist innen mit einer Schicht dehnbarem Übergangsepithel ausgekleidet, das von einem dicken glatten Muskel und einer Schicht Adventitia-Bindegewebe umgeben ist.

Nebenniere Eine endokrine Drüse, die sich auf der Niere befindet, daher auch der Name. Sie besteht aus kortikalem und medullärem Gewebe. Die Nebennierenrinde produziert Cortisol und das Mineralokortikoid Aldosteron, während das Nebennierenmark Adrenalin und Noradrenalin produziert.

Niere Ein Organ, das stickstoffhaltige Abfallstoffe ausscheidet, und Flüssigkeitshaushalt, Ionenkonzentration der Körperflüssigkeiten, pH-Wert des Blutes und Blutdruck reguliert. Die Niere spielt auch bei der Regulierung der Bildung der Erythrozyten (rote Blutkörperchen) eine Schlüsselrolle.

Ureter (Harnleiter) Diese muskuläre Röhre ist ca. 25 cm lang und transportiert Urin vom Nierenbecken zur Blase. Seine Wand ist innen mit einer Schicht dehnbarem Übergangsepithel ausgekleidet, das von einem glatten Muskel und einer Schicht Adventitia-Bindegewebe umgeben ist.

Vena cava inferior (untere Hohlvene) Die größte Vene des Abdomen. Sie transportiert Blut von den unteren Gliedmaßen, dem Becken, den Nieren und der Bauchwand. Sie verläuft durch das Diaphragma und mündet in den rechten Herzvorhof.

Vena iliaca communis Die Vene, die aus dem Zusammenschluss der Vena iliaca externa und der Vena iliaca interna gebildet wird. Die linke und rechte Vena iliaca communis vereinen sich zur Vena cava inferior.

Vena iliaca externa Die Fortsetzung der Vena femoralis nachdem diese das Ligamentum inguinale passiert hat. Die Vena iliaca externa und die Vena iliaca interna vereinen sich zur Vena iliaca communis.

Vena iliaca interna Die Vene, welche Blut von den Organen des Beckens und des Gesäßbereichs ableitet. Sie vereint sich mit der Vena iliaca externa, um die Vena iliaca communis zu bilden.

Vena ovarica Die Vene, die das Blut aus dem Eierstock ableitet. Sie steigt im Ligamentum suspensorium auf, um sich mit der Vena renalis sinistra (auf der linken Seite) oder der Vena cava inferior (auf der rechten Seite) zu vereinigen.

Vena testicularis Die Vene, die das Blut aus den Hoden ableitet. Sie verläuft durch den Canalis inguinalis und das posteriore Abdomen, um entweder in die Vena renalis sinistra (auf der linken Seite) oder die Vena cava inferior (auf der rechten Seite) abzuleiten.

Männliches Harnwegssystem – Vorderansicht

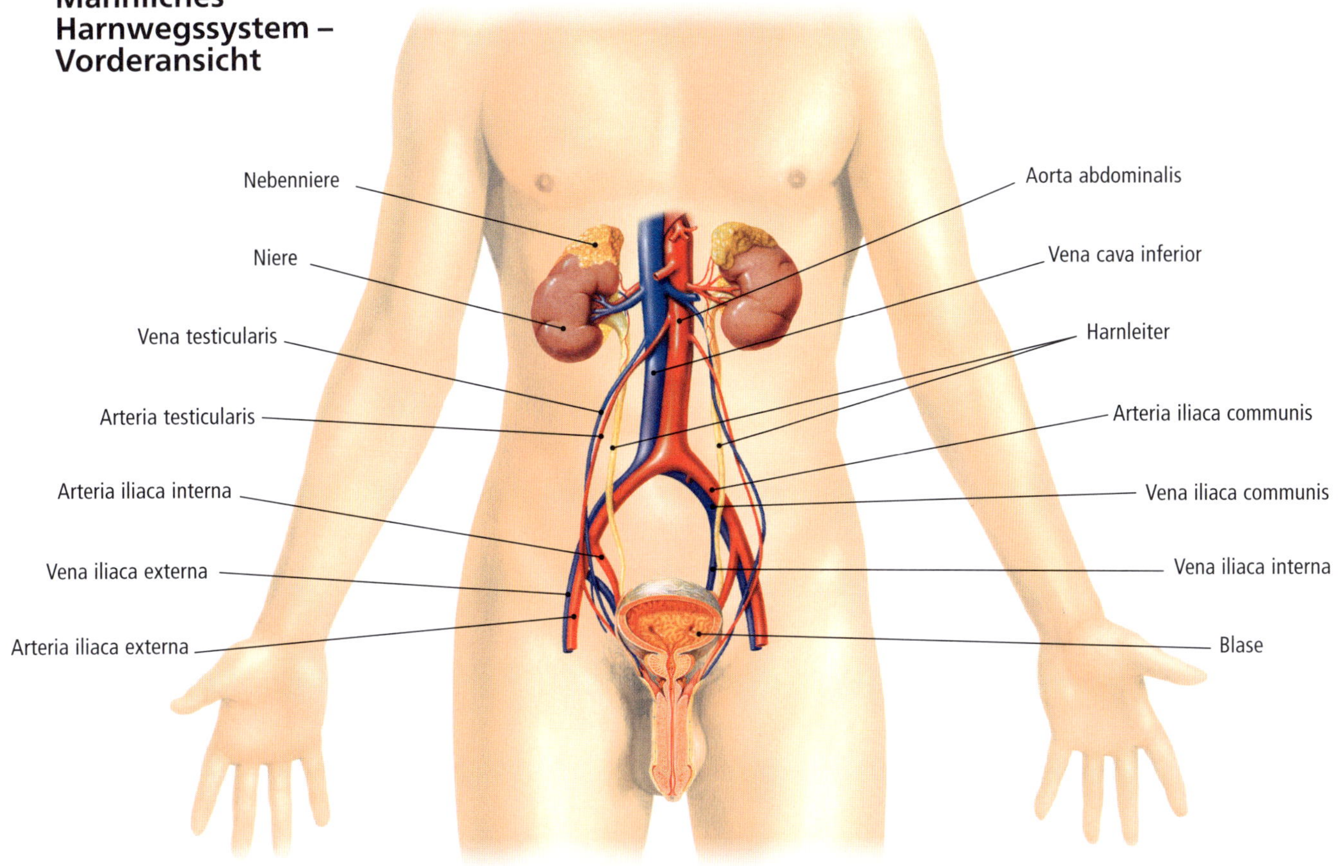

Weibliches Harnwegssystem – Vorderansicht

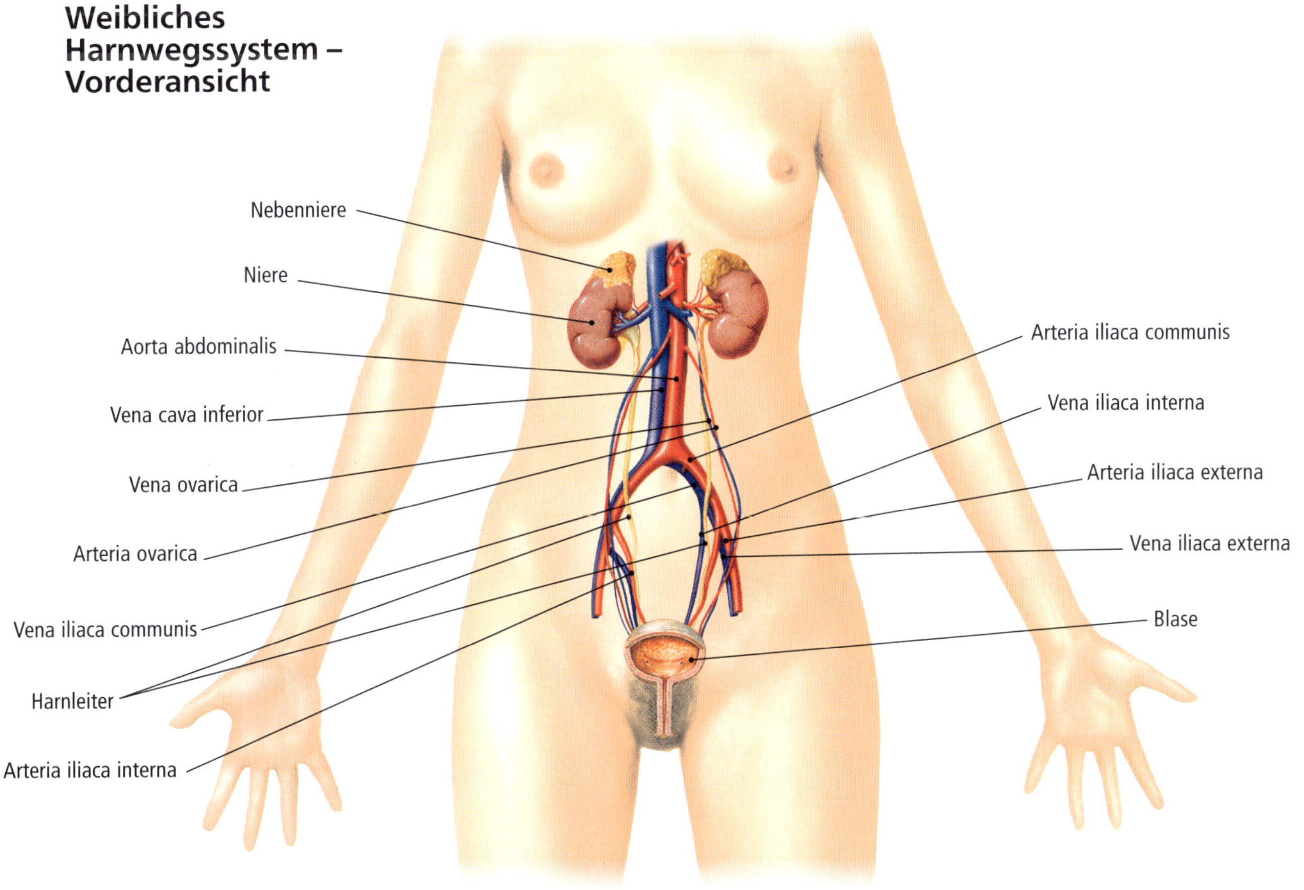

Wahr oder Falsch?

1	*Die linke Niere sitzt etwas tiefer als die rechte Niere an der posterioren Bauchwand.*	
2	*Die Nieren sind von perinephritischem (perirenalem) Fett und der Fascia renalis umgeben.*	
3	*Der Hilus jeder Niere verläuft nach medial.*	
4	*Die Arteria renalis ist auf der linken Seite länger als auf der rechten.*	
5	*Die Venae renales verlaufen anterior zu den Arteriae renales.*	
6	*Die Nieren werden auf der Rückseite von der 12. Rippe geschützt.*	
7	*Der Ureter hat Teile, die den Abdomen und Teile die das Becken betreffen.*	
8	*Der Ureter verläuft durch die Bauchhöhle.*	
9	*Die Harnblase befindet sich immer auf Höhe des sakralen Promontoriums.*	
10	*Die männliche Urethra ist kürzer als die weibliche.*	

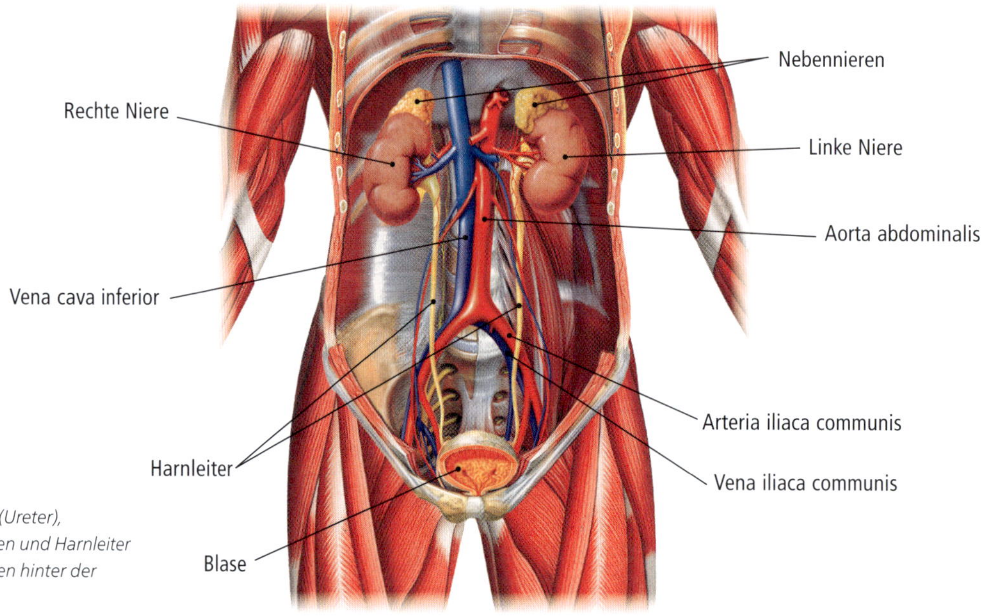

Harntrakt

Der Harntrakt besteht aus Nieren, Harnleiter (Ureter), Harnblase und Harnröhre (Urethra). Die Nieren und Harnleiter sind retroperitoneale Strukturen, d.h. sie liegen hinter der Bauchhöhle, wo der Darm beginnt.

Multiple-Choice

1 *Welches der Folgenden liegt nicht direkt anterior zur rechten Niere?*

Ⓐ Duodenum
Ⓑ Leber
Ⓒ rechte Nebenniere
Ⓓ Aufsteigendes Kolon
Ⓔ Pankreaskopf

2 *Welches der Folgenden liegt nicht direkt anterior zur linken Niere?*

Ⓐ Arteria splenica
Ⓑ Pankreaskörper
Ⓒ Milz
Ⓓ Leber
Ⓔ linke Nebenniere

3 *Welches der Folgenden liegt direkt posterior zu den Nieren?*

Ⓐ Zwerchfellkuppel
Ⓑ Magen
Ⓒ Nebenniere
Ⓓ Pankreas
Ⓔ Leber

4 *Eine Nierenbiopsie wird am Einfachsten mit einer Nadel genommen, die wodurch gestochen wird?*

Ⓐ Musculus quadratum lumborum
Ⓑ Nabel
Ⓒ Musculus rectus abdominis
Ⓓ Diaphragma
Ⓔ Musculus obliquus externus

5 *Welche der folgenden Gefäße leitet für gewöhnlich in die linke Vena renalis?*

Ⓐ Vena iliaca communis
Ⓑ Pfortader
Ⓒ Vena hepatica communis
Ⓓ linke Vena testicularis
Ⓔ rechte Vena ovarica

6 *Welche der folgenden Strukturen verläuft direkt vor dem linken Harnleiter?*

Ⓐ linke Arteria iliaca communis
Ⓑ linke Arteria ovarica
Ⓒ linke Arteria iliaca interna
Ⓓ Truncus coeliacus
Ⓔ Arteria mesenterica superior

7 *Welches der folgenden Organe liegt direkt superior zur rechten Niere?*

Ⓐ Magen
Ⓑ Milz
Ⓒ Querkolon
Ⓓ Duodenum
Ⓔ Nebenniere

Hufeisenniere

Die meisten Menschen haben zwei eigenständige Nieren, bei einer von 600 Personen verbinden sich die Nieren jedoch an ihren unteren Enden und bilden eine Hufeisenform. Diese angeborene Störung ist bei Männern häufiger, schadet aber der Gesundheit nicht, weil die Nierenfunktionstüchtigkeit nicht beeinträchtigt wird. Die Nieren steigen während der Entwicklung im Normalfall an der posterioren Bauchwand auf. Hufeisennieren können dabei in einer inferioren Position stecken bleiben, da der am ventralsten gelegene Ast der Aorta, die Arteria mesenterica inferior, in der Krümmung der aufsteigenden Hufeisenniere hängen bleibt und so einen weiteren Aufstieg verhindert.

Lücken füllen

1 *Der __________ ist eine Fett-gefüllte Kapsel, der die Niere umgibt.*

2 *Der renale __________ ist die Fett-gefüllte Kapsel in den Nieren.*

3 *Das __________ sammelt Urin aus den großen Nierenkelchen (Calices renalis maiores).*

4 *Die __________ sind das Gewebe zwischen den Markpyramiden (Pyramides renales).*

5 *Die ____________________ ist die Spitze der Markpyramide.*

6 *Das Nierengewebe unterteilt sich in fünf __________ Segmente.*

7 *Die __________ und __________ sind bei Männern mit dem Blasengrund verbunden.*

8 *Die medialen Fasern des Musculus __________ stützen den Harnblasenhals.*

9 *Die __________ verbindet den Blasenhals mit der äußeren Umgebung.*

10 *Die superiore Oberfläche der weiblichen Harnblase ist mit dem __________ verbunden.*

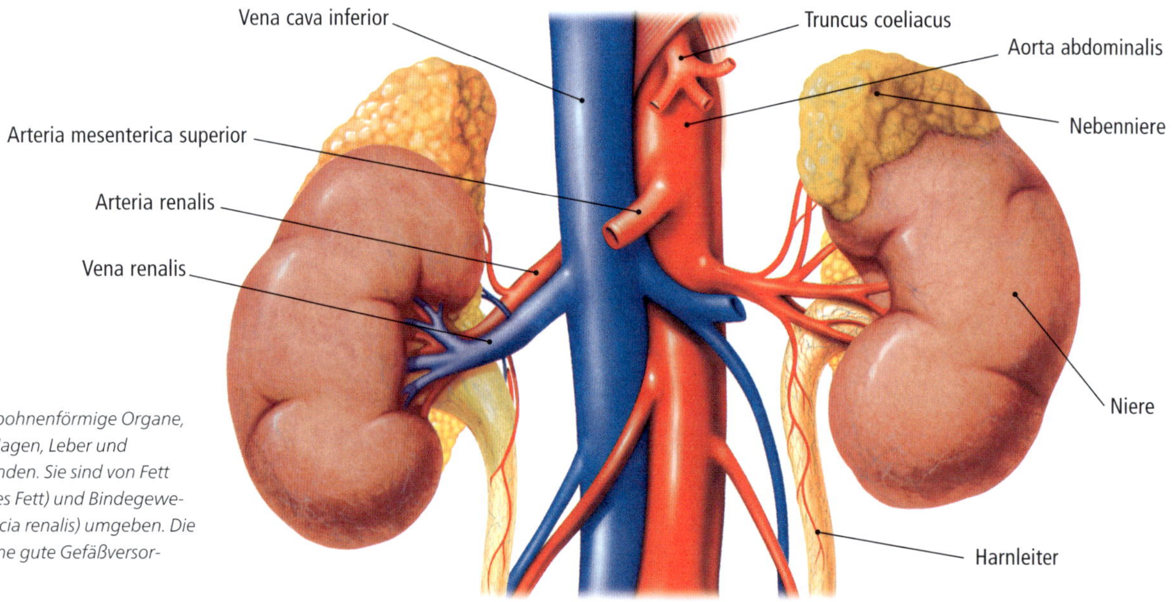

Nieren

Die Nieren sind bohnenförmige Organe, die sich hinter Magen, Leber und Duodenum befinden. Sie sind von Fett (perinephritisches Fett) und Bindegewebeschichten (Fascia renalis) umgeben. Die Nieren haben eine gute Gefäßversorgung.

Verbinde die Aussage mit der Begründung

1 *Infektionen um die Niere breiten sich immer nach inferior aus, weil ...*

2 *Die linke Vena renalis ist länger als die rechte, weil ...*

3 *Die Nieren werden eigentlich von veränderten Arteriae lumbales versorgt, weil ...*

4 *Ein Verschluss der Vena cava inferior kann zu Nierenzellkarzinomen führen, weil ...*

5 *Der Apex der Blase ist mit dem Nabel verbunden, weil ...*

a *diese Art von abnormalem Gewebe eher entlang venöser Kanäle wächst.*

b *die Kapsel der Fascia renalis nach inferior offen ist, nach superior aber geschlossen.*

c *der Urachus die Harnblase mit dem Dottersack in den frühen Lebensphasen des Fötus verbindet.*

d *die Organe während des pränatalen Lebens die posteriore Bauchwand entlang aufsteigen.*

e *das Gefäß die Aorta kreuzen muss, um zur Vena cava inferior zu gelangen.*

Polyzystische Niere

Eine polyzystische Niere ist eine genetische Störung, bei der die Nierentubuli nicht richtig verbunden sind. In die Tubuli wird ständig Flüssigkeit gepumpt, was dazu führt, dass sich diese weiten und nicht-funktionsfähige Zysten bilden, die sich während der Kindheit und im Erwachsenenalter zunehmend vergrößern. Diese Krankheit kann entweder dominant (1 in 500 Lebendgeburten) oder rezessiv (1 in 20.000 Lebendgeburten) vererbt werden.

Anzeichen und Symptome sind unter anderem erhöhter Blutdruck, Hämaturie (Blut im Urin), Kopfschmerzen, Bauchschmerzen und häufiges Wasserlassen (Polyurie). Chronisches Nierenversagen und Harnwegsinfekte sind die schwerwiegendsten Auswirkungen; zu den Behandlungsmöglichkeiten zählen Dialyse, Antibiotika und schließlich eine Nierentransplantation.

Die Nieren (makroskopische Eigenschaften)

Die Nieren sind paarige, bohnenförmige Organe, die hinter der Bauchhöhle an der Bauchwand liegen. Sie sind in der perinephritischen Kapsel von Fett und Bindegewebeschichten (Fascia renalis) umgeben. Die Nieren haben fibröse Kapseln und sind je in einen äußeren Kortex und eine innere Medulla, die aus den Nierenpyramiden besteht, zusammengesetzt. Urin wird im Kelchsystem (kleine Nierenkelche, große Nierenkelche und Nierenbecken) gesammelt und in den Ureter entleert.

Schlüsselbegriffe:

Aorta abdominalis Siehe S. 218-219.

Arteria arcuata Arterielle Äste, die entlang der Grenze zwischen Kortex und Medulla verlaufen. Sie entspringen aus den Arteriae lobares und gehen in die Arteriae interlobares über.

Arteria interlobularis Eine Arterie, die von der Arteria arcuata in den Kortex aufsteigt. Von ihr verlaufen afferente glomeruläre Arteriolen weg.

Arteria mesenterica superior Der Ast der Aorta abdominalis, die die Derivative des embryonalen Mitteldarms (distales Duodenum, Jejunum, Ileum, Zökum (Blinddarm), aufsteigendes Kolon und transverses Kolon).

Columna renalis Kortikales Gewebe zwischen zwei aneinander liegenden Markpyramiden.

Großer Nierenkelch Ein primärer Ast des Nierenbeckens. Er nimmt Urin von den kleinen Nierenkelchen auf.

Harnleiter Siehe S. 218-219

Kleiner Nierenkelch Der terminale, kelchähnliche Ast des Nierenkelchsystems. Jeder nimmt Nierenpapillen auf und verbindet sich mit anderen kleinen Nierenkelchen um einen großen Nierenkelch zu formen.

Kortex Die äußere Schicht der Niere, unmittelbar unter der Kapsel. Er enthält die Glomeruli, das proximale und das distale Konvolut und die Ursprünge der Sammelrohre.

Linke Arteria renalis Die linke Arteria renalis versorgt die linke Niere und gibt Äste an die linke Nebenniere und den linken Ureter ab.

Linke Nebenniere Eine endokrine Drüse, die auf der linken Niere sitzt. Sie besteht aus kortikalem und medullärem Gewebe. Der Kortex bildet Cortisol und das Mineralocorticoid-Hormon Aldosteron; die Medulla bildet Epinephrin und Norepinephrin.

Markpyramide (Medulla) Eine konische Struktur in der Medulla jeder Niere. Die Ansätze dieser Strukturen liegen an der kortikomedullären Grenze und ihre Spitzen (Nierenpapillen) öffnen sich in die kleinen Nierenkelche.

Nebennieren siehe S. 218-219.

Niere Ein Organ, das stickstoffhaltige Abfallstoffe ausscheidet, und Flüssigkeitshaushalt, Ionenkonzentration der Körperflüssigkeiten, pH-Wert des Blutes und Blutdruck reguliert. Sie spielt auch bei der Regulierung der Bildung der Erythrozyten (rote Blutkörperchen) eine Schlüsselrolle.

Nierenbecken Der erweiterte Teil des Harntrakts zwischen den großen Nierenkelchen und dem Ureter.

Nierenbucht (Sinus renalis) Der Raum, der die Spitzen der Nierenkelche im Zentrum der Nieren umschließt. Er ist mit Fett, Blutgefäßen und Nerven gefüllt.

Nierenpapille Die Spitze der Markpyramide. An ihrer Oberfläche öffnen sich die Sammelrohre, um Urin in die kleinen Nierenkelche zu entleeren.

Perirenales Fett Die Nieren werden von einer Fettschicht zwischen der Nierenkapsel und der Fascia renalis umgeben.

Rechte Nebenniere Eine endokrine Drüse, die auf der rechten Niere sitzt. Sie besteht aus kortikalem und medullärem Gewebe. Der Kortex bildet Cortisol und das Mineralocorticoid-Hormon Aldosteron; die Medulla bildet Epinephrin und Norepinephrin.

Segmentarterie Äste der Arteria renalis, die jeweils eines von fünf Gefäßsegmenten der Niere versorgen. Das sind einzelne Bereiche mit minimaler anastomotischer Verbindung mit angrenzenden Segmenten.

Truncus coeliacus Der erste ventrale Ast der Aorta abdominalis. Er versorgt die Derivative des Darmrohrs (Magen bis Duodenum, Leber und Gallenblase).

Vena cava inferior siehe S. 218-219.

Vena renalis Die Vene, die das Blut aus der Niere ableitet. Die linke Vena renalis ist viel länger als die rechte und vereint sich mit der Gonadenvene (Vena testicularis oder Vena ovarica) und der Vena suprarenalis.

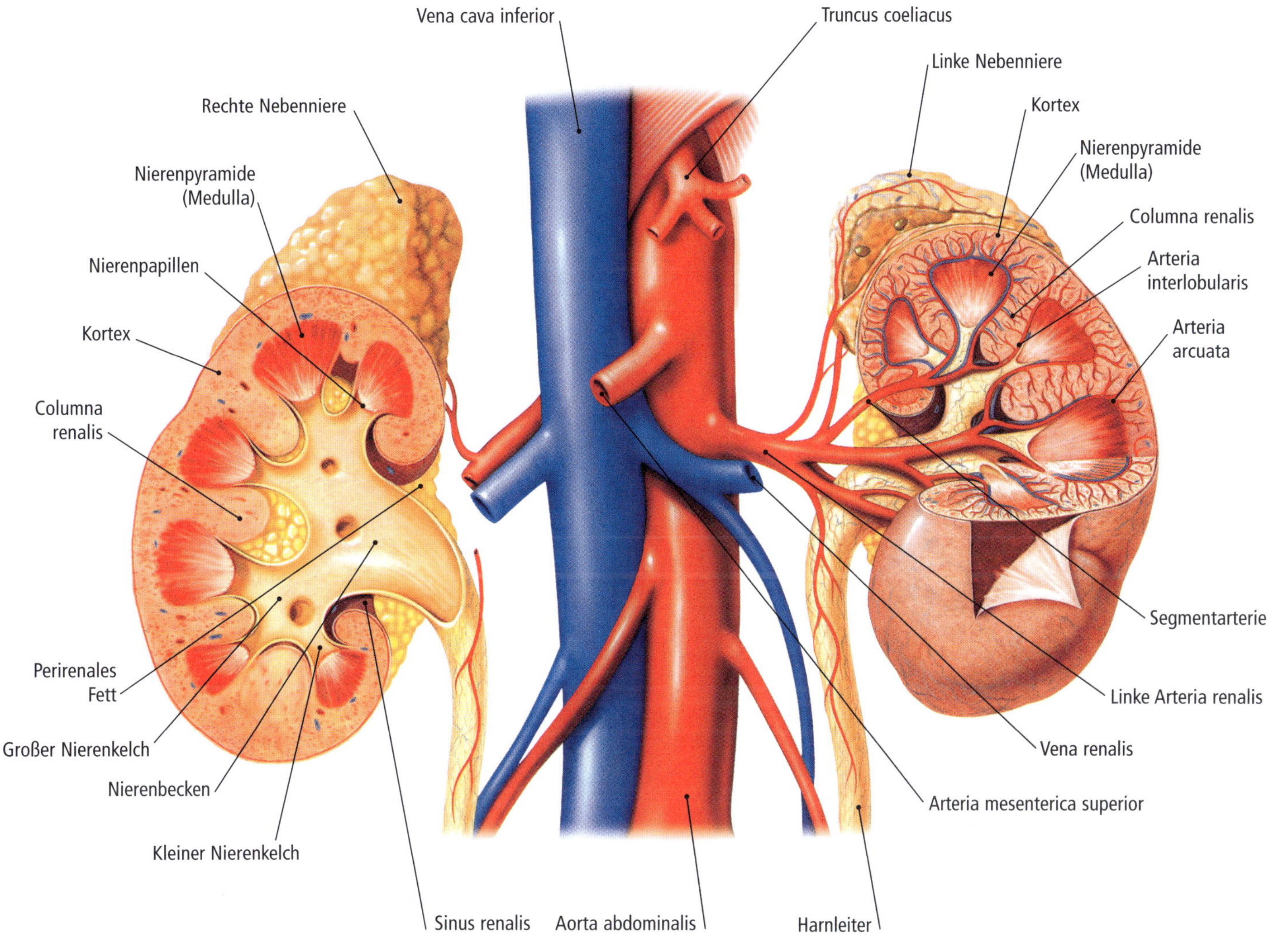

Nieren und Nebennieren – Vorderansicht

Die Nieren (mikroskopische Eigenschaften)

Die grundlegende funktionale Einheit der Niere ist das Nephron, das in den beiden Nieren ca. 1 Million mal vorkommt. Jedes Nephron enthält ein Nierenkörperchen (mit Bowman-Kapsel und Glomerulus) und eine Reihe von Tubuli (proximales Konvolut, Henle-Schleife mit dicken und dünnen Segmenten, distales Konvolut und Verbindungstubulus). Das Nierenkörperchen dient der Ultrafiltration, während die Tubuli für Resorption, Sekretion und Exkretion verantwortlich sind.

Schlüsselbegriffe:

Afferente Arteriole Die Arteriole, die aus der Arteria interlobularis wächst und zum Glomerulus führt.

Arteria arcuata siehe S. 224-225.

Arteria interlobularis Siehe S. 224-225.

Basalmembran Eine Schicht, auf der die Epithelzellen sitzen. Sie wird üblicherweise von den Epithelzellen selbst produziert.

Bowman'scher Raum Der Kapselraum zwischen den parietalen und viszeralen Schichten der Bowman-Kapsel, eine kelchförmige Struktur, die den Glomerulus umgibt. Es nimmt das Ultrafiltrat vom Glomerulus auf.

Dicker absteigender Ast der Henle-Schleife (gerader proximaler Tubulus) Dieser ist eine Erweiterung des proximalen Konvoluts. Er ist mit einschichtigem, kubischem Epithel ausgekleidet.

Dicker aufsteigender Ast der Henle-Schleife (gerader distaler Tubulus) Dieser schließt direkt an das distale Konvolut an und ist mit einschichtigem kubischem Epithel ausgekleidet.

Distales Konvolut Der distale Teil des distalen Konvoluts, der in Präsenz des antidiuretischen Hormons wasserdurchlässig ist und Natriumchlorid resorbiert.

Dünner absteigender Ast der Henle-Schleife Dieser Teil des Astes ist durchgängig für Wasser. Sobald die tubuläre Flüssigkeit tief in die hyperosmotische Medulla vordringt, wird Wasser aus der Schleife resorbiert, um die tubuläre Flüssigkeit zu konzentrieren.

Dünner aufsteigender Ast der Henle-Schleife Ein wichtiger Ort der Resorption von Urea in die und Natriumchlorid aus der tubulären Flüssigkeit aufgrund der Natrium-Kalium-ATPase-Pumpe im Epithel.

Efferente Arteriole Sie verlässt das glomeruläre Kapillarbett.

Endothelzelle Die flache Wandzelle von Blut- und Lymphgefäßen, darunter Lymphgefäße, Arterien, Kapillaren und Venen.

Fußfortsatz der Podozyten Diese Fortsätze (auch Pedikel genannt) verzahnen sich, um die Basallamina zu bedecken und sind durch Schlitzmembrane voneinander getrennt. Die Schlitzmembran verhindert die Bewegung großer Moleküle in den Kapselraum.

Gefäßpol Das Ende des Nephrons an dem die afferenten und efferenten Arteriolen ein- und austreten.

Glomerulus Der Glomerulus besteht aus Glomerularkapillaren, Mesangiumzellen in ihrer Matrix und Podozyten, die die viszerale Schicht der umschließenden Bowman-Kapsel bilden.

Harnpol Das Ende des Nephrons (Nierenkörperchen) aus dem das proximale Konvolut entspringt.

Kapillarschlingen des Glomerulus Fenestrierte Kapillaren im Glomerulus. Sie sind von Mesangiumzellen und den Fußfortsätzen der Podozyten umgeben.

Macula densa Eine spezialisierte Epithelregion am Übergang des aufsteigenden Tubulus rectus und dem distalen Konvolut.

Medullärer Plexus von peritubulären Kapillaren Ein feines Netzwerk an Kapillaren im Nierenmark. Er transportiert Nährstoffe und Sauerstoff zur Henle-Schleife und entfernt überschüssiges Wasser und gelöste Stoffe.

Nephron Die funktionale Filtereinheit der Niere, die aus einer Bowman-Kapsel besteht, die einen Glomerulus umgibt.

Niere Siehe S. 224-225

Parietale Schicht der Bowman-Kapsel Die parietale Schicht der Bowman-Kapsel besteht aus schwammigen (flachen) Epithelzellen, die den Kapselraum umschließen.

Peritubuläre Kapillaren Kapillaren, die das proximale und distale Konvolut versorgen. Sie sind stromabwärts von efferenten Glomerulararteriolen angeordnet.

Proximales Konvolut Der Tubulus unmittelbar nach dem Glomerulus. Es ist der Ort, an dem 70% des vom Glomerulus gefilterten Wassers, Glukose, Natriums, Chlorids und Kaliums absorbiert werden.

Sammelrohr Eines der Rohre, das Urin aus den Verbindungstubuli sammelt und sich mit anderen verbindet, um sich an den Nierenpapillen in das Nierenkelchsystem zu öffnen; ein wichtiger Ort für die Resorption von Natriumchlorid aus dem Urin.

Vasa recta Ein Netzwerk an Gefäßen, die in und aus der Medulla laufen. Sie absorbieren überschüssiges Wasser und gelöste Stoffe, die von den Henle-Schleifen in die interstitielle Flüssigkeit abgegeben wurden.

Vena arcuata Venöse Zuflüsse, die entlang der Grenze zwischen Kortex und Medulla verlaufen.

Vena interlobularis Eine Vene, die vom kortikalen Gewebe der Niere ableitet.

Verbindungstubulus Ein kurzes Ductus-Segment, das sich im distalen Konvolut mit den Sammelrohren verbindet.

Zellkörper der Podozyten Podozyten haben Fußfortsätze, die die Glomerularkapillaren umschließen. Die Fortsätze sind verzahnt und durch Schlitzmembranen getrennt.

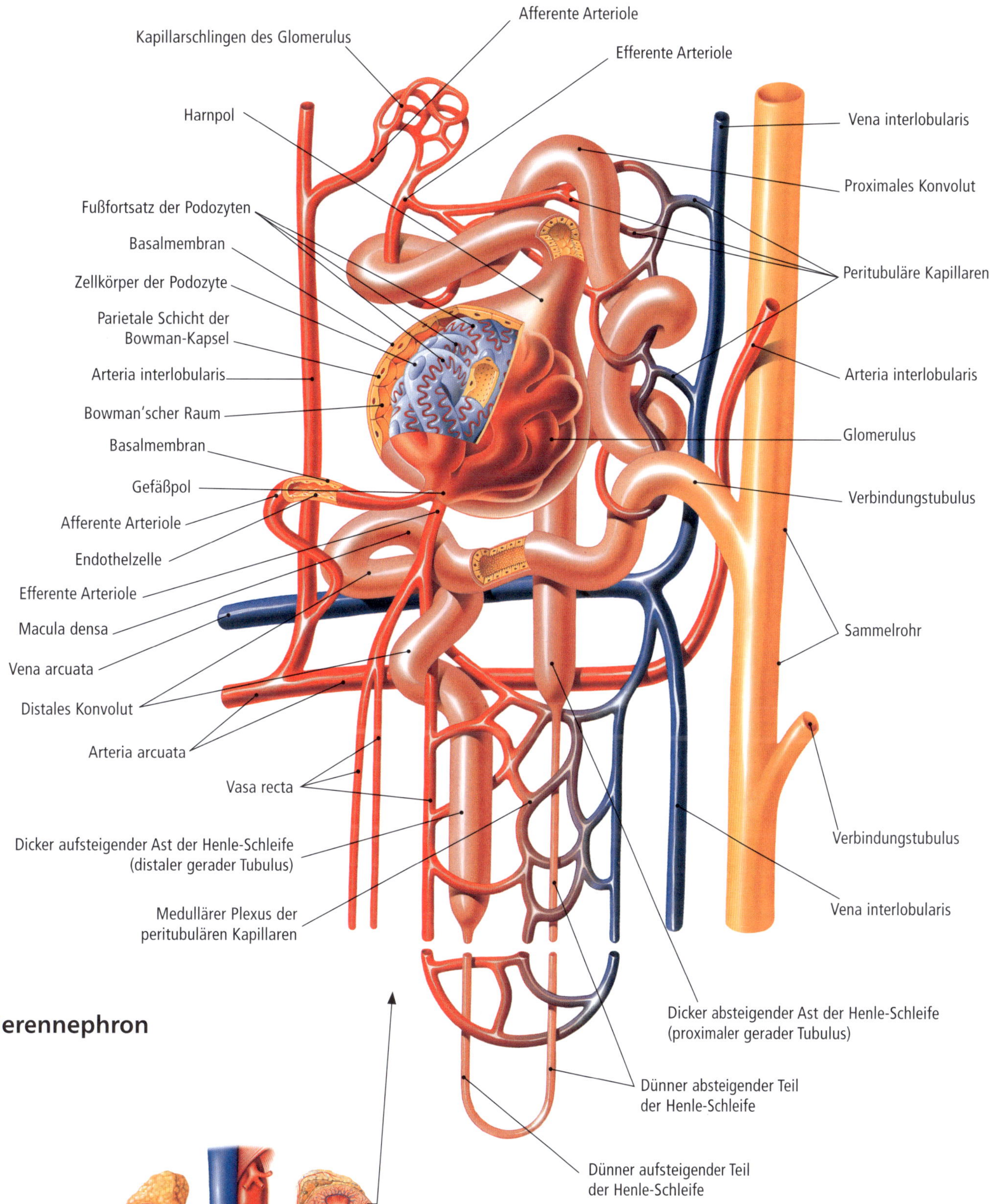

Nierennephron

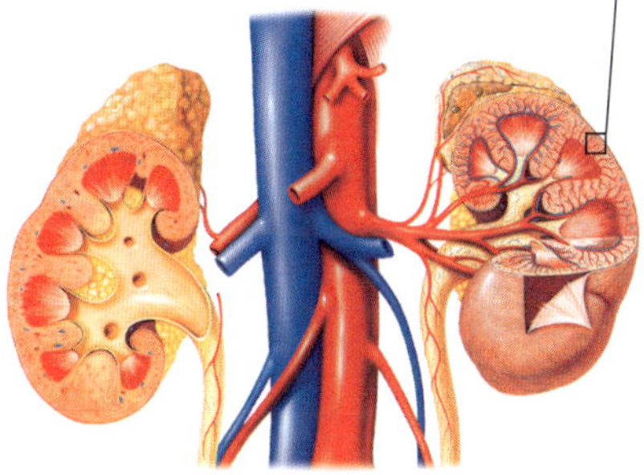

Wahr oder Falsch?

1	*Nierenkörperchen befinden sich in den Markpyramiden.*	
2	*Jedes Nierenkörperchen besitzt einen Harn- und einen Gefäßpol.*	
3	*In jeder Niere gibt es ca. 3 Millionen Nephronen.*	
4	*Der Glomerulus ist der Hauptort der Absorption der Nieren.*	
5	*Die drei Zelltypen im Glomerulus sind das Kapillarepithel, Mesangiumzellen und Podozyten.*	
6	*Mesangiumzellen besitzen phagozytäre Fähigkeiten.*	
7	*Jedes Nierenkörperchen besitzt eine efferente Venole.*	
8	*Epithelzellen des proximalen Konvoluts haben Mikrovilli, die die Absorption unterstützen.*	
9	*Das proximale Konvolut wächst am Gefäßpol des Nierenkörperchens an.*	
10	*Die treibende Kraft bei der Resorption von Wasser im proximalen Konvolut ist die Absorption von NaCl.*	
11	*Angiotensin II fördert die Resorption von NaCl und Wasser im proximalen Konvolut.*	
12	*Der aufsteigende Ast der Henle-Schleife hat nur einen dünnen Teil.*	
13	*Die Henle-Schleife aller Nephronen ist auf den Nierenkortex beschränkt.*	
14	*Urodilatin wird vom distalen Konvolut sezerniert und inhibiert die Resorption von Wasser und NaCl in den medullären Sammelrohren.*	

15 *Thiaziddiuretika hemmen die NaCl-Resorption im proximalen Konvolut.*

16 *Antidiuretisches Hormon (ADH) wirkt hauptsächlich im proximalen Konvolut.*

17 *Der atriale natriuretische Faktor fördert die Ausscheidung von NaCl und Wasser durch Urin.*

18 *Die Arteriae acruatae verlaufen parallel zur Verbindung zwischen Kortex und Medulla.*

19 *Die Niere setzt sich aus fünf renalen Gefäßsegmenten zusammen, jedes mit einer Segmentarterie.*

20 *Eine Nekrose der Nierenpapille führt wahrscheinlich zur Blockade eines kleinen Nierenkelches.*

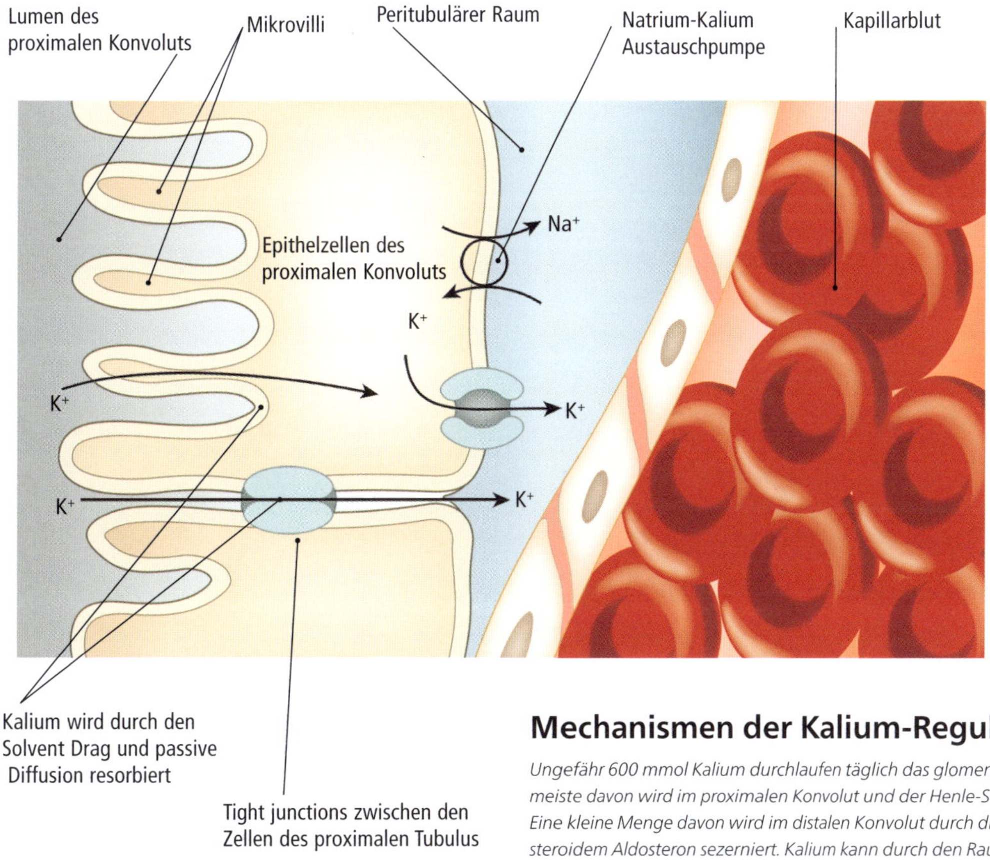

Mechanismen der Kalium-Regulierung

Ungefähr 600 mmol Kalium durchlaufen täglich das glomeruläre Filtrat, das meiste davon wird im proximalen Konvolut und der Henle-Schleife resorbiert. Eine kleine Menge davon wird im distalen Konvolut durch die Regulierung von steroidem Aldosteron sezerniert. Kalium kann durch den Raum zwischen den Epithelzellen des proximalen Konvoluts oder durch die Zellen selbst durch einen unbekannten Mechanismus absorbiert werden. Die normale Konzentration von Kalium im Blut beträgt 4,4mM (Bereich von 3,5 bis 5,0 mM).

Malen und Bezeichnen

Nieren – Vorderansicht

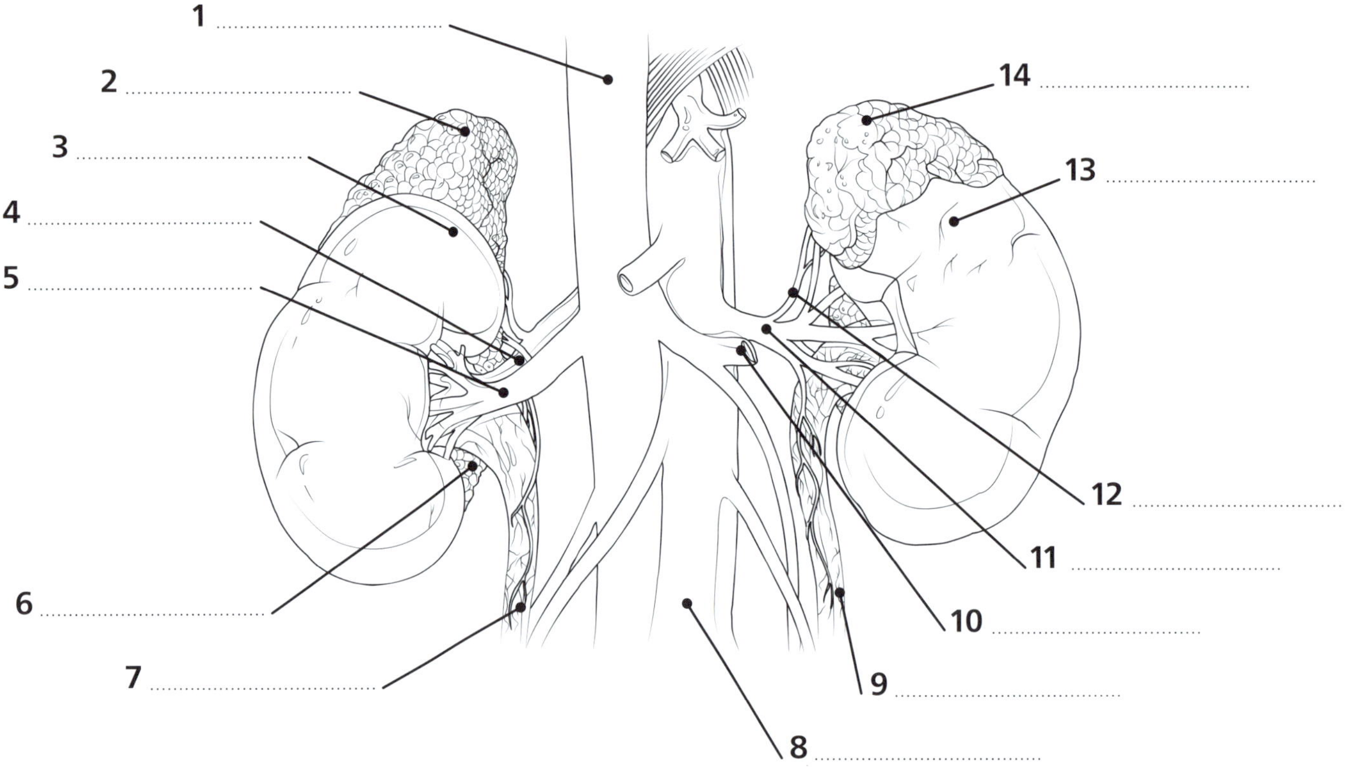

i) Benenne jede der in den Abbildungen gezeigten Strukturen

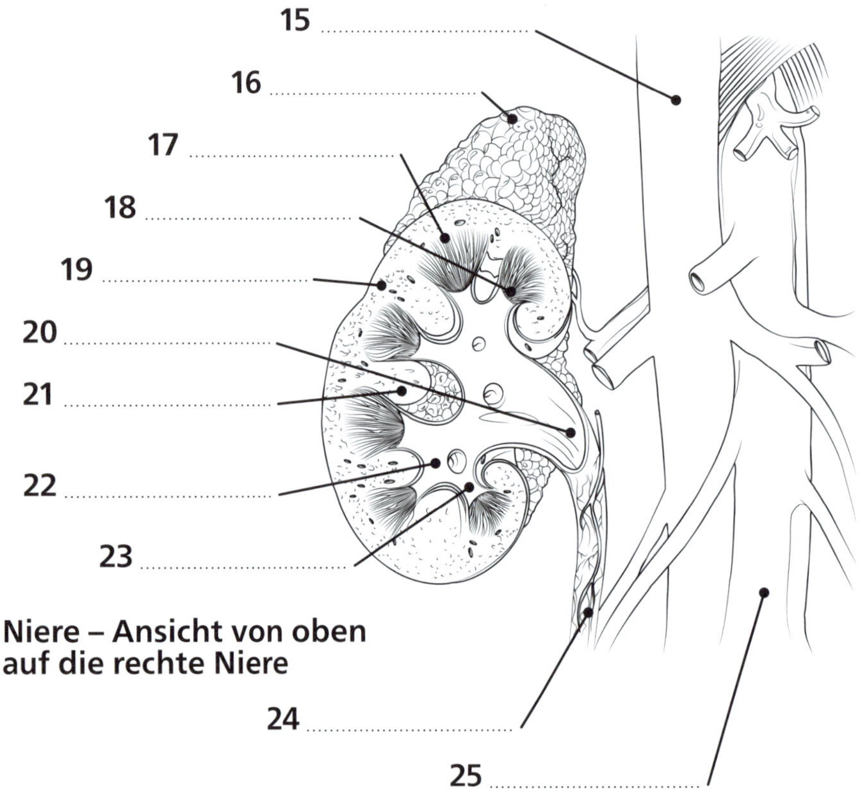

Niere – Ansicht von oben auf die rechte Niere

Harntrakt – Vorderansicht

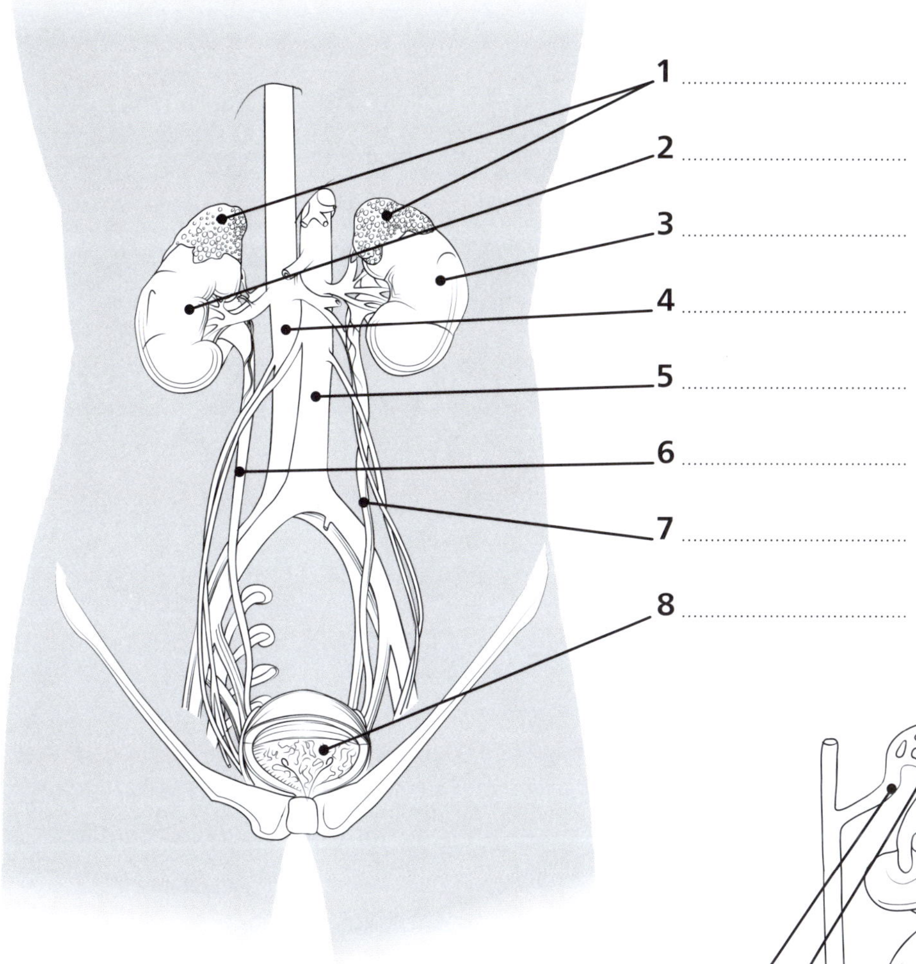

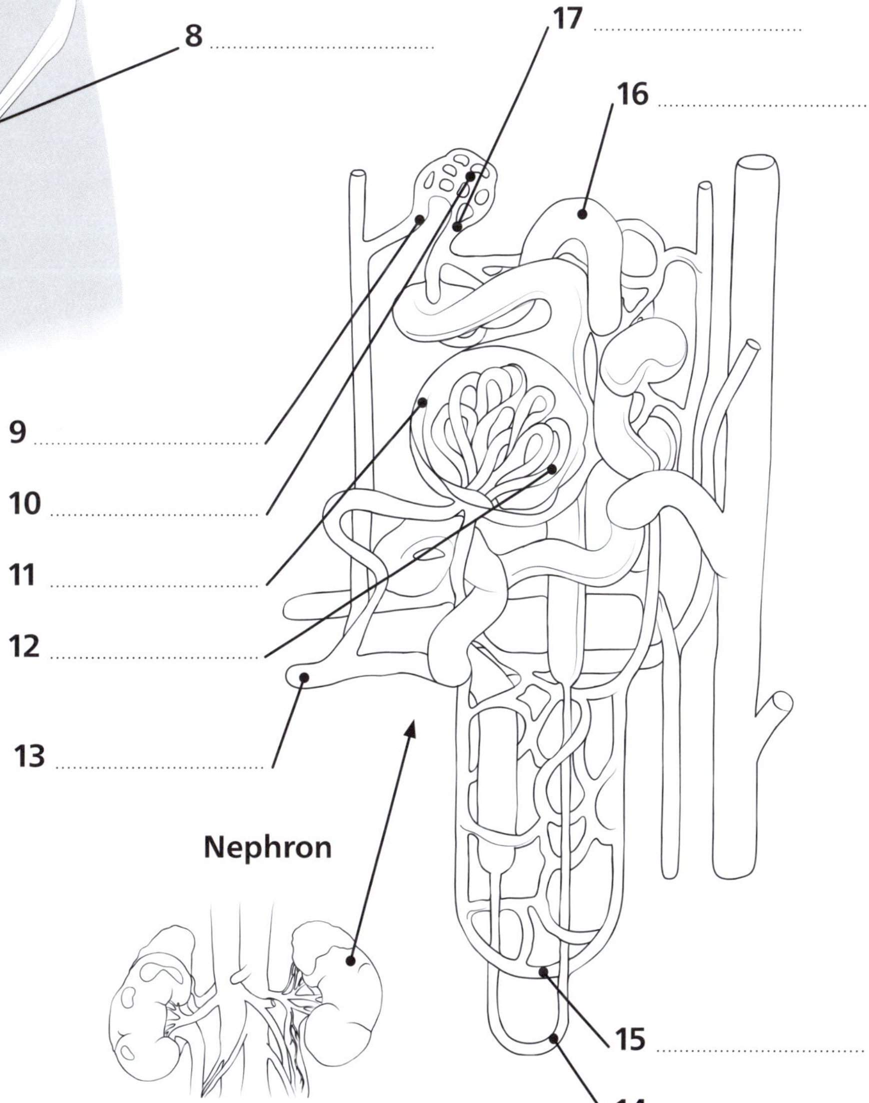

ii) Benenne jede der in den Abbildungen gezeigten Strukturen

Multiple-Choice

1 *Welche Art von Kapillaren sind die glomerulären Kapillaren?*

Ⓐ fenestrierte
Ⓑ kontinuierliche
Ⓒ nicht-kontinuierliche
Ⓓ sinusoide
Ⓔ Keine der Antworten ist korrekt

2 *Welches der folgenden kommt normalerweise nicht in das Ultrafiltrat?*

Ⓐ Albumin
Ⓑ Glukose
Ⓒ Kalium
Ⓓ Zystin
Ⓔ Ethanol

3 *Welchen Durchmesser haben die Fenestrierungen in glomerulären Kapillaren?*

Ⓐ 5 bis 10 nm
Ⓑ 10 bis 25 nm
Ⓒ 50 bis 100 nm
Ⓓ 150 bis 200 nm
Ⓔ 250 bis 300 nm

4 *Welche der folgenden Zellen sezerniert Renin?*

Ⓐ Podozyten
Ⓑ Mesangiale Nierenzellen
Ⓒ Epithelzellen der Bowman-Kapsel
Ⓓ Juxtraglomerulärzellen
Ⓔ Efferente Arteriolen

5 *Welche ist die annähernde normale Flussrate des glomerulären Filtrats?*

Ⓐ 1 ml/min
Ⓑ 5 ml/min
Ⓒ 20 ml/min
Ⓓ 60 ml/min
Ⓔ 120 ml/min

6 *Welche Spezialisierung haben die Spitzen der Bürstensaumzellen des proximalen Konvoluts?*

Ⓐ Mikrovilli
Ⓑ Zilien
Ⓒ Stereozilien
Ⓓ Zotten
Ⓔ Flagellen

7 *Welche Organelle macht die hohe Stoffwechselaktivität der Zellen des proximalen Konvoluts möglich?*

Ⓐ Nukleolus
Ⓑ Golgi-Apparat
Ⓒ Zentriole
Ⓓ raues endoplasmatisches Retikulum
Ⓔ Mitochondrium

8 *Welches der folgenden tritt nicht im proximalen Konvolut auf?*

Ⓐ Absorption von Glukose
Ⓑ Absorption von Aminosäuren
Ⓒ Ultrafiltration
Ⓓ Absorption von Kalium
Ⓔ Absorption von Wasser

9 *Welches der folgenden findet man an der Verbindung zwischen dem dicken aufsteigenden Ast der Henle-Schleife und dem distalen Konvolut?*

Ⓐ Macula densa
Ⓑ Podozyten
Ⓒ Mesangiale Nierenzellen
Ⓓ papilläre Zelle
Ⓔ Keine der Antworten ist korrekt

10 *Welches der folgenden tritt in der Henle-Schleife auf?*

- Ⓐ Sekretion von Kalium in das Lumen
- Ⓑ Resorption von 15% des ultrafiltrierten Wassers
- Ⓒ Sekretion von Bikarbonat-Ionen
- Ⓓ Absorption der meisten Medikamente
- Ⓔ Ausscheidung von Kalzium

11 *Das distale Konvolut*

- Ⓐ ist einer der wichtigsten Orte für die Resorption von Wasser
- Ⓑ hat schwammige Zellen in seinem Epithel
- Ⓒ resorbiert den Großteil der Glukose
- Ⓓ ist resistent gegenüber ADH
- Ⓔ hat quaderförmige Zellen mit zahlreichen Mikrovilli

12 *Welchen Effekt hat Aldosteron auf den aufsteigenden Ast der Henle-Schleife, das distale Konvolut und die Sammelrohre?*

- Ⓐ Es stimuliert die Resorption von Kalium
- Ⓑ Es stimuliert Wasserverlust
- Ⓒ Es stimuliert die Resorption von Kalzium
- Ⓓ Es stimuliert die Resorption von NaCl
- Ⓔ Keine der Antworten ist korrekt

13 *Welche Art von Epithelzellen kleidet die Sammelrohre aus?*

- Ⓐ einfache schwammige
- Ⓑ einfache quaderförmige
- Ⓒ geschichtete schwammige
- Ⓓ durchlässiges Urothel
- Ⓔ mehrreihige hochprismatische säulenartige

14 *Wo öffnen sich die Sammelrohre?*

- Ⓐ Distales Konvolut
- Ⓑ Proximales Konvolut
- Ⓒ Spitze der Renalpapillen
- Ⓓ Bowman-Kapsel
- Ⓔ Großer Nierenkelch

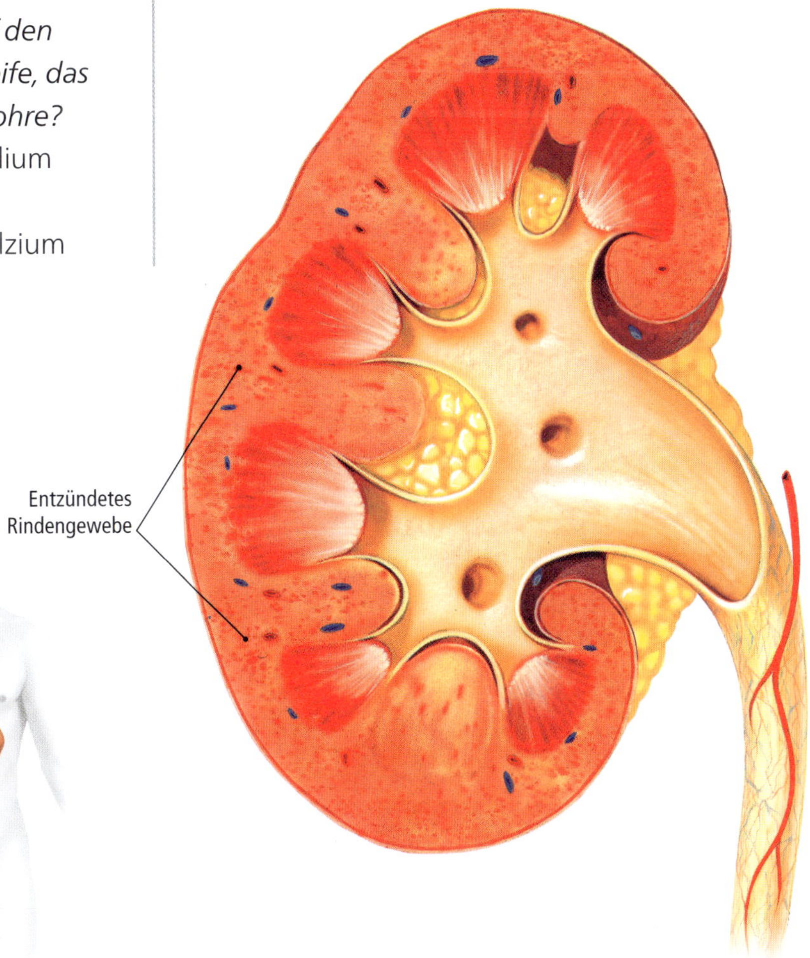

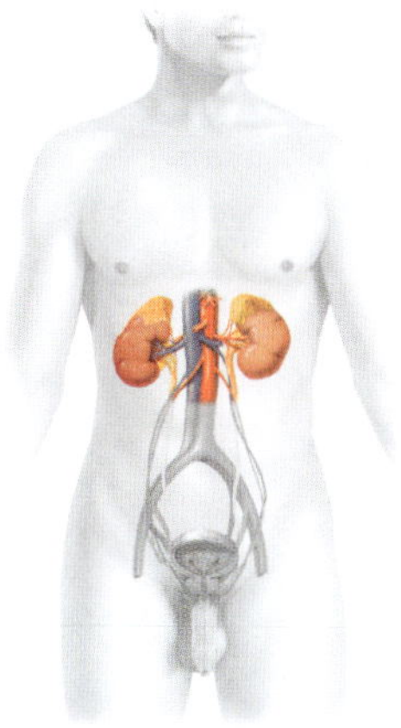

Nephritis

Nephritis ist eine Nierenentzündung; verschiedene Arten von Nephritis beeinflussen unterschiedliche Strukturen der Niere.

Lücken füllen

1 *Die __________ haben Fußfortsätze, die sich verzahnen, um Filtrationsräume zu bilden.*

2 *Der Bowman'sche Raum liegt zwischen Glomerulus und __________.*

3 *Die __________ säubern gefangene Rückstände und Proteine aus der Basalmembran des Glomerulus.*

4 *Der Hauptort der Resorption von Wasser, Nährstoffen und Elektrolyten ist der __________.*

5 *Aneinander liegende Epithelzellen des proximalen Konvoluts hängen durch __________ zusammen.*

6 *Mitochondrien sind im __________ zwischen den __________ der Zellen des proximalen Konvoluts konzentriert.*

7 *Die __________ des proximalen Konvoluts verschlingen große Peptide.*

8 *Das Segment des Nephrons, das an das proximale Konvolut anschließt, ist der __________.*

9 *Die dünnen Äste der Henle-Schleifen sind mit __________-epithel ausgekleidet.*

10 *Die dicken Äste der Henle-Schleifen sind mit __________-epithel ausgekleidet.*

11 *Die __________ ist eine spezialisierte Region an der Verbindung zwischen dem dicken aufsteigenden Ast der Henle-Schleife und dem distalen Konvolut.*

12 *Die Macula densa steht sowohl mit __________ als auch __________ Arteriolen in Verbindung.*

13 *Die ____________________ Zellen des juxtaglomerulären Apparates bilden Renin.*

14 *__________-nephronen haben Henle-Schleifen auf den Nierenkortex beschränkt.*

15 *__________ sind Blutgefäße, die in der Medulla parallel zu den Henle-Schleifen verlaufen.*

16 *Das Hormon __________ wird von Herzzellen des rechten Atriums sezerniert, und erhöht die Ausscheidung von NaCl und Wasser durch Urin.*

17 *Die Flüssigkeit, die in der Bowman-Kapsel produziert wird, nennt man __________.*

18 *Urin verlässt das Nephron an der Öffnung des __________.*

19 *Die Arteriae __________ verlaufen in dem Raum, der die Nierenlappen voneinander trennt.*

20 *Arteriae interlobares steigen von den Arteriae __________ in den Nierenkortex auf.*

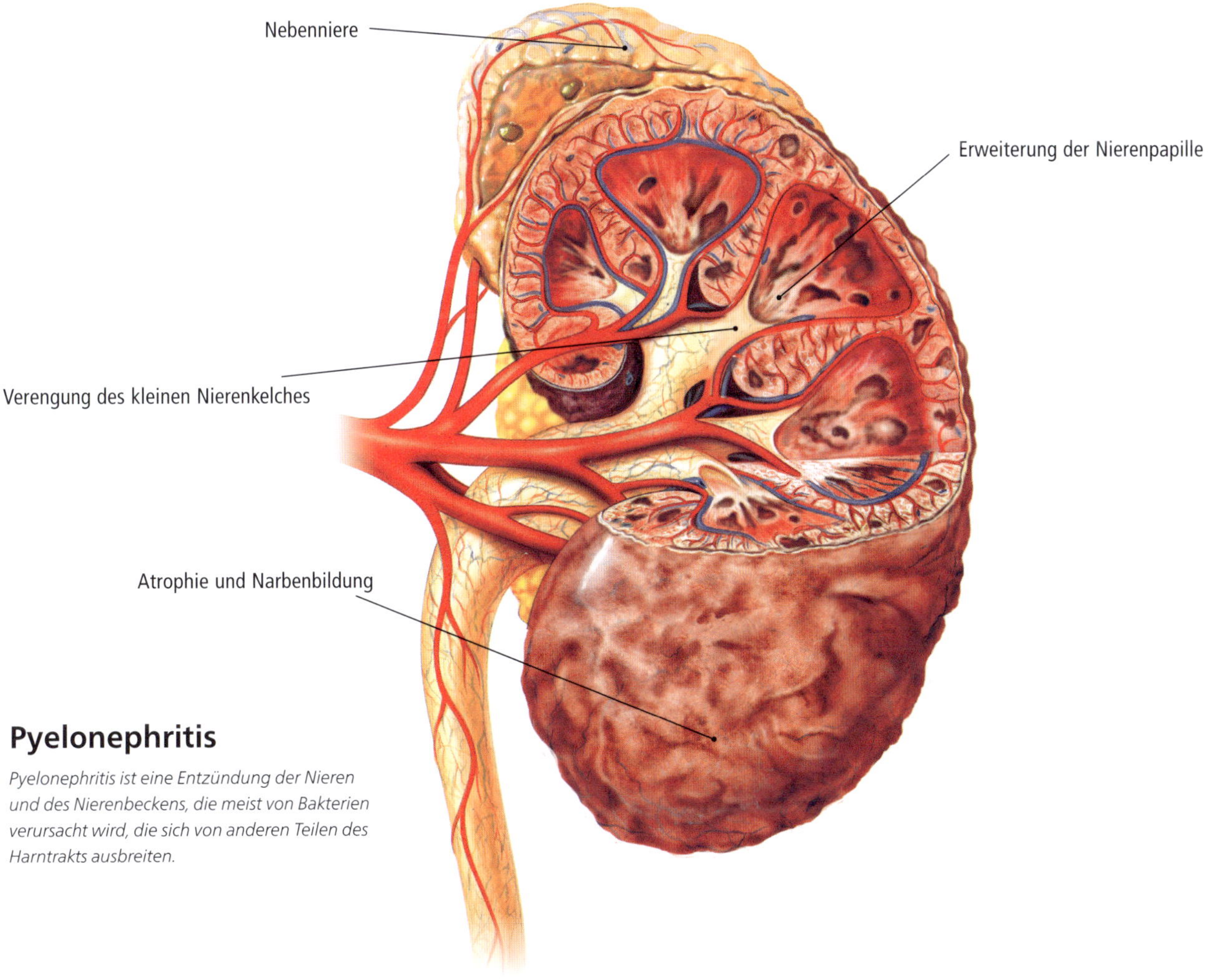

Pyelonephritis

Pyelonephritis ist eine Entzündung der Nieren und des Nierenbeckens, die meist von Bakterien verursacht wird, die sich von anderen Teilen des Harntrakts ausbreiten.

Verbinde die Aussage mit der Begründung

1 *Die Nieren erreicht ca. 20% des Blutes aus dem Herzen, weil ...*

2 *Wüstensäugetiere haben speziell große Volumina der Medulla, weil ...*

3 *Ein Versagen der Wasserresorption der Nieren würde zu einem schwerwiegenden Wasserverlust führen, weil ...*

4 *Eine Verstopfung der Nierenarterien führt zu erhöhtem Blutdruck, weil ...*

5 *Eine Nierenkrankheit geht oft mit einer Verminderung an roter Blutzellmasse einher, weil ...*

a *diese Organe eine Schlüsselrolle bei der Filtration des Blutes im Körper spielen.*

b *niedriger Fluss in der afferenten Glomerulararterie die Freisetzung von Renin auslöst.*

c *dies ein wichtiger Ort der Wasserresorption aus dem glomerulären Filtrat ist.*

d *die Niere Erythropoetin bildet.*

e *täglich 180 Liter an glomerulärem Ultrafiltrat produziert werden.*

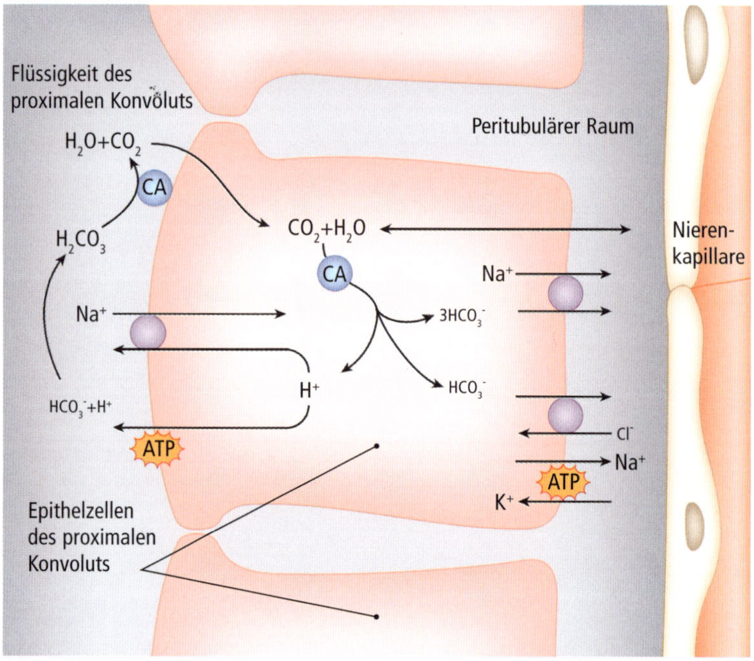

Der Regulationsprozess der Niere

Die Nieren kontrollieren den Säure-Basen-Haushalt des Körpers durch einen Prozess der regulierten Aufnahme von Bikarbonationen im proximalen Konvolut. Dieser erfordert das Ausstoßen von Wasserstoffionen in das Konvolut, um Kohlendioxid einzufangen, welches dann zu Bikarbonationen umgewandelt wird. Diese werden wiederum in die interstitielle Flüssigkeit außerhalb der Zellen verschoben, um dann in den Blutstrom absorbiert zu werden.

1	*Fehlerhafter Kalziumstoffwechsel kann gemeinsam mit Nierenkrankheiten auftreten, weil ...*	**a**	*die Fähigkeit, den Konzentrationsgradienten in der Medulla zu erhalten, verloren wird.*
2	*Glomerularnephritis führt zu Hämaturie, weil ...*	**b**	*die Niere 1,25-hydroxycholecalciferol aktiviert, ein Derivat von Vitamin D.*
3	*Sympathische Stimulierung der Niere führt zu erhöhter Reninfreisetzung, weil ...*	**c**	*es zu einem Versagen der Vollständigkeit des glomerulären Filtrationssystems kommt.*
4	*Eine Nekrose der Renalpapillen führt zu schwerwiegenden Problemen der Fähigkeit, Urin zu konzentrieren, weil ...*	**d**	*sich dort eine Vielzahl an andrenergen Nervenfasern befindet, die die juxtaglomerulären Zellen innervieren.*
5	*Eine Erkrankung der Nieren kann zu einem Verlust an Plasmaproteinen im Urin führen (nephrotisches Syndrom), weil ...*	**e**	*die Entzündung zu einem Versagen der glomerulären Filtrationsmembran und Durchgängigkeit für rote Blutkörperchen führt.*

Chronisches Nierenversagen

Chronisches Nierenversagen tritt auf, wenn die Nierenfunktion über einen Zeitraum mehrerer Monate oder Jahre versagt. Die häufigsten Gründe sind unter anderem Diabetes mellitus, Bluthochdruck, Gefäßerkrankungen, Glomerulonephritis, polyzystische Nierenkrankheiten oder ein Verschluss des Harntraktes. Vages Unwohlsein, Appetitlosigkeit, Herzrhythmusstörungen, Kopfschmerzen (durch erhöhten Blutdruck), Müdigkeit (durch Anämie) und sexuelle Dysfunktion zählen zu den Symptomen und Anzeichen. Patienten zeigen erhöhte Werte des Serumurea und -kreatinins, erhöhtes Serumkalium und -phosphat, verringertes Serumkalzium und Stoffwechsel-Azidose. Behandelt wird dies durch Dialyse, entweder peritoneal oder über das vaskuläre System durch einen arteriovenösen Shunt im Unterarm, oder durch eine Nierentransplantation.

Uterus, Blase und Urethra

Die Harnleiter (Ureter) sind muskuläre Schläuche, die Urin von den Nieren zur Harnblase transportieren, wo er gesammelt wird. Die Harnblase hat eine vierflächige Form wenn sie leer ist, kann aber kugelförmig werden, wenn sie voll ist (300-500ml). Das Urin wird durch die Harnröhre (Urethra) nach außen befördert. Sie ist bei Frauen nur 4cm, bei Männern hingegen ca. 20 cm lang. Die männliche Urethra verläuft durch die Mitte der Prostata, wo sie durch gutartige prostatische Hypertrophie blockiert werden kann.

Schlüsselbegriffe:

Aorta abdominalis Siehe S. 218-219.

Arteria iliaca communis Siehe S. 218-219.

Arteria iliaca externa Siehe S. 218-219.

Arteria iliaca interna Siehe S. 218-219.

Arteria ovarica Eine Arterie, die aus der Aorta entspringt und im Ligamentum suspensorium ovarii absteigt, um den Eierstock und die Eileiter zu versorgen.

Arteria testicularis Jene Arterie, die die Hoden mit Blut versorgt. Sie entspringt aus der Aorta, da der embryonale Ursprung der Hoden in der oberen posterioren Bauchdecke liegt.

Auskleidung der Blase Eine Art Epithel, das Übergangsepithel oder Urothel genannt wird. Es besteht aus prismatischem Epithel, das sich dehnen kann, um schwammig zu werden, wenn sich die Blase füllt.

Äußere Mündung der Urethra Die Öffnung der Pars spongiosa (penis) an der Spitze des Penis.

Blasenhals Bereich der Blase um die innere Mündung der Urethra. Glatte Muskelfasern, die hier radial angeordnet sind, unterstützen die Öffnung des Blasenhalses während der Miktion (Urinieren). Öffnung des Spritzkanals Der Samenleiter und der Ausführungsgang der Bläschendrüse verbinden sich zu einem Spritzkanal, der sich auf dem Samenhügel öffnet.

Blase Siehe S. 218-219.

Bulbourethraldrüse (Cowpers-Drüse) Diese schleimabsondernde Drüse sezerniert in den intrabulbären Teil der Pars spongiosa der (penilen) Harnröhre. Sie bildet den ersten Teil des Ejakulats.

Bulbus penis Teil der Schwellkörper des Penis. Geht in das Corpus spongiosum des Penis über. Die Pars spongiosa der Harnröhre verläuft durch die Mitte des Bulbus penis.

Corpus cavernosa Eines der paarigen Schwellkörper im herabhängenden Teil des Penis. Jedes ist von einer robusten Tunica albuginea umgeben, damit es bei der Erektion besonders steif wird, wenn es mit Blut gefüllt ist.

Corpus spongiosum Die Fortsetzung des Schwellkörpers des Bulbus in den Penis. Es weitet sich distal als Eichel. Die Pars spongiosa der Harnröhre verläuft durch sein Zentrum.

Eichelkranz Der Ring der Eichel des Penis.

Glans penis (Eichel) Siehe S. 218-219.

Harnleiter Siehe S. 218-219

Mündungen der Ureter Die Mündungen der beiden Harnleiter befinden sich an zwei Apizes des Trigonums, mit der inneren Mündung der Urethra als dritter Apex.

Öffnung (Meatus) des linken Ureters Jeder Harnleiter passiert die Blasenwand schräg bevor er sich öffnet. Dies sorgt für einen Klappenmechanismus, um den Rückfluss von Urin in den Harnleiter zu verhindern. **Prostata** Siehe S. 282–283.

Samenhügel Eine kleine Erhöhung an der posterioren Wand der Pars prostatica der Harnröhre. In ihn münden die Öffnungen der Spritzkanäle und der Utriculus prostaticus.

Skrotum Ein Doppelbeutel, in dem sich Hoden, Nebenhoden und die unteren Teile der Samenstränge befinden. Es besteht aus Haut und der Tunica dartos.

Trigonum Der glatte, dreieckige Bereich im Inneren des Blasengrunds. Er wird durch die Eingänge der beiden Ureter und die innere Harnröhrenmündung begrenzt.

Urethra Eine Röhre, die Urin von der Blase aus dem Körper transportiert. Bei Männern unterteilt sie sich in die Pars prostatica, die Pars membranacea und Pars spongiosa.

Utriculus prostaticus Ein Remnant der embryonalen Entwicklung der Gänge, die bei den Frauen Uterus und Vagina formen.

Vena cava inferior siehe S. 218-219.

Vena iliaca communis siehe S. 218-219.

Vena iliaca externa Siehe S. 218-219.

Vena iliaca interna Siehe S. 218-219.

Vena ovarica Die Vene, die das Blut aus dem Eierstock ableitet. Sie steigt im Ligamentum suspensorium auf, um sich mit der Vena renalis sinistra (auf der linken Seite) oder der Vena cava inferior (auf der rechten Seite) zu vereinigen.

Vena testicularis Die Vene, die das Blut aus den Hoden ableitet. Sie verläuft durch den Canalis inguinalis und das posteriore Abdomen, um entweder in die Vena renalis sinistra (auf der linken Seite) oder in die Vena cava inferior (auf der rechten Seite) abzuleiten.

Vorhaut Eine Hautfalte, die die Eichel bedeckt. Unter ihr liegt der Vorhautsack. Die Vorhaut ist durch ein Frenulum (Vorhautbändchen) in der Nähe der äußeren Harnröhrenmündung am Ventrum des Penis befestigt.

Männliche Blase – Vorderansicht

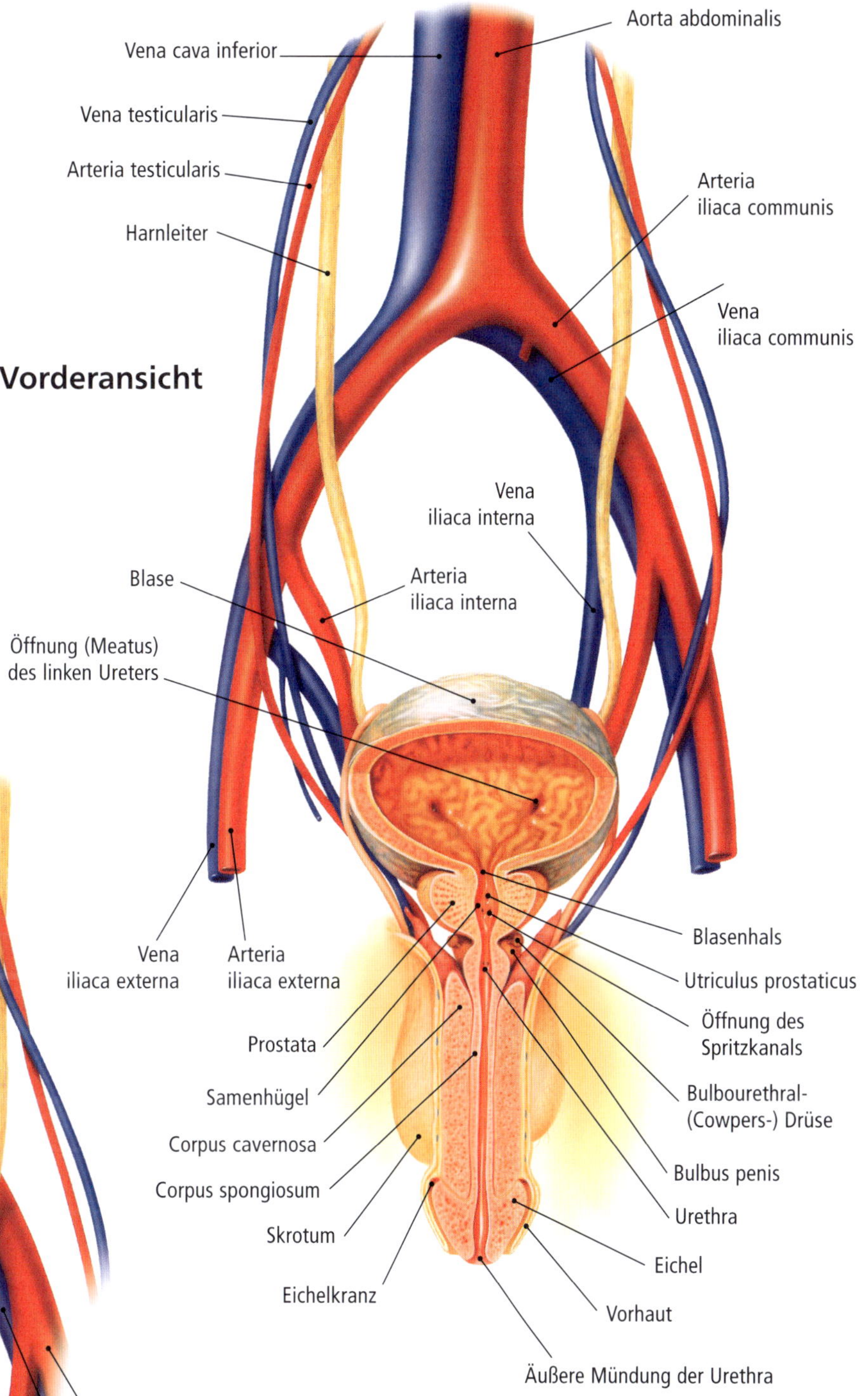

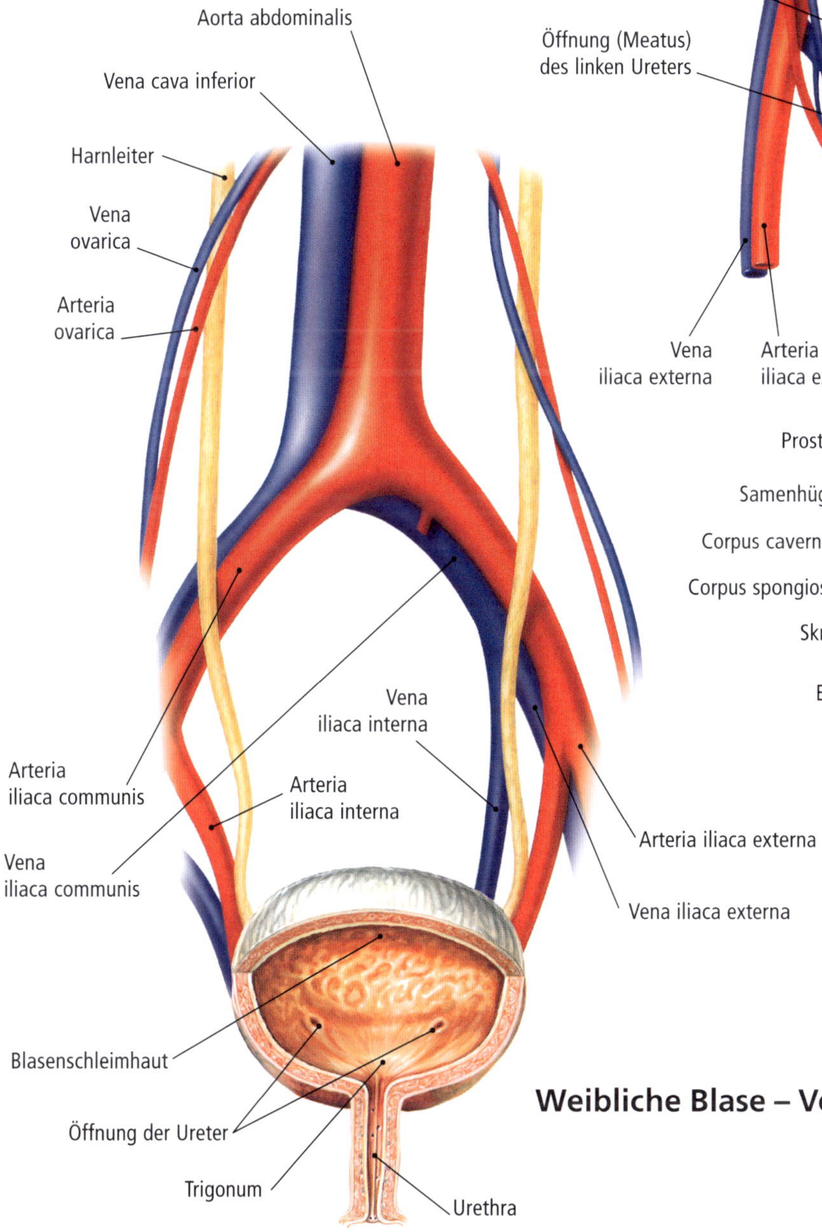

Weibliche Blase – Vorderansicht

Wahr oder Falsch?

1	*Die Ureter verlaufen vor den Wirbelkörpern der Lendenwirbel.*	
2	*Der Ureter hat einen inneren Durchmesser von ca. 5 mm.*	
3	*Der Großteil der Ureterwand besteht aus glatten Muskeln.*	
4	*Der Ureter kreuzt das Iliosakralgelenk.*	
5	*Die Harnblase ist immer ein Unterleibsorgan.*	
6	*Der Blasengrund ist bei Männern mit dem Rektum verbunden.*	
7	*Der Bulbus vestibuli umschließt den weiblichen Blasenhals.*	
8	*Die Urethra verläuft bei beiden Geschlechtern durch den äußeren Musculus urethralis.*	
9	*Die männliche Urethra verläuft entlang der Crus und der Corpora cavernosa des Penis.*	
10	*Die männliche Urethra ist an ihrem Ende als Fossa navicularis urethrae erweitert.*	

Nierensteine

Nierensteine sind eine Krankheit, bei der Salze (z.B. Kalzium oder Phosphate) oder organische Bestandteile (z.B. Oxalate, Zystin oder Harnsäure) im Urin kristallisieren und feste Steine bilden. Vermeidbare Risikofaktoren sind unter anderem Dehydrierung, Fettleibigkeit sowie ein übermäßiger Konsum von Zucker oder Nahrungsergänzungsmitteln mit Kalzium. Die Steine bilden sich üblicherweise in den Nieren und bewegen sich (wenn sie klein genug sind) durch den Ureter und die Blase und werden durch die Urethra ausgeschieden. Wenn sie nicht wandern, können sie in den Nierenkelchen oder der Harnblase wachsen. Die Bewegung eines Nierensteins kann äußerst schmerzhaft sein. Behandelt werden sie durch Hydration, Schmerzstillung, Ultraschall-Stoßwellentherapie (Lithotripsie) oder – falls nötig – eine chirurgische Entfernung.

Multiple-Choice

1 *Welche der folgenden ist eine Stelle, an der der Ureter zusammengedrückt oder blockiert werden kann?*

Ⓐ An der vesicoureteralen Verbindung
Ⓑ Am Beckenkamm
Ⓒ Am Diaphragma pelvis
Ⓓ An der Spina ischiadica
Ⓔ Am Diaphragma urogenitale

2 *Welches Gefäß kreuzt den weiblichen Ureter im Becken?*

Ⓐ Arteria rectalis media
Ⓑ Arteria uterina
Ⓒ Arteria pudenda interna
Ⓓ Arteria iliaca interna
Ⓔ Arteria obturatoria

3 *Welche Struktur mündet in die superiore Ecke(n) des Trigonums?*

Ⓐ Urethra
Ⓑ Urachus
Ⓒ Allantois
Ⓓ Ureter
Ⓔ Spritzkanal

4 *Welches der folgenden könnte in einem Röntgen des Unterbauchs fälschlicherweise als Nierenstein identifiziert werden?*

Ⓐ Bläschendrüsen
Ⓑ verkalkte Beckenvenen
Ⓒ Eierstockzysten
Ⓓ Fäkalien im Rektum
Ⓔ vergrößerte Prostata

5 *Welche Struktur findet man an der posterioren Wand der Pars prostatica der Harnröhre?*

Ⓐ Crista urethralis
Ⓑ Bläschendrüse
Ⓒ Plica interureterica
Ⓓ Harnleitermündung
Ⓔ Fossa navicularis

6 *Welcher Gang mündet in den Pars prostatica der Harnröhre?*

Ⓐ Ductus bulbourethralis
Ⓑ Allantois
Ⓒ Ductus navicularis
Ⓓ Ductus uretericus
Ⓔ Spritzkanal

7 *Welcher willkürliche Muskel kontrolliert den Urinfluss?*

Ⓐ Musculus puborectalis
Ⓑ Musculus pubococcygeus
Ⓒ Musculus urethralis externus
Ⓓ Detrusormuskel
Ⓔ Musculus sphincter vesicae

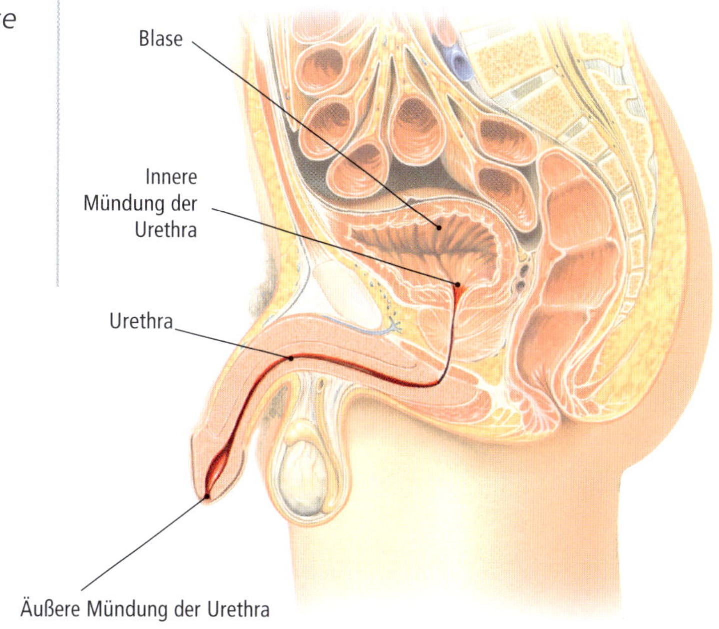

Männliche Urethra

Die männliche Urethra ist ca. 20 cm lang und reicht vom Blasenhals bis zur äußeren Harnröhrenmündung. Sie besteht aus den Pars prostatica, membranacea, und spongiosa.

Malen und Bezeichnen

Harntrakt (männlich) – Sagittalansicht

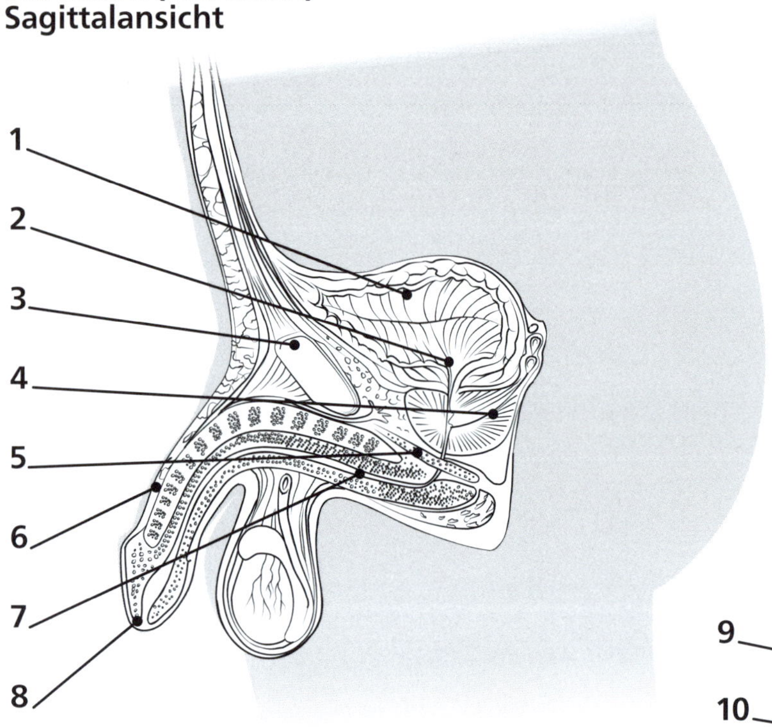

Harntrakt (weiblich) – Sagittalansicht

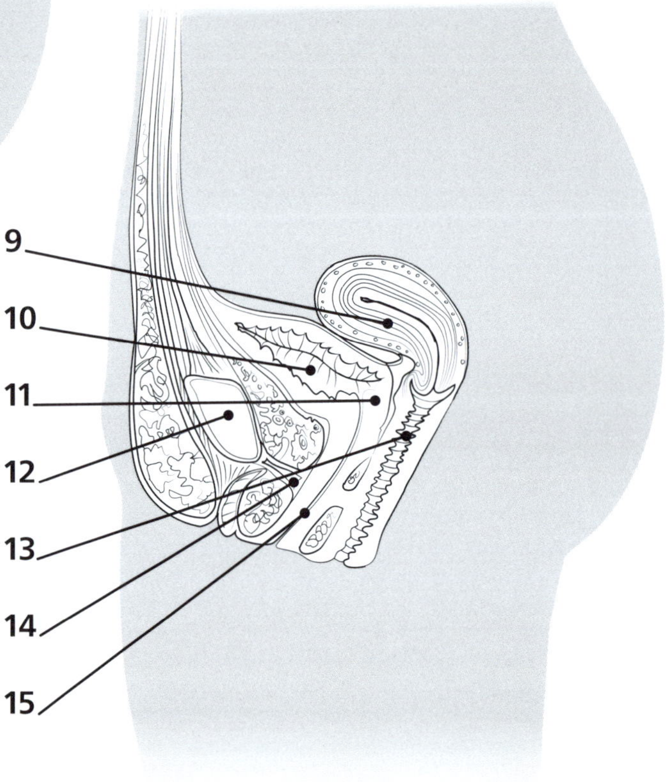

i) Nummeriere die untenstehenden Kästchen, um jede Bezeichnung dem korrekten Teil der Zeichnung zuzuordnen.

- Penis ☐
- Urethra ☐
- Schambeinfuge ☐
- Prostata ☐
- Vagina ☐
- Blase ☐
- Bereich des Musculus urethralis internus ☐

- Meatus (Mündung) der Urethra ☐
- Musculus urethralis externus ☐
- Blase ☐
- Musculus urethralis internus ☐
- Schambeinfuge ☐
- Musculus urethralis externus ☐
- Uterus ☐
- Urethra ☐

ii) Benenne jede der in den Abbildungen gezeigten Strukturen

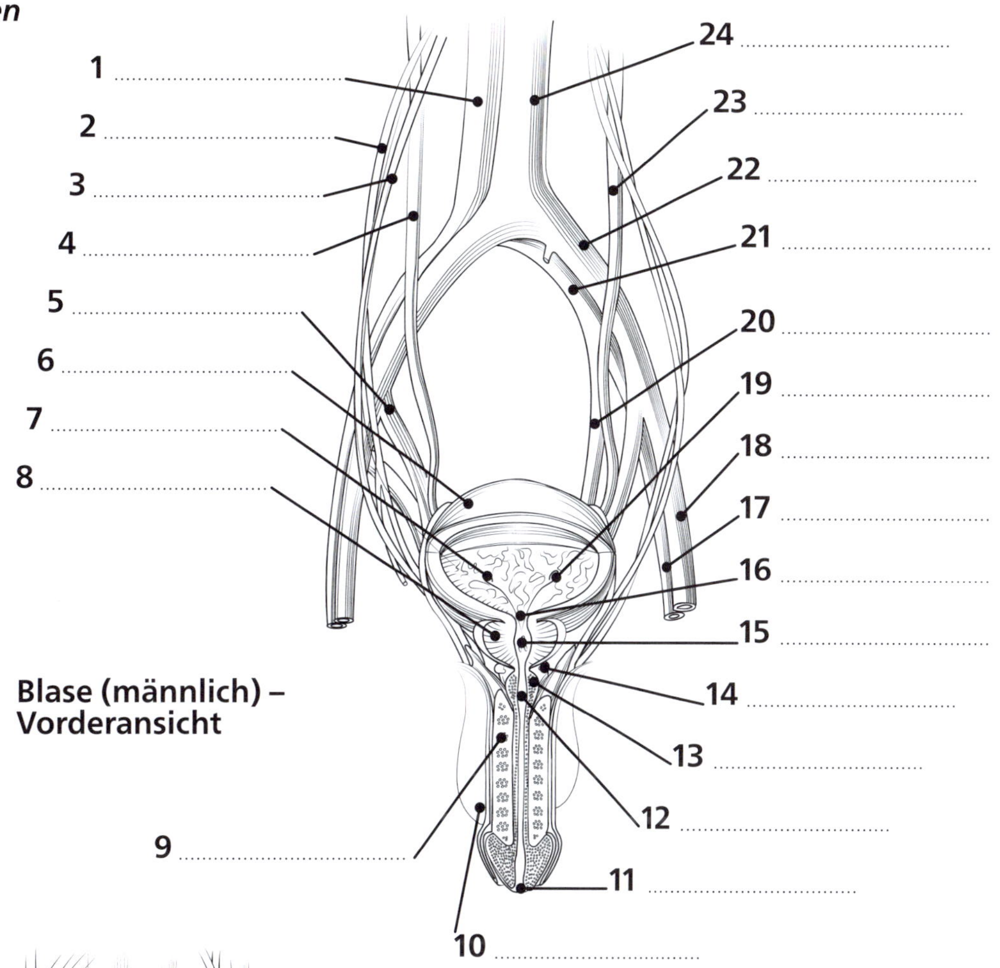

Blase (männlich) – Vorderansicht

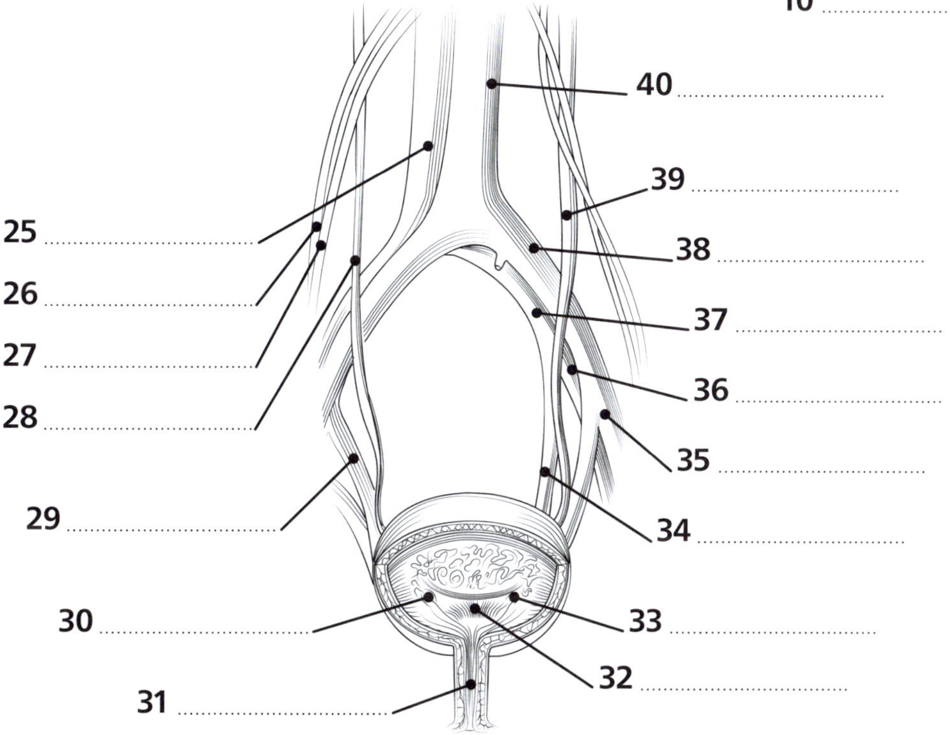

Blase (Frau) – Vorderansicht

Lücken füllen

1 *Den Ursprung des Ureters nennt man _ .*

2 *Die erste Stelle einer möglichen Blockierung des Ureters ist an der __________ .*

3 *Den Prozess, der dabei unterstützt, Urin oder Nierensteine durch den Ureter zu transportieren, nennt man __________ .*

4 *Wenn die Ureter in das Becken eintreten, winden sie sich medial auf der Höhe des __________ .*

5 *Der proximale Ureter wird durch die Äste der __________ arteriell versorgt.*

6 *Der Ureter kann sich aufgrund der __________ knicken, wenn er durch den Beckenring verläuft.*

7 *Bei Frauen verläuft der Ureter lateral zur __________ .*

8 *Die Nähe des Ureters zur __________ macht den Uterus anfällig für unabsichtliche Ligaturen während einer Hysterektomie.*

9 *Den Punkt, an dem der Ureter in die Harnblase mündet, nennt man __________ .*

10 *Der glattwandige Bereich im Blasengrund wird __________ genannt.*

11 *Die Harnblase ist mit einer Art von __________ -epithel ausgekleidet.*

12 *Der Blasenapex ist durch __________ mit dem Bauchnabel verbunden.*

13 *Die Harnblase wird hauptsächlich durch die Arteriae __________ superior und inferior mit Blut versorgt.*

14 *Die Kontrolle des Detrusors geschieht durch parasympathische Axone in den Nervii __________ pelvici.*

15 *Die__________ sind glatte Muskelfasern am Blasenhals, die den Urinfluss verhindern.*

16 *Der Musculus urethralis externus ist Teil des Diaphragma __________ .*

17 *Bei Männern münden die Aufführungsgänge der Bulbourethraldrüse bei der ________ in die Urethra.*

18 *Das erweiterte Segment der Urethra im Bulbus penis nennt man __________ .*

19 *Die männliche Urethra hat kleine Vertiefungen oder Einschnitte in ihrer Schleimhaut, die man __________ nennt.*

20 *Die Urethra tritt bei der __________ in die äußere Umgebung.*

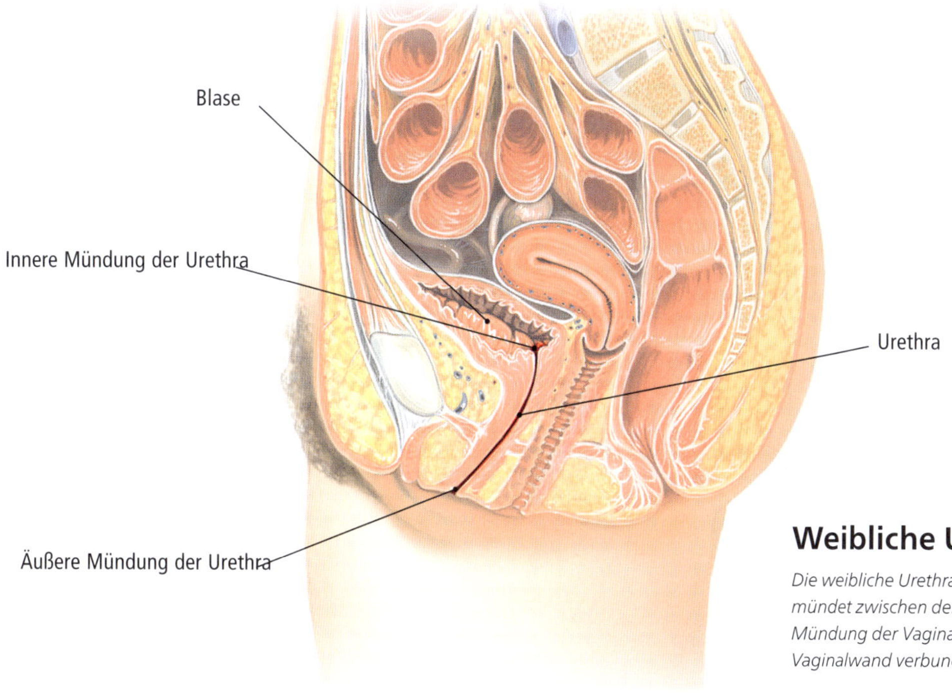

Weibliche Urethra

Die weibliche Urethra ist ca. 4 cm lang und mündet zwischen der Glans der Klitoris und der Mündung der Vagina. Sie ist mit der anterioren Vaginalwand verbunden.

Blasenkarzinom

Ein Krebs der Harnblase entsteht für gewöhnlich im Epithel, das sie auskleidet. Risikofaktoren sind unter anderem Rauchen, familiäre Krankengeschichte, frühere Strahlentherapie, wiederkehrende Harnwegsinfekte und der Kontakt mit Industriechemikalien (Färbemittel wie Benzidin oder 2-Naphthylamin). Symptome sind Blut im Urin (Hämaturie), Schmerzen beim Urinieren und Schmerzen im unteren Rücken. Durch eine Resektion während einer Zystoskopie (Einführung von Instrumenten in die Blase) können oberflächliche Tumore behandelt werden; große, fortgeschrittene Tumore können allerdings die Entfernung der gesamten Blase notwendig machen (Zystektomie).

Verbinde die Aussage mit der Begründung

1 *Das Epithel des Ureters nennt man Übergangsepithel, weil ...*

2 *Am ureteropelvinen Übergang kann eine Obstruktion des Harntrakts auftreten, weil ...*

3 *Der Ureter hat die Fähigkeit zur Peristaltik, weil ...*

4 *Der Urinrückfluss in den terminalen Ureter wird verhindert, weil ...*

5 *Gendefekte den Ureters können Hydronephrose verursachen, weil ...*

a *diese Region enger sein kann als andere Teile des Ureters.*

b *ein Stau von aufströmender Flüssigkeit die Nierenkelche ausdehnen kann.*

c *der Ureter schräg durch die Wand der Harnblase verläuft.*

d *es, je nach Ausmaß der Erweiterung des Lumens von säulenartigem zu schwammigen werden kann.*

e *seine Wand auch aus einer dicken Schicht an glatten Muskeln besteht.*

Blasensteine

Ein Aufbau von Salzen, Cholesterin und einigen Proteinen sind die häufigste Ursache für die Bildung von Blasensteinen. Diese Blasensteine können sich ohne Symptome bilden, bis sie eine Blockierung des Blasenausgangs verursachen. Für gewöhnlich werden Blasensteine durch Ultraschall behandelt oder chirurgisch entfernt.

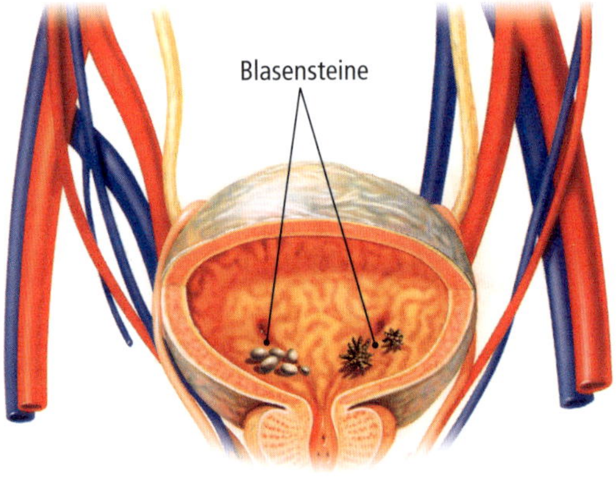

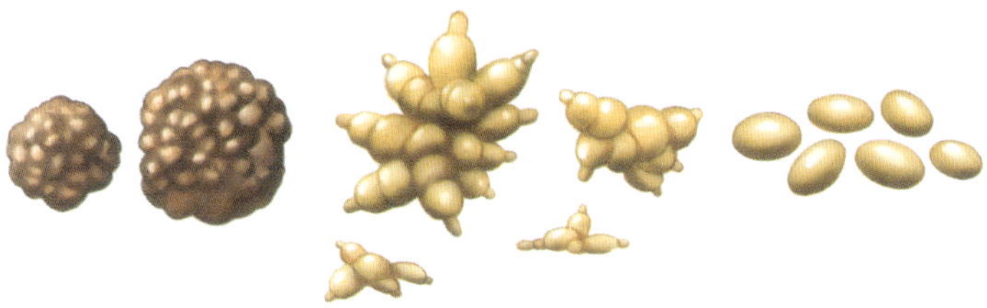

1 *Hypertrophie der zentralen Drüsen der Prostata können zur Obstruktion des Harntrakts führen, weil ...*

2 *Beim Setzen eines Katheters in die männliche Urethra muss vorsichtig vorgegangen werden, weil ...*

3 *Harnwegsinfekte sind bei Frauen häufiger, weil ...*

4 *Hypertrophie der Prostata kann die Bildung eines Knoten in der Blase (Uvula) verursachen, weil ...*

5 *Eine aufgeblähte Blase kann durch einen suprapubischen Katheter entleert werden, weil ...*

a *eine leicht geweitete Blase über die Schambeinfuge hinausragt.*

b *die Urethra durch die Mitte der Prostata verläuft.*

c *der mittlere Lappen der Prostata unmittelbar inferior zur Blasenwand liegt.*

d *die weibliche Urethra kürzer ist als die männliche.*

e *die Urethra an der Fossa navicularis eine Biegung nach rechts macht.*

Blasensteine

Blasensteine sind Kristalle, die sich über einen längeren Zeitraum aus dem Urin abgesetzt haben. Sie können aus Kalziumphosphat, Struvit, Kalziumoxalat, Zystin und Urat bestehen. Blasensteine können die Schleimwand abreiben und so zu Blut im Urin (Hämaturie) führen und ebenso Schmerzen beim Urinieren, speziell am Ende des Flusses, hervorrufen. Wenn die Steine eine Größe erreicht haben, die den Durchmesser der Urethra überschreitet, können sie nicht natürlich ausgeschieden werden und müssen entweder chirurgisch entfernt oder durch Ultraschall zerkleinert werden (Lithotripsie). Da Blasensteine kristallin sind, können sie durch Ultraschall-Frequenzen die für lebendes Gewebe harmlos sind, zerkleinert werden.

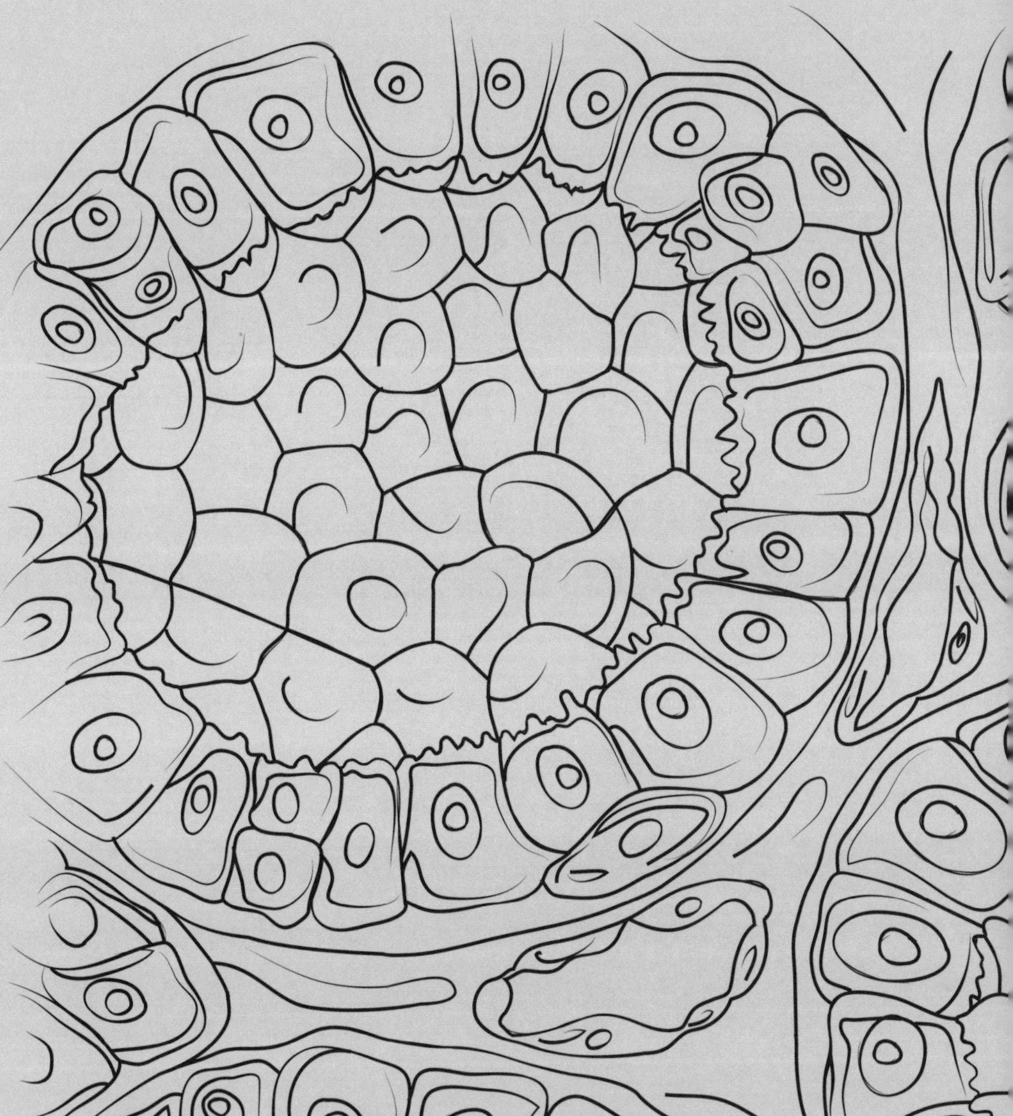

KAPITEL 8: DAS ENDOKRINE SYSTEM

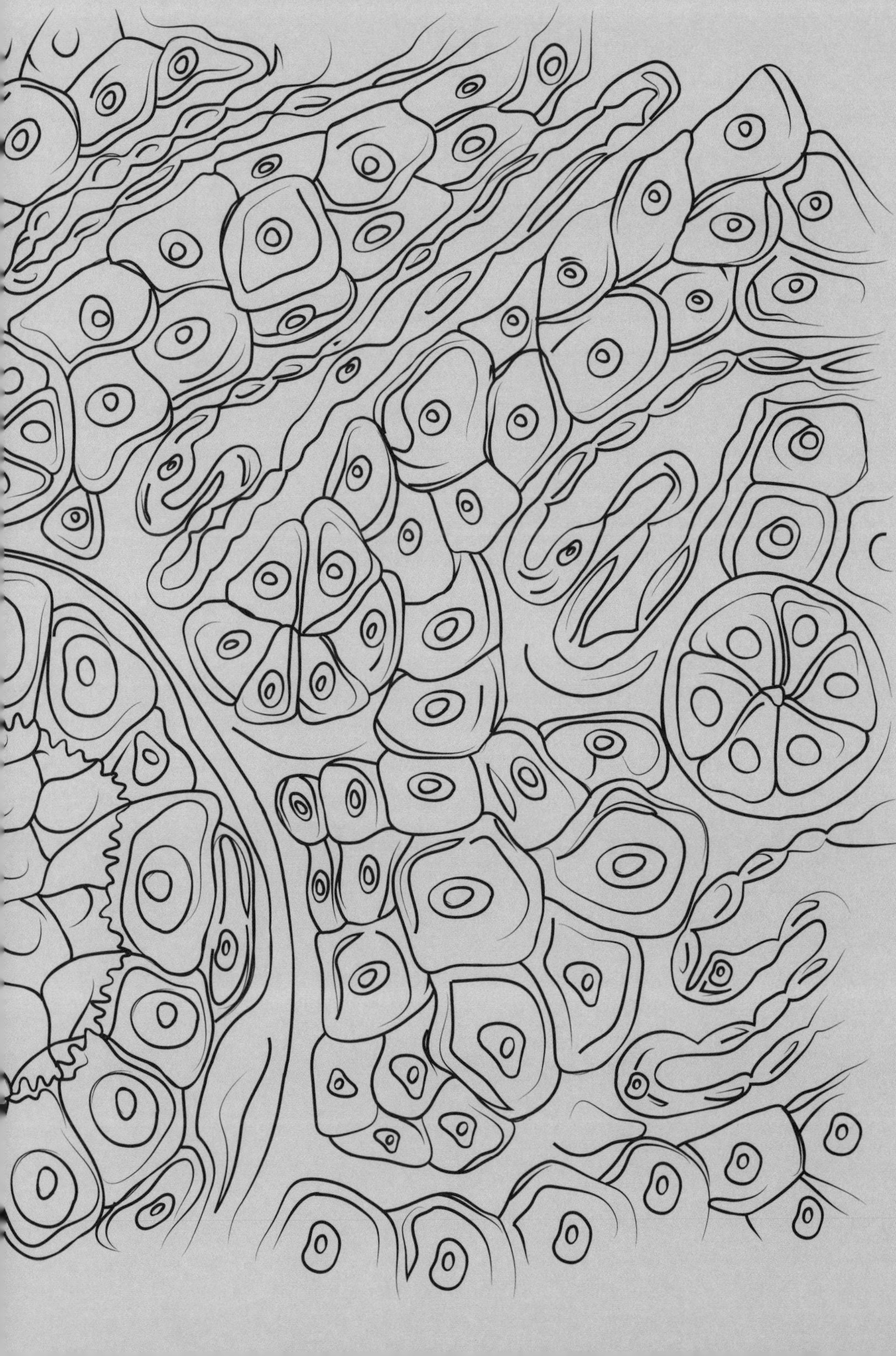

Überblick über das endokrine System

Das endokrine System ist eine Gruppe von Hormondrüsen, die eine wesentliche Rolle für einen konstanten Zustand des Körpers (Homöostase), die innere Uhr, das Wachstum und die Fortpflanzung spielen. Die Drüsen sezernieren ihre Erzeugnisse (Hormone) entweder direkt in den Blutkreislauf oder in Körperhöhlen. Hormone können kleine Proteinmoleküle (Peptide) sein oder aus Cholesterin-Molekülen abgeleitet werden (Steroide) und die metabolische Funktion der Zellen im gesamten Körper steuern.

Schlüsselbegriffe:

Bauchspeicheldrüse (Pankreas) Ein Organ mit endokrinen als auch exokrinen Funktionen. Die Langerhans-Inseln, welche Insulin, Glucagon und Somatostatin produzieren, bilden den endokrinen Teil. Der exokrine Teil produziert Proteasen, Amylase und Lipase für die Verdauung.

Eierstöcke Jeder Eierstock produziert Eizellen, sezerniert Östrogen und Progesteron und steuert das postnatale Wachstum der Fortpflanzungsorgane und die Entwicklung sekundärer Geschlechtsmerkmale (z.B. Schambehaarung und die weibliche Verteilung des Körperfetts).

Hoden Endokrine Organe (produzieren Testosteron), in welchen auch Spermazellen produziert werden (Spermatogenese).

Hypophyse Die wichtigste Drüse des endokrinen Systems. Sie erhält Informationen vom Hypothalamus und sezerniert Steuerungshormone, die die Funktion der anderen endokrinen Drüsen regulieren. Sie kann in einen vorderen Teil (Adenohypophyse), der durch die vom Hypothalamus sezernierten chemischen Faktoren gesteuert wird, und einen hinteren Teil (Neurohypophyse), welchen die Axone der Nervenzellen des Hypothalamus erreichen, eingeteilt werden.

Nebennieren Endokrine Drüsen, die auf den Nieren liegen, weshalb sie auch Glandulae suprarenales genannt werden. Sie bestehen aus kortikalem und medullarem Gewebe. Die Nebennierenrinde produziert Cortisol und das Mineralokortikoid Aldosteron, während das Nebennierenmark Adrenalin und Noradrenalin produziert.

Nebenschilddrüsen Vier kleine Drüsen, die posterior zu den Lappen der Schilddrüse liegen. Sie produzieren das Parathormon, das für die Steuerung des Metabolismus eine wesentliche Rolle spielt.

Schilddrüse Eine Drüse, die Iod aus dem Blut konzentriert, um die Hormone Thyroxin und Triiodthyrin für die Steuerung der Stoffwechselgeschwindigkeit zu produzieren.

Thymus Ein lymphatisches Organ im anterioren Mediastinum der Brust. Vor der Pubertät produziert er T-Lymphozten, danach bildet er sich in Fett- und Fasergewebe zurück.

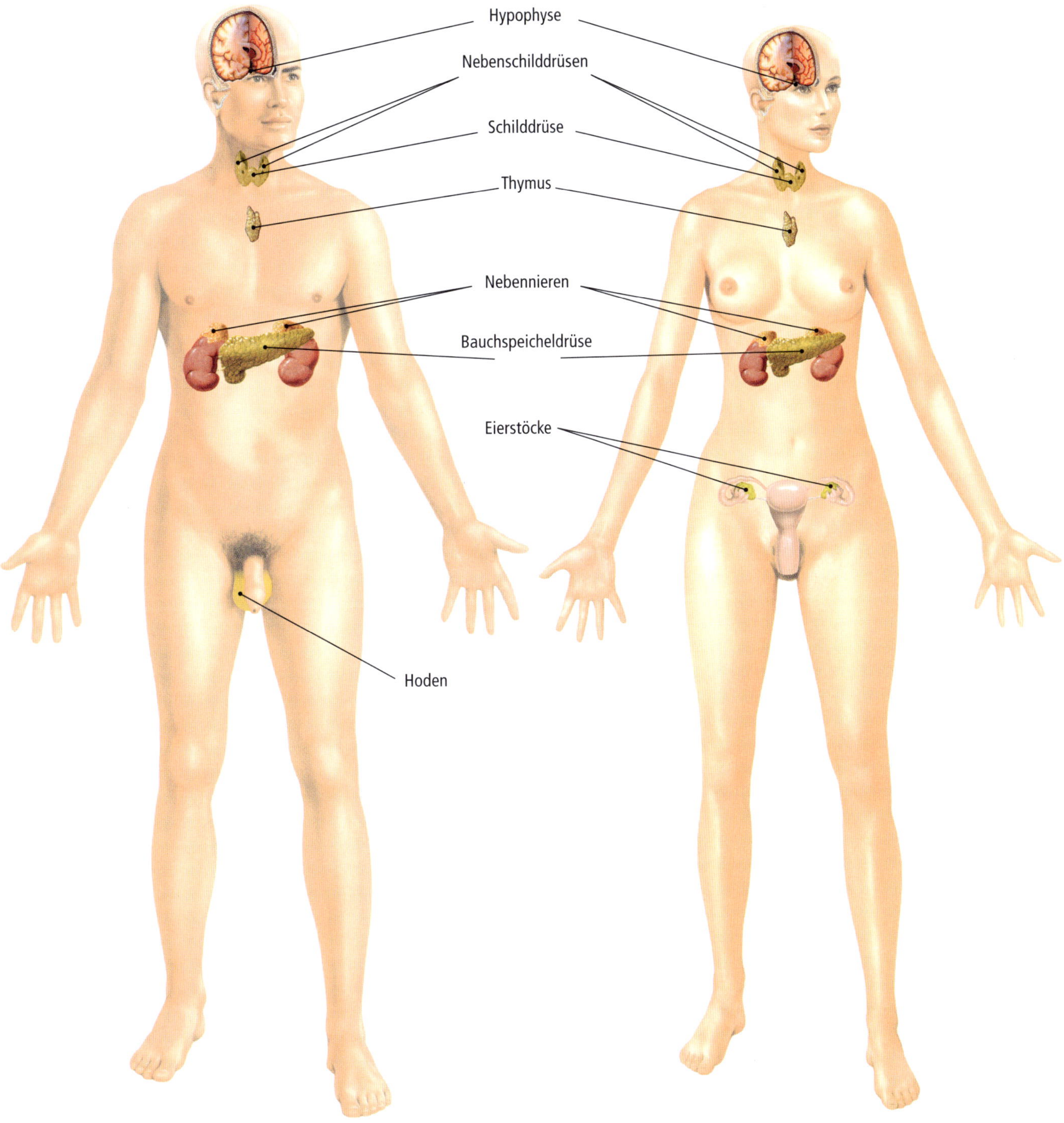

Männliches endokrines System – Vorderansicht

Weibliches endokrines System – Vorderansicht

Wahr oder Falsch?

1	*Alle Hormone bestehen aus steroiden Molekülen.*	
2	*Steroidhormone entfalten ihre Wirkung, indem sie an Rezeptoren an der Zelloberfläche binden.*	
3	*Die Hypophyse entwickelt sich ausschließlich aus dem Gaumen.*	
4	*Steroidmoleküle werden aus Cholesterin-Molekülen abgeleitet.*	
5	*Peptidhormone sind gegen die Zersetzung durch Magensäfte resistent.*	
6	*Die Nebennierenrinde und die Keimdrüsen sind die wichtigsten Quellen von Steroidhormonen.*	
7	*Hormone entfalten ihre Wirkung meist schon nach einigen Sekunden oder Minuten.*	
8	*Steroidmoleküle sind lipidlöslich.*	
9	*Steroidhormone werden hauptsächlich im Blut von Carrier-Proteinen transportiert.*	
10	*Die endokrinen Drüsen entwickeln sich aus den oberflächlichen Schichten des Embryos (Endoderm und Ektoderm).*	
11	*Alle Hormone werden im Blutstrom transportiert.*	
12	*Peptidhormone sind nie länger als eine Kette von vier Aminosäuren.*	
13	*Ein Kernbestandteil der endokrinen Funktionsweise ist die positive Feedbackschleife.*	
14	*Nichtsteroidale Hormone wirken durch ein zweites Messenger-System, das sich in der Membran der Zielzelle befindet.*	
15	*Steroidhormone binden an einen Rezeptor im Zytoplasma, der sich dann zum Nukleus bewegt.*	

Multiple-Choice

1 *Welche ist die Hauptdrüse des endokrinen Systems?*

Ⓐ Die Schilddrüse
Ⓑ Die Nebenschilddrüsen
Ⓒ Die Hypophyse
Ⓓ Die Bauchspeicheldrüse
Ⓔ Die Nebennieren

2 *Welche Hormondrüse steht am ehesten in einer direkten Verbindung mit dem Hypothalamus?*

Ⓐ Die Schilddrüse
Ⓑ Die Nebenschilddrüsen
Ⓒ Die Nebennieren
Ⓓ Die Bauchspeicheldrüse
Ⓔ Die Hypophyse

3 *Welche Hormondrüse liegt im Zentrum der Schädelhöhle?*

Ⓐ Die Schilddrüse
Ⓑ Die Nebenschilddrüsen
Ⓒ Die Epiphyse
Ⓓ Die Hypophyse
Ⓔ Die Nebennieren

4 *Welche Hormondrüse bildet einen Knoten im Hals, wenn sie vergrößert ist?*

Ⓐ Die Schilddrüse
Ⓑ Die Nebenschilddrüsen
Ⓒ Die Epiphyse
Ⓓ Die Hypophyse
Ⓔ Die Nebennieren

5 *Welche endokrine Drüse ist gleichzeitig auch eine exokrine Drüse?*

Ⓐ Die Hypophyse
Ⓑ Die Epiphyse
Ⓒ Die Hoden
Ⓓ Die Bauchspeicheldrüse
Ⓔ Die Nebennieren

6 *Welche Hormondrüse befindet sich an der posterioren Bauchwand?*

Ⓐ Die Eierstöcke
Ⓑ Die Nebenschilddrüsen
Ⓒ Die Nebennieren
Ⓓ Die Hoden
Ⓔ Die Epiphyse

7 *Welche Hormondrüse hat sowohl einen Mark- als auch einen Rindenbereich?*

Ⓐ Die Hypophyse
Ⓑ Die Hoden
Ⓒ Die Bauchspeicheldrüse
Ⓓ Die Schilddrüse
Ⓔ Die Nebennieren

Wirkungsmechanismus von Hormonen

Steroidhormone können in die Zelle eindringen und an Rezeptoren binden, die sich zum Nukleus verlagern, und so die Proteinsynthese anstoßen. Nichtsteroidale Hormone hingegen wirken über Rezeptoren an der Zelloberfläche. Die Bindung von Peptidhormonen an einen Rezeptor löst eine Enzymkaskade aus, die sekundäre Botenstoffe wie cAMP generieren und die Zellfunktion beeinflussen.

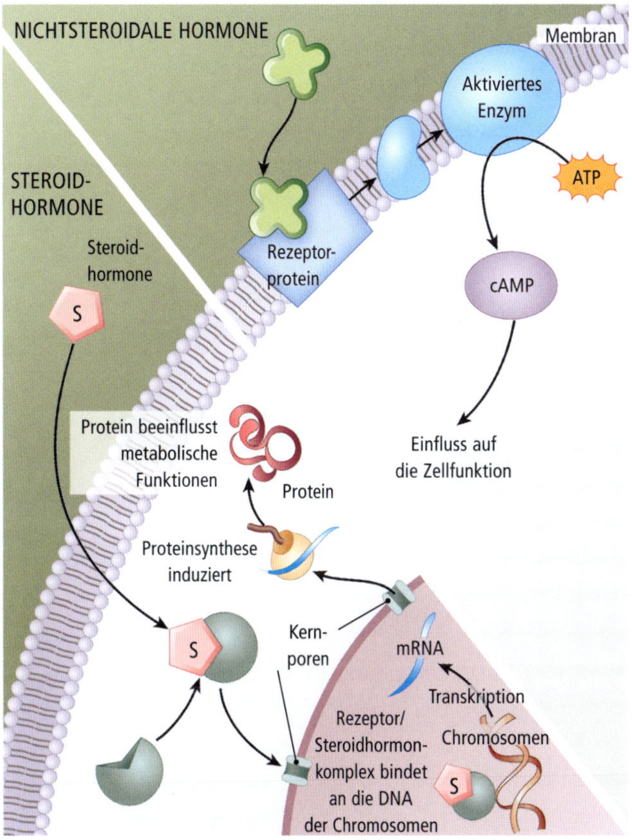

Lücken füllen

1 *Bei einer Operation der Hypophyse kann diese durch die __________-höhle erreicht werden.*

2 *Die ____________________ befinden sich an der posterioren Oberfläche der Schilddrüse.*

3 *Die ____________________ und die ____________________ zählen zum neuroendokrinen System.*

4 *Die Schilddrüse besteht aus zwei _________, die durch einen Isthmus verbunden werden.*

5 *Die Schilddrüse befindet sich im Bereich um den ____________________ und der ____________________.*

6 *Die ____________________ hat sowohl endokrine als auch exokrine Funktionen.*

7 *Die ____________________ kann chirurgisch durch die posteriore Bauchwand erreicht werden.*

8 *Die rechte ____________________ steht in direktem Kontakt mit der Leber.*

9 *Das ____________________ der Nebenniere ist die Hauptquelle für das Adrenalin, das in den Körper ausgeschüttet wird.*

10 *Die ____________________ der Nebenniere ist die Hauptquelle für Cortisol und Mineralkortikoide.*

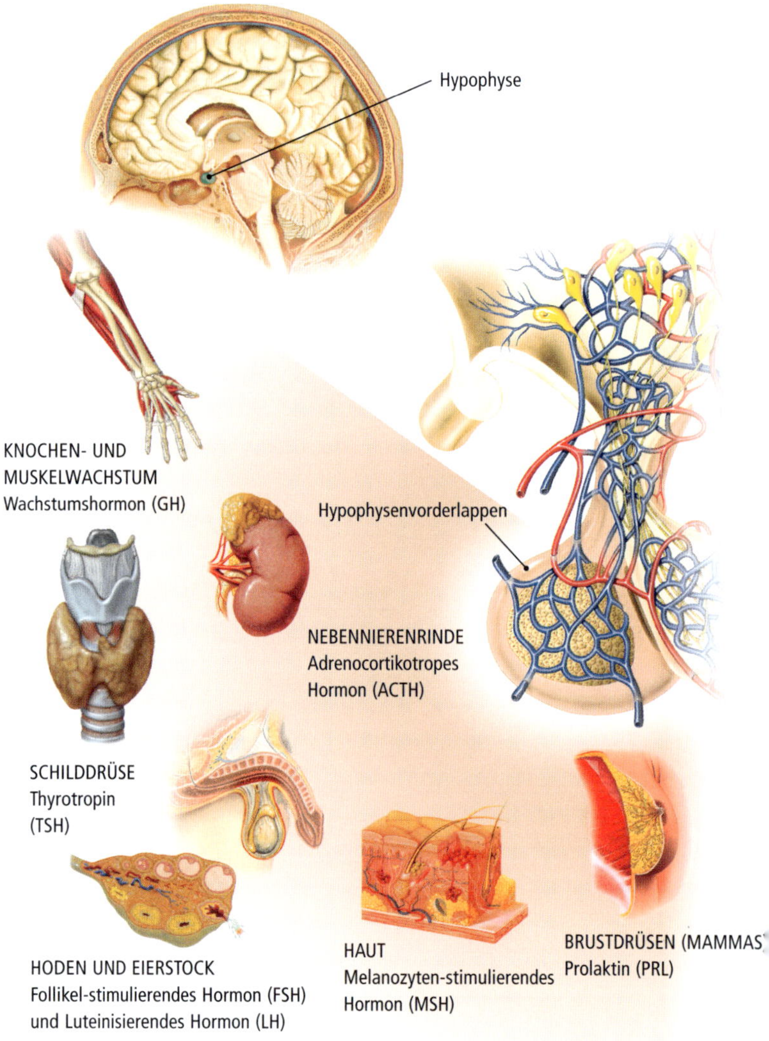

Wirkungsmechanismus des Hypophysenvorderlappens

Die Zellen des Hypophysenvorderlappens produzieren eine Vielzahl verschiedener Hormone, die unterschiedliche Wirkungen im Körper entfalten. Die Zellen des Hypophysenvorderlappens die diese Hormone produzieren werden selbst durch die Ausschüttung von Hemmungsfaktoren durch die Zellen des Hypothalamus gesteuert.

Verbinde die Aussage mit der Begründung

1 *Ein Tumor an der Hypophyse kann zu einem Verlust des temporalen Sehfelds führen, weil ...*

2 *Eine unvorsichtige Entfernung der Schilddrüse kann zu Problemen mit dem Kalzium-Stoffwechsel führen, weil ...*

3 *Eine fehlerhafte Migration der Schilddrüse kann zu einem Knoten auf der Zunge führen, weil ...*

4 *Die Epiphyse kann man bei einem Schädelröntgen sehen, weil ...*

5 *Wiederkehrende Pankreatitis kann zu Diabetes mellitus führen, weil ...*

6 *Peptidhormone müssen sich an die Oberfläche der Zielzelle binden, weil ...*

7 *Tumore am Hypothalamus können die endokrine Funktion stark beeinträchtigen, weil ...*

a *im mittleren Alter häufig Verkalkungen in dieser Drüse auftreten.*

b *dabei unbeabsichtigt auch die Nebenschilddrüsen entfernt werden könnten.*

c *Autodigestion und Entzündungen der Bauchspeicheldrüse zu Verletzungen der Langerhans-Inseln führen können.*

d *sich diese Drüse im Bereich des Foramen cecum der Zunge befindet.*

e *sich die Sehnervenkreuzung direkt superior zu dieser Drüse befindet.*

f *diese Struktur die Aktivität der unterschiedlichen Zelltypen in der Hypophyse steuert.*

g *sie nicht lipidlöslich sind und sich im in der lipiden zweilagigen Zellmembran nicht verteilen können.*

Hypophyse, Epiphyse, Schilddrüse und Nebenschilddrüsen

In der Schädelhöhle befinden sich zwei Hormondrüsen. Die Hypophyse liegt in einer Fossa unter dem Hypothalamus, die Epiphyse befindet sich im Zentrum der Schädelhöhle. Die Hypophyse ist die Haupt-Hormondrüse, weil sie die Aktivität der anderen Drüsen steuert, während die Epiphyse den Tageszyklus regelt. Die Schilddrüse und die Nebenschilddrüsen befinden sich im unteren Nacken. Die Nebenschilddrüsen sind kleine, erbsengroße Drüsen, die an der Hinterseite der Schilddrüse befestigt sind.

Schlüsselbegriffe:

Arteria hypophysialis (inferior und superior) Äste der Arteria carotis interna, welche die Hypophyse mit Blut versorgen.

Axon (Nervenfaser) Der lange Fortsatz einer Nervenzelle, welcher Impulse an das Gehirn oder an andere Körperteile weiterleitet.

Colliculi superiores und inferiores Gepaarte Erhebungen an der dorsalen (posterosuperioren) Oberfläche des Mittelhirns. Der Colliculus superior ist für das Sehen mitverantwortlich. Der Colliculus inferior ist für das Hören mitverantwortlich.

Corpus callosum Ein langes Nervenbündel, das die beiden Gehirnhälften miteinander verbindet. Es besteht aus mehr als 300 Millionen Axonen und ermöglicht die Interaktion zwischen den Hälften des Vorderhirns.

Endokrine Drüsen Endokrine Drüsen sezernieren chemische Botenstoffe (Hormone) in den Blutstrom oder in Körperhöhlen. Die größten endokrinen Drüsen sind die Hypophyse, die Epiphyse, die Nebennieren, die Schilddrüse, die Nebenschilddrüsen und die endokrine Bauchspeicheldrüse.

Epiphyse Eine Drüse an der hinteren Oberfläche des Zwischenhirns. Sie schüttet das Hormon Melatonin aus und steuert biologische Rhythmen. Sie wird auch Zirbeldrüse genannt.

Hypophysenhinterlappen (Neurohypophyse) Der hintere Lappen der Hypophyse. Er beinhaltet die Axonenden der neurosekretorischen Zellen des Hypothalamus.

Hypophysenstiel (Infundibulum) Ein Stiel, der die Hypophyse mit der Unterseite des Hypothalamus verbindet. Er leitet das Pfortadersystem zum Hypophysenvorderlappen und die Axone der hypothalamischen hypophysischen Bahn zum Hypophysenhinterlappen.

Hypophysenvorderlappen (Adenohypophyse) Der vordere Lappen der Hypophyse. Sie ist stark vaskularisiert und produziert in ihren Epithelzellen Hormone, speichert diese in Granulat, und setzt sie bei Bedarf frei.

Hypophyse Siehe S. 250–251.

Hypophysäres Pfortadersystem Ein Pfortadersystem, das Blut mit Freisetzungs- und Regulierungsfaktoren von Nuclei des Hypothalamus zum Hypophysenvorderlappen transportiert.

Hypothalamus Der inferiore Teil des Zwischenhirns. Er ist für die Homöostase (Aufrechterhaltung eines konstanten internen Milieus), unsere Motivation sowie für die Kontrolle des autonomen Nervensystems mitverantwortlich.

Mammillarkörper Ein Teil des Hypothalamus. Die beiden Mammillarkörper sind Teil der Gehirnwindung, die für das Abspeichern von Erinnerungen verantwortlich ist. Ihren Namen haben sie aufgrund ihrer Ähnlichkeit zu kleinen Brüsten.

Nebenschilddrüsen Vier kleine Drüsen, die posterior zu den Lappen der Schilddrüse liegen. Sie produzieren das Parathormon, das für die Stoffwechselregulierung eine wesentliche Rolle spielt.

Neurosekretorische Zellen Zellen des Hypothalamus, die Oxytocin und Vasopressin produzieren und diese in ihren Axonen zum Hypophysenhinterlappen transportieren.

Schilddrüse Siehe S. 250–251.

Sehnervenkreuzung Die Region wo die Axone der medialen (nasalen) Retina auf die andere Seite des Gehirns wechseln.

Thalamus Eine eiförmige Struktur, die auf beiden Seiten an den dritten Ventrikel grenzt. Er nimmt eine Relais-Funktion zwischen dem Hirnstamm und dem Kortex ein. Der Thalamus beinhaltet Kerne, die für die Weiterleitung sensorischer Impulse des Seh-, Hör- und Tastsinns sowie für die Rückkopplung motorischer Signale verantwortlich sind.

Vene Ein Gefäß mit niedrigem Druck, das Blut zurück zum Herzen transportiert. Venen haben eine relativ dünne Tunica media.

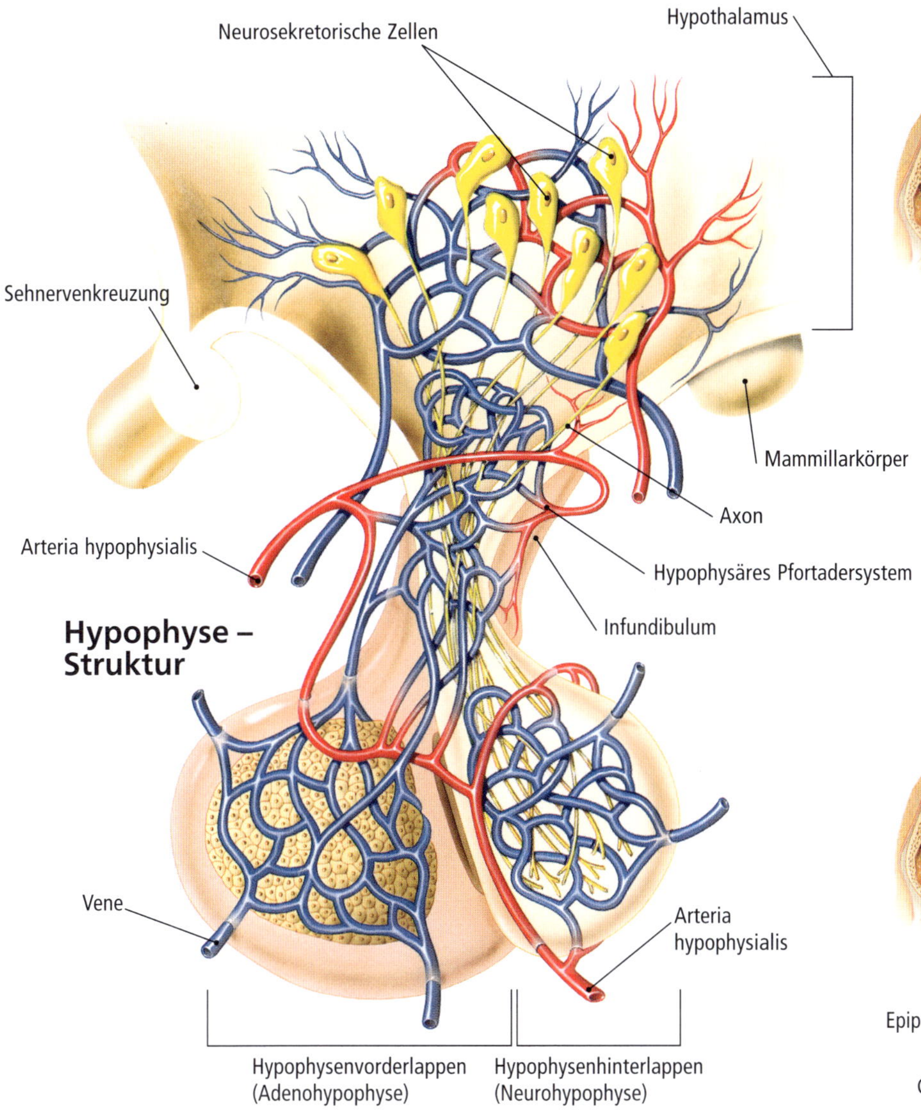

Hypophyse – Struktur

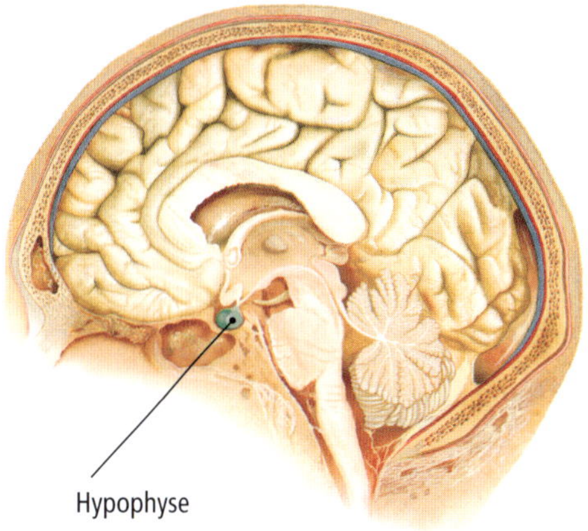

Lage der Hypophyse

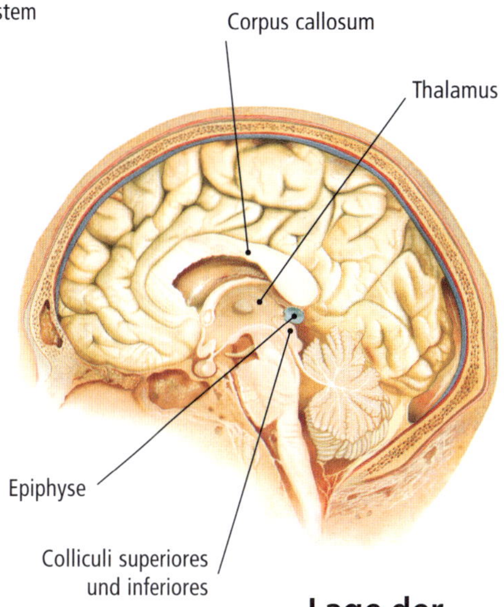

Lage der Epiphyse

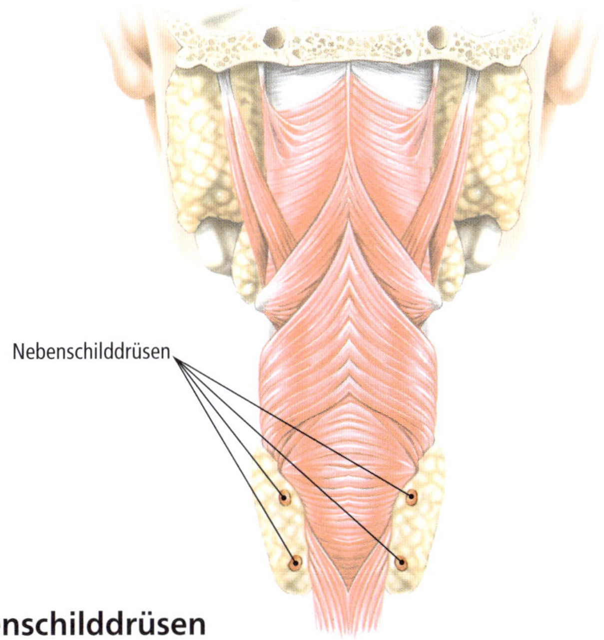

Nebenschilddrüsen

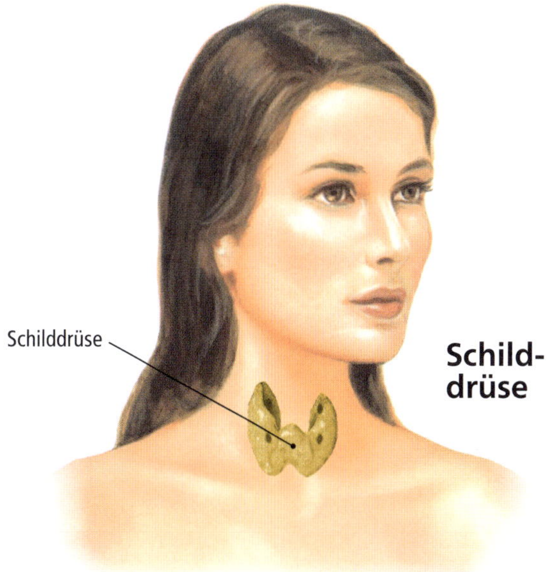

Schilddrüse

Wahr oder Falsch?

1	*ACTH wird im Hypophysenhinterlappen gebildet.*	
2	*Azidophile Zellen des Hypophysenvorderlappens produzieren das lutenisierende Hormon.*	
3	*Prolaction wird von azidophilen Zellen des Hypophysenvorderlappens gebildet.*	
4	*Basophile Zellen des Hypophysenvorderlappens produzieren das Follikel-stimulierende Hormon.*	
5	*Oxytocin wird von Axonen des Tractus hypothalamohypophysialis ausgeschüttet.*	
6	*Zellen des Intersitiums der Epiphyse haben eine sekretorische Funktion.*	
7	*Schilddrüsenhormone werden aus Iod und der Aminosäure Cystin synthetisiert.*	
8	*Parafollikuläre C-Zellen bilden die Quelle für Calcitonin.*	
9	*Die Nebenschilddrüsen beinhalten kolloidgefüllte Follikel.*	
10	*Oxyphile Zellen der Nebenschilddrüse schütten das Parathormon aus.*	

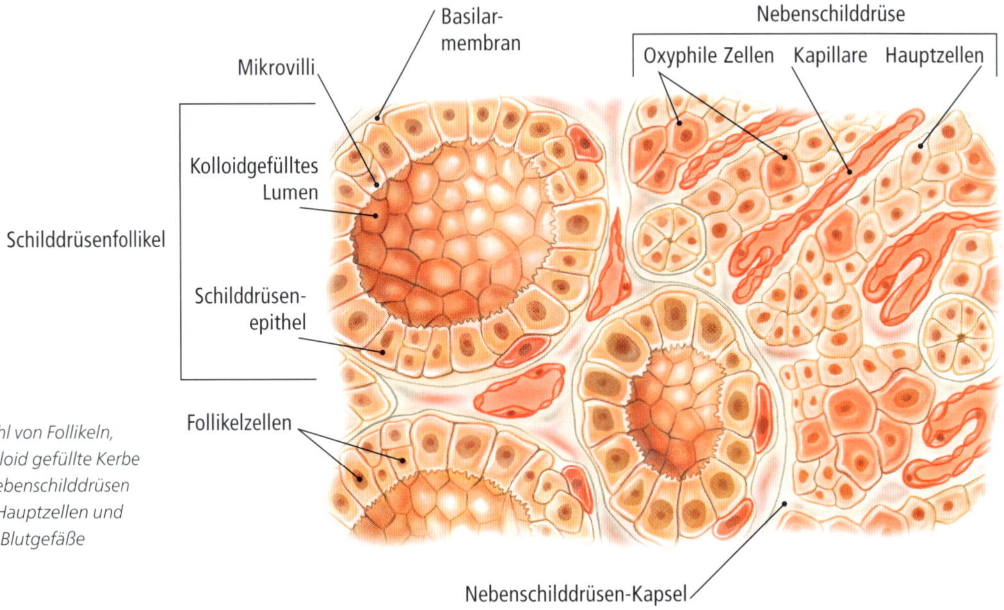

Schilddrüse und Nebenschilddrüsen – Mikrostruktur

Die Schilddrüse besteht aus einer Vielzahl von Follikeln, von welchen jedes eine zentrale, mit Kolloid gefüllte Kerbe hat, die Thyreoglobulin speichert. Die Nebenschilddrüsen verfügen über eine festere Struktur aus Hauptzellen und oxyphilen Zellen, die ausreichend durch Blutgefäße versorgt werden.

Multiple-Choice

1 *Welche Struktur verbindet den Hypothalamus mit dem Hypophysenhinterlappen?*

Ⓐ Der Fornix
Ⓑ Der Tractus hypothalamohypophysialis
Ⓒ Die hypothalamische Indusium-Bahn
Ⓓ Das Corpus callosum
Ⓔ Die Pyramidenbahn

2 *Welches Hormon des Hypophysenvorderlappens ist für das Wachstum der Brustdrüsen von direkter Bedeutung?*

Ⓐ Thyrotropin
Ⓑ Luteinisierendes Hormon
Ⓒ Follikel-stimulierendes Hormon
Ⓓ Prolaktin
Ⓔ Oxytocin

3 *Welches Hormon der Hypophyse stimuliert die Bildung des insulinähnlichen Wachstumsfaktors 1 durch die Leber?*

Ⓐ Prolaktin
Ⓑ Thyrotropin
Ⓒ Follikel-stimulierendes Hormon
Ⓓ Luteinisierendes Hormon
Ⓔ Wachstumshormon

4 *Welches Hormon wird im Hypophysenvorderlappen am häufigsten ausgeschüttet?*

Ⓐ Wachstumshormon
Ⓑ Luteinisierendes Hormon
Ⓒ Prolaktin
Ⓓ Follikel-stimulierendes Hormon
Ⓔ Thyrotropin

5 *Welches Hormon ist für die Kontraktion des Uterus bei den Wehen verantwortlich?*

Ⓐ Antidiuretisches Hormon
Ⓑ Oxytocin
Ⓒ Follikel-stimulierendes Hormon
Ⓓ Prolaktin
Ⓔ Wachstumshormon

6 *Welche der Folgenden ist eine direkte Wirkung von Schilddrüsenhormonen?*

Ⓐ Verringerter Serumkalzium-Spiegel
Ⓑ Erhöhter Blutfluss in den Muskeln
Ⓒ Erhöhte Herzfrequenz
Ⓓ Erhöhte Stoffwechselgeschwindigkeit
Ⓔ Erhöhter Blutzucker

7 *Welches Hormon trägt dazu bei, den Kalziumspiegel im Blut zu erhöhen?*

Ⓐ Nebenschilddrüsenhormon
Ⓑ Calcitonin
Ⓒ Thyrotropin
Ⓓ Luteinisierendes Hormon
Ⓔ Wachstumshormon

Hypophysenadenom

Die Hypophyse befindet sich unter dem Hypothalamus in der Fossa hypophysialis des Keilbeins. Gutartige Tumore in der Hypophyse können auf angrenzende Strukturen wie die Sehnervenkreuzung drücken, was zu Erblindung in den temporalen Gesichtsfeldern beider Augen (bitemporale Hemianopsie) führen kann. Solche Tumoren können ebenso zur Ausschüttung von Hormonen wie dem Wachstumshormon oder dem Adrenocortikotropen Hormon führen, die unter anderem zu physiologischen Veränderungen des Körpers führen. Die Behandlung erfolgt meist durch eine chirurgische Entfernung des Tumors durch die Nasenhöhle und die Keilbeinhöhlen.

Malen und Bezeichnen

i) Benenne jede der in den Abbildungen gezeigten Strukturen

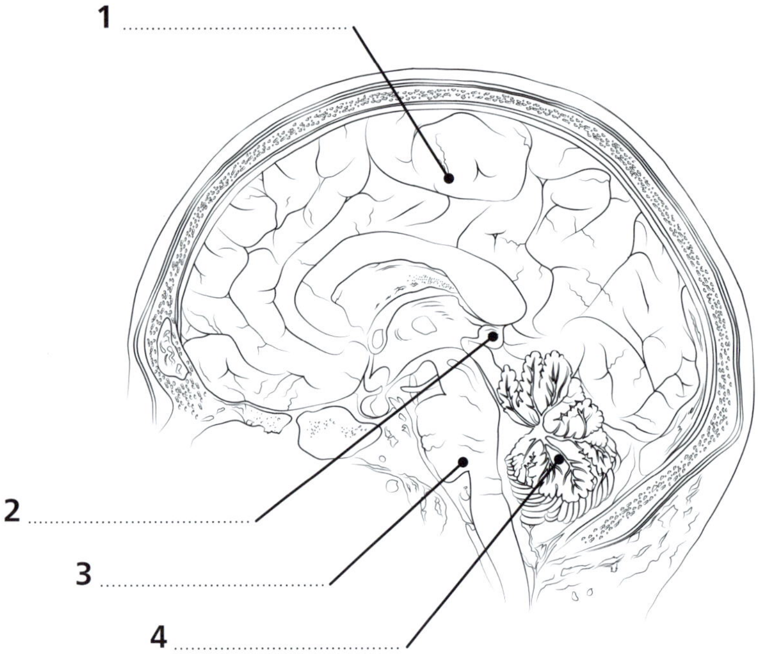

Lage der Epiphyse

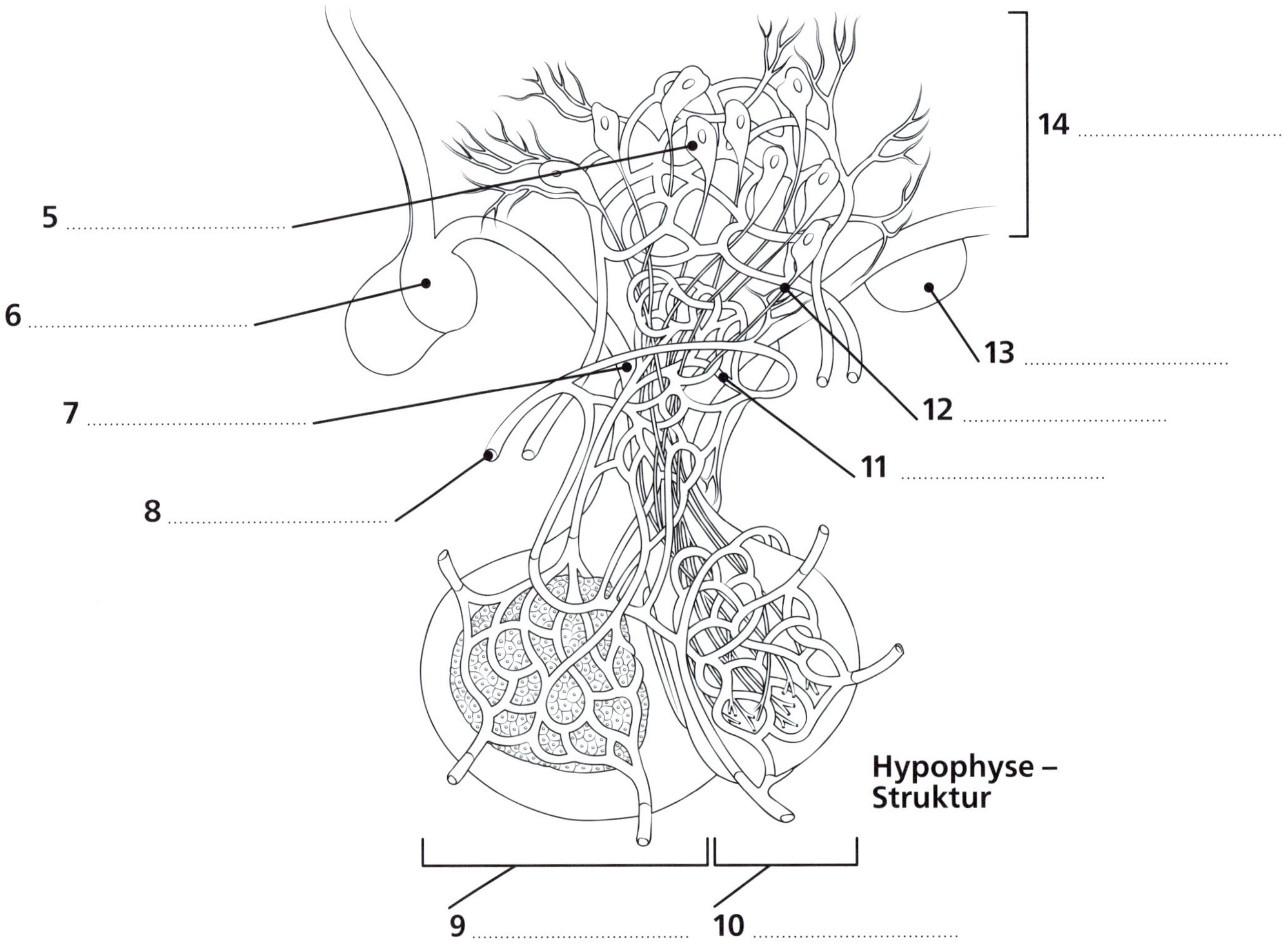

Hypophyse – Struktur

ii) Benenne jede der in den Abbildungen gezeigten Strukturen

Schilddrüse und Nebenschilddrüsen – Mikrostruktur

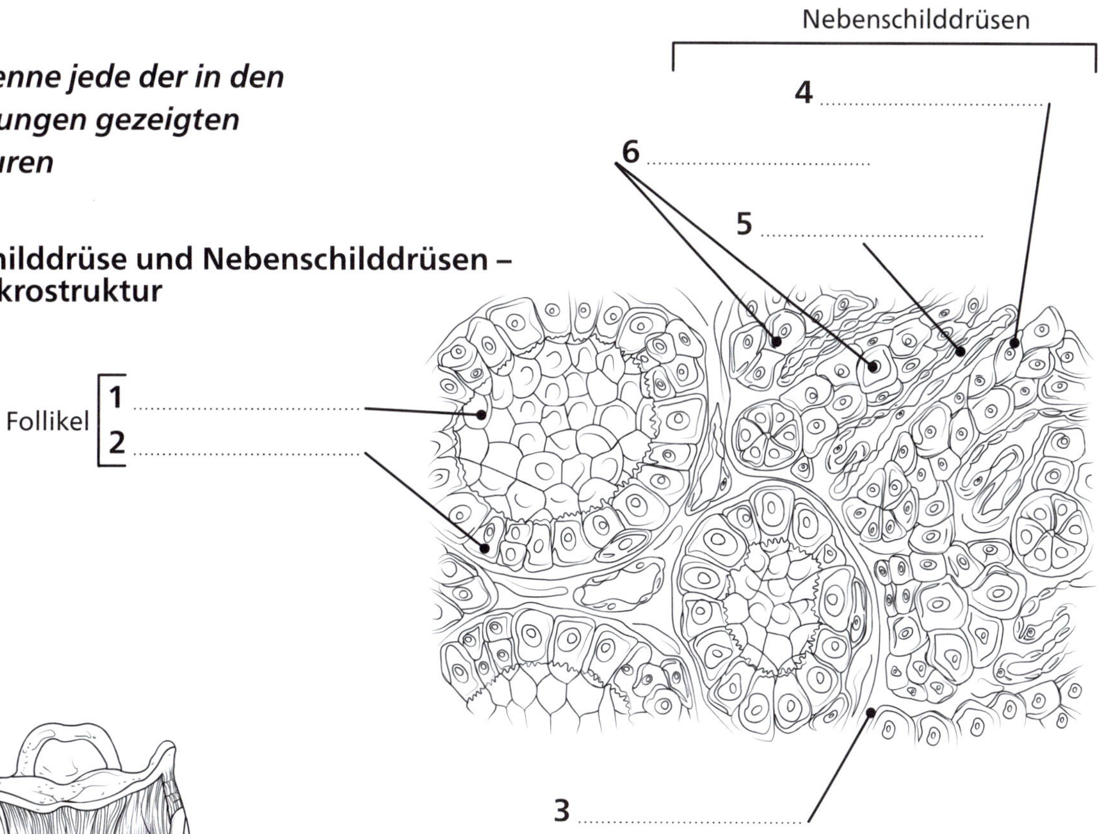

Schilddrüse – Vorderansicht

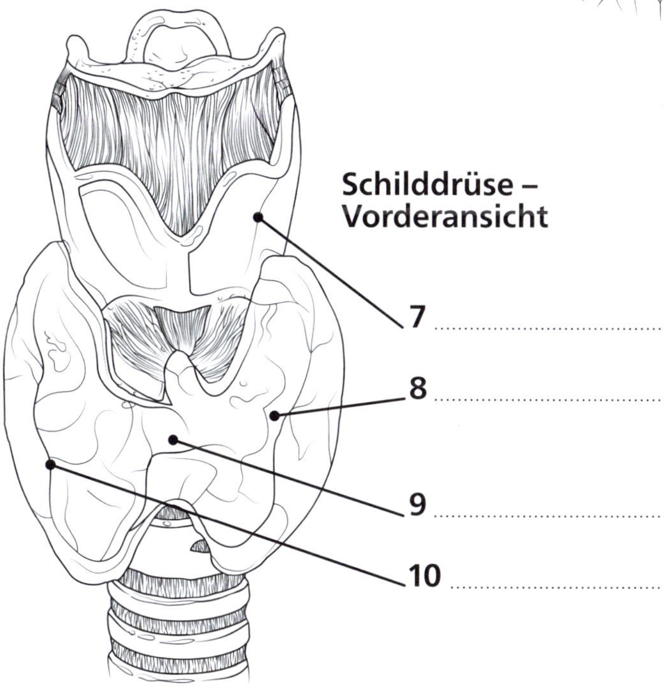

Nebenschilddrüsen

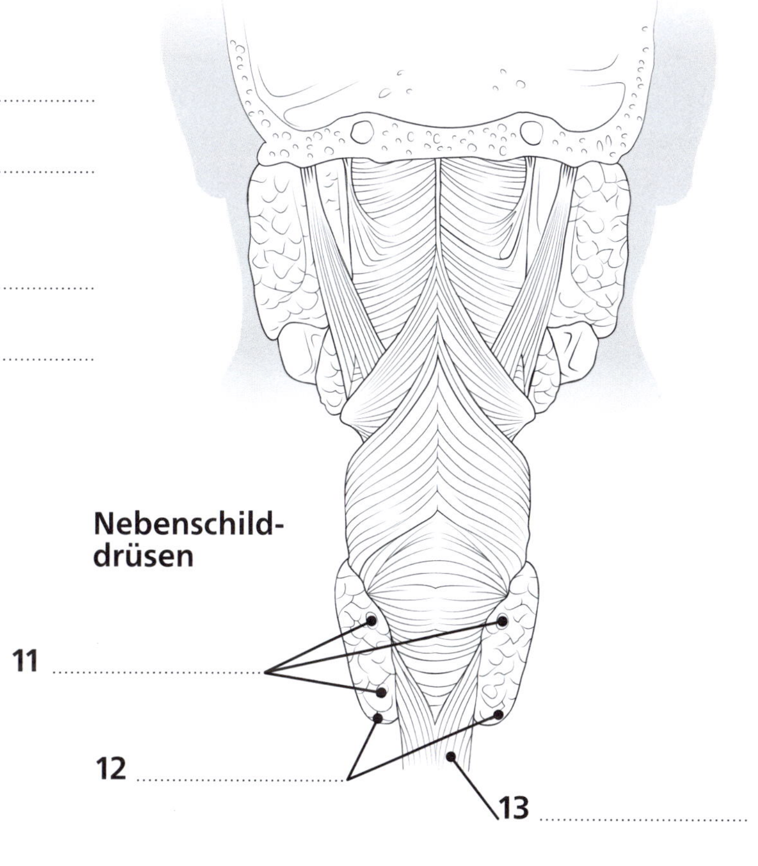

Lücken füllen

1 *Die Ausschüttung von Wachstumshormonen vom Hypophysenvorderlappen wird durch ____________ aus dem Hypothalamus verhindert.*

2 *Das ________-system transportiert Blut vom Hypothalamus zum Hypophysenvorderlappen.*

3 *Der Tractus hypothalamohypophysialis entspringt aus dem Nucleus ____________ und dem Nucleus ____________ des Hypothalamus.*

4 *Mit Hilfe einer Hämatoxylin-Eosin-Färbung können drei Zelltypen im Hypophysenvorderlappen erkannt werden: ____________, ____________ und ____________ Zellen.*

5 *Die Höchstproduktion von Wachstumshormonen erfolgt am ________ vor dem ________.*

6 *Eine übermäßige Produktion von Wachstumshormonen bei Erwachsen führt zu ________.*

7 *Eine verringerte Ausschüttung von Wachstumshormonen während des Wachstums führt zu ____________.*

8 *Bei Männern stimuliert das Luteinisierende Hormon die Produktion von ____________ durch ____________-zellen.*

9 *Bei Frauen stimuliert das ____________ die Entwicklung des Eifollikels.*

10 *ACTH oder Kortikotropin bewirkt an der Nebennierenrinde die Stimulierung der ____________-Ausschüttung.*

11 *Die Axonenden des Tractus hypothalamohypophysialis nennt man ____________.*

12 *Neurogene Diabetes insipideus wird durch eine unzureichende Ausschüttung von ____________ durch den Hypophysenhinterlappen verursacht.*

13 *Die Innervierung der Epiphyse erfolgt durch sympathische Fasern des ____________.*

14 *Die ____________ ist der embryonale Ursprung von parafollikulären Zellen (C-Zellen).*

15 *Ernährungsbedingter Iod-Mangel führt zu einer Vergrößerung der Schilddrüse, einem ___________.*

16 *Das wichtigste Schilddrüsenhormon ist das _____________________.*

17 *Die hypophysäre Steuerung der Schilddrüse erfolgt durch ___________(_____________________).*

18 *___________ist jener Faktor, der die Resorption von Kalzium aus dem Verdauungstrakt fördert.*

19 *Die ___________Zellen der Nebenschilddrüse können vorübergehend auch Hauptzellen sein.*

20 *Im Fall von Osteoklasten unterdrückt das Hormon ___________die Mobilisierung von Kalzium aus den Knochen.*

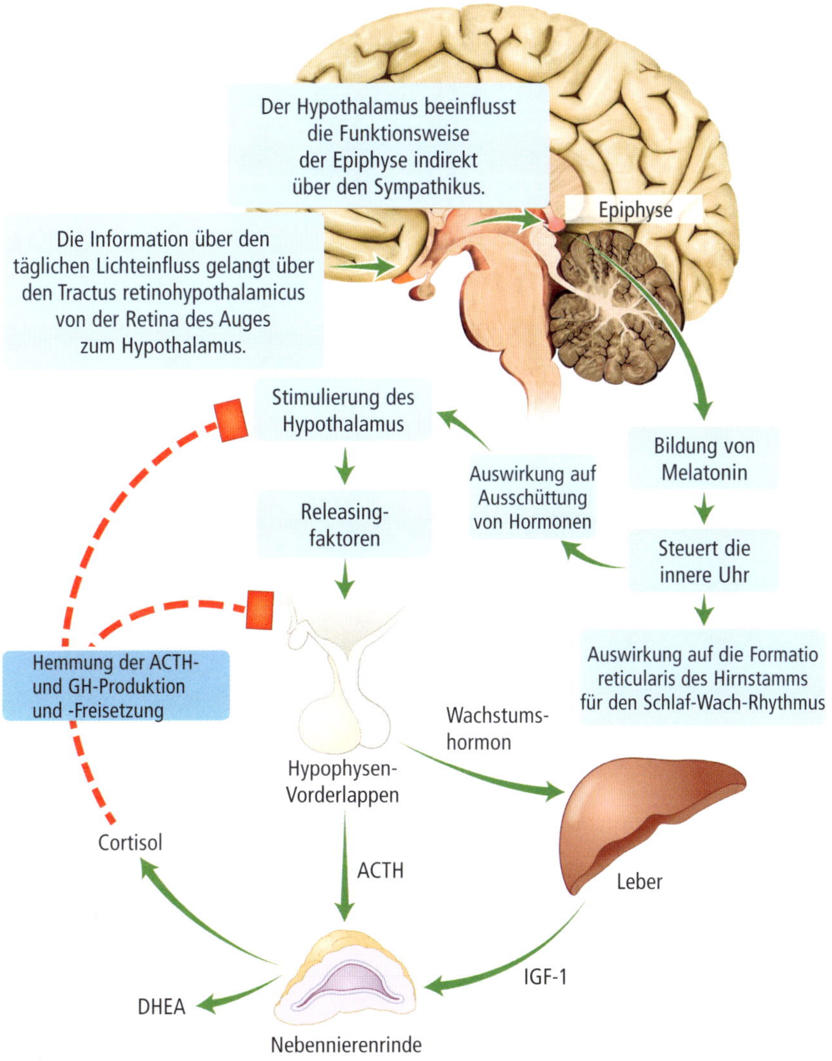

Die Regulierung des Tageszyklus durch Hormone

Viele Funktionen des Gehirns und des endokrinen Systems werden durch die Ausschüttung von Melatonin der Epiphyse oberhalb des Thalamus im Gehirn so gesteuert, dass sie einen diurnalen oder täglichen Zyklus durchlaufen. Sowohl Wachstumshormone als auch Kortikosteroide folgen einem regelmäßigen Tageszyklus mit Höhen und Tiefen in der Ausschüttung. Die Melatoninausschüttung hingegen reguliert sich im Hypothalamus durch Lichteinflüsse auf die Retina selbst. Anm.: DHEA = Dehydroepiandrosteron; IGF-1 = insulinähnlicher Wachstumsfaktor 1.

Verbinde die Aussage mit der Begründung

1 *Eine Hypersekretion von Prolaktin bei Frauen kann zu Unfruchtbarkeit führen, weil ...*

2 *Ein Adenom aus Wachstumshormon-ausschüttenden azidophilen Zellen kann zu Riesenwuchs führen, weil ...*

3 *Der Hypophysenvorderlappen hat keine Blut-Gehirn-Schranke, weil ...*

4 *Melatonin wird häufig als Hormon der Dunkelheit bezeichnet, weil ...*

5 *Der Tageszyklus wird durch Lichteinflüsse bestimmt, weil ...*

a *die Ausschüttung in der Nacht am höchsten ist.*

b *diese Hormon den Eisprung hemmt und zu weniger und unregelmäßigeren Menstruationsperioden führt.*

c *über den Tractus retinohypothalamicus die Ausschüttung von Melatonin durch die Epiphyse gesteuert wird.*

d *dies die freie Bewegung der Hormone in den Blutkreislauf behindern würde.*

e *die Hormonexposition bereits vor der Schließung der Epiphysenfuge erfolgt.*

Morbus Basedow und Thyreotoxikose

Im Fall von Morbus Basedow kommt es zu einer Überfunktion der Schilddrüse, da deren Funktionstätigkeit durch fehlerhafte Autoantikörper stimuliert wird. Die T-Zellen des Körpers produzieren diese Autoantikörper gegen Thyrotropin-Rezeptoren und imitieren dadurch den Effekt von Thyrotropin, was zu einer erhöhten Schilddrüsenfunktion führt. Die Schilddrüse vergrößert sich (Bildung eines Kropfs) und die Zellen der Follikel werden säulenförmig. Die hyperaktive Schilddrüse produziert mehr Schilddrüsenhormone, sodass die Augen aufgrund der Ansammlung von Material hinter dem Augapfel anschwellen (Exophthalmus). Darüber hinaus haben Betroffene eine warme Haut, eine erhöhte Herzfrequenz (Tachykardie), Schlafprobleme und leichte Tremore in den Fingen.

1 *Ernährungsbedingter Iod-Mangel führt zu einer Vergrößerung der Schilddrüse, weil ...*

2 *Ein Tumor an der Nebenschilddrüse kann zu Hyperkalzämie führen, weil ...*

3 *Autoimmunerkrankungen der Schilddrüse bei Hashimoto-Thyreoiditis kann zu einer Schilddrüsenunterfunktion führen, weil ...*

4 *Ein Mangel an Schilddrüsenhormonen während der fötalen Entwicklung kann zu geistigen Behinderungen führen, weil ...*

5 *Die Knochenresorption wird direkt durch Hormone der Nebenschilddrüsen gesteuert, weil ...*

6 *Bei Personen, die unter Morbus Basedow leiden, werden weniger schilddrüsenstimulierende Hormone durch den Hypophysenvorderlappen freigesetzt, weil ...*

7 *Neurogene diabetes insipidus kann auf eine Schädigung des Hypophysenhinterlappens zurückzuführen sein, weil ...*

a *dieses Hormon die Differenzierung und Aktivität von Osteoklasten steuert.*

b *ein Überschuss an Nebenschilddrüsen-Hormonen zu einer Demineralisierung der Knochen führt.*

c *das Schilddrüsenhormon essentiell für die richtige Entwicklung des Hirngewebes ist.*

d *die Drüse große Mengen Kolloid speichert.*

e *bei dieser Erkrankung Antikörper die Schilddrüsenperoxidase, das Enzym, das für die Verbindung von Iod und Thyreoglobulin verantwortlich ist, schädigen.*

f *die Freisetzung von Vasopressin (antidiuretisches Hormon) beeinträchtigt ist.*

g *die übermäßige Ausschüttung von Schilddrüsenhormonen eine Hemmung des Feedbacks verursacht.*

Nebennieren und Bauchspeicheldrüse

Die Nebennieren befinden sich an den superioren Polen der Nieren. Sie sind jeweils durch eine dünne Faszienschicht und lockeres Bindegewebe von den Nieren getrennt. Jede Nebenniere hat einen Rinden- und einen Markbereich mit unterschiedlichen Funktionen und Sekreten. Die Bauchspeicheldrüse ist sowohl eine endokrine als auch eine exokrine Drüse im oberen Abdomen. Die endokrine Komponente der Bauchspeicheldrüse besteht aus den Langerhans-Inseln, welche in der gesamten Drüse verteilt sind.

Schlüsselbegriffe:

Arteria suprarenalis Die Nebenniere wird von der Aorta als auch von den inferioren Zwerchfell- und Nierenarterien arteriell sehr gut versorgt.

Bauchspeicheldrüsenhals Der enge Bereich, der sich zwischen dem Kopf und dem Körper der Bauchspeicheldrüse befindet.

Bauchspeicheldrüsenkopf (Pankreaskopf) Dieser Teil der Bauchspeicheldrüse ist vom Zwölffingerdarm umgeben. Durch ihn verlaufen der Ductus pancreaticus und der Ductus pancreaticus accesorius sowie der große Gallengang.

Bauchspeicheldrüsenkörper (Pankreaskörper) Dieser Teil der Bauchspeicheldrüse liegt vor der Aorta.

Bauchspeicheldrüse Siehe S. 250–251.

Ductus pancreaticus accesorius Ein schmaler Gang der exokrinen Bauchspeicheldrüse, welcher Flüssigkeit vom Pankreaskopf zur Papilla duodeni minor ableitet.

Ductus pancreaticus Der große Drüsengang der durch den Schwanz, den Körper, den Hals und den Kopf der Bauchspeicheldrüse verläuft. Er vereinigt sich häufig mit dem Gallengang zur Ampulla hepatopancreatica, welche in den zweiten Teil des Zwölffingerdarms mündet.

Endokrine Drüsen Endokrine Drüsen sezernieren chemische Botenstoffe (Hormone) in den Blutstrom oder in Körperhöhlen. Die größten endokrinen Drüsen sind die Hypophyse, die Epiphyse, die Nebennieren, die Schilddrüse, die Nebenschilddrüsen und die endokrine Bauchspeicheldrüse.

Kapselarterie Eine der Arterien, die durch die Nebennierenkapsel verläuft.

Medulla (Mark) Der zentrale Teil der Nebenniere, der modifizierte sympathische Nervenzellen enthält. Diese erzeugen die Hormone Adrenalin und Noradrenalin.

Nebennierenkapsel Die Bindegewebeschicht, die die Nebenniere umgibt.

Nebennierenmark Das Nebennierenmark beinhaltet modifizierte postganglionäre sympathische Nervenzellen, welche Adrenalin und Noradrenalin produzieren.

Nebennierenrinde Die Nebennierenrinde bildet den äußeren Bereich der Drüse. Sie besteht aus drei Regionen: Zona glomerulosa (Bildung von Aldosteron), Zona fasciculata (Bildung von Cortisol) und Zona reticularis (Bildung von steroiden Sexualhormonen).

Nebenniere Siehe S. 250–251.

Niere Siehe S. 218–219.

Pankreasschwanz Jener Teil der Bauchspeicheldrüse, welcher in das Ligamentum lienoreale hineinragt und den Hilus der Milz berührt.

Plexus subcapsularis Ein Geflecht aus Blutgefäßen der superioren und mittleren Nebennierenarterie. Daraus entwickeln sich fenestrierte Sinusoid-Gefäße.

Processus unicinatus des Pankreas Der Fortsatz des Pankreaskopfes auf der linken Seite, der eine Einbuchtung bildet, durch welche die Arteria und Vena mesenterica superior verlaufen.

Sinusoide Fenestrierte Blutkapillaren, die durch die Zona glomerulosa und die Zona fasciculata verlaufen und sezernierte Hormone aufnehmen.

Tiefer Plexus Ein Kapillargeflecht in der Zona reticularis, bevor das Blut in das Nebennierenmark gelangt.

Vene des Nebennierenmarks Große Venen des Nebennierenmarks leiten Blut und Hormone zu den Venae suprarenales.

Venenplexus des Nebennierenmarks Ein venöses Geflecht im Nebennierenmark, welches die Hormone von der Nebennierenrinde und dem Mark wegtransportiert.

Zona fasciculata Diese Region besteht aus quaderförmigen Zellen und macht etwa 75 Prozent der Nebennierenrinde aus. Dort wird Cortisol gebildet.

Zona glomerulosa Diese Region macht nur ca. 10 bis 15 Prozent der Nebennierenrinde aus. Ihre Zellen stehen in einer knäuelartigen Anordnung und haben Fetttröpfchen in ihrem Zytoplasma. Dort wird Aldosteron gebildet.

Zona reticularis Diese Region macht 5 bis 10 Prozent der Nebennierenrinde aus. Ihre Zellen sind in einem Netz aus kurzen Fäden, die durch fenestrierte Kapillaren verlaufen, angeordnet. Dort werden steroide Fortpflanzungshormone gebildet.

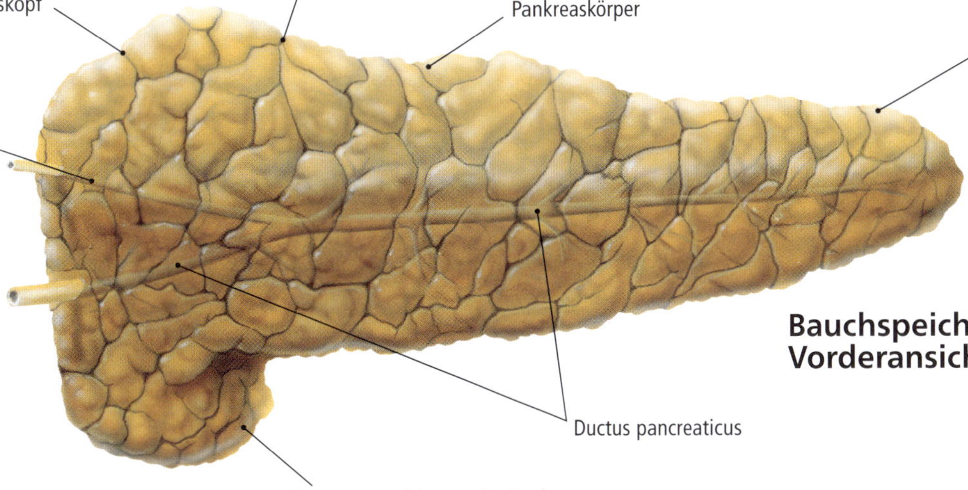

Bauchspeicheldrüse – Vorderansicht

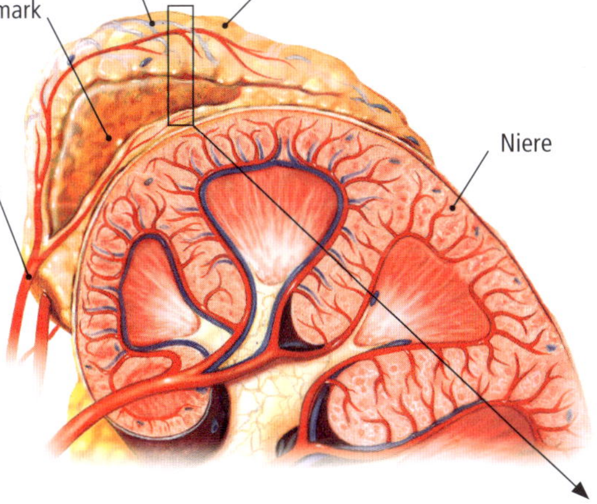

Nebenniere – Querschnitt (linke Nebenniere)

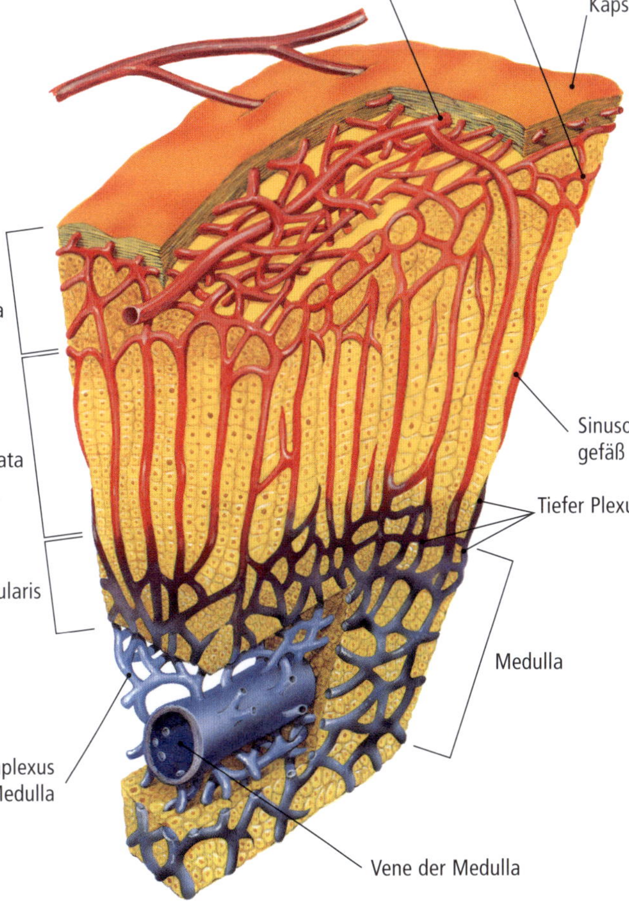

Nebenniere– Mikrostruktur

Wahr oder Falsch?

1	*Das Nebennierenmark entwickelt sich aus modifizierten autonomen Neuronen.*	
2	*Die äußerste Schicht des Nebennierenrinde nennt man Zona reticularis.*	
3	*Angiotensin II steuert die Ausschüttung von Aldosteron durch die Nebennierenrinde.*	
4	*Steroide Fortpflanzungshormone der Nebenniere werden im Nebennierenmark produziert.*	
5	*Die Nebennierenrinde beinhaltet Fetttröpfchen.*	
6	*Hormone des Nebennierenmarks werden aus Aminosäuren und Tyrosin synthetisiert.*	
7	*Die meisten chromaffinen Zellen des Nebennierenmarks sezernieren Noradrenalin (Norepinephrin).*	
8	*Betazellen der Langerhans-Inseln produzieren Glucagon.*	
9	*Deltazellen der Langerhals-Inseln produzieren Gastrin und Somatostatin.*	
10	*Die endokrine Bauchspeicheldrüse macht etwa zwei Prozent des Gesamtgewichts der Bauchspeicheldrüse aus.*	

Morbus Cushing und Cushing-Syndrom

Das Cushing-Syndrom ist eine Krankheit, bei der der Körper einen stark erhöhten Kortikosteroid-Spiegel aufweist. Dies kann auf die Verwendung von Kortikosteroiden als Heilmittel gegen Entzündungen zurückzuführen sein, was sich in einem Mondgesicht, einem Büffelnacken, Dehnungsstreifen am Abdomen, Bluthochdruck, Akne, Übergewicht, Knochenschwund (Osteoporose) und Muskelschwund äußern kann. Morbus Cushing bildet einen Sonderfall, bei welchem ein Tumor im Hypophysenvorderlappen übermäßige Mengen des Adrenocortikotropen Hormons (ACTH) ausschüttet. Morbus Cushing äußert sich auch durch eine erhöhte Produktion von Cortisol in der Zona fasciculata der Nebennierenrinde. Eine mögliche Behandlung ist die chirurgische Entfernung des Tumors.

Multiple-Choice

1 *Wo werden Mineralkortikoide normalerweise synthetisiert?*

Ⓐ Im Nebennierenmark
Ⓑ In der Zona glomerulosa der Nebennierenrinde
Ⓒ In der Zona fasciculata der Nebennierenrinde
Ⓓ In der Zona reticularis der Nebennierenrinde
Ⓔ In den oxyphilen Zellen der Nebennierenkapsel

2 *In welcher Region der Nebenniere werden steroide Fortpflanzungshormone normalerweise synthetisiert?*

Ⓐ Im Nebennierenmark
Ⓑ In der Zona glomerulosa der Nebennierenrinde
Ⓒ In der Zona fasciculata der Nebennierenrinde
Ⓓ In der Zona reticularis der Nebennierenrinde
Ⓔ Keine der Antworten ist korrekt

3 *Welche steroiden Fortpflanzungshormone werden üblicherweise in der Nebennierenrinde synthetisiert?*

Ⓐ Östrogen und Progesteron
Ⓑ Dehydroepiandrosteron und Androstenedion
Ⓒ Testosteron und Inhibin
Ⓓ Östrogen und Testosteron
Ⓔ Keine der Antworten ist korrekt

4 *Welche Region macht den größten Bereich der Nebennierenrinde aus?*

Ⓐ Die Zona glomerulosa
Ⓑ Die Zona fasciculata
Ⓒ Die Zona reticularis
Ⓓ Die Zona chromaffinoma
Ⓔ Die Zona orbicularis

5 *Durch welche der folgenden Arterien wird die Nebenniere mit Blut versorgt?*

Ⓐ Durch die Arteria phrenica inferior
Ⓑ Durch die Arteria mesenterica superior
Ⓒ Durch die Arteria renalis
Ⓐ Durch die Milzarterie
Ⓔ Sowohl A und C sind korrekt

6 *Welches Hormon der Langerhans-Inseln kann direkt den Blutzuckerspiegel erhöhen?*

Ⓐ Insulin
Ⓑ Somatostatin
Ⓒ Gastrin
Ⓓ Glucagon
Ⓔ Polypeptide des Pankreas

7 *Welche der folgenden Hormone setzt sich aus Alphazellen der Langerhans-Inseln zusammen?*

Ⓐ Glucagon
Ⓑ Insulin
Ⓒ Somatostatin
Ⓓ Gastrin
Ⓔ Polypeptide des Pankreas

Langerhans-Inseln

Die Langerhans-Inseln sind Zellcluster in der Bauchspeicheldrüse. Diese bestehen aus drei Zelltypen: Alpha-, Beta- und Deltazellen. Hormone, die von den Alpha- und den Betazellen produziert werden, heben oder senken den Blutzuckerspiegel, während Deltazellen Somatostatin produzieren, was die Ausschüttung sowohl von Glucagon als auch von Insulin hemmen kann.

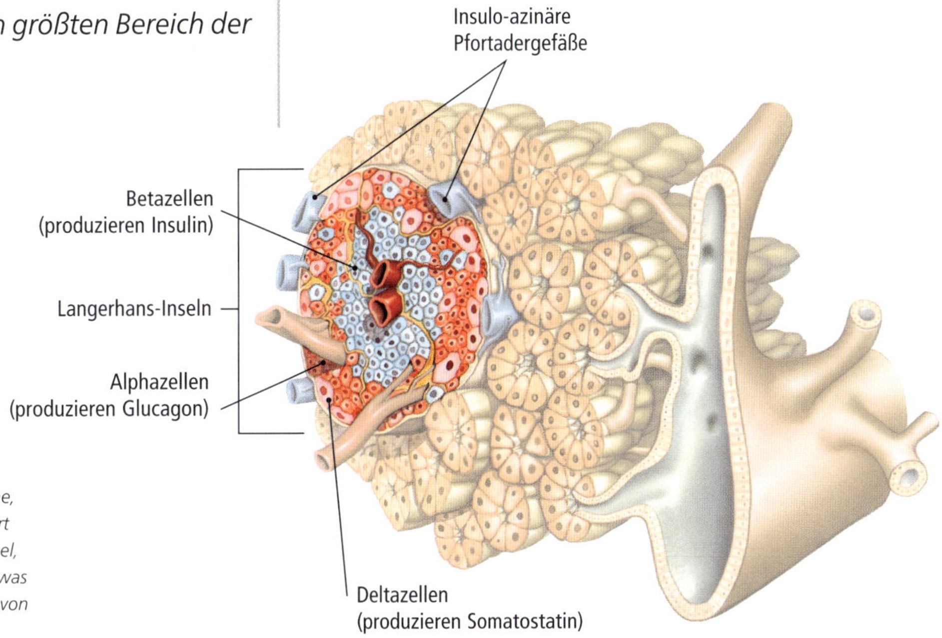

Malen und Bezeichnen

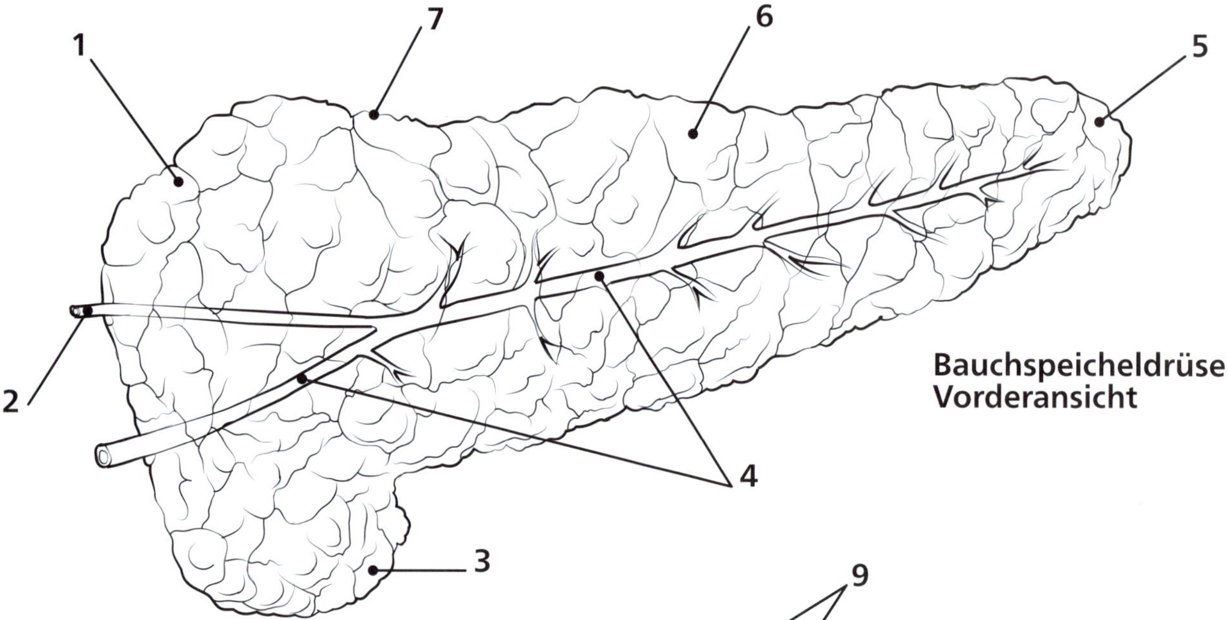

Bauchspeicheldrüse – Vorderansicht

Langerhans-Inseln – Mikrostruktur

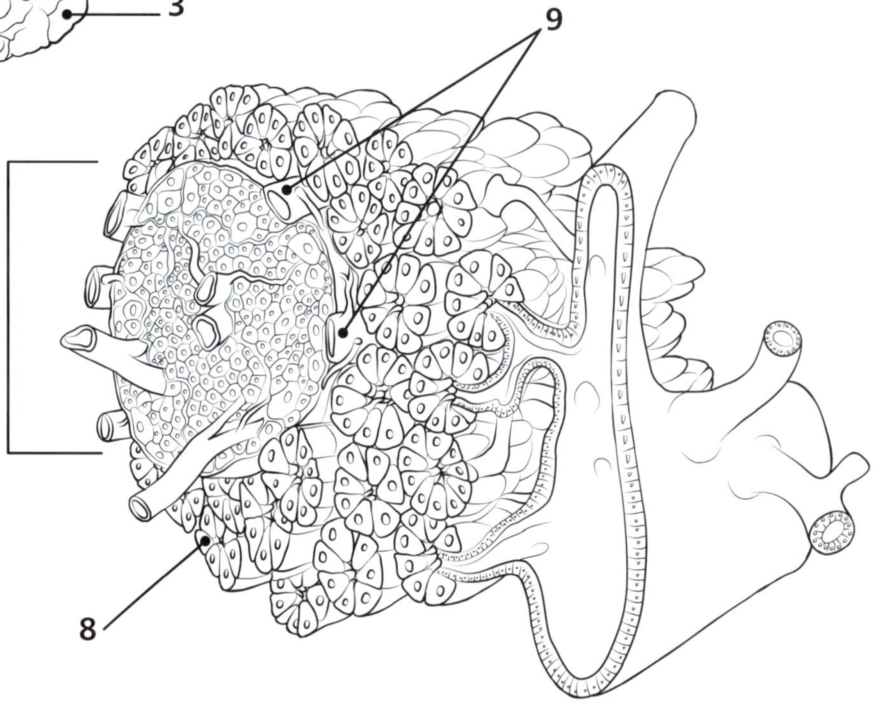

i) Nummeriere die untenstehenden Kästchen, um jede Bezeichnung dem korrekten Teil der Zeichnung zuzuordnen.

Ductus pancreaticus ☐

Pankreasschwanz ☐

Bauchspeicheldrüsenhals ☐

Pankreaskopf ☐

Ductus pancreaticus accesorius ☐

Insulo-azinäre Pfortadergefäße ☐

Processus uncinatus des Pankreas ☐

Exokrine Bauchspeicheldrüse ☐

Pankreaskörper ☐

ii) Benenne jede der in den Abbildungen gezeigten Strukturen

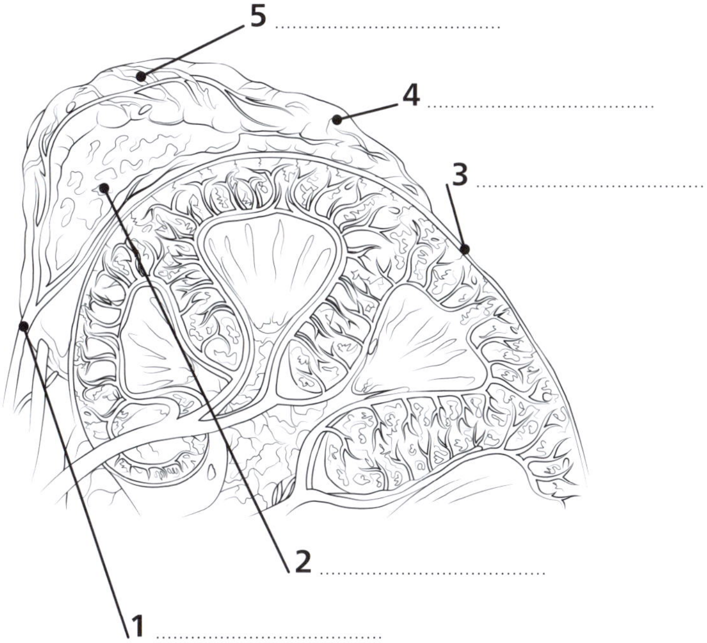

Nebenniere – koronaler Schnitt durch die linke Nebenniere

Morbus Addison

Morbus Addison ist eine Krankheit, bei der die Nebennieren nicht ausreichend Steroidhormone (Cortisol und Aldosteron) produzieren. Normalerweise entwickelt sich die Krankheit langsam und langanhaltend, wobei Schmerzen im Abdomen, Schwächegefühl und Gewichtsverlust zu den Symptomen zählen. Es kann auch zu einer Verdunkelung der Haut kommen, da die Hypophyse vermehrt Adrenocortikotropes Hormon (ACTH) produziert und ACTH das selbe Vorläufermolekül besitzt wie das Melanozyten-stimulierende Hormon. Manchmal erleiden Betroffene eine Addison-Krise, die sich durch niedrigen Blutdruck, Erbrechen, untere Rückenschmerzen und Bewusstlosigkeit abzeichnet. In entwickelten Ländern sind häufig Autoimmunerkrankungen der Grund dafür, in Entwicklungsländern ist Tuberkulose eine häufige Ursache. Morbus Addison wird durch eine Hormonersatztherapie behandelt.

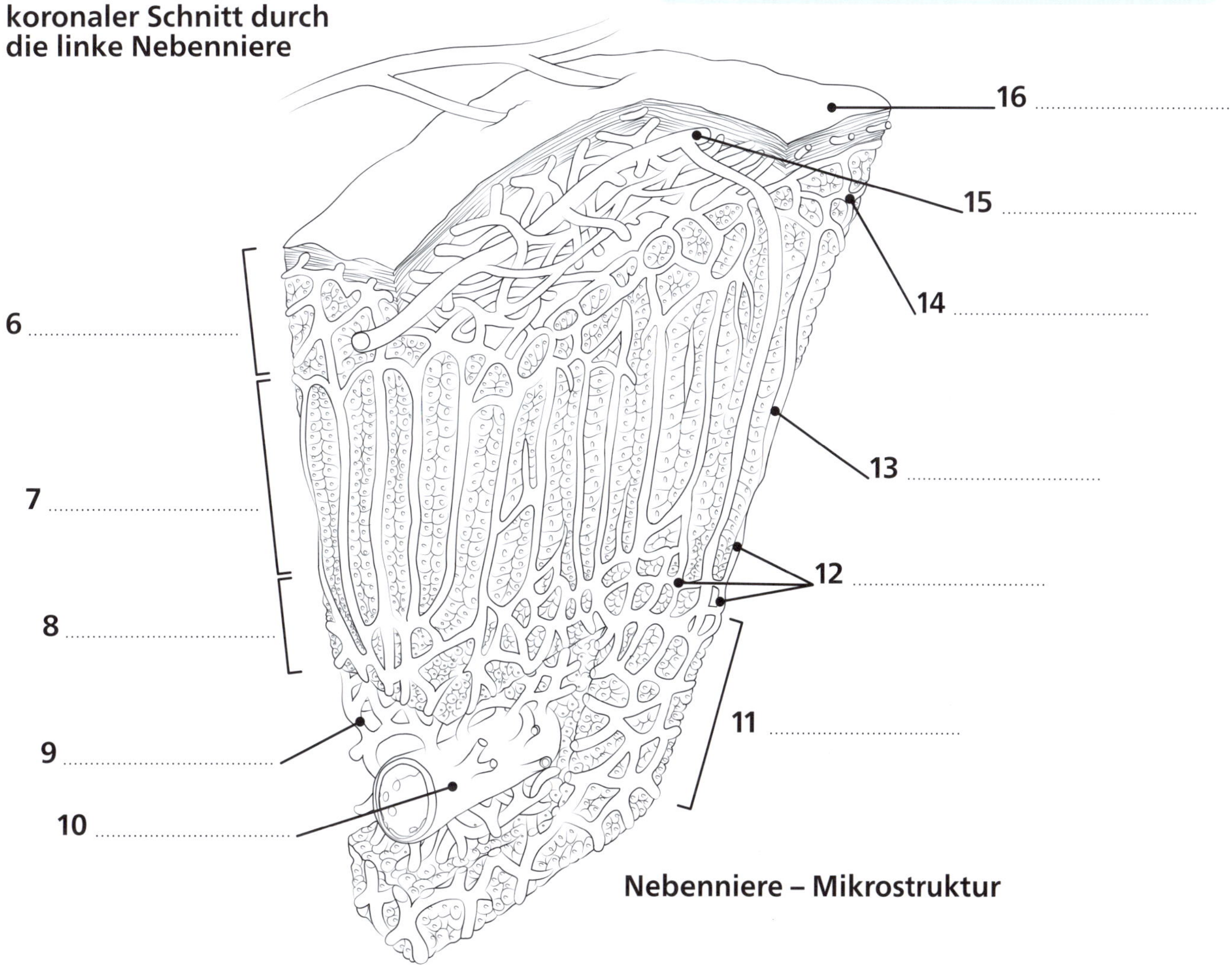

Nebenniere – Mikrostruktur

Lücken füllen

1 *Das ____________________ ist ein Hormon der Nebenniere, das die Cortisol-Produktion durch die Nebennierenrinde stimuliert.*

2 *Infolge einer adrenogenitalen Sekretion entwickeln sich bei Frauen maskuline Züge, wie vermehrte Schambehaarung (____________________) und eine vergrößerte ____________________.*

3 *Cortisol kann den Blutzuckerspiegel erhöhen, indem die __________ in der Leber stimuliert wird.*

4 *Die Wirkung von Hormonen des Nebennierenmarks wird durch deren Wirkung auf adrenerge ____________________ und ____________________-rezeptoren überwacht.*

5 *Hormone des Nebennierenmarks haben einen __________ Effekt auf Arteriolen im Herzmuskel.*

6 *Venöses Blut der Nebenniere wird durch die __________ des Nebennierenmarks abgeleitet.*

7 *Das Bauchspeicheldrüsenhormon ____________________ verhindert die Ausschüttung sowohl von Glucagon als auch von Insulin.*

8 *Venolen leiten das Blut von den ____________________ zur exokrinen Bauchspeicheldrüse, sodass ihre exokrine Funktion endokrin gesteuert wird.*

9 *____________________-zellen sind der häufigste Zelltyp im Kern der Langerhans-Inseln.*

10 *Glucagon erhöht den Blutzuckerspiegel indem die __________ in der Leber stimuliert wird.*

Nebennieren

Jede Region der Nebennierenrinde produziert Hormone, die für die Stabilität des Stoffwechsels essentiell sind. Die Hormone Adrenalin und Noradrenalin werden im Nebennierenmark gebildet.

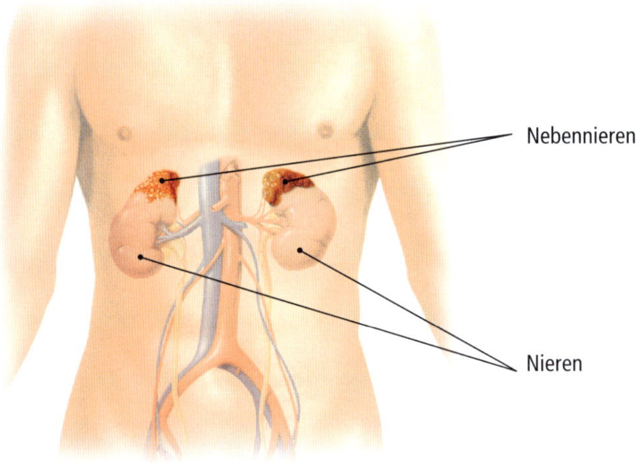

Verbinde die Aussage mit der Begründung

1 *Das Adrenogenitale Syndrom führt bei Frauen zu einer Maskulinisierung, weil ...*

2 *Die Zellen der Nebennierenrinde beinhalten Fetttröpfchen, weil ...*

3 *Eine fehlerhafte Aldosteronausschüttung führt zu übermäßigem Natriumverlust über die Nieren, weil ...*

4 *Tumore des Nebennierenmarks (Phäochromozytom) führt zu einem erhöhten Blutdruck, weil ...*

5 *Ein Tumor an der Zona glomerulosa kann zu einer übermäßigen Aldosteronausschüttung führen, weil ...*

a *dieses Hormon die Rückresorption von Natrium, und gleichzeitig die Ausscheidung von Kalium und Wasserstoffionen begünstigt*

b *zu viele Katecholamine freigesetzt werden und diese eine arterielle Gefäßverengung verursachen.*

c *Steroidhormone aus Cholesterin-Molekülen synthetisiert werden.*

d *zu viele Androgene in der Nebenniere erzeugt werden.*

e *in dieser Region üblicherweise Mineralkortikoide produziert werden.*

Diabetes mellitus

Diabetes mellitus (DM) ist eine Krankheit, bei der der Blutzucker nicht richtig kontrolliert wird, was oft auf eine unzureichende Insulinausschüttung durch die Langerhans-Inseln zurückführt. Dies kann durch eine autoimmune, toxische oder virale Schädigung der Betazellen (Typ 1 DM) bedingt sein, die häufig, aber nicht nur vor dem 26. Lebensjahr auftritt. Der weiter verbreitete Typ 2 DM (80 Prozent der Fälle) tritt auf, wenn Körpergewebe eine Insulinresistenz entwickeln und daher keine Glucose aus dem Blut aufnehmen. Typ 2 DM wird oft bei übergewichtigen oder genetisch prädisponierten Erwachsenen diagnostiziert. Ein weiterer Typ ist die Gestationsdiabetes während der Schwangerschaft. Symptome und Anzeichen von DM umfassen einen gesteigerten Harndrang (Polyurie) sowie ein erhöhtes Durstgefühl (Polydipsie), beides geht auf den osmotischen Effekt des erhöhten Blutzuckers und den Flüssigkeitsverlust durch die Nieren zurück. Eine Behandlung ist durch eine Gewichtsverringerung und sportliche Betätigung (Typ 2 DM), orale Antidiabetika (Typ 2 DM) oder eine regelmäßige Insulininjektion (Typ 1 DM) möglich.

Männliche und weibliche Hormondrüsen

Abgesehen von der Keimzellenproduktion (Spermien und Eizellen), haben die männlichen und weiblichen Keimdrüsen auch wichtige endokrine Funktionen. Die Hoden produzieren Testosteron, Aktivin und Inhibin, die Eiersöcke bilden Östrogen, Progesteron, Aktivin, Inhibin und eine kleine Menge Androgene. Die Hormonaktivität der Hoden und der Eierstöcke wird vor allem durch den Hypophysenvorderlappen gesteuert. Die Funktion der Eierstöcke kann aber auch durch humanes Choriongonadotropin (hCG) der Plazenta gesteuert werden.

Schlüsselbegriffe:

Abgesetzter Follikel Sobald ein Follikel gereift ist, ragt er aus der Oberfläche des Eierstocks heraus. Die durch einen Anstieg des Luteinisierenden Hormons verursachte Enzymaktivität führt zu einem Aufplatzen des Follikels.

Ausgereifte Eizelle Ein ausgereifter Follikel beinhaltet eine Eizelle (Oozyte) sowie einen mit Flüssigkeit gefüllten Raum (Antrum) und ist von einer internen und einer externen Thekazellschicht umgeben.

Eierstöcke Jeder Eierstock produziert Eizellen, sezerniert Östrogen und Progesteron und steuert das postnatale Wachstum der Fortpflanzungsorgane und die Entwicklung sekundärer Geschlechtsmerkmale (z.B. Schambehaarung und die weibliche Verteilung des Körperfetts).

Eileiter (Tuba uterina) Eine Röhre, die das Sperma zur Eizelle, und die befruchtete Eizelle (Zygote) zur Einnistung in die Gebärmutterwand leitet.

Endokrine Funktion Die Hoden und die Eierstöcke haben eine endokrine Funktion. Jeder Hoden erzeugt Testosteron, das für die männlichen sekundären Geschlechtsmerkmale verantwortlich ist. Jeder Eierstock bildet im Lauf des Menstruationszyklus und auch während der Schwangerschaft Östrogen und Progesteron.

Gelbkörper Nach dem Eisprung umgibt die Follikelhülle dieses Hormon-sezernierende Organ. Der Gelbkörper bildet während der Sekretionsphase des Menstruationszyklus und während der Schwangerschaft Progesteron und Östrogen.

Hoden Endokrine Organe (produzieren Testosteron), die auch Spermazellen produzieren (Spermatogenese).

Ligamentum latum uteri Eine zweischichtige Falte des Bauchfells, das den Uterus, den Eileiter und den Eierstock umgibt. Zwischen den Schichten befinden sich Blutgefäße.

Ovum Oozyte (Eizelle). Das „Ovum", das beim Eisprung freigesetzt wird, besteht aus einer Oozyte, ebenso wie aus der sie umgebenden Zona pellucida und den Corona radiata.

Skrotum Siehe S. 238–239.

Uterus (Gebärmutter) Das Reifeorgan. Der Uterus besteht aus Fundus, Körper, Isthmus und Zervix (Hals). Die Eileiter münden zwischen Fundus und Körper in den Uterus.

Vagina Das weibliche Geschlechtsorgan und der untere Abschnitt des Geburtskanals. Sie ist eine stark dehnbare Röhre, die sich vom Gebärmutterhals bis zum Scheidenvorhof erstreckt.

Weißkörper Eine Narbe des Bindegewebes, die sich aus dem degenerierten Endstadium des Gelbkörpers entwickelt.

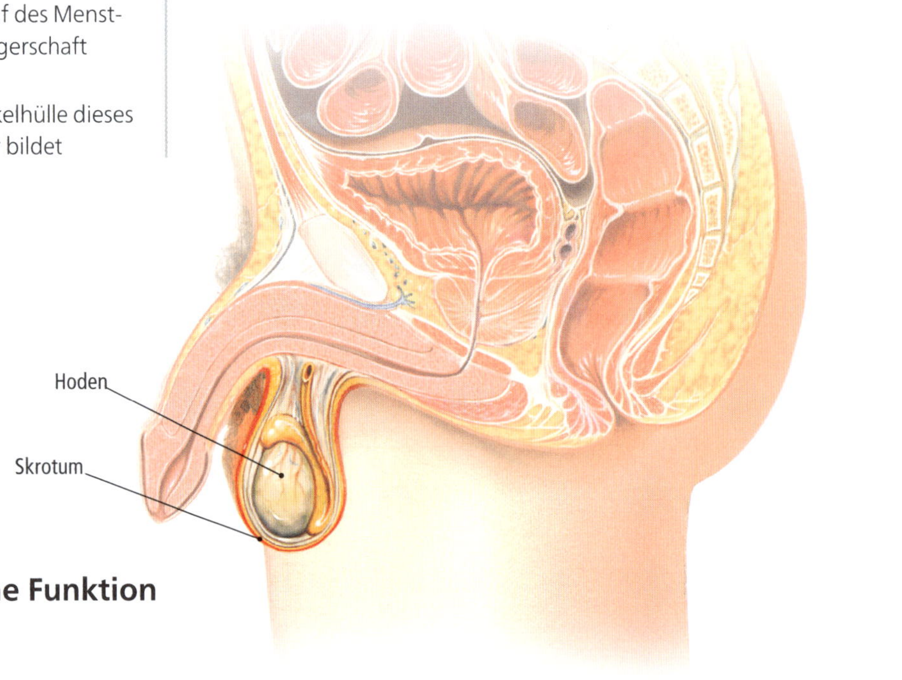

Hoden – Endokrine Funktion

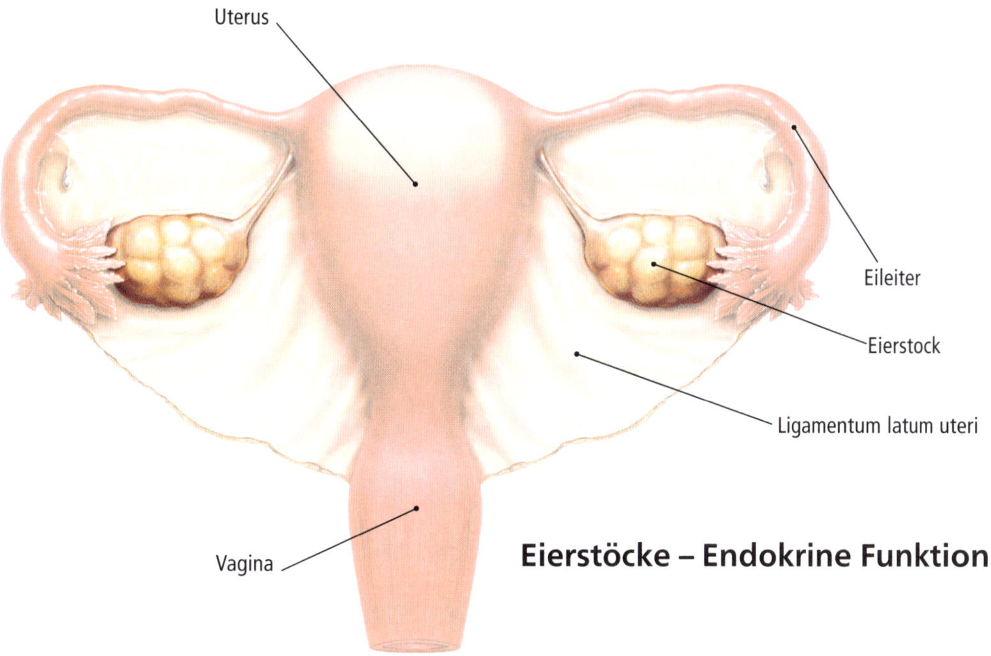

Eierstöcke – Endokrine Funktion

Eierstock – Querschnitt

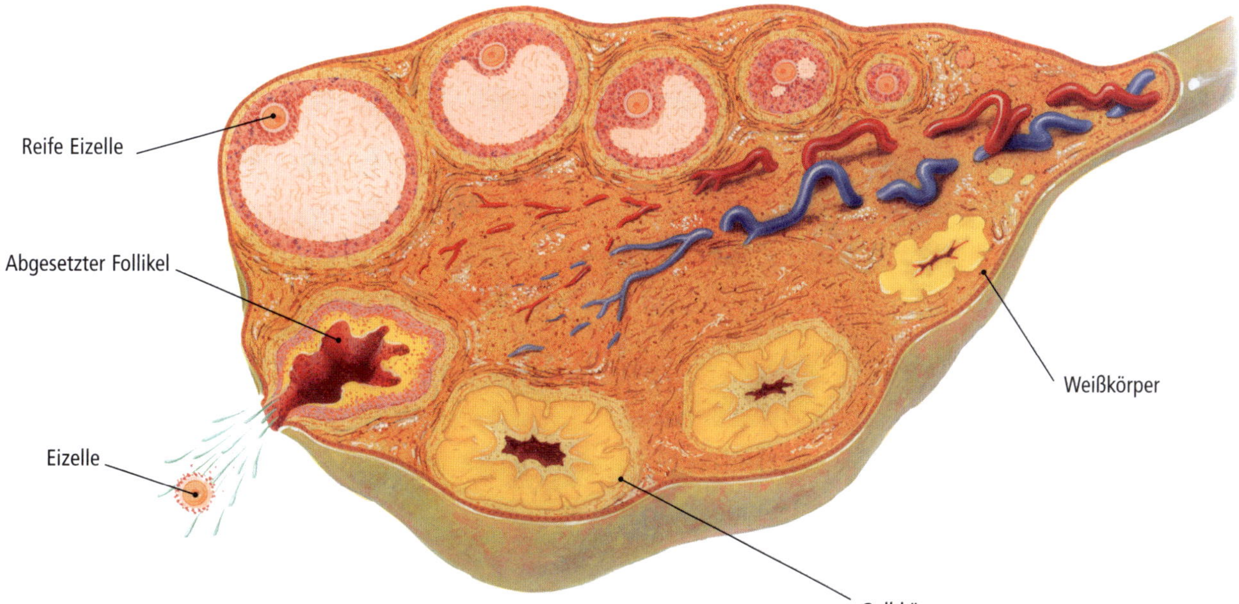

Wahr oder Falsch?

1	*Das Luteinisierende Hormon und Prolaktin stimulieren die Testosteronproduktion der Hoden.*	
2	*Durch die Stimulierung des Follikel-stimulierenden Hormons (FSH) bilden Sertoli-Zellen im Hypophysenvorderlappen androgenbindende Proteine.*	
3	*Leydig-Zellen haben sehr wenig Fett in ihrem Zytoplasma.*	
4	*Die Ausschüttung des Hormons Inhibin der Sertoli-Zellen führt zu einer Feedback-Hemmung der FSH-Ausschüttung durch den Hypophysenvorderlappen.*	
5	*Die Prostata und die Bläschendrüse werden direkt durch FSH des Hypophysenvorderlappens stimuliert.*	
6	*Eine Vergrößerung des Kehlkopfs in der Pubertät ist eine Folge des durch Testosteron initiierten Wachstums.*	
7	*Frauen haben keine Androgene im Blutkreislauf.*	
8	*FSH stimuliert die Entwicklung des Follikels, den Eisprung sowie die Bildung von Östrogen.*	
9	*Das Luteinisierende Hormon (LH) stimuliert die Östrogenproduktion durch den Gelbkörper.*	
10	*Östrogen, das am Beginn des Menstruationszyklus gebildet wird, stimuliert die Ausschüttungsaktivität durch die Endometriumdrüsen.*	

Multiple-Choice

1 *Welche ist keine Aufgabe von Androgenen?*
- (A) Wachstum der Schambehaarung
- (B) Talgdrüsenaktivität
- (C) Stimulierung und Aufrechterhaltung der Spermatogenese
- (D) Aufrechterhaltung der Sezernierung durch die Prostata
- (E) Fetteinlagerungen an der Hüfte

2 *Welches der Folgenden ist ein wichtiges Vorläufermolekül von Testosteron?*
- (A) Cholesterin
- (B) Glycerin
- (C) Alanin
- (D) Guanin
- (E) Keine der Antworten ist korrekt

3 *Welches der folgenden Hormone hat einen negativen Feedback-Effekt auf die Bildung des luteinisierenden Hormons durch den Hypophysenvorderlappen?*
- (A) Inhibin
- (B) Aktivin
- (C) Testosteron
- (D) Schilddrüsenhormon
- (E) Insulin

4 *Welches Hormon der Leydig-Zellen hat einen positiven Effekt auf die Ausschüttung des Follikel-stimulierenden Hormons durch den Hypophysenvorderlappen?*
- (A) Inhibin
- (B) Aktivin
- (C) Testosteron
- (D) Schilddrüsenhormon
- (E) Insulin

5 *Welcher der folgenden Zelltypen produziert Androgene im Eierstock?*
- (A) Zellen der Theca interna
- (B) Follikelzellen
- (C) Zellen der Zona pellucida
- (D) Oozyten
- (E) Keine der Antworten ist korrekt

6 *Welches der folgenden Hormone stimuliert die Östrogenproduktion im Eierstock am direktesten?*
- (A) Luteinisierendes Hormon
- (B) Follikel-stimulierendes Hormon
- (C) Inhibin
- (D) Dehydroepiandrosteron
- (E) Aktivin

7 *Welche der folgenden Strukturen bildet Progesteron?*
- (A) Das Uterusepithel
- (B) Das Zervixepithel
- (C) Die Vagina
- (D) Der Gelbkörper
- (E) Die Oozyte

Zyklusbedingte Veränderungen im Eierstock

Hier werden zyklusbedingte Veränderungen im Eierstock im Laufe der Entwicklung eines Ovarialfollikels dargestellt.

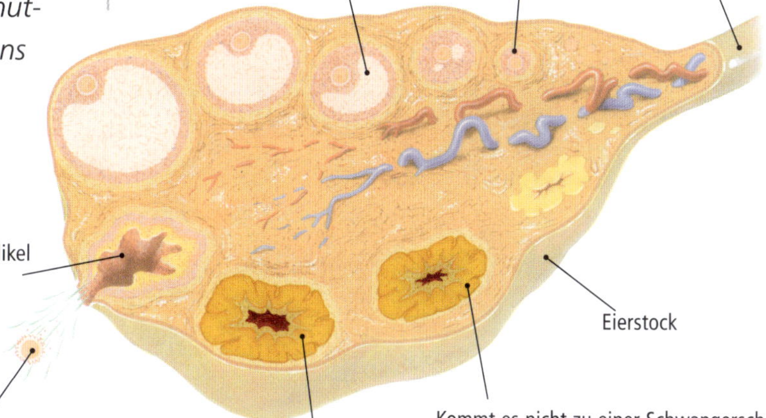

Lücken füllen

1 *FSH stimuliert die Produktion von ___________________ und ___________________ durch Sertoli-Zellen der Hoden.*

2 *Androgene spielen eine Schlüsselrolle in der Differenzierung der ___________________ beim männlichen Fötus.*

3 *Die Ausbildung der weiblichen inneren Genitalien wird beim männlichen Fötus durch ___________________ gehemmt.*

4 *Ein Überschuss an weiblichen Hormonen bei Männern führt zu einer Vergrößerung der Brust, was man als ___________________ bezeichnet.*

5 *___________________ der Hoden sind für die Testosteronproduktion verantwortlich.*

6 *Die ___________________ -phase des Menstruationszyklus wird vorwiegend durch das Follikel-stimulierende Hormon gesteuert.*

7 *Zellen der ___________________ um den Ovarialfollikel produzieren Androstenedion durch die Stimulierung durch das Luteinisierende Hormon.*

8 *Das Platzen des Ovarialfollikels beim Eisprung wird durch ___________________ stimuliert.*

9 *Die Plazenta produziert ___________________, um den Gelbkörper zu erhalten.*

10 *Das Hormon ___________________ hält die sekretorische Funktion der Endometriumdrüsen aufrecht.*

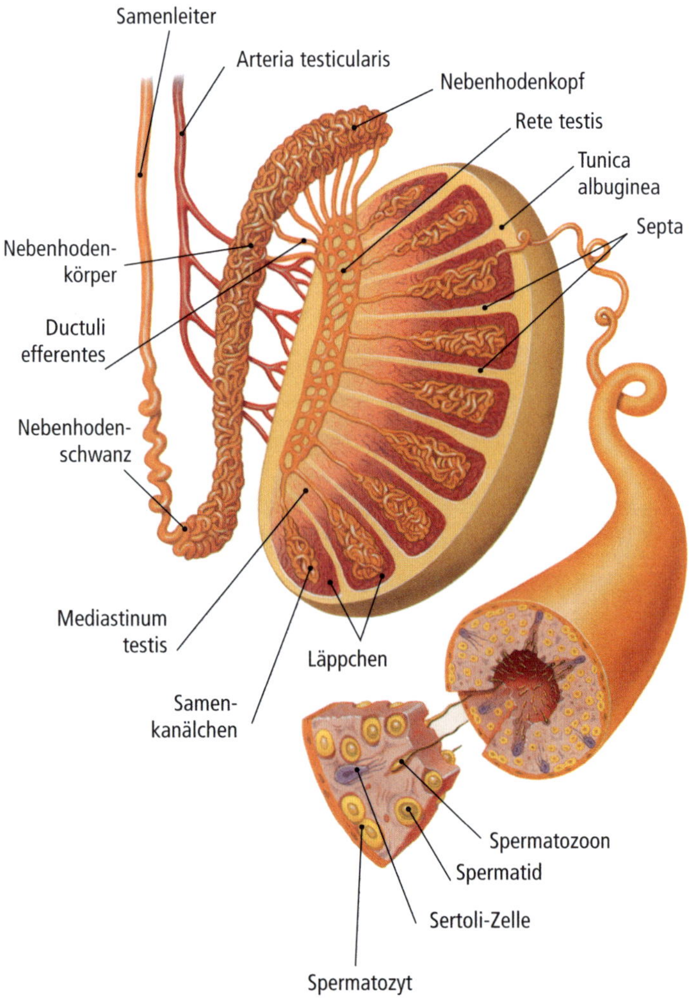

Verbinde die Aussage mit der Begründung

1 *Die Entfernung der Hoden (Kastration) führt zu einem erhöhten FSH- und LH-Spiegel im Blut, weil ...*

2 *Eine Hyperprolaktinämie mindert die männliche Fruchtbarkeit, weil ...*

3 *Nach einer Hypophysektomie (Entfernung der Hypophyse) werden keine Spermien mehr produziert, weil ...*

4 *Eierstockversagen kennzeichnet sich durch einen erhöhten FSH-Wert, weil ...*

5 *Die Produktion von Androstenedion durch die Zellen der Theca interna des Eierstocks ist eine wichtige Voraussetzung für die Bildung von Östrogen, weil ...*

a *sowohl FSH als auch LH für die Spermienproduktion essentiell sind.*

b *die Eierstöcke Östrogen produzieren, was einen negativen Feedback-Effekt auf den Hypophysenvorderlappen hat.*

c *diese chemische Verbindung durch das Enzym Aromatase in den Follikelzellen in Estradiol umgewandelt werden kann.*

d *dies zu einer verringerten Ausschüttung von FSH und LH durch den Hypophysenvorderlappen führt.*

e *dadurch das negative Feedback durch die Hoden verloren geht.*

Struktur und Funktion der Hoden und der Nebenhoden

Spermien werden in den Wänden der Samenkanälchen gebildet, indem sich Spermatogonien in Spermatozyten umwandeln, welche sich wiederum in Spermatide und schließlich in Spermien weiterentwickeln. Dann wandern die Spermien durch die Rete testis (ein Netzwerk von Kanälchen in den Hoden) und die Ductuli efferentes, bis sie die Nebenhodenkanälchen erreichen, bevor sie durch den Samenleiter zum übrigen männlichen Fortpflanzungstrakt gelangen.

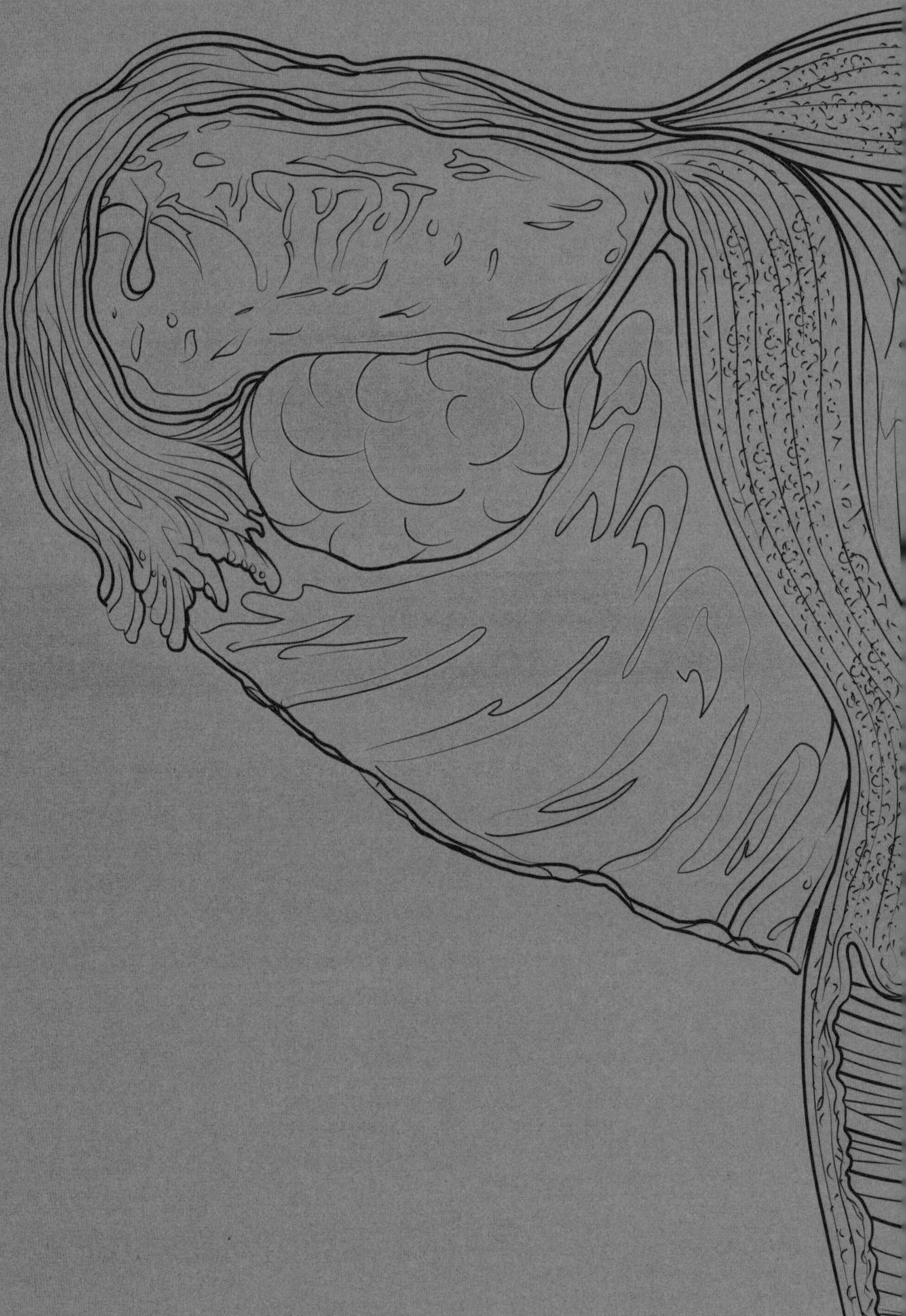

KAPITEL 9: DAS FORTPFLANZUNGSSYSTEM

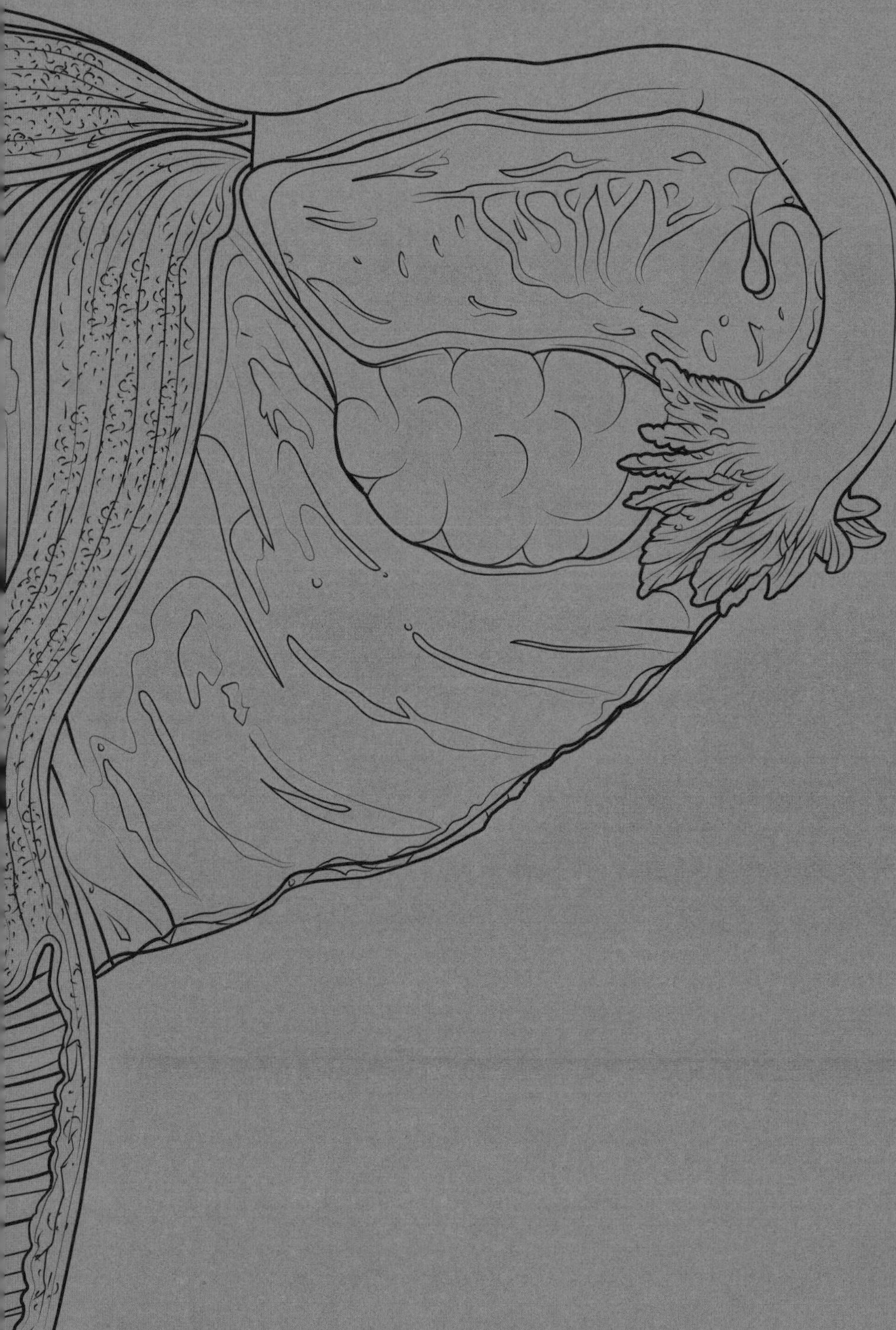

Männliches Fortpflanzungssystem

Das männliche Fortpflanzungssystem besteht aus den Hoden, die die Keimzellen, genannt Spermatozoen, und die männlichen Fortpflanzungshormone wie Testosteron bilden; aus akzessorischen Drüsen (Prostata, Bläschendrüse und Bulbourethraldrüse), die die Bestandteile der Samen bilden, um die Spermazellen nach der Ejakulation in die Vagina lebendig und funktionstüchtig zu erhalten; und aus dem männlichen Geschlechtsorgan, dem Penis. Das männliche Fortpflanzungssystem teilt sich einen Gang mit dem Harnwegssystem, die Harnröhre (Urethra).

Schlüsselbegriffe:

Bläschendrüse Eine akzessorische Drüse hinter dem Blasengrund. Sie sezerniert eine zähe Flüssigkeit, die viel Fruktose (Hauptenergiequelle des Spermas) enthält und 50-70% des Ejakulats ausmacht.

Blasenmuskel Glatter Muskel der Harnblasenwand. Die Fasern sind in spiralförmigen und longitudinalen Schichten angeordnet.

Blase Siehe S. 2018-2019.

Bulbourethraldrüse (Cowpers-Drüse) Diese schleimabsondernde Drüse sezerniert in den intrabulbären Teil der Pars spongiosa der (penilen) Harnröhre. Sie bildet den ersten Teil des Ejakulats.

Bulbus penis Teil der Schwellkörper des Penis. Geht in das Corpus spongiosum des Penis über. Die Pars spongiosa der Harnröhre verläuft durch die Mitte des Bulbus penis.

Corpus cavernosa Eines der paarigen Schwellkörper im herabhängenden Teil
des Penis. Jedes ist von einer robusten Tunica albuginea umgeben, damit es bei der Erektion besonders steif wird, wenn es mit Blut gefüllt ist.

Corpus spongiosum Die Fortsetzung des Schwellkörpers des Bulbus in den Penis. Es erweitert sich distal als Eichel. Die Pars spongiosa der Harnröhre verläuft durch sein Zentrum.

Fascia penis Bindegewebe, das den Penis umschließt und aus zwei Schichten besteht:

Glans penis (Eichel) Das erweiterte Ende des Corpus spongiosum des Penis. Die Eichel wird von der Pars spongiosa der Harnröhre durchdrungen und bei unbeschnittenen Männern von der Vorhaut umgeben.

Hoden Endokrine Organe (produzieren Testosteron), die auch Spermazellen produzieren (Spermatogenese).

Nebenhoden Das Organ auf und hinter den Hoden, das dafür verantwortlich ist, das Sperma fruchtbar zu machen. In sie münden die ductuli efferentes aus den Hoden und enden als Samenleiter.

Pars membranacea Das kurze Segment der Harnröhre, das durch den Beckenboden verläuft.

Pars prostatica Das Segment der Harnröhre ist ca. 3 cm lang und passiert die Prostata. In sie münden die Öffnungen der Spritzkanäle, der Utriculus prostaticus und die Ductuli prostatici (Ausführungsgänge der Prostata).

Penis Das männliche Geschlechtsorgan. Es wurzelt am Becken und hat einen frei hängenden Körper. Der Penis hat drei Schwellkörper. Die zwei oberen, am Becken anliegenden Schwellkörper nennt man Crura, wo sie frei hängen (im Körper) nennt man sie Corpora cavernosa. Ebenso geht der Bulbus penis in das Corpus spongiosum über. Die Crura/Corpora cavernosa bauen hohen Druck auf und versteifen während der Erektion, während der Bulbus/Corpus spongiosum die penile Urethra beinhaltet.

Prostata Die größte der akzessorischen Drüsen. Sie bildet prostata-spezifische Säure-Phosphatase, Prostata-spezifische Antigene, Amylase und Fibrinolysin. Die Prostata wird von der Pars prostatica der Harnröhre und den Spritzkanälen durchdrungen, sodass sowohl Urin als auch Sperma dieses Organ passieren.

Samenleiter (Ductus/Vas deferens) Eine Röhre, die das Sperma vom Schwanz des Nebenhodens bis zum Spritzkanal transportiert. Er verläuft durch den Leistenkanal und schlingt sich über und hinter den Blasengrund.

Samenleiterampulle Erweitertes Ende des Samenleiters direkt vor der Mündung in den Ausführungsgang der Bläschendrüse zur Bildung des Spritzgangs.

Skrotum Siehe S. 238-239

Spritzkanal Der Samenleiter und der Ausführungsgang der Bläschendrüse verbinden sich zu einem Spritzkanal, der sich auf dem Samenhügel in die Pars prostatica der Harnröhre öffnet.

Ureter (Harnleiter) Diese muskuläre Röhre ist ca. 25 cm lang und transportiert Urin vom Nierenbecken zur Blase. Seine Wand ist innen mit einer Schicht dehnbarem, Übergangsepithel ausgekleidet, das von einem glatten Muskel und einer Schicht Adventitia-Bindegewebe umgeben ist.

Urethra Eine Röhre, die Urin von der Blase aus dem Körper transportiert. Bei Männern unterteilt sie sich in die Pars prostatica, die Pars membranacea und die Pars spongiosa.

Vena dorsalis penis superficialis Eine große Vene am Rücken des Penis (Dorsum penis), die in die Vena saphena magna mündet.

Vorhaut Eine Hautfalte, die die Eichel bedeckt. Unter ihr liegt der Vorhautsack. Die Vorhaut ist durch ein Frenulum (Vorhautbändchen) in der Nähe der äußeren Harnröhrenmündung am Ventrum des Penis befestigt.

Organe der männlichen Fortpflanzung– Vorderansicht

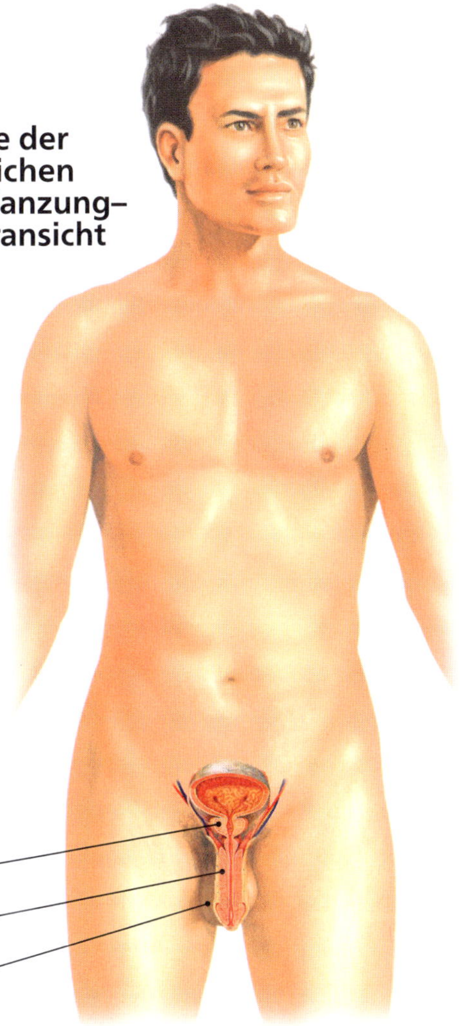

Männliches Fortpflanzungssystem – Querschnitt

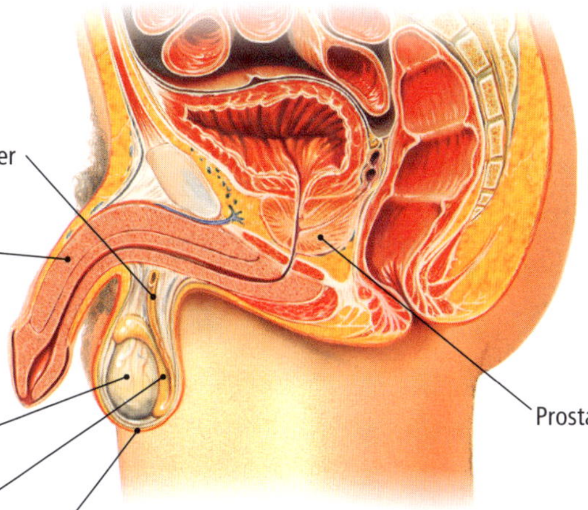

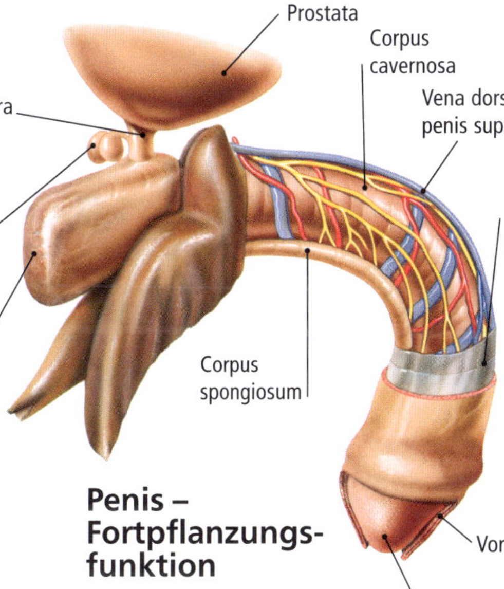

Penis – Fortpflanzungsfunktion

Prostata und Blase – Hinteransicht

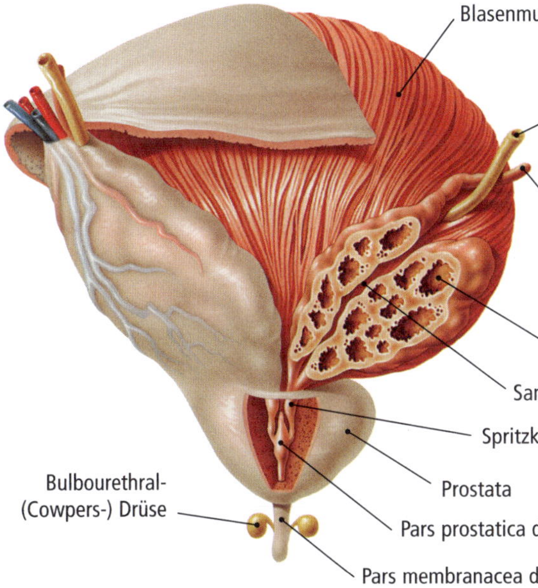

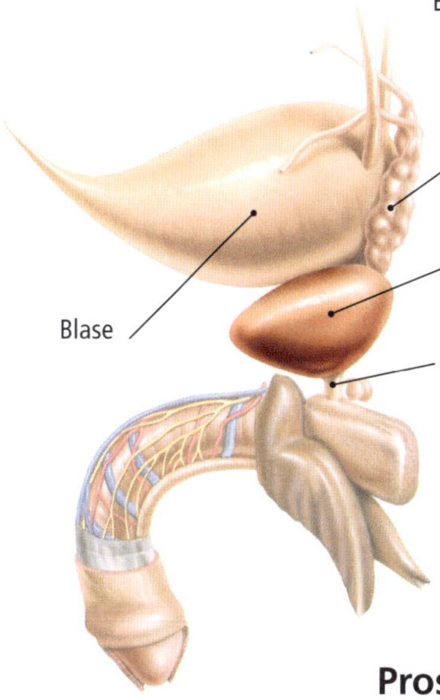

Prostata

Wahr oder Falsch?

1	*Der Hoden ist von einem flüssigkeitsgefüllten Sack umgeben, der Tunica vaginalis.*	
2	*Die feste Bindegewebshülle des Hoden nennt man Tunica albuginea.*	
3	*Die Ductuli efferentes verlassen den Hoden unten.*	
4	*Der Samenleiter tritt über den Femurkanal in die Bauchhöhle ein.*	
5	*Die Samenleiterampulle befindet sich medial zur Bläschendrüse.*	
6	*Die Spritzkanäle passieren die Bläschendrüse.*	
7	*Die Spritzkanäle öffnen sich in die Pars prostatica der Harnröhre.*	
8	*Kanäle der Bulbourethraldrüsen öffnen sich in die Pars prostatica der Harnröhre.*	
9	*Der Bulbus penis wird vom Musculus ischiocavernosus umgeben.*	
10	*Die Vorhaut des Penis bedeckt die Eichel.*	

Hoden – Rückansicht

Die Hoden sind das paarige Organ für die Produktion männlicher Keimzellen (Spermatozyten). Sie sind auch endokrine Drüsen. Die Hoden befinden sich im Skrotum außerhalb des Körpers, um die optimale Temperatur für die Spermatogenese zu erreichen.

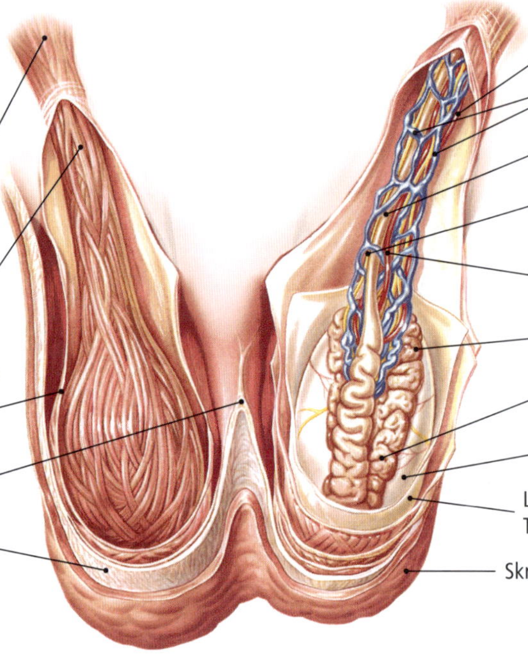

Multiple-Choice

1 *Welche der folgenden leitet Bindegewebs-Septen in das Innere der Hoden?*

Ⓐ Tunica albuginea
Ⓑ Lamina parietalis der Tunica vaginalis testis (=Periorchium)
Ⓒ Lamina visceralis der Tunica vaginalis testis (=Epiorchium)
Ⓓ Fascia spermatica interna
Ⓔ Fascia cremasterica

2 *Welcher Zelltyp bietet Keimzellen Unterstützung, Schutz und Versorgung?*

Ⓐ Leydig Zellen
Ⓑ Spermatide
Ⓒ Spermatozyten
Ⓓ Sertoli-Zellen
Ⓔ Myeloide Zellen

3 *Den Prozess der Differenzierung der Keimzellen nennt man:*

Ⓐ Spermatozytose
Ⓑ Androgenese
Ⓒ Meiose
Ⓓ Spermatogenese
Ⓔ keine der Antworten ist korrekt

Hodentorsion

Hoden und Nebenhoden hängen am Samenstrang vom Körper. Dieser leitet Blut und Nerven in diese Organe, und Lymphflüssigkeit heraus. Wenn der Hoden um die Achse des Samenstrangs gedreht wird (Hodentorsion), wird der Venenrückfluss behindert und der Hoden bildet eine venöse Gangrän. Diese kann bei starker Anstrengung oder schnellen Beug- oder Streckbewegungen der Hüfte auftreten – z.B.: beim Kick-Starten eines Motorrads. Wenn der Hoden nicht innerhalb weniger Stunden in die Originalposition zurückgedreht wird, wird das Organ nekrotisch und muss entfernt werden.

4 *Welche/s der Folgenden wird von der Bläschendrüse produziert?*

Ⓐ Spermatozoen
Ⓑ Fruktose
Ⓒ Alkalische Phosphatase
Ⓓ Schleim
Ⓔ Säure-Phosphatase

5 *In welchem Bereich tritt ein Prostata-Karzinom am häufigsten auf?*

Ⓐ Im periurethralen Bereich
Ⓑ Im mittleren Lappen
Ⓒ Im vorderen Abschnitt
Ⓓ Im peripheren Bereich
Ⓔ Keine der Antworten ist korrekt

6 *Welches der Folgenden ist nicht Teil der Sekrete der Prostata?*

Ⓐ Fibrinolysin
Ⓑ Zitronensäure
Ⓒ Säure-Phosphatase
Ⓓ Zink
Ⓔ Mangan

7 *Welche Arterie führt den Großteil des Blutes für das Corpus cavernosum?*

Ⓐ Arteria glutea superior
Ⓑ Arteria glutea inferior
Ⓒ Arteria pudenda interna
Ⓓ Arteria femoralis
Ⓔ Arteria rectalis media

Malen und Bezeichnen

i) Benenne jede der in den Abbildungen gezeigten Strukturen

Männliches Fortpflanzungssystem – Vorderansicht

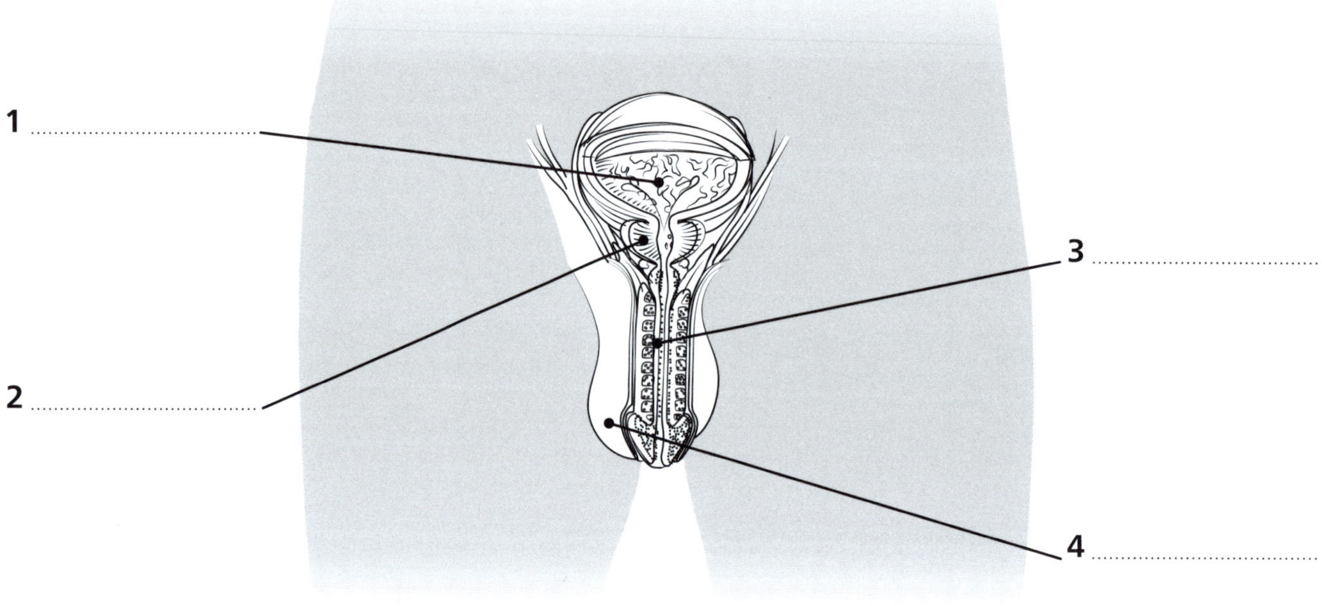

Männliches Fortpflanzungssystem – sagittale Ansicht

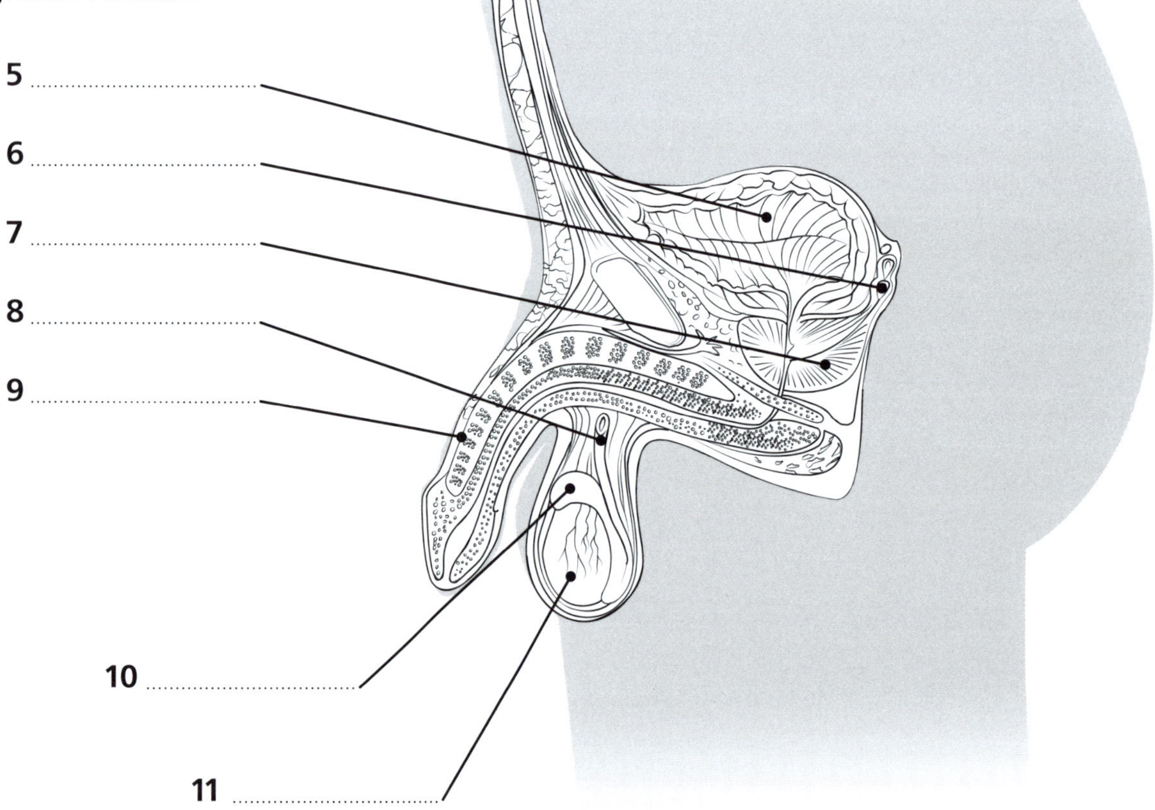

ii) Benenne jede der in den Abbildungen gezeigten Strukturen

Hoden – Rückansicht

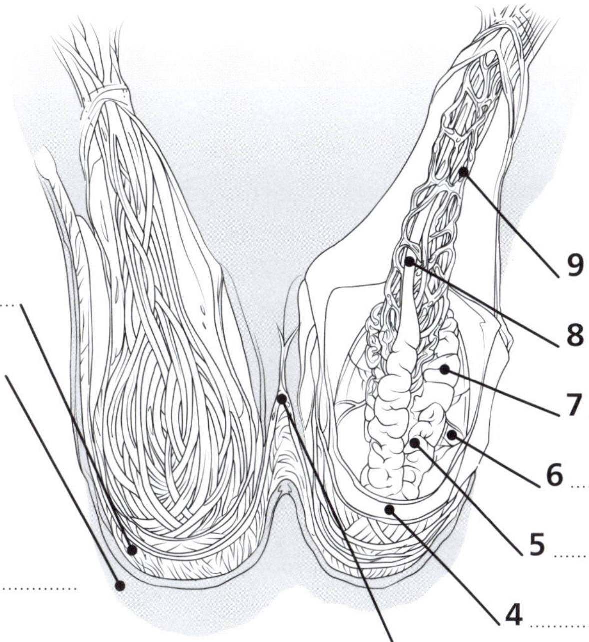

Sperma – Struktur

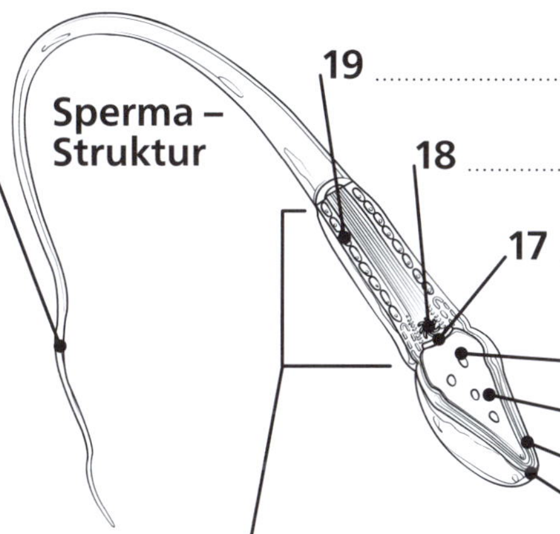

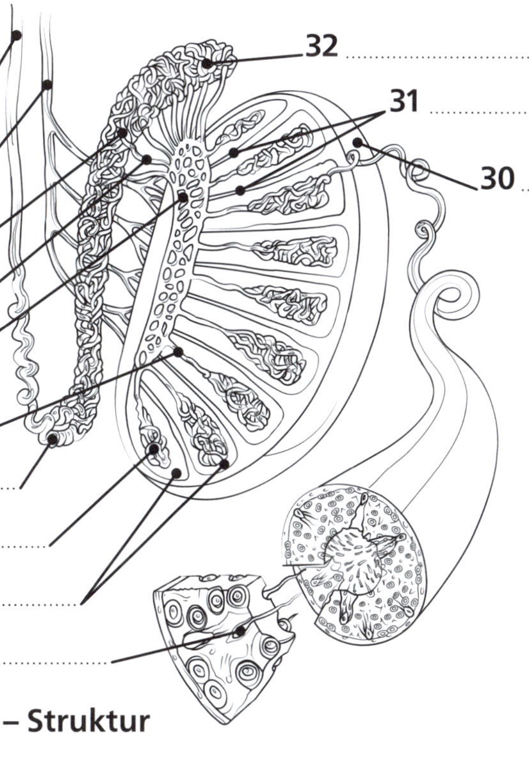

Hoden – Struktur

Lücken füllen

1 *Den Schwanz eines Spermiums nennt man __________.*

2 *Der Venenrückfluss des Hoden bildet eine Struktur, die man __________ Plexus nennt.*

3 *Die kappenartige Struktur, die den Nukleus eines reifen Spermiums umgibt, nennt man __________ .*

4 *Die optimale Temperatur für Spermatogenese ist __________.*

5 *Spermien, die den Hoden verlassen, passieren die __________ auf ihrem Weg zum Kopf des Nebenhodens.*

6 *Die drei Funktionen des Nebenhodens sind ____________________, __________ und ____________________.*

7 *Die Art von Epithel in der Bläschendrüse ist __________ bis __________.*

8 *Das Lumen der Prostata kann Klumpen von verdichtetem Glykoprotein und Zellfragmenten enthalten; man nennt diese __________.*

9 *Die feste Schicht, die die Corpora cavernosa des Penis umgibt, nennt man __________.*

10 *Die __________ produzieren ein Sekret, das reich an Schleim ist, um die Urethra zu schmieren.*

Verbinde die Aussage mit der Begründung

1 *Das Nicht-Absenken des Hodens führt zu Unfruchtbarkeit, weil ...*

2 *Benigne Hypertrophie der Prostata kann die Urethra behindern, weil ...*

3 *Hypertrophie der Prostata kann durch eine rektale Untersuchung abgeschätzt werden, weil ...*

4 *Unvorsichtiges Setzen eines Katheters in die Harnröhre des Mannes kann die intrabulbäre Fossa verletzen, weil ...*

5 *Die Haut des Skrotums kräuselt sich bei kaltem Wetter, weil ...*

a *eine Vergrößerung des zentralen Bereichs der Drüse das umschlossene Lumen verengt.*

b *die Urethra sich an dieser Stelle nach rechts biegt.*

c *sich der M. dartos kontrahiert, um den Hoden näher an den Körper zu ziehen.*

d *die posteriore mittlere Furche oft nicht mehr spürbar ist, wenn die Drüse vergrößert ist.*

4 *die optimale Temperatur für Spermatogenese unter der Kerntemperatur des Körpers liegt.*

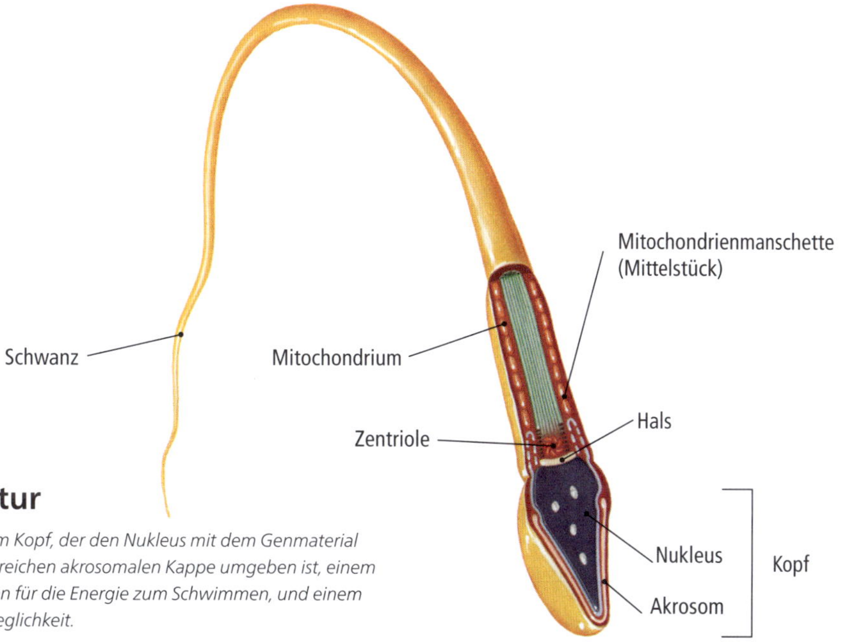

Sperma – Struktur

Spermien bestehen aus einem Kopf, der den Nukleus mit dem Genmaterial enthält und von einer enzymreichen akrosomalen Kappe umgeben ist, einem Mittelstück mit Mitochondrien für die Energie zum Schwimmen, und einem langen Schwanz für die Beweglichkeit.

Weibliches Fortpflanzungssystem

Die weiblichen Gonaden sind die Eierstöcke, die an der lateralen Beckenwand liegen und Eizellen sowie die weiblichen Geschlechtshormone (Östrogen und Progesteron) produzieren. Die Eileiter transportieren die Eizelle zum Uterus, wo sich der Embryo einnisten und zu einem Fötus entwickeln kann. Die Geburt ist das Zur-Welt-bringen eines vollständig entwickelten Fötus durch den Geburtskanal (Gebärmutterhals und Vagina). Die Vagina ist gleichzeitig das weibliche Geschlechtsorgan, das den eregierten Penis und die Spermien in sich aufnimmt. Die Vagina öffnet sich bei den äußeren Genitalien (Vulva).

Schlüsselbegriffe:

Areola Ein runder Bereich pigmentierter Haut rund um die Brustwarze. Sie enthält Schweiß- und Talgdrüsen, die die Brustwarze feucht halten.

Äußere Schamlippe Eine von zwei länglichen über Fett gespannten Hautfalten, die vom Schamhügel (Mons pubis) nach hinten verlaufen. Sie verlaufen seitlich der Schamspalte und deren Öffnungen der Urethra und der Vagina.

Brustdrüsen Veränderte Schweißdrüsen, die Milch für Neugeborene und Kinder produzieren. Brustgewebe befindet sich an der Thoraxwand und bilden auch Ausläufer in Richtung der Achsel.

Brustwarze Eine Erhebung auf der Brust, an dem sich die Milchgänge öffnen. Sie besteht aus einem glatten Muskel, der such zusammenzieht, um die Gänge zusammenzudrücken und so die Brustwarze zu versteifen.

Commissura labiorum posterior Ein Vorsprung des sehnenartigen Zentrums des Perineums in die Schamspalte, der den Anschein einer Kommissur macht, die die posterioren Enden der äußeren Schamlippen verbindet.

Eierstock Jeder Eierstock produziert weibliche Keimzellen, sezerniert Östrogen und Progesteron und reguliert das postnatale Wachstum der Fortpflanzungsorgane und die Entwicklung der sekundären Geschlechtsmerkmale (z.B.: weibliche Fettverteilung und Schamhaare).

Eileiter (Tuba uterina) Eine Röhre, die das Sperma zur Eizelle, und die befruchtete Eizelle (Zygote) zur Einnistung in die Gebärmutterwand leitet.

Fettgewebe Dieses Fettgewebe beinhaltet gelbes Fett, das sich bei Erwachsenen unter der Haut befindet und Energie speichert, und braunes Fett, das viele Mitochondrien enthält, das sich im oberen Rücken von Neugeborenen befindet.

Innere Schamlippe Eine von zwei Hautfalten zwischen den äußeren Schamlippen. Sie liegen je auf der Seite der Öffnung der Vagina und verlängern eine Falte nach vorne, um ein Hütchen (Vorhaut) über die Klitoris zu spannen.

Klitoris Eine kleine Schwellkörperstruktur. Ihre Crura setzen an den Rami ossis ischii und den Rami inferiores ossis pubis an und sie hat eine Eichel, die von einer Vorhaut umgeben ist.

Milchdrüsenlappen Die Brust hat zwischen 15 und 20 Lappen aus Drüsengewebe, die durch Bindegewebe getrennt sind.

Milchgang Die Milchausführungsgänge von jedem Drüsenlappen. Sie weiten sich als Zisternen (Sinus lactiferes) bevor sie sich bei der Brustwarze öffnen.

Musculus pectoralis major Ein Muskel, der sich von der medialen Clavicula und den oberen sechs kostalen Knorpel bis zur Crista tuberculi majoris des Humerus erstreckt. Er bewirkt die Adduktion, Innenrotation und die Anteversion des Arms.

Öffnung der Harnröhre (Urethra) Die Öffnung der weiblichen Harnröhre zwischen den Falten der inneren Schamlippen. **Schamhügel** Die fettreiche Erhebung über Scham und Symphyse. Nach der Pubertät ist er mit Schamhaaren bewachsen.

Sinus lactiferes Der erweiterte Teil des Milchganges unter der Areola.

Uterus (Gebärmutter) Das Reifeorgan. Die Gebärmutter besteht aus dem Fundus, dem Körper, der Gebärmutterenge (Isthmus uteri) und der Zervix. Die Eileiter münden bei der Verbindung von Fundus und Körper.

Vagina Das weibliche Geschlechtsorgan an unteren Ende des Geburtskanals. Sie ist ein äußerst dehnbarer Gang, der sich von der Zervix in den Scheidenvorhof erstreckt.

Vaginalwand Die anteriore Vaginalwand hat eine direkte Verbindung mit dem Blasengrund.

Vulva Die weiblichen äußeren Genitalien. Dieser Bereich beinhaltet
den Schamhügel, die Schamlippen (innere und äußere), die Klitoris, und den Scheideneingang.

Zervix Der Eingang in den Uterus. Sie besteht aus intravaginalen und supravaginalen Teilen und beinhaltet den Zervikalkanal.

Organe der weiblichen Fortpflanzung – Vorderansicht

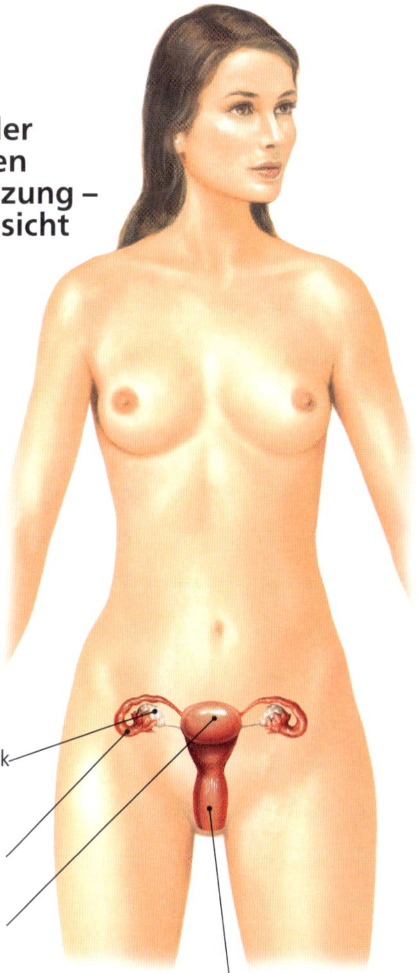

Weibliches Fortpflanzungssystem – Querschnitt

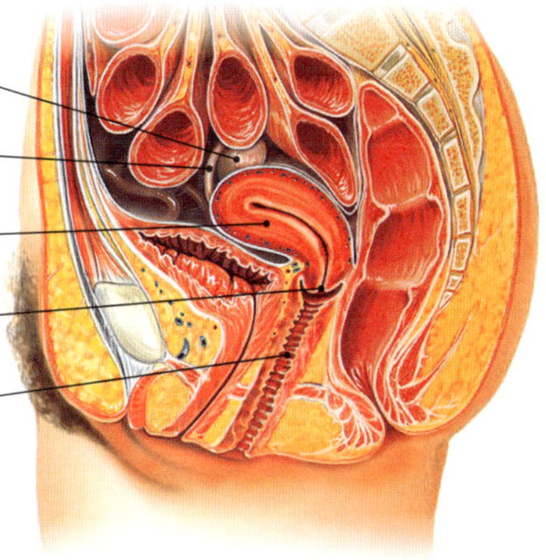

Vulva – Vorderansicht

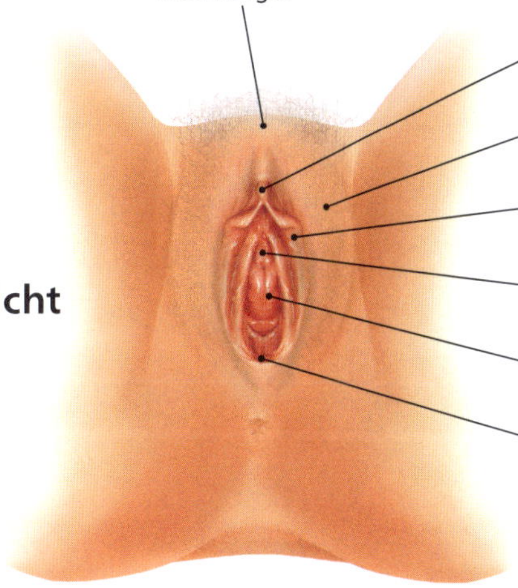

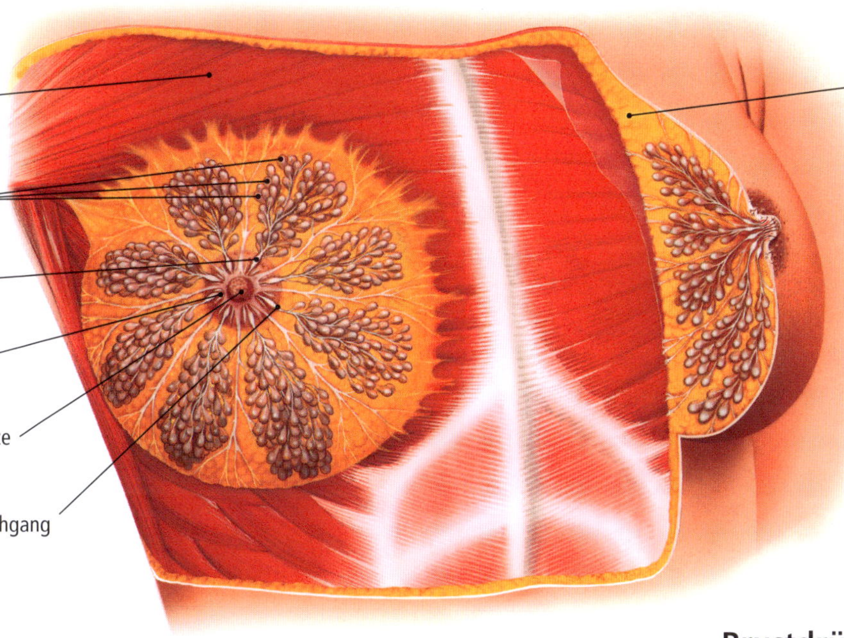

Brustdrüsen

Wahr oder Falsch?

1	*Der Eierstock wird von einer dünnen Schicht aus schuppenartigen bis wenig quaderförmigem Epithel umgeben, durch das das Ovum ausgestoßen wird.*	
2	*Die drei Phasen des Menstruationszyklus sind die Follikelphase, ovulatorische Phase und Lutealphase.*	
3	*Die feste äußere Schicht des Eierstock nennt man Tunica vaginalis.*	
4	*Das reife Follikel hat eine flüssigkeitsgefüllte Höhle, die man Corona radiata nennt.*	
5	*Die Schicht reich an Glykoprotein rund um die Oozyte nennt man Zona pellucida.*	
6	*Die Ruptur eines reifen Follikels aus dem Eierstock beim Eisprung wird durch einen Anstieg an FSH (Follikel-stimulierendem Hormon) ausgelöst.*	
7	*Der engste Teil des Eileiters ist die Ampulla.*	
8	*Den Muskel der Gebärmutter nennt man Myometrium.*	
9	*Die intravaginale Zervix wird von der Fornix der Vagina umgeben.*	
10	*Der Bulbus des Vorhofs schmiert den Scheideneingang.*	

Polyzystisches Ovarsyndrom

Das polyzystische Ovarsyndrom ist die häufigste endokrine Erkrankung bei Frauen zwischen 18 und 45 Jahren. Sie zeigt sich in einer Reihe von Symptomen bei Frauen, die einen erhöhten Androgenanteil haben. Der Name leitet sich von den vielen unreifen Follikeln ab, die durch Ultraschall entdeckt werden können. Symptome und Anzeichen sind unter anderem übermäßige Körper- und Gesichtsbehaarung, Akne, unregelmäßige oder ausbleibende Periode und Schwierigkeiten schwanger zu werden. Die Störung tritt meist aufgrund von Übergewicht, ungeeignetem Sport und familiärer Vorgeschichte auf. Behandlungen sind unter anderem: Gewichtsreduktion und Sport, oral eingenommene Verhütungsmittel bei unregelmäßigen Perioden und **In-vitro-Fertilisation** zur Unterstützung bei der Befruchtung.

Multiple-Choice

1 *Welche ist die arterielle Hauptversorgung der Eierstöcke?*

Ⓐ Arteria iliaca interna
Ⓑ Arteria ovarica von der Aorta
Ⓒ Arteria iliaca externa
Ⓓ Arteria ovarica von der Arteria vesicalis superior
Ⓔ Arteria uterina von der Arteria iliaca interna

2 *Welche Struktur befindet sich am Ende des Eileiters?*

Ⓐ Fimbriae
Ⓑ Isthmus
Ⓒ Ampulla
Ⓓ Infundibulum
Ⓔ Fundus

3 *Welcher Teil des Uterus befindet sich oberhalb der Eileiter?*

Ⓐ Zervix
Ⓑ Körper
Ⓒ Fundus
Ⓓ Isthmus
Ⓔ keine der Antworten ist korrekt

4 *Die Muskelschicht des Uterus nennt man*

Ⓐ Endometrium
Ⓑ Serosa
Ⓒ Muscularis mucosae
Ⓓ Tunica adventitia
Ⓔ Myometrium

5 *Welche Eigenschaft des Zervikalkanals hilft dabei, den Kanal geschlossen zu halten?*

Ⓐ Plicae palmatae
Ⓑ Scheidengewölbe
Ⓒ Myometrium
Ⓓ Isthmus
Ⓔ innerer Muttermund

6 *Welche Struktur ist mit der anterioren Vaginalwand verbunden?*

Ⓐ Blasengrund
Ⓑ Rektum
Ⓒ Anus
Ⓓ Urethra
Ⓔ Bulbus vestibuli

7 *Welche Struktur(en) füllen sich während sexueller Erregung mit Blut?*

Ⓐ Fundus uteri
Ⓑ Endometrium
Ⓒ Bulbus vestibuli
Ⓓ Glandula vestibularis major
Ⓔ Äußere Schamlippen

Struktur und Funktion des Eierstocks

Die paarigen Eierstöcke sind für die Bildung und Freisetzung der Oozyte (Eizelle oder Ovum) verantwortlich, für die Produktion von Östrogen, um die sekundären Geschlechtsmerkmale auszubilden, und für die Produktion von Östrogen und Progesteron, um die Proliferation, Sekretion und Unterstützung der Gebärmutterauskleidung zu veranlassen. Sie liegen entlang der lateralen Beckenwand, verbunden mit den Eileitern zwischen den Schichten des Ligamentum latum.

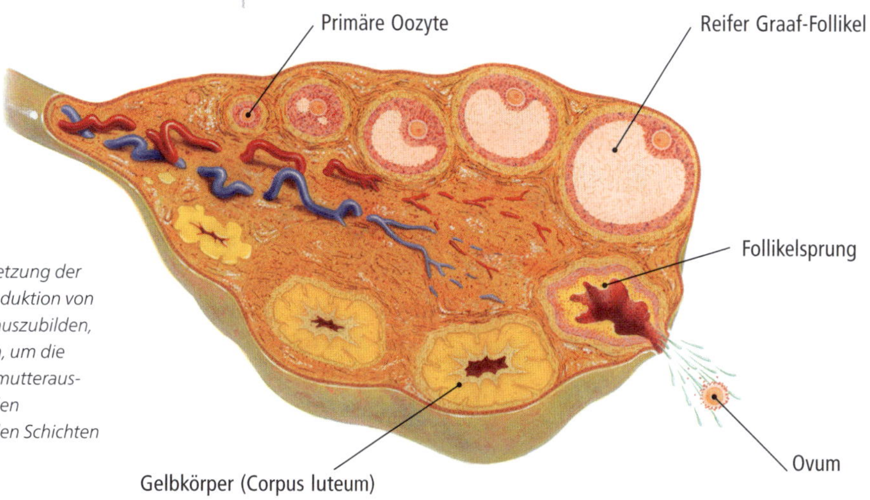

Malen und Bezeichnen

i) Benenne jede der in den Abbildungen gezeigten Strukturen

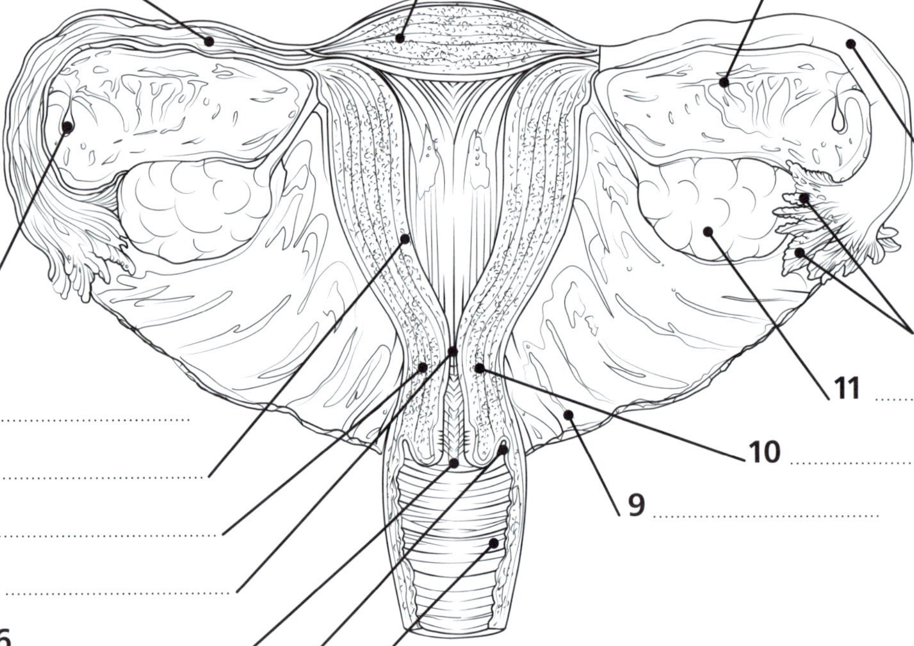

Uterus – Rückansicht

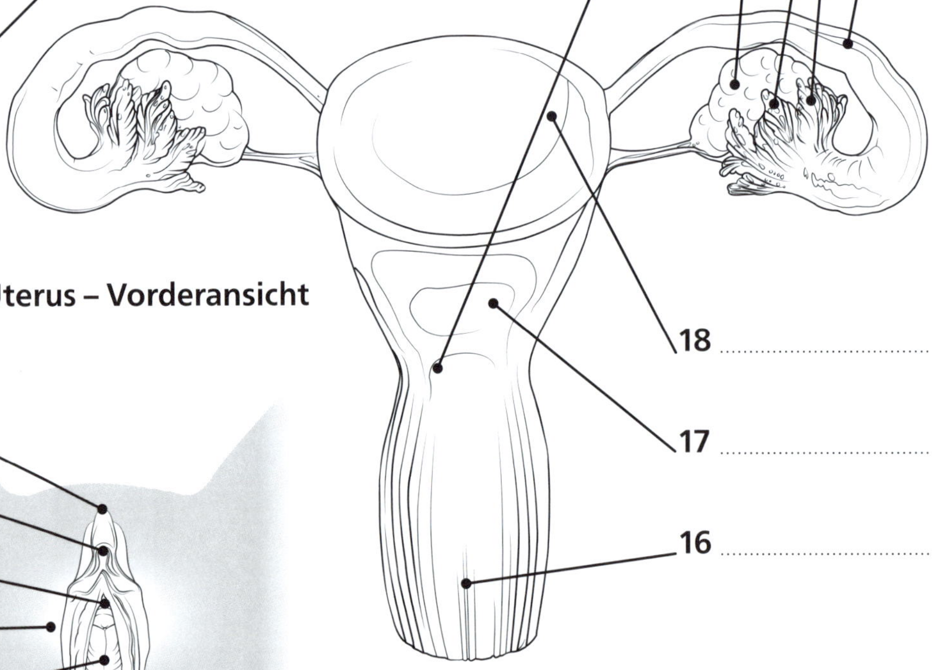

Uterus – Vorderansicht

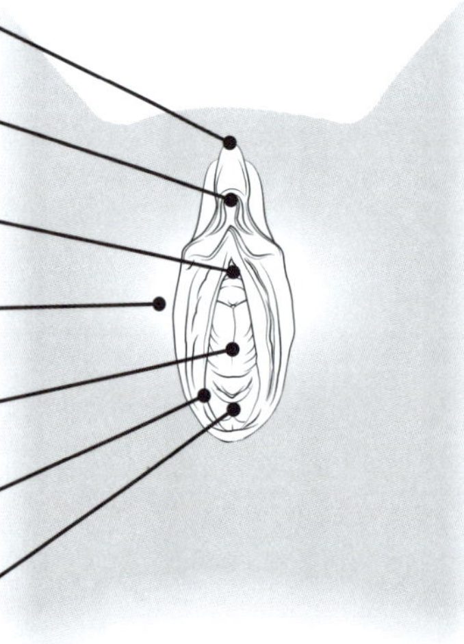

Äußere Genitalien – Ansicht von unten

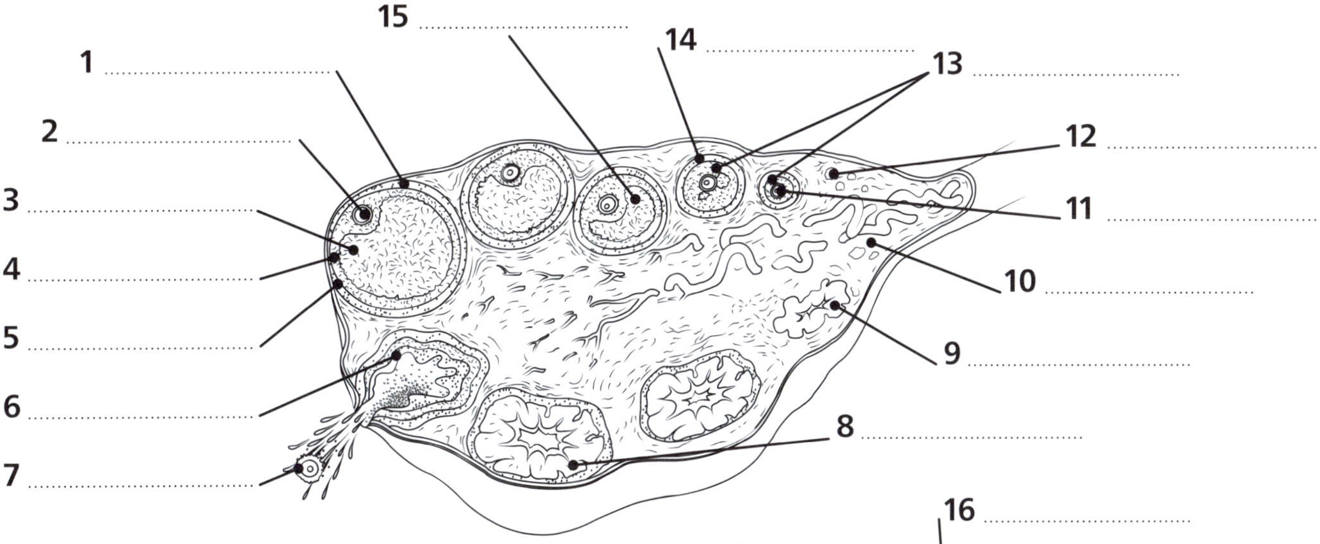

Eierstock

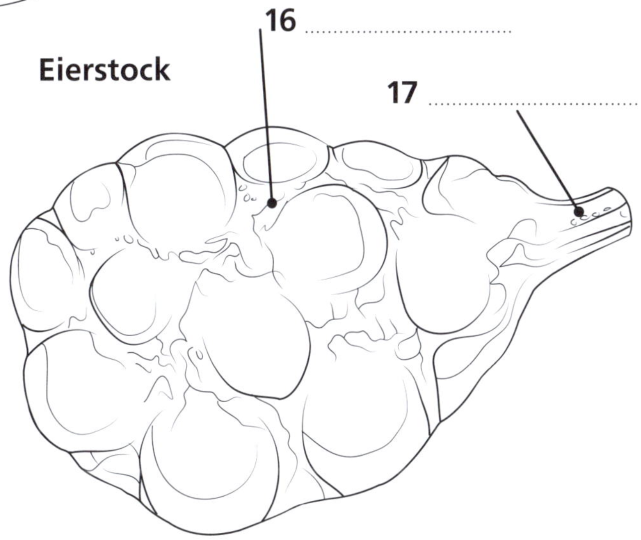

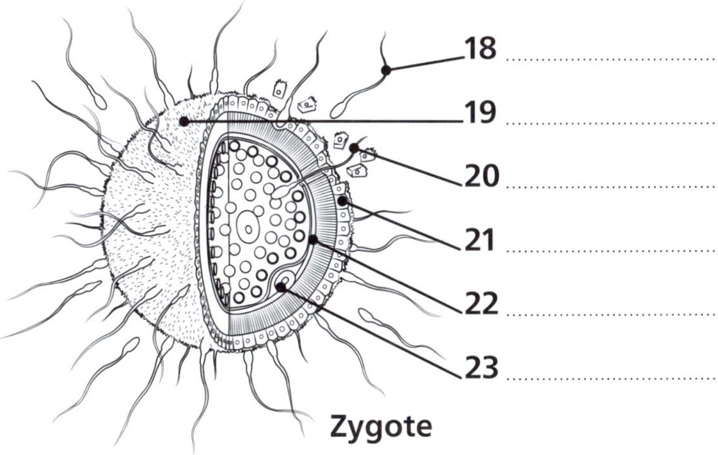

Zygote

ii) Benenne jede der in den Abbildungen gezeigten Strukturen

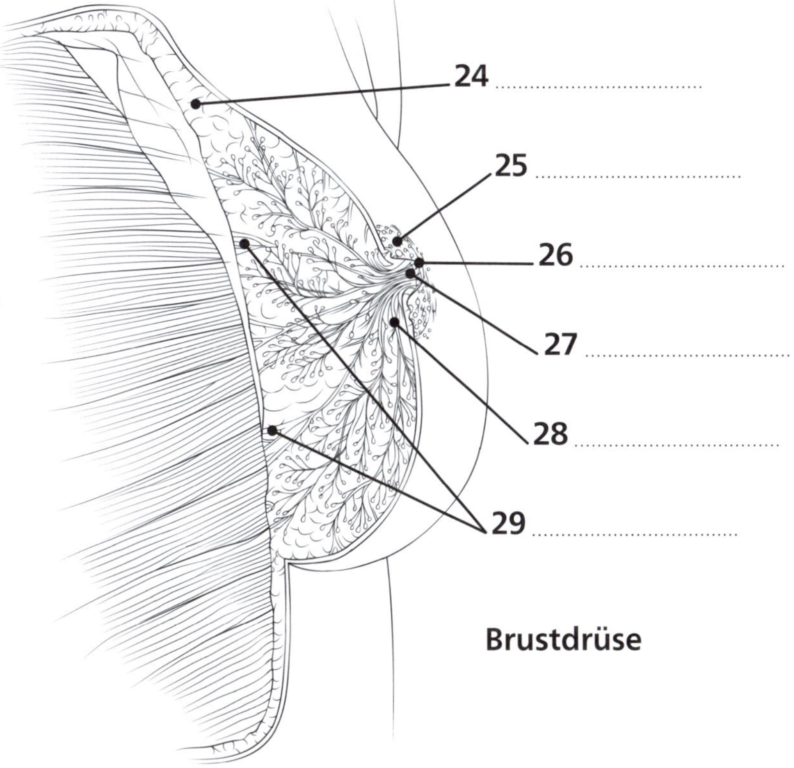

Brustdrüse

Lücken füllen

1 *Die Fimbriae sind mit dem Rand des __________ des Eileiters verbunden.*

2 *Der Eierstock hat einen mesenterischen Anhang, den man __________ nennt.*

3 *Die Blutgefäße der Eierstöcke steigen hinab in das __________.*

4 *Die Befruchtung findet in der __________ des Eileiters statt.*

5 *Das Myometrium besteht aus __________.*

6 *Die intravaginale Zervix wird von einem Raum umgeben, den man __________ nennt.*

7 *Die __________ sind paarige Falten, die die Eingänge zu Vagina und Urethra umgeben.*

8 *Die Klitoris wird von einer Hautfalte bedeckt, die man __________ nennt.*

9 *Die Schwellkörper entlang des Ramus ossis ischii und Ramus inferior ossis pubis nennt man bei Frauen __________.*

10 *Die fettreiche Hauterhebung über der Schambeinfuge bei Frauen nennt man __________.*

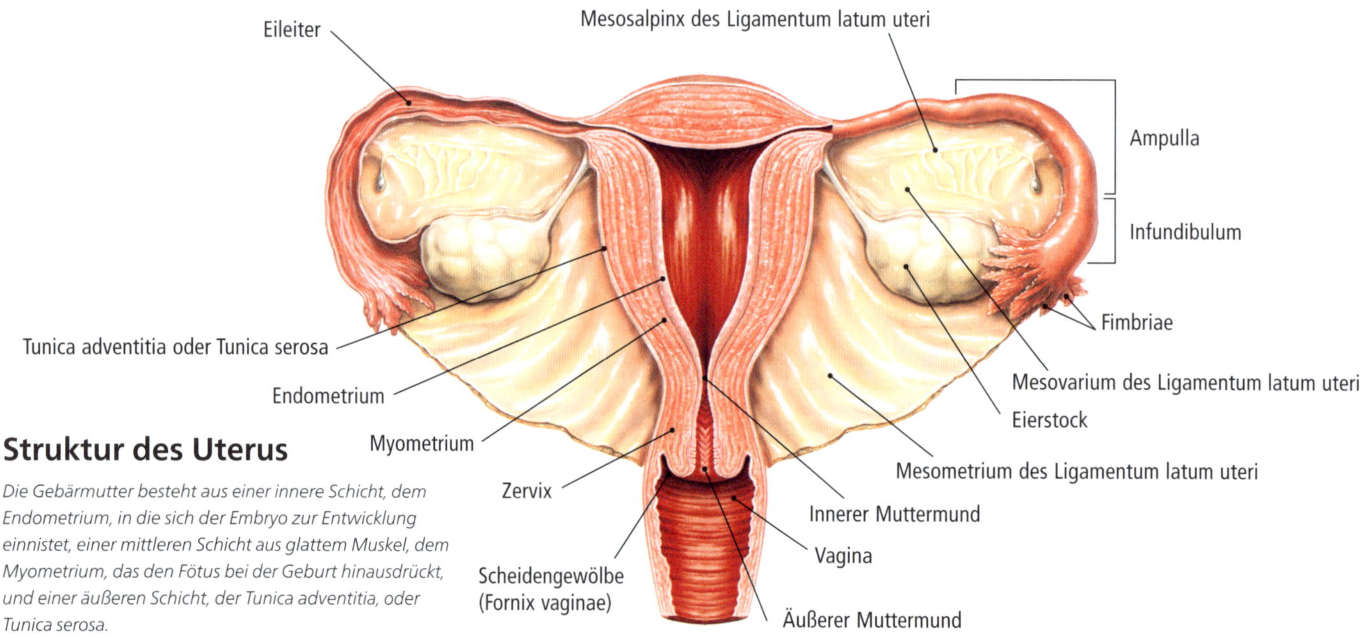

Struktur des Uterus

Die Gebärmutter besteht aus einer innere Schicht, dem Endometrium, in die sich der Embryo zur Entwicklung einnistet, einer mittleren Schicht aus glattem Muskel, dem Myometrium, das den Fötus bei der Geburt hinausdrückt, und einer äußeren Schicht, der Tunica adventitia, oder Tunica serosa.

Verbinde die Aussage mit der Begründung

1 *Eine Blockierung des Eileiters wegen einer Beckenentzündung führt zu Unfruchtbarkeit, weil ...*

2 *Die Gebärmutter stößt das Endometrium am Beginn der Menstruation ab, weil ...*

3 *Eine Retroversion der Gebärmutter führt zu Schmerzen beim Geschlechtsverkehr, weil ...*

4 *Ein Verlust der Stütze des Beckenbodens kann dazu führen, dass die Zervix am Vaginaleingang sichtbar wird, weil ...*

5 *Ein Abszess der Glandula vestibularis major führt zu Schmerzen beim Geschlechtsverkehr, weil ...*

6 *Eine Gebärmuttersenkung geht oft mit Inkontinenz einher, weil ...*

7 *Die Form des äußeren Muttermunds der Zervix ändert sich von einer kleinen runden Form zu einem quer verlaufenden Schlitz nach einer vaginalen Geburt, weil ...*

a *Spermien den Fortpflanzungstrakt nicht hinaufsteigen, und Eizellen nicht hinuntersteigen können.*

b *der Vaginaleingang äußerst empfindlich ist.*

c *sich die Schleimhaut der Vagina umstülpt, wenn sich die Gebärmutter senkt.*

d *der Uterusfundus gegen das knöcherne Sakrum gedrückt wird.*

e *die hormonelle Unterstützung durch Progesteron zu diesem Zeitpunkt wegfällt.*

f *die Beckenbodenmuskulatur direkt und indirekt die Blase und die Gebärmutter stützen.*

g *während der Geburt kleine Risse entstehen.*

Empfängnis und Schwangerschaft

Üblicherweise erfolgt die Befruchtung in der Ampulla des Eileiters kurz nach dem Eisprung. Das Sperma muss den weiblichen Fortpflanzungstrakt hinaufschwimmen. Sobald die Spermien auf das Ei treffen, setzen sie Enzyme frei, die das Glykoprotein zwischen den Zellen der Corona radiata, die die Eizelle umschließt, auflösen. Das Spermium durchdringt dann die Zona pellucida und vereint seine Zellmembran mit der der Eizelle. Die DNA des Vaters wird dann in die Eizelle transportiert, um sich mit jener der Mutter zu verbinden. Die befruchtete Eizelle (Zygote) nistet sich dann ungefähr 6 bis 7 Tage nach der Befruchtung in die Gebärmutterwand ein.

Schlüsselbegriffe:

Amnion (Fruchtblase) Das Innerste der Fötalmembranen. Das Amnion bildet einen schützenden, mit Fruchtwasser gefüllten Beutel rund um Fötus und Embryo.

Befruchtung Die Verbindung männlicher und weiblicher Keimzellen (Gameten). Üblicherweise geschieht dies in der Ampulla des Eileiters.

Blastozyst Ein Embryonalstadium, das aus einer zentralen flüsssigkeitsgefüllten Höhle, umschlossen von einer einzigen Zellschicht, besteht. Während dieses Entwicklungsstadiums nistet es sich in die Gebärmutterwand ein.

Blutgefäße der Mutter Diese transportieren das Blut der Mutter in den intervillösen Raum, wo Sauerstoff und Nährstoffe in den Blutkreislauf des Fötus übergehen.

Chorionzotten Fingerförmige Ausstülpungen des fötalen Blutkreislaufs in den intervillösen Raum, wo sie vom Blut der Mutter umströmt werden.

Embryo Der sich entwickelnde Mensch vom Moment der Empfängnis bis zum Ende der achten Woche nach der Befruchtung.

Endometrium Die Schleimhaut der Gebärmutter. Der Synzytiotrophoblast dringt in sie ein, um den intervillösen Raum zu bilden.

Fötus Der sich entwickelnde Mensch vom Beginn der neunten Woche bis zur Geburt.

Keimblatt Ein Abschnitt der Plazenta, der von angrenzenden Abschnitten durch Bindegewebesepten getrennt ist.

Myometrium Die Schicht aus glattem Muskel der Gebärmutterwand. Es verdickt sich während der Schwangerschaft, um den Fötus bei der Geburt aus dem Uterus zu schieben.

Nabelarterie Eine der beiden Gefäße, die weitgehend sauerstoff- und nährstoffarmes Blut vom Fötus zur Plazenta transportieren. Diese sind Äste der Arteria iliaca interna.

Nabelschnur Eine gekordelte Schnur, die den Fötus mit der Plazenta verbindet. Sie enthält zwei Nabelarterien und eine Nabelvene, die bis zum Bindegewebe des Embryos führen.

Nabelvene Das Gefäß, das sauerstoff- und nährstoffreiches Blut von der Plazenta zum Fötus transportiert. Anfangs sind es zwei, wobei sich die zweite am Beginn des Lebens des Embryos zurückbildet.

Ovum Oozyte (Eizelle). Das „Ovum", das beim Eisprung freigesetzt wird, besteht aus einer Oozyte, ebenso wie aus der sie umgebenden Zona pellucida und den Corona radiata.

Perivitelliner Spalt Ein schmaler Spalt zwischen der Zellmembran der Oozyte und der Zona pellucida.

Plazenta Ein Organ, das mit der Gebärmutterwand verbunden ist und Nährstoffe für Embryo und Fötus bereitstellt.

Polkörper Ein Fragment, das überschüssiges Genmaterial als Resultat des Abschlusses der ersten Meiosephase (Stammzellenteilung), kurz vor dem Eisprung enthält.

Spermium Männliche Keimzelle. Es besteht aus einem Kopf, einem Verbindungsstück und einem Schwanz. Es muss die Schichten der Corona radiata und der Zona glomerulosa durchdringen, um sich mit der Eizelle zu verbinden.

Synzyotrophoblast Eine der Komponentenschichten der Plazentamembrane. Während sich der Embryo einnistet, ist er sehr invasiv und baut Gewebe der Mutter ab, um die intervillösen Räume zu bilden.

Zona pellucida Eine durchsichtige Schicht, die die Eizelle umgibt. Sie besteht aus Glykoproteinen, die von der Eizelle gebildet werden. Sie kann auch von Fortsätzen der Zellen der Corona radiata durchdrungen werden.

Zygot Die Zelle, die sich durch die Verbindung der weiblichen und der männlichen Keimzelle bildet, bevor die Zellteilung beginnt.

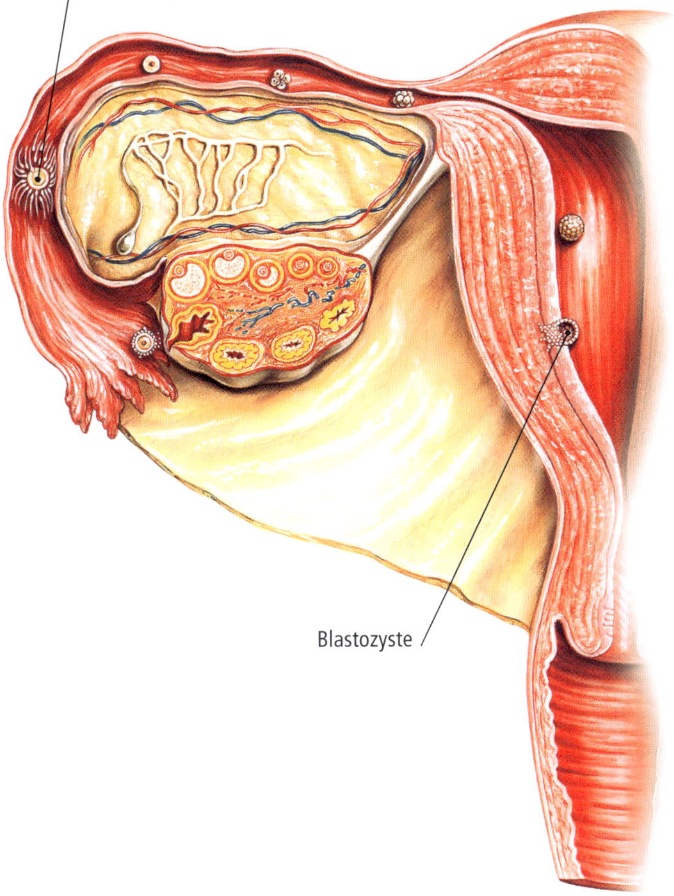

Frühe Phasen der Schwangerschaft

Sobald ein Ovum befruchtet wird nennt man es Zygot und es beginnt mit der Zellteilung. Die sich entwickelnde Masse bewegt sich den Eileiter abwärts und erreicht den Uterus fünf bis sechs Tage nach der Befruchtung. Diese Zellmasse (nennt man nun Blastozyst) nistet sich in der Gebärmutterwand ein und beginnt sich zu einem Embryo zu entwickeln.

Zygote

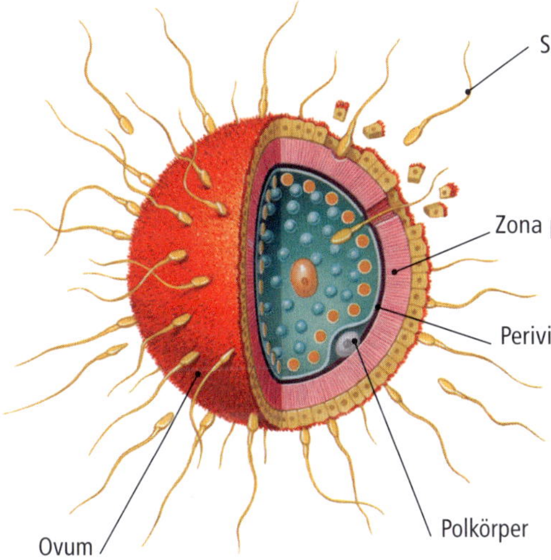

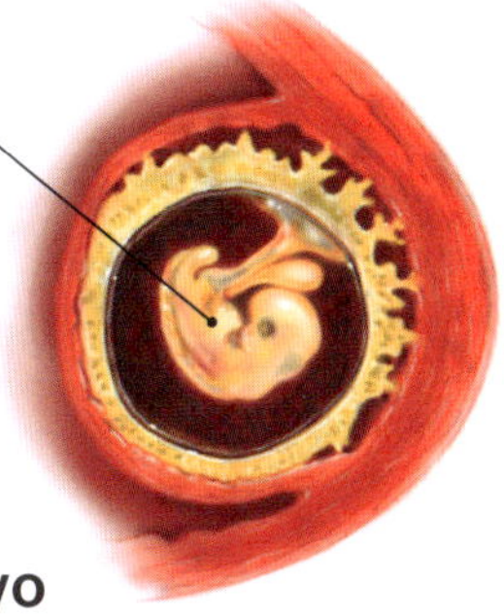

Embryo

Fötus

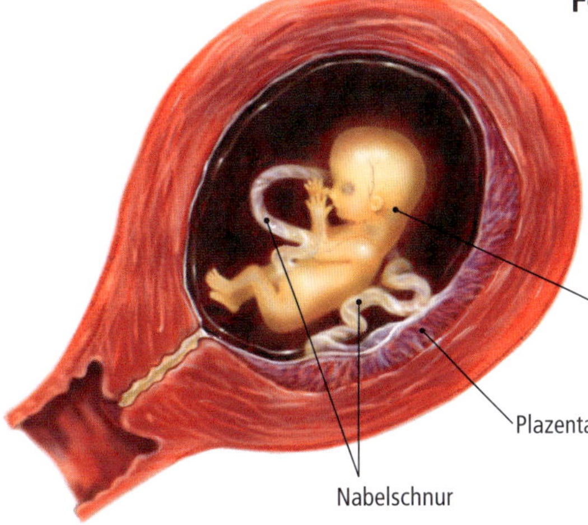

Wahr oder Falsch?

1 *Die Zona pellucida ist eine dicke Schicht aus Glykoprotein, die die Eizelle umgibt.*

2 *Die Zona pellucida bleibt durch das Embryonalstadium um den Zygot erhalten.*

3 *Der Embryo nistet sich während der Follikelphase in die Gebärmutterwand ein.*

4 *Das frühe Stadium des Konzeptus besteht aus einem festen Zellklumpen, der Morula.*

5 *Das Stadium, in dem der frühe Embryo aus einer Kugel mit einem hohlen Innenraum besteht nennt man Blastozyst.*

6 *Die Plazenta wird durch die innere Zellmasse der Blastozyst gebildet.*

7 *Die Einnistung in die Gebärmutterwand geschieht meist 10 Tage nach der Befruchtung.*

8 *Die invasivste Schicht des Trophoblasten ist der Zytotrophoblast.*

9 *Ein primärer Villus der Einnistungsstelle besteht aus einem Kern aus Zytotrophoblast, umgeben von dem Synzyotrophoblasten.*

10 *Nach ca. 17 Tagen entwickelt der Embryo drei Keimblätter: Ektoderm, Mesoderm und Entoderm.*

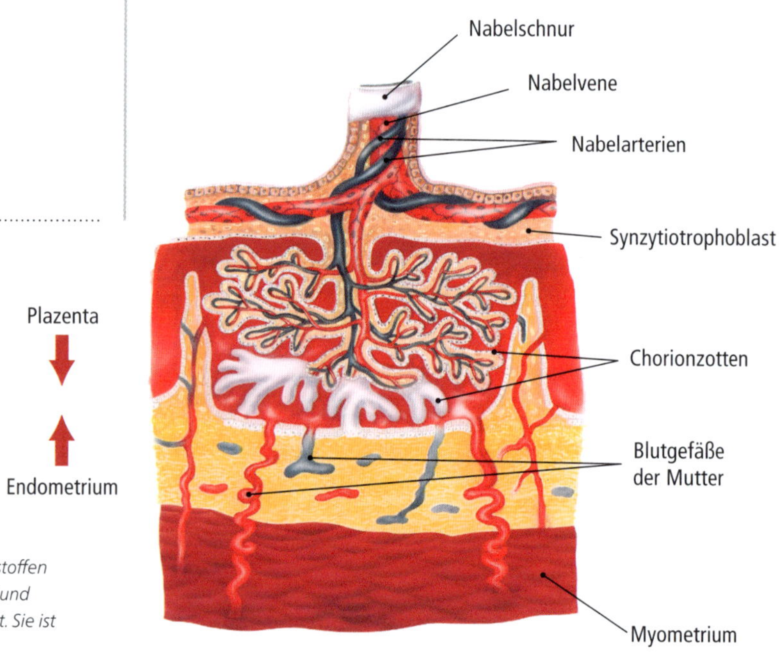

Plazenta – Querschnitt

Die Plazenta ist ein Organ, das den Transfer von Sauerstoff und Nährstoffen vom mütterlichen Blutkreislauf in den des Fötus, sowie Kohlendioxid und Abfallstoffe aus dem Blutkreislauf des Fötus in den der Mutter erlaubt. Sie ist ebenso ein endokrines Organ.

Multiple-Choice

1 *Den flüssigkeitsgefüllte Beutel, der den Embryo ca. ab dem 19. Tag umgibt, nennt man*

Ⓐ Dottersack
Ⓑ Fruchtblase
Ⓒ Dezidua basalis
Ⓓ Endometrium
Ⓔ Intraembryonales Zölom

2 *Der Darm des Embryos ist mit ... ausgekleidet.*

Ⓐ Entoderm
Ⓑ intraembryonalem Mesoderm
Ⓒ Ektoderm
Ⓓ Amnion
Ⓑ extraembryonalem Mesoderm

3 *Das Nervensystem leitet sich vom embryonalen ... ab.*

Ⓐ Entoderm
Ⓑ intraembryonalem Mesoderm
Ⓒ Ektoderm
Ⓓ Amnion
Ⓑ extraembryonalem Mesoderm

4 *Welches der Folgenden regt die Bildung der Zellen des peripheren Nervensystems an?*

Ⓐ Mesoderm
Ⓑ Entoderm
Ⓒ Amnion
Ⓓ Neuralleiste
Ⓔ Dottersack

5 *Wie viele Chromosomen hat ein normaler Embryo?*

Ⓐ 23 Paare
Ⓑ 46 Paare
Ⓒ 24 Paare
Ⓓ 48 Paare
Ⓔ Keine der Antworten ist korrekt

6 *Die Einnistung des Blastozysts außerhalb der Gebärmutter nennt man*

Ⓐ Traubenmole
Ⓑ Plazenta praevia
Ⓒ Blasenmole
Ⓓ Eileiterschwangerschaft
Ⓔ Neuralrohrdefekt

7 *Eine frühe Teilung des Zygots in zwei Embryos führt am wahrscheinlichsten zu*

Ⓐ nichtidentischen Zwillingen
Ⓑ siamesischen Zwillingen
Ⓒ einem Neuralrohrdefekt
Ⓓ zweieiigen Zwillingen
Ⓐ eineiigen Zwillingen

Plazenta – Vorderansicht

Die Plazenta ist scheibenförmig und in ihrer Mitte ist die Nabelschnur des Fötus angewachsen. Die Nabelschnur enthält zwei Nabelarterien, die sauerstoffarmes Blut des Fötus zur Plazenta transportieren und eine Nabelvene, die sauerstoffreiches Blut von der Plazenta zurück transportiert.

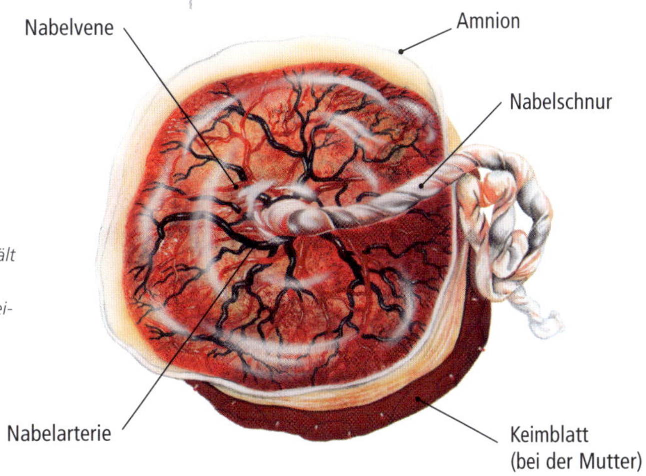

Entwicklung des Fötus

Sobald der Embryo alle Organsysteme (ca. 8 Wochen nach der Befruchtung) ausgebildet hat, nennt man den Konzeptus Fötus. In der Lebensphase des Fötus reifen die Körpersysteme als Vorbereitung auf die Geburt und das Überleben außerhalb des Körpers der Mutter heran. Während dieser Phase ist der Konzeptus für seinen Bedarf an Sauerstoff und Nährstoffen, ebenso wie für den Abtransport von Toxinen und Abfallprodukten von der Plazenta abhängig. Die Plazenta ist auch ein wichtiges endokrines Organ, das Plazentalaktogen, Choriongonadotropin, Östrogen und Progesteron bildet.

Schlüsselbegriffe:

Äußerer Gehörgang Die Öffnung des äußeren Ohrs am Schädel. Er liegt am Schläfenbein (Os temporale).**Fonticulus anterior** Der Spalt zwischen den paarigen Ossa frontalia (Stirnbeine) und Ossa parietalia (Scheitelbeine). Er verschwindet bis zum zweiten Lebensjahr und wird zu einem Punkt, den man bei Erwachsenen Bregma nennt.

Fonticulus mastoideus Eine kleine Fontanelle zwischen Schläfen-, Hinterhaupt-, und Scheitelbeinen.

Fonticulus posterior Der Spalt zwischen den sich entwickelnden Scheitel- und Hinterhauptknochen.

Hinterhauptbein Der große Knochen auf der Unterseite des Schädels. Es bietet den Ansatzpunkt für die postvertebralen Nackenmuskeln, und Condyli occipitales für das Gelenk des Atlas (Halswirbel 1).

Jochbein (Os zygomaticum) DerKnochen der oberen lateralen Wange. Es ist mit der Maxilla sowie mit dem Schläfen- und Stirnbein verbunden.

Mandibula Die Mandibula entwickelt sich aus dem Bindegewebe im Processus mandibulae des Embryos.

Maxilla Der Knochen der vorderen Wange. Sie entwickelt sich aus dem Processus maxillaris des Gesichts des Embryos.

Nasenbein Ein kleiner Knochen, der die superiore und laterale Begrenzung der birnenförmigen Öffnung der knöchernen Nase bildet.

Pars mastoidea ossis temporalis Der Processus mastoideus des Schläfenbeins entwickelt sich als eigenes Ossifikationszentrum im Schädel.

Pars squamosa ossis occipitalis Der flache Teil des Hinterhauptbeins. Dieser wird die Fossa cranii posterior bilden, wo das Cerebellum sitzt.

Pars squamosa ossis temporalis Der flache Teil des Schläfenbeins. Dieser wird einen Teil des Schädels bilden, der das Gehirn umschließt.

Processus styloideus Ein länglicher knöcherner Fortsatz, der inferior aus dem Schläfenbein tritt. Er bildet den Ansatzpunkt für viele Muskeln, unter anderem für den Musculus stylohyoideus und den Musculus stylopharyngeus.

Processus zygomaticus ossis temporalis Der anteriore Fortsatz des Schläfenbeins.

Pterion Der Bereich, in dem Stirnbein, Scheitelbein, Keilbein und Schläfenbein aufeinander treffen.

Sagittalnaht Die Nahtstelle, die entlang der Mittellinie des Schädels zwischen den Scheitelbeinen jeder Seite verläuft.

Scheitelbein Ein flacher Knochen des Hirnschädels. Es grenzt an Stirnbein, Schläfenbein, Keilbein und Hinterhauptbein.

Schläfenbein Ein Knochen, der aus vielen kleinen Knochen besteht, die sich aus getrennten Ossifikationszentren im Schädel des Fötus bilden.

Stirnknochen Der Knochen unter der Stirn.

Sulcus tympanicus ossis temporalis Ein knöcherner Ring, der das Trommelfell stützt.

Sutura coronalis Die Nahtstelle, die das Stirnbein von den Scheitelbeinen trennt.

Sutura frontalis Die Nahtstelle zwischen den beiden Teilen des Stirnbeins. Sie verschwindet für gewöhnlich bis zum Erwachsenenalter.

Sutura lambdoidea Die Nahtstelle zwischen dem Hinterhauptbein (Os okzipitale) und den paarigen Scheitelbeinen. Sie ist wie der griechische Buchstabe Lambda geformt.

Tuber parietale Der zentrale, leicht erhabene Bereich auf dem sich entwickelnden Scheitelbein.

Entwicklung des Fötusschädels

12 Wochen

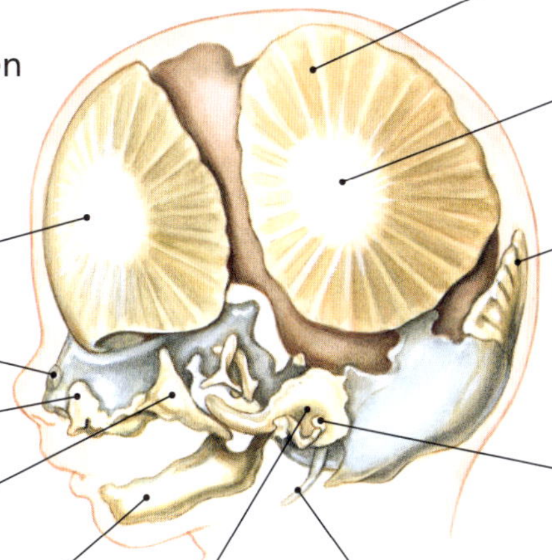

16 Wochen

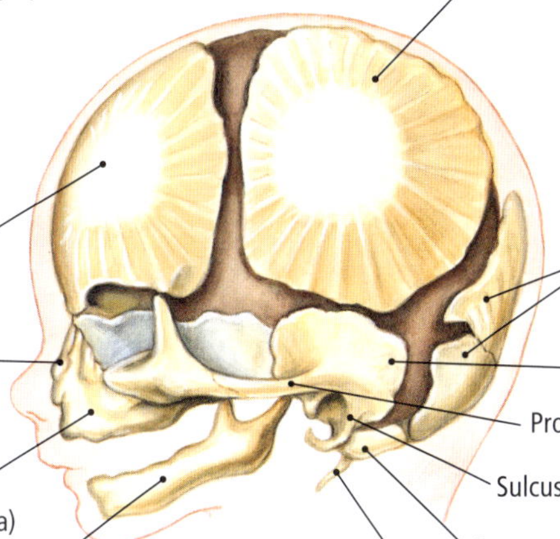

Voll ausgebildet – Seitenansicht

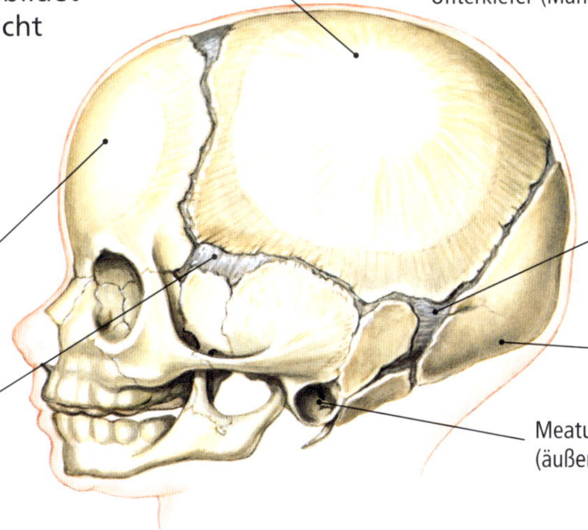

Voll ausgebildet – Ansicht von oben

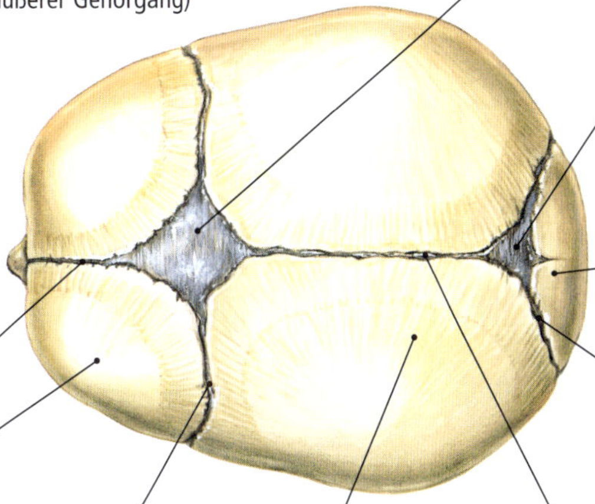

Wahr oder Falsch?

1	*Der Großteil der Gehirnentwicklung geschieht im ersten Trimester.*	
2	*In der Nabelschnur befinden sich zwei Nabelvenen.*	
3	*Das Blut, das zum Fötus durch die Nabelvene zurückläuft, verläuft um die Leber durch den Ductus venosus.*	
4	*Das Blut, das in das rechte Atrium des Fötus läuft, ist sauerstoffarm.*	
5	*Das Surfactant bildet sich in der 20. Schwangerschaftswoche.*	
6	*IgM Moleküle der Mutter können die Plazenta durchqueren.*	
7	*Fruchtwasser kann durch eine Nadelbiopsie untersucht werden, die man Amniozentese nennt.*	
	Während der Schwangerschaft bereiten Prolaktin, Plazentalaktogen, Östrogen und Progesteron die Brüste auf die Laktation vor.	
9	*Wenn der Fötus Ethanol ausgesetzt wird kann das zu Veränderungen des Gesichts und mentalen Behinderungen führen.*	
10	*Gase wie Sauerstoff und Kohlendioxid müssen die Plazenta durch aktiven Transport durchdringen.*	

Plazentalösung (Plazenta praevia)

Eine abnormale Erweiterung der Plazenta über, oder in die Nähe der inneren Öffnung des Zervikalkanals nennt man Plazenta praevia. Das Gefährliche an einer Plazentalösung ist, dass sich die Plazenta schon bei leichten Kontraktionen der Gebärmutter von der Gebärmutterwand lösen kann, was zu Vaginalblutungen sowie Sauerstoffmangel und schließlich zum Tod des Fötus führt. Wenn die Plazenta den Zervikalkanal komplett bedeckt (totale Plazenta praevia) besteht keine Möglichkeit, den Fötus lebend durch die Vagina auf die Welt zu bringen. In diesem Fall muss ein Kaiserschnitt gemacht werden.

Multiple-Choice

1 *Welche der folgenden Eigenschaften des fötalen Blutkreislaufs transportiert sauerstoffreiches Blut zu den systemischen Arterien?*
- (A) Ligamentum teres
- (B) Foramen ovale
- (C) Ventrikelseptumdefekt
- (D) Ductus arteriosus
- (E) Sowohl B und D sind korrekt

2 *Welcher Teil des sich entwickelnden Gehirns produziert die meisten Neuronen?*
- (A) Ventrikuläre Keimzone
- (B) Subventrikuläre Zone
- (C) Plexus choroideus
- (D) Vierter Ventrikel
- (E) Basalganglien

3 *Welches Organ in der Brust des Fötus und des Neugeborenen bildet die T-Lymphozyten?*
- (A) Schilddrüse
- (B) Aorta
- (C) Lymphknoten
- (D) Thymus
- (E) Lunge

4 *Welches Hormon erhält das Corpus luteum während der Schwangerschaft aufrecht?*
- (A) Humanes Choriongonadotropin
- (B) Luteinisierendes Hormon der Mutter
- (C) Follikel-stimulierendes Hormon
- (D) Androstendion
- (E) Östrogen

5 *Wie wird der Inhalt des fötalen Darms, der kurz nach der Geburt ausgeschieden wird, genannt?*
- (A) Amnion
- (B) Mekonium
- (C) Fekulum
- (D) Exkretum
- (E) Hepatulum

6 *Was kann auftreten, wenn die Mutter früher bereits Rhesus-positivem Blut eines Fötus ausgesetzt war?*
- (A) Blasenmole
- (B) Fallot-Tetralogie
- (C) Gallengangatresie
- (D) Juveniles Diabetes
- (E) Erythroblastosis fetalis

7 *Welches Hormon leitet die Gebärmutterkontraktionen bei der Geburt ein?*
- (A) Östrogen
- (B) Progesteron
- (C) Oxytocin
- (D) Arginin-Vasopressin
- (E) Prolaktin

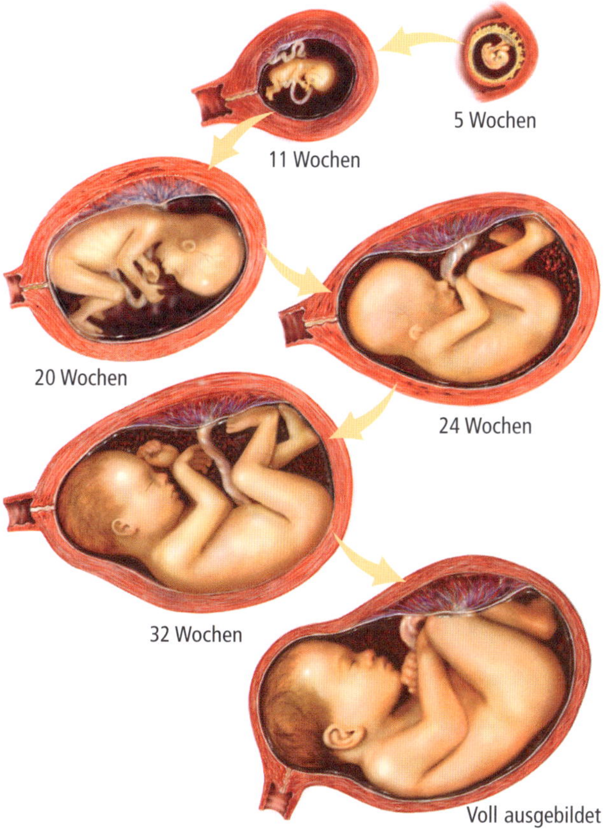

Veränderungen an Fötus und Gebärmutter

Die Gewichtszunahme während der Schwangerschaft liegt nicht nur am Wachstum des Fötus, der nur 2,5 bis 3 kg ausmacht, sondern auch an der Zunahme der Masse der Gebärmutterwand (mehr als 1 kg) und der Plazenta, wie hier gezeigt wird. Am Ende der Schwangerschaft wiegt die Gebärmutter mit ihrem Inhalt ungefähr 10 kg.

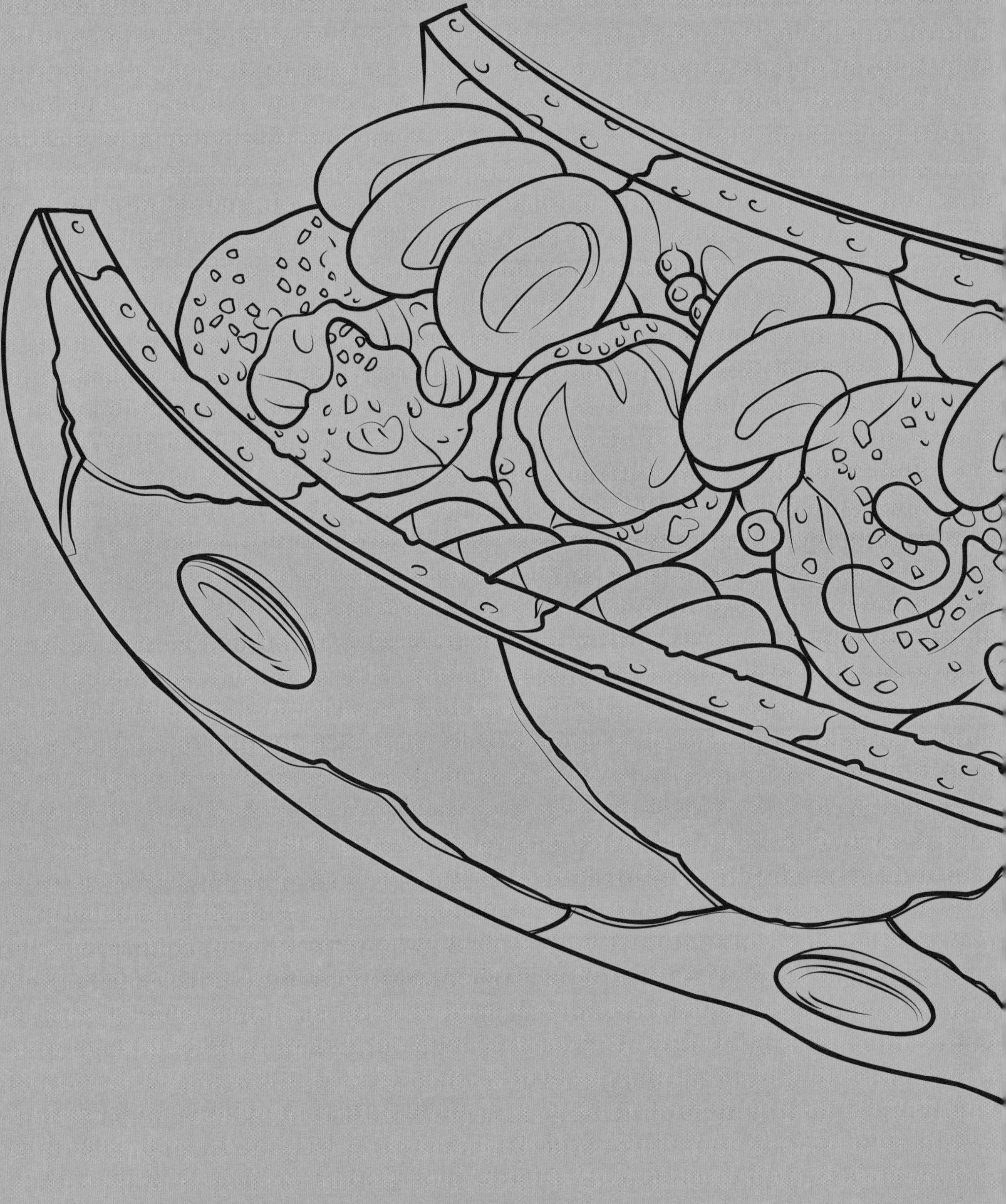

KAPITEL 10: DAS BLUT

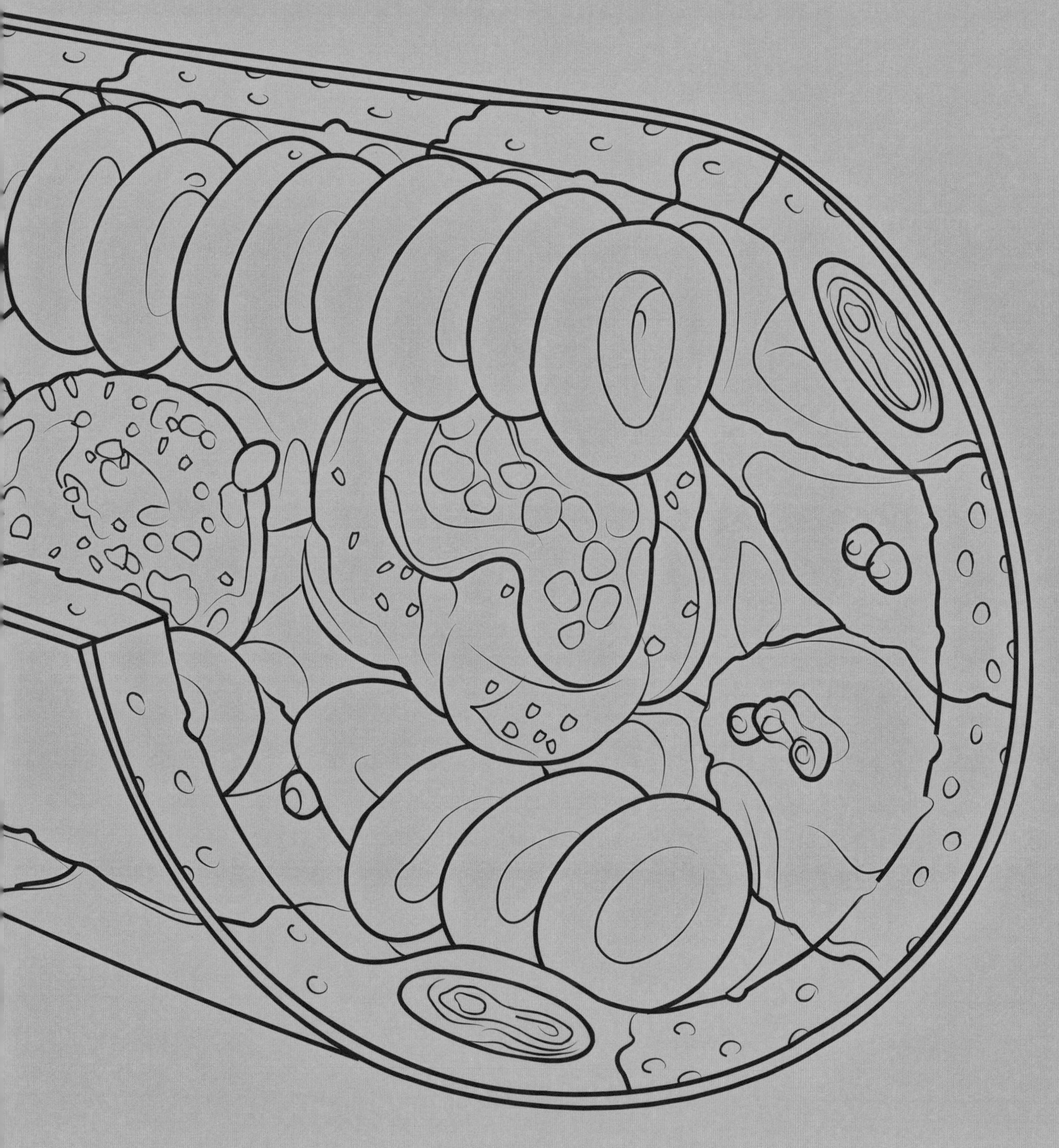

Blutkörperchen

Blutkörperchen bilden ungefähr 46% des Blutvolumens, der Rest besteht aus einer Flüssigkeit, die Plasma genannt wird. Diese Blutkörperchen unterteilen sich in rote (Erythrozyten) und weiße (Leukozyten) Typen. Rote Blutkörperchen transportieren Gase (O_2, CO_2), während weiße Blutkörperchen Aufgaben im Immunsystem übernehmen. Weiße Blutkörperchen unterteilen sich in Granulozyten (haben Granulat in ihrem Zytoplasma: Neutrophile, Eosinophile und Basophile) und Agranulozyten (haben kein Granulat im Zytoplasma: Lymphozyten und Monozyten). Blutplättchen sind Zellfragmente, die eine Schlüsselrolle bei der Hämostase spielen.

Schlüsselbegriffe:

Basalmembran Eine Schicht, auf der die Epithelzellen sitzen. Sie wird für gewöhnlich von den Epithelzellen selbst gebildet.

Basophil Eine Art der Leukozyten (weiße Blutkörperchen) mit einem doppelt gelappten Zellkern und sich blau verfärbenden Granulat. Basophile machen ca. 1% der Leukozyten im Blutkreislauf aus.

Blutkörperchen Bestandteile des Bluts, die von einer Zellmembran umgeben sind. Sie bestehen aus Erythrozyten (rote Blutkörperchen), Lymphozyten, Monozyten, Eosinophilen, Neutrophilen, Basophilen und Blutplättchen.

Blutplättchen Winzige Zellfragmente, die sich aus Megakaryozyten entwickeln. Sie binden sich an beschädigtes Endothel und stoppen die Blutung (Hämostase). Sie werden im Knochenmark aus dem Zytoplasma von Megakaryozyten gebildet.

Eisenion Ein geladenes Eisenatom innerhalb des Protoporphyrin-Häm-Moleküls, das die Bindungsstelle für Sauerstoff im Hämoglobin bildet.

Eosinophil Eine Art der Leukozyten (weiße Blutkörperchen) mit einem doppelt gelappten Zellkern und sich rot verfärbendem Granulat. Eosinophile machen ca. 2 bis 4% der Leukozyten im Blutkreislauf aus.

Erythrozyten (rote Blutkörperchen) Zellen, die Hämoglobin für den Sauerstofftransport beinhalten. Sie sind bikonkave (linsenförmige) Scheiben ohne Kern.

Häm Ein Protoporphyrinmolekül, das ein Eisenion beinhaltet. Der Hämkomplex transportiert Sauerstoffatome und befindet sich zusammen mit den Proteinsträngen der Globine in den Erythrozyten (roten Blutkörperchen).

Kern einer Endothelzelle Der Kern des Zelltyps, welcher die innere Oberfläche der Blutgefäßwand auskleidet.

Leukozyten (weiße Blutkörperchen) Zellen im Blut, die kein Hämoglobin enthalten und eine wesentliche Rolle bei Immun- oder Abwehrfunktionen spielen. Sie unterteilen sich in Lymphozyten, Monozyten, Neutrophile und Eosinophile.

Lymphozyten Eine Art der Leukozyten (weiße Blutkörperchen), die agranulär sind, aber einen großen, runden und leicht gezackten Kern besitzen. Lymphozyten machen ca. 20 bis 45% der Leukozyten im Blutkreislauf aus.

Makrophage Eine Fresszelle, die sich aus Monozyten im Blutkreislauf entwickelt. Makrophagen haben die Fähigkeit, Zelltrümmer und Mikroorganismen in Geweben im gesamten Körper zu phagozytieren (verschlingen).

Monozyten Eine Art der agranulären Leukozyten (weiße Blutkörperchen), die einen außermittig platzierten, nierenförmigen Kern besitzen. Monozyten machen ca. 2 bis 8% der Leukozyten aus.

Neutrophil Eine Art der Leukozyten (weiße Blutkörperchen), die ca. 50 bis 75% aller Leukozyten ausmachen. Neutrophile besitzen einen mehrlappigen Kern und ihr Zytoplasma hat sich nur wenig verfärbendes Granulat.

Proteinstrang eines Globins Eine gefaltete Kette aus Aminosäuren, die das Protein (Globin) des Hämoglobins bilden.

Blutkomponenten

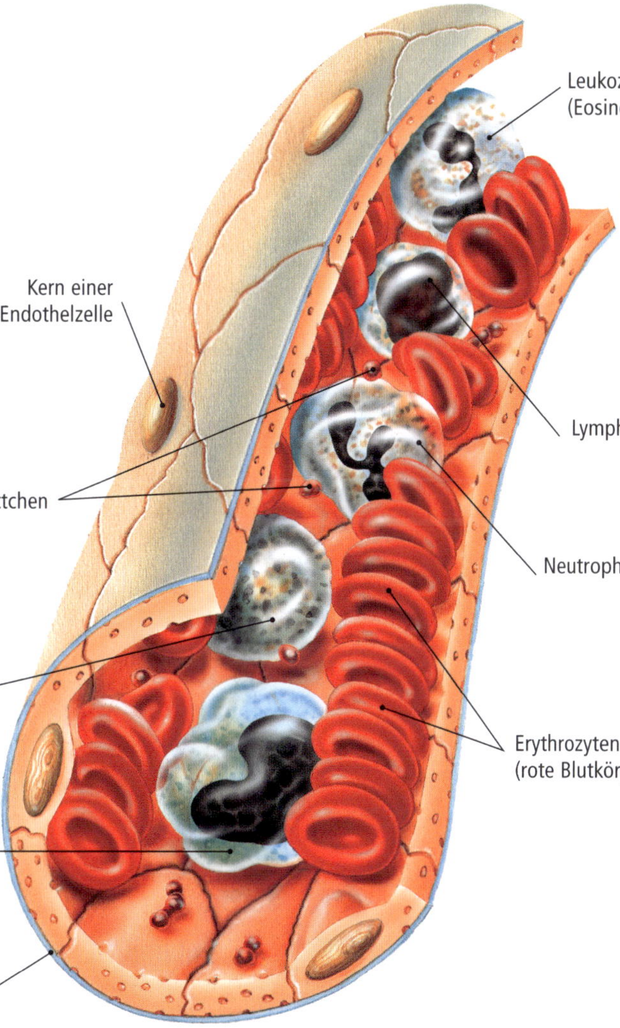

Erythrozyten (rote Blutkörperchen)

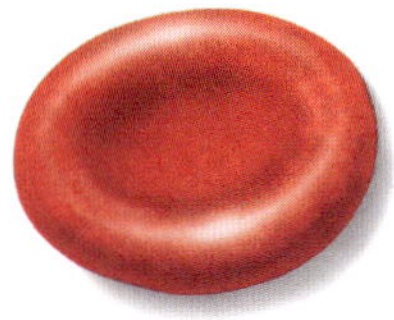

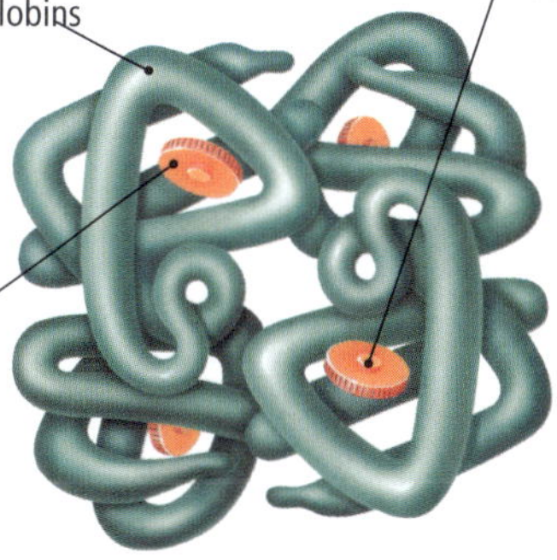

Inhalt eines
Erythrozyten (rotes Blutkörperchen)

Wahr oder Falsch?

1 *Die roten Blutkörperchen von ausgewachsenen Säugetieren besitzen keine Kerne.*

2 *Lymphozyten sind die häufigsten agranulären weißen Blutkörperchen.*

3 *Das Granulat des Zytoplasmas der Neutrophile enthält Histamin.*

4 *Rote Blutkörperchen haben eine bikonkave Scheibenform.*

5 *Hämoglobin besteht aus vier Globinketten, jede mit einer zentralen Hämgruppe.*

6 *Thalassämie ist eine Gruppe von Erkrankungen, bei denen es zu einer fehlerhaften Bildung von Delta- oder Epsilonketten des Hämoglobins kommt.*

7 *Lymphozyten machen zwischen 20 und 40% der Leukozyten im Blutkreislauf aus.*

8 *Monozyten sind für ca. 100 Tage im Blutkreislauf.*

9 *Die Bildung der Blutplättchen durch Thrombopoetin, das von Leber und Niere ausgeschüttet wird, gesteuert.*

10 *Blutplättchen sind Teile von neutrophilen Granulozyten.*

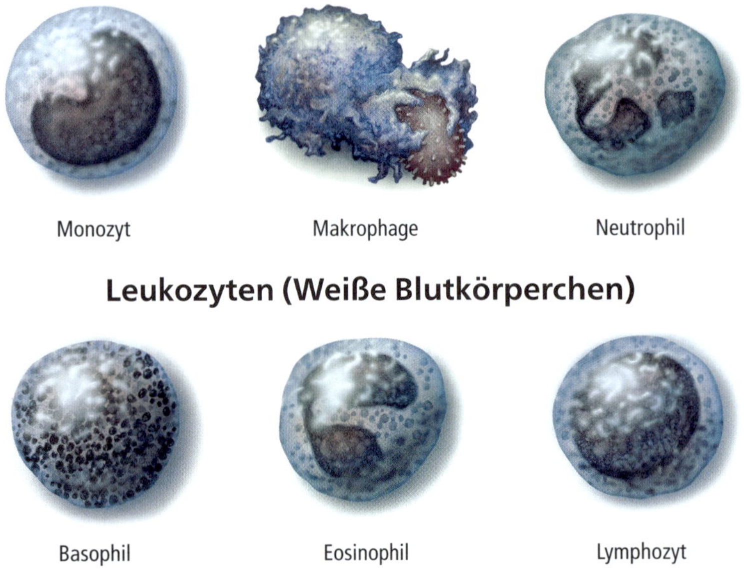

Multiple-Choice

1 *Wie groß ist der Durchmesser eines normalen roten Blutkörperchens?*

Ⓐ 2 bis 3 μm
Ⓑ 5 bis 6 μm
Ⓒ 7 bis 8 μm
Ⓓ 9 bis 10 μm
Ⓔ 13 bis 14 μm

2 *Wie lang ist die normale Lebensdauer eines roten Blutkörperchens?*

Ⓐ 7 Tage
Ⓑ 15 Tage
Ⓒ 30 Tage
Ⓓ 60 Tage
Ⓔ 120 Tage

3 *Wie viel Prozent machen die roten Blutkörperchen im zentrifugierten Blutvolumen (Hämatokrit) aus?*

Ⓐ 20 Prozent
Ⓑ 35 Prozent
Ⓒ 45 Prozent
Ⓓ 55 Prozent
Ⓔ 65 Prozent

4 *Welcher ist der häufigste Typ der granulozyten weißen Blutkörperchen?*

Ⓐ Neutrophil
Ⓑ Eosinophil
Ⓒ Basophil
Ⓓ Mastzelle
Ⓔ Monozyt

5 *Welches der weißen Blutkörperchen ist das erste bei der Verteidigung gegen Parasiten?*

Ⓐ Neutrophil
Ⓑ Eosinophil
Ⓒ Basophil
Ⓓ Mastzelle
Ⓔ Monozyt

6 *Welches weiße Blutkörperchen verwandelt sich zu einer Gewebsmakrophage?*

Ⓐ Neutrophil
Ⓑ Eosinophil
Ⓒ Basophil
Ⓓ Mastzelle
Ⓔ Monozyt

7 *Welches weiße Blutkörperchen ist der Hauptbestandteil von Eiter?*

Ⓐ Neutrophil
Ⓑ Eosinophil
Ⓒ Basophil
Ⓓ Lymphozyt
Ⓔ Monozyt

8 *Welche Zelle regt die Bildung von Blutplättchen an?*

Ⓐ Neutrophil
Ⓑ Eosinophil
Ⓒ Megakaryozyt
Ⓓ Lymphozyt
Ⓔ Makrophage

9 *Welcher der folgenden Blutzelltypen wird am häufigsten von intrazellulären Bakterien befallen?*

Ⓐ Rotes Blutkörperchen
Ⓑ Neutrophil
Ⓒ Eosinophil
Ⓓ Lymphozyt
Ⓔ Basophil

Malen und Bezeichnen

i) Benenne jede der in den Abbildungen gezeigten Strukturen

1 ....

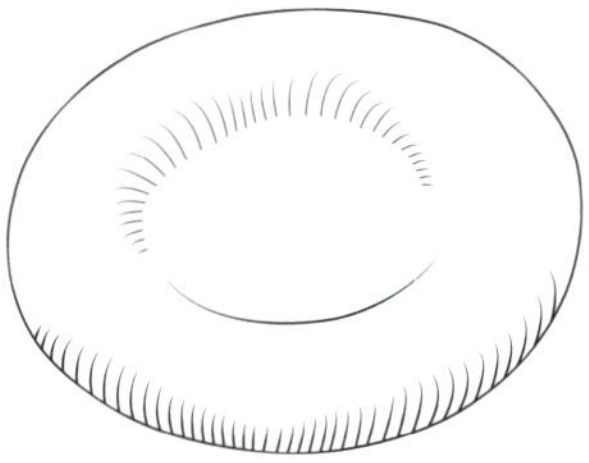

Hämoglobin

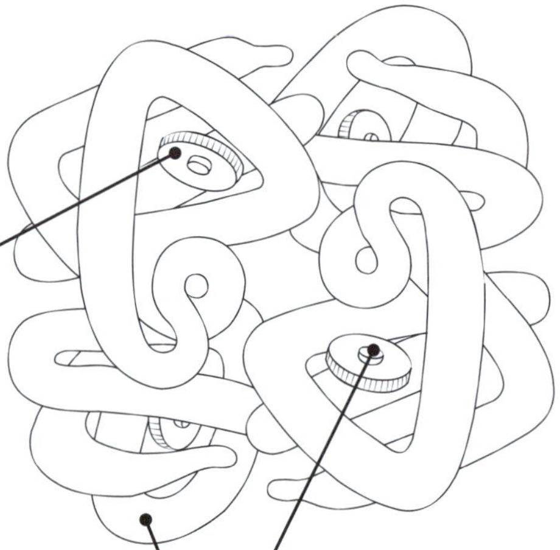

5 ....

6 ....

7 ....

2 ....

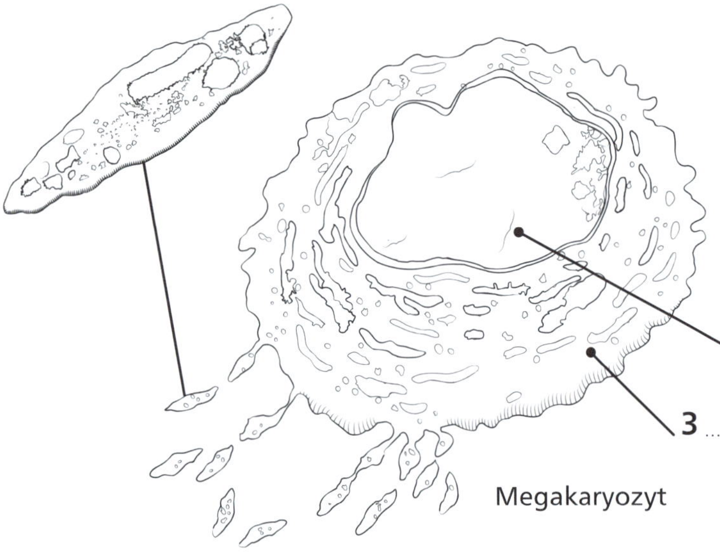

4 ....

3 ....

Megakaryozyt

Blutzellen

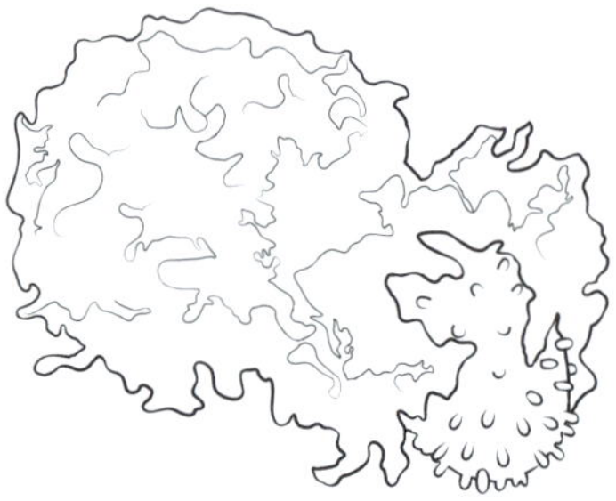

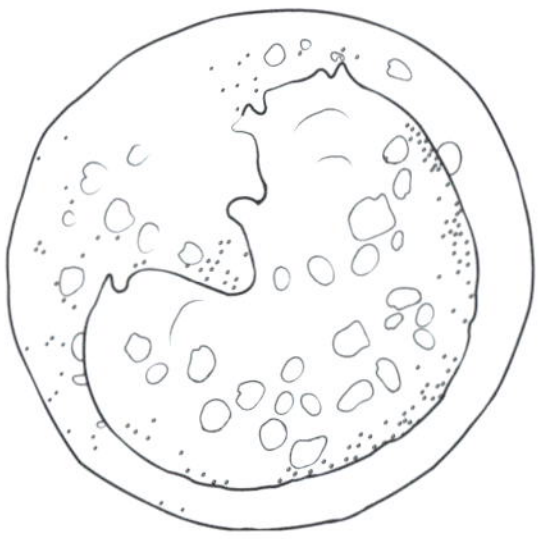

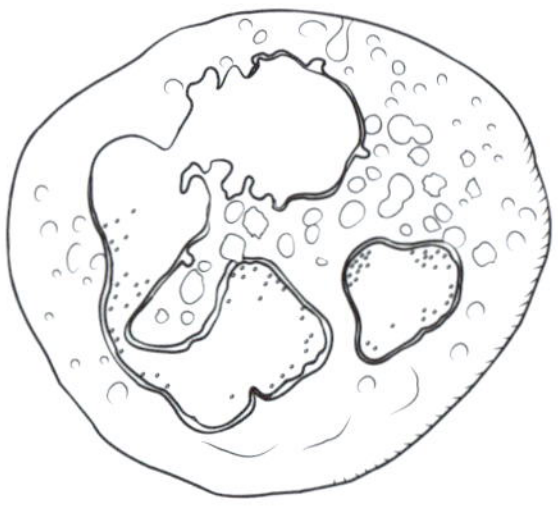

8 ....

9 ....

10 ....

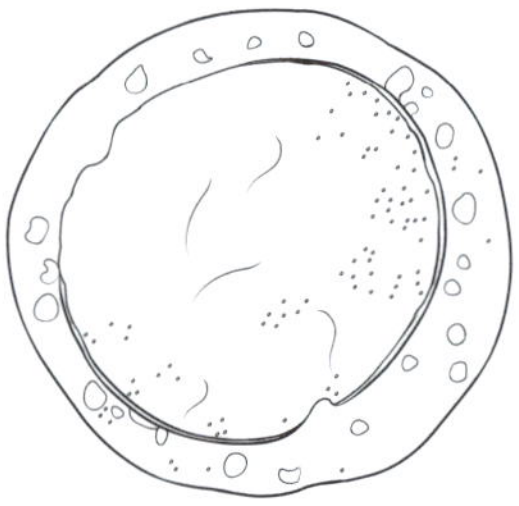

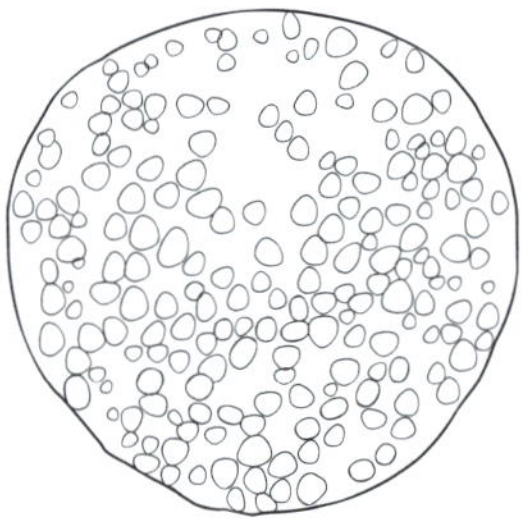

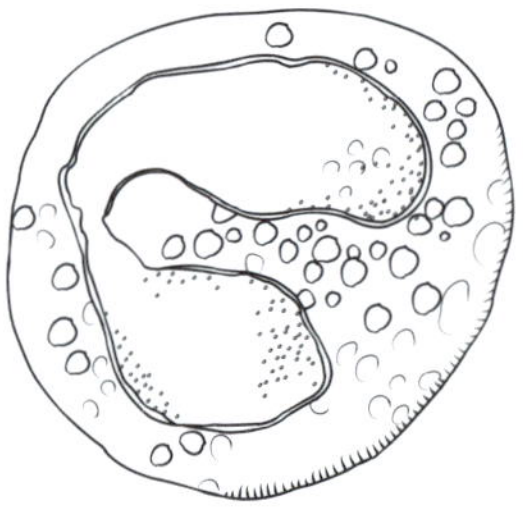

11 ....

12 ....

13 ....

ii) Benenne jede der in den Abbildungen gezeigten Strukturen

Blut – Zellebene

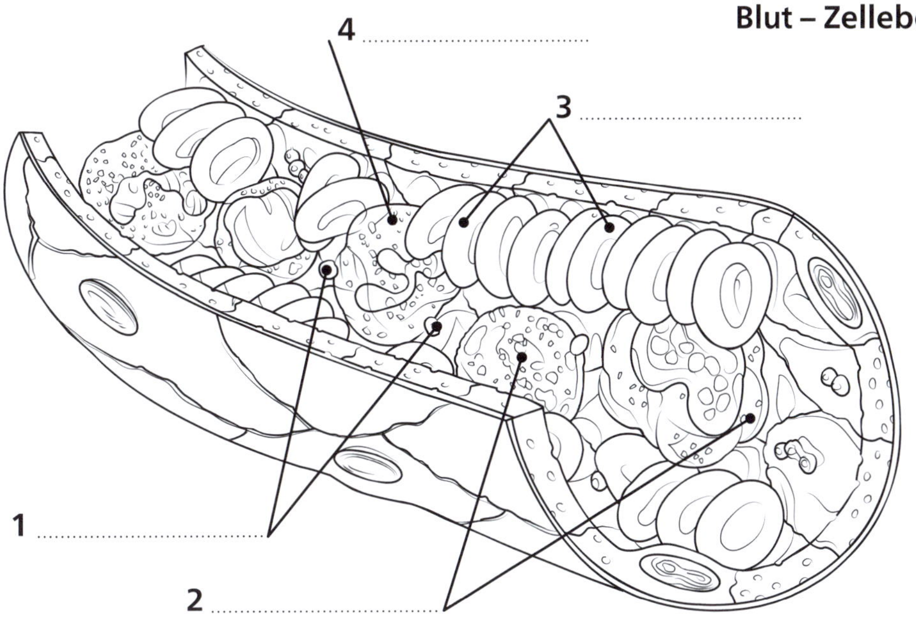

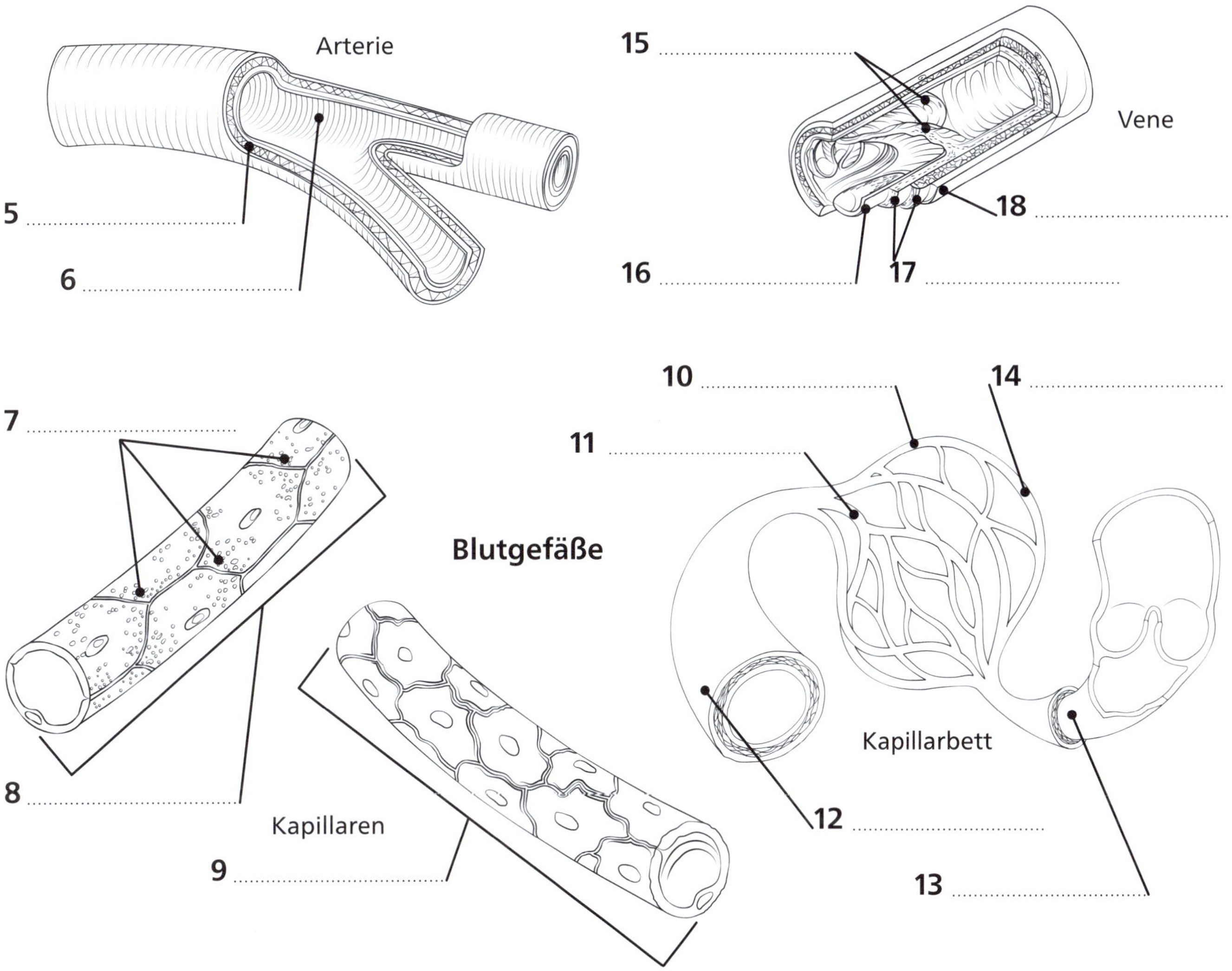

Lücken füllen

1 *Unreifе rote Blutkörperchen mit Kernfragmenten in ihrem Zytoplasma nennt man __________.*

2 *Der häufigste Typ der agranulären Leukozyten ist __________.*

3 *Der neutrophile Granulozyt hat einen charakteristisch __________ Kern.*

4 *Die bikonkave Zellform der roten Blutkörperchen hängt von einem Protein des Zellskeletts ab, das man __________ nennt.*

5 *Die meisten Plasmaproteine im Blut sind __________ und __________.*

6 *In einer zentrifugierten Blutprobe bilden Leukozyten eine Schicht, die man __________ nennt.*

7 *Basophile Granulozyten ähneln __________-zellen des Geweberaums.*

8 *Die __________ entfernt alte und fehlerhafte rote Blutkörperchen aus dem Blutkreislauf.*

9 *Leukozyten verlassen den Blutstrom in einem Prozess genannt __________.*

10 *Rote Blutkörperchen werden bei einer Krankheit namens __________ kugelförmig.*

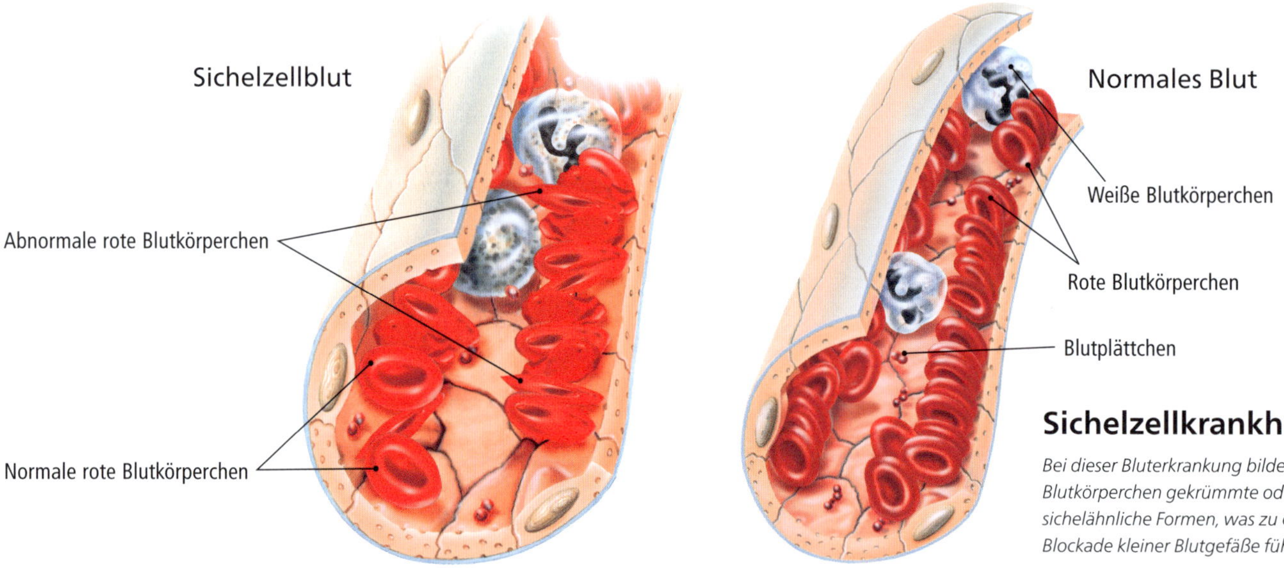

Sichelzellkrankheit

Bei dieser Bluterkrankung bilden rote Blutkörperchen gekrümmte oder sichelähnliche Formen, was zu einer Blockade kleiner Blutgefäße führt.

11 *Jedes normale reife Hämoglobinmolekül hat zwei __________ und zwei __________-Globinketten.*

12 *Jede Hämoglobinkette enthält ein einzelnes __________-Pigmentmolekül.*

13 *Die mit Sauerstoff angereicherte Form von Hämoglobin nennt man __________.*

14 *Die Verbindung von Kohlendioxid mit Hämoglobin bildet __________.*

15 *Alte rote Blutkörperchen können in einem Prozess namens __________ zerfallen.*

16 *Der Prozess der Annäherung weißer Blutkörperchen an eindringende Pathogene nennt man __________.*

17 *Die Fortbewegung weißer Blutkörperchen, wenn sie ihr Zytoplasma in zelluläre Fortsätze fließen lassen, nennt man __________ Bewegung.*

18 *Die Freisetzung von Granulat aus dem Zytoplasma der weißen Blutkörperchen nennt man __________.*

19 *Der Prozess, mit dem man bestimmt, wie viele verschiedene Arten von weißen Blutkörperchen sich in einem Blutfilm befinden, nennt man __________-blutbild.*

20 *Das Granulat im Zytoplasma von Eosinophilen färbt sich durch Säure, also kann man diese Zellen auch als __________ bezeichnen.*

Sichelzellkrankheit (-anämie)

Die Sichelzellenanämie ist eine vererbbare Krankheit mit abnormalem Hämoglobin, bei der rote Blutkörperchen eine Sichelform annehmen und unter gewissen Umständen kleine Gefäße verstopfen. Sie tritt häufig bei Menschen aus dem subsaharischen Afrika, der Arabischen Halbinsel und Teilen Indiens auf. Diese sichelförmigen Zellen sind fragil und reißen leicht, weshalb sie eine kurze Lebensdauer im Blutkreislauf haben. Komplikationen sind unter anderem Anämie, Schwellungen von Händen und Füßen, Infektionen sowie Schlaganfälle. Betroffene können eine Sichelzellkrise erleiden, bei welcher die Sichelzellen Kapillaren verstopfen und akute Ischämie (schlechte Durchblutung), Schmerzen oder den Untergang von Gewebe verursachen. Dennoch können Träger dieses fehlerhaften Gens von einem Schutz gegen Malaria profitieren.

Verbinde die Aussage mit der Begründung

1 *Erythrozyten haben eine bikonkave Form, weil ...*

2 *Eine Eisenmangelanämie zeigt sich durch kleine, schwach gefärbte rote Blutkörperchen, weil ...*

3 *Blutverlust führt zu einer proportional erhöhten Anzahl an Retikulozyten im Blut, weil ...*

4 *Eosinophile sind häufiger im Blut von Patienten mit einem Spulwurm, weil ...*

5 *Bakterielle Infektionen führen zu Neutrophilie, weil ...*

6 *Kugelförmige rote Blutkörperchen (bei einer Kugelzellenanämie) können kleine Gefäße blockieren, weil ...*

a *zu wenig des Ions vorhanden ist, um das notwendige Hämoglobin zu bilden.*

b *dies die Freilegung des Hämoglobins für den Gasaustausch maximiert.*

c *diese Art von Granulozyten Enzyme enthalten, die mikrobielle Zellmembranen angreifen.*

d *dieser Zelltyp eine Schlüsselrolle in der Abwehr gegen Parasiten spielt.*

e *unreife rote Blutkörperchen vorzeitig in den Blutstrom freigesetzt werden, um Hämoglobin im Blutkreislauf zu erhalten.*

f *sie genug Flexibilität haben, um sich durch kleine Kapillaren zu bewegen.*

1 *Bei Sichelzellenanämie können sich rote Blutkörperchen in Kapillaren einklemmen, weil ...*

2 *Patienten mit fehlerhaften roten Blutkörperchen haben oft eine vergrößerte Milz, weil ...*

3 *Neutrophile haben sehr viele lysosomale Enzyme, weil ...*

4 *Ein anaphylaktischer Schock führt zum Verlust der Organdurchblutung, weil ...*

5 *Venöses Blut kann einen leichten Blaustich haben, weil ...*

a *das Histamin, das von Mastzellen freigesetzt wird, dazu führt, dass Flüssigkeit aus dem Gefäßsystem in Geweberäume dringt.*

b *sie diese zur Zerstörung von Bakterien verwenden.*

c *dort Karboxyhämoglobin stark konzentriert ist.*

d *dort fehlerhafte Zellen aus dem Blutkreislauf entfernt werden.*

e *die Zellen sowohl steif als auch klebrig sind.*

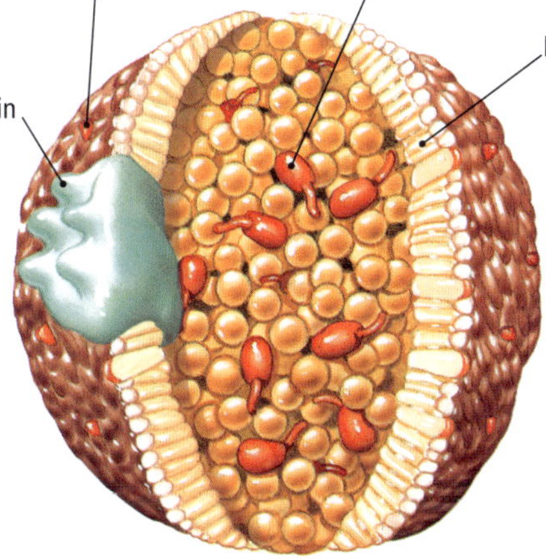

Cholesterin und Lipoprotein

Lipoproteine sind Eiweißmoleküle, die Fett im Blut transportieren. Es gibt HDL (High Density Lipoprotein), LDL (Low Density Lipoprotein), IDL (Intermediate Density Lipoprotein) und VLDL (Very Low Density Lipoprotein).

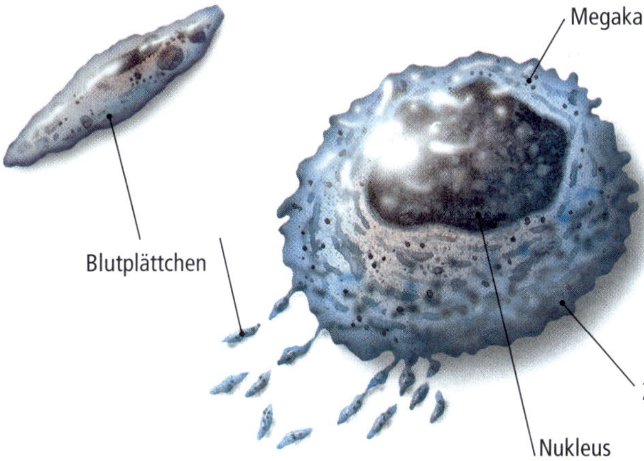

Blutplättchen

Blutplättchen sind Zellteile im Blutkreislauf und haften an Stellen von beschädigten Blutgefäßen. Dadurch können sie kleine Blutungen stoppen.

Blutbildung

Nach der Geburt werden rote und weiße Blutkörperchen im roten Knochenmark in einem Prozess gebildet, den man Hämatopoese nennt. Hämatopoetische Stammzellen können sich selbst erneuern. Sie entwickeln sich zu determinierten myeloischen oder lymphoiden Vorgängerzellen, die granulozyte/erythroide (myeloisch) oder lymphozytäre (lymphiod) Blutzellen bilden. Myeloische Stammzellen können koloniebildende Einheiten für die Produktion roter Blutkörperchen oder der unterschiedlichen Arten von Granulozyten oder Makrophagen erzeugen. Zellen in der erythroiden (roten) Zelllinie entwickeln schrittweise Hämoglobin und verlieren schließlich ihren Kern.

Schlüsselbegriffe:

Basophiler Erythroblast Eine unreife Art von erythroider Zellen, die zu reifen Blutkörperchen werden. Er hat noch einen Kern und das Zytoplasma absorbiert bei histologischer Verfärbung basische oder blaue Farbe. Aufgrund dieser Eigenschaft erscheint dieser Zelltyo unter dem Mikroskop blau. Er muss noch große Mengen an Hämoglobin bilden, enthält aber die Polyribosome um Globinproteine zu bilden.

Determinierte Zelle Diese Zelle (Proerythroblast) ist dazu bestimmt (=determiniert), eher ein rotes Blutkörperchen, als ein anderes Blutkörperchen (weißes Blutkörperchen oder Blutplättchen) zu werden.

Erythroblast Unreifes rotes Blutkörperchen. Er durchläuft verschiedene Stadien (basophil, polychromatophil, orthochromatisch) während derer das Hämoglobin im Zytoplasma mehr wird und der Kern verkommt und schließlich abgeworfen wird.

Erythroide koloniebildende Einheit (KBE) Eine Gruppe Vorgängerzellen, die die Bildung roter Blutkörperchen anregen und die Fähigkeit besitzen, eine Kolonie von differenzierenden erythroiden Zelllinien zu bilden.

Erythropoetin Ein Glykoprotein, das hauptsächlich in peritubulären Zwischengewebszellen des inneren Kortex und dem äußeren Nierenmark gebildet wird. Es steuert die Bildung von roten Blutkörperchen.

Erythrozyt Reifes Blutkörperchen. Er hat keinen Kern, eine bikonkave Scheibenform und das Zytoplasma ist voll mit Hämoglobin.

Hämoglobin (Hb) Das Metalloprotein in roten Blutkörperchen, das Sauerstoff und Kohlendioxid transportiert. Reifes Hämoglobin besteht für gewöhnlich aus vier Globinketten (zwei alpha und zwei beta), die jeweils ein Häm-Molekül und ein mittig platziertes Eisenatom einschließen.

Nieren Paariges Organ an der posterioren Bauchwand, die den Flüssigkeits- und Ionenhaushalt im Körper reguliert und auch eine Rolle bei der Regulierung der Bildung von roten Blutkörperchen spielt.

Orthochromatischer Erythroblast Eine Art der unreifen Blutzellen im erythroiden Stammbaum, die einen geschrumpften Kern und eine große Menge an Hämoglobin enthält. In dieser Phase kann sich der Kern bereits in der Abstoßungsphase befinden.

Polychromatischer Erythroblast Eine Art der unreifen Blutzellen im erythroiden Stammbaum auf der Stufe zwischen dem basophilen und ortochromatischen Erythroblast. Sein Zytoplasma lässt sich wegen der Polyribosome sowohl mit basischer Farben (blau) einfärben, aufgrund des Hämoglobins, das produziert wurde aber auch mit sauren Farben (pink).

Polyribosome Große Moleküle im Zytoplasma, die Proteine aus Aminosäuren bilden und dafür die verschlüsselte Information auf den Strängen der Messenger-RNA (mRNA) verwenden.

Proerythroblast Eine Art der unreifen, aber determinierten Zelle, die weiter zu einem roten Blutkörperchen reift. Es ist die erste sichtbare Phase des Stammbaums der roten Blutkörperchen. Seine Entwicklung wird von Erythropoetin angestoßen.

Retikulozyt Ein fast reifes rotes Blutkörperchen mit übriggebliebenen Polyribosomen im Zytoplasma. Ihr Auftreten im Blut deutet auf eine kürzliche Stimulierung der Bildung von roten Blutkörperchen durch Erythropoetin hin.

Rotes Knochenmark Die Art von Knochenmark, in dem Blutkörperchen gebildet werden. Zum einen beinhaltet es einen Knochenmark-Stroma-Raum (Fettzellen, Fibroblasten, Stromazellen, Endothelzellen, Makrophagen und Blutgefäße), der unterstützende und regulative Faktoren produziert, die die Hämatopoese kontrollieren, zum anderen aber auch einen hämatopoetischen Zellraum zur Bildung der Blutkörperchen.

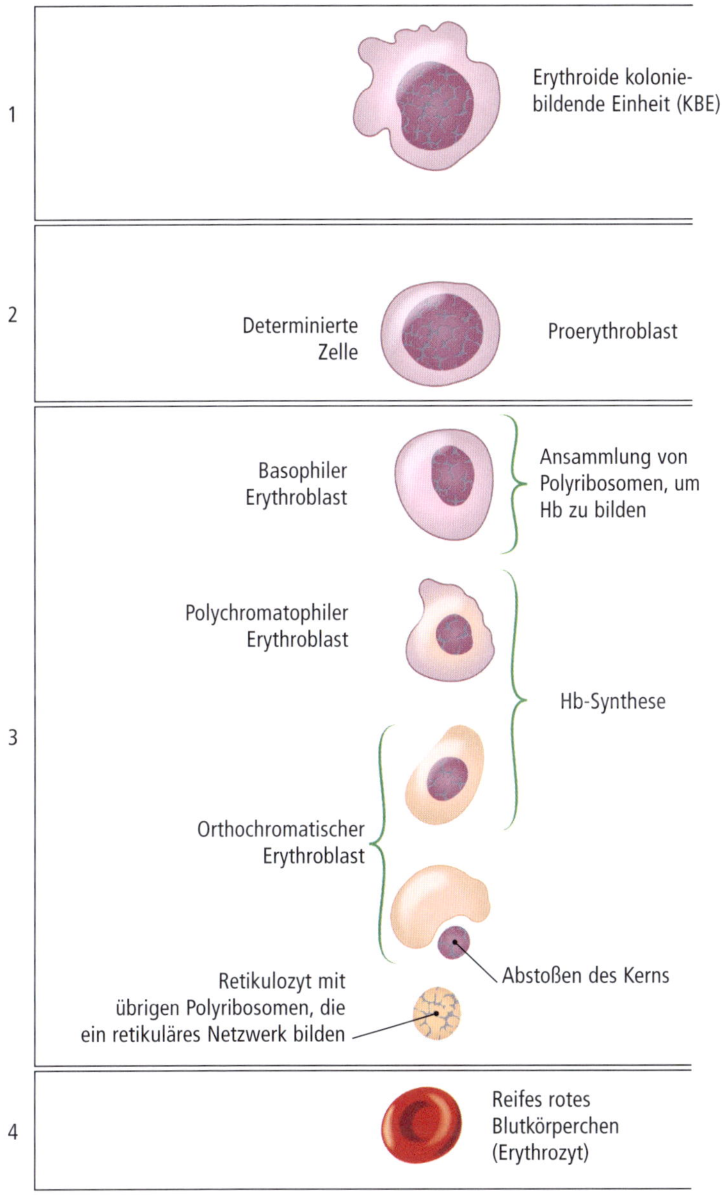

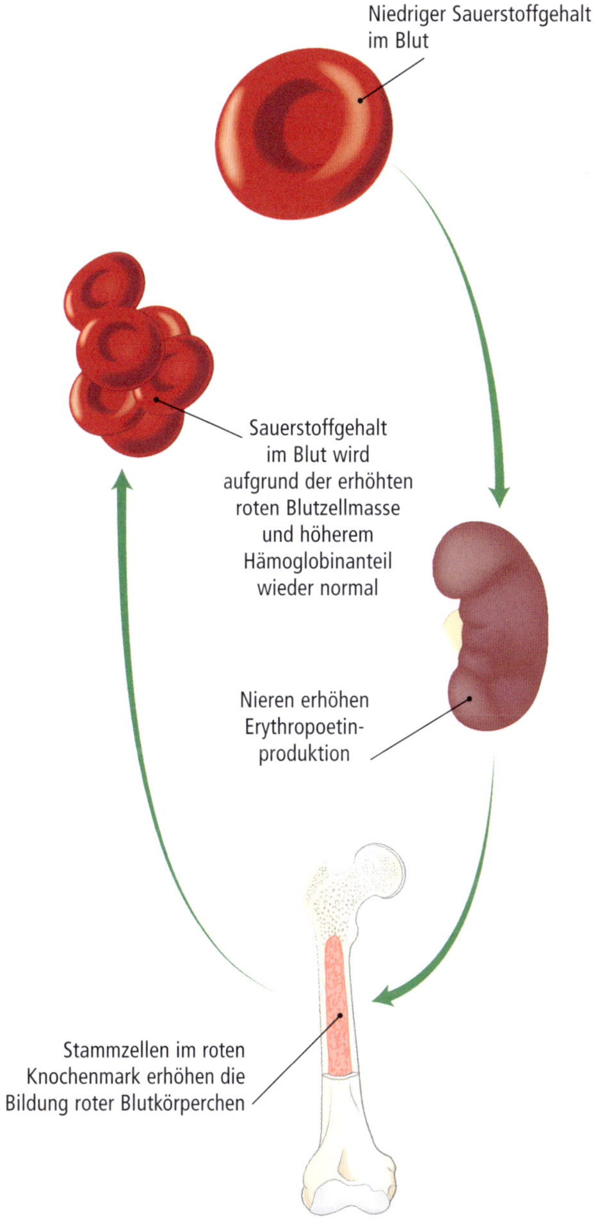

Bildung von roten Blutkörperchen

Rote Blutkörperchen werden aus blutbildenden Stammzellen im roten Knochenmark gebildet. Der Prozess wird vom Hormon Erythropoetin reguliert, das in der Niere produziert wird. Rote Blutkörperchen durchlaufen die Phasen Proerythroblast, Erythroblast und Retikulozyt.

Wahr oder Falsch?

1	*Der Großteil der Blutbildung bei Erwachsenen erfolgt im roten Knochenmark.*	
2	*Die erythroide koloniebildende Einheit (KBE) entwickelt sich zu Makrophagen weiter.*	
3	*Die Blutbildung beim Fötus erfolgt in der Leber.*	
4	*Megakaryozyten haben einen charakteristischen mehrlappigen Kern.*	
5	*Die Produktion der Megakaryozyten erfolgt unter der Kontrolle von Erythropoetin aus der Leber.*	
6	*Die Erythropoetinbildung wird durch Hypoxie (Sauerstoffmangel) erhöht.*	
7	*Vitamin B6 ist das wichtigste Vitamin für die Bildung roter Blutkörperchen.*	
8	*Eine Eisenmangelanämie kann durch chronischen Blutverlust verursacht werden.*	
9	*Allergische Hautreaktionen erfordern neutrophile Leukozyten.*	
10	*Eiter ist zum Großteil ein Produkt der neutrophilen Granulozyten.*	

Akute lymphatische Leukämie

Akute lymphatische Leukämie ist eine Krebserkrankung der weißen Blutkörperchen, bei dem unkontrolliert unreife Lymphozyten (Lymphoblasten) gebildet werden. Die Lymphoblasten verdrängen das normale rote Knochenmark und führen so zu eingeschränkter Bildung roter und normaler weißer Blutkörperchen. Die Lymphoblasten können sich auch in anderen Organen einlagern. Das Immunsystem ist angegriffen, und Patienten infizieren sich häufig mit bakteriellen Infektionen wie Lungenentzündung. Diese Krankheit betrifft oft junge Kinder (2 bis 5 Jahre alt) und Menschen in höherem Alter. Symptome sind Blässe, Erschöpfung, Fieber, Kurzatmigkeit, Brustschmerzen, Husten, Schwindel und Erbrechen, sowie Blutungen (durch geringen Blutplättchenanteil). Behandlungen sind unter anderem durch Chemotherapie, Strahlentherapie, und Behandlungen des Knochenmarks und der Stammzellen möglich.

Multiple-Choice

1 *Der Monoblast im roten Knochenmark entwickelt sich weiter zu einem/einer*

Ⓐ Makrophage
Ⓑ Roten Blutkörperchen
Ⓒ Lymphozyt
Ⓓ Neutrophilen Granulozyt
Ⓔ Eosinophilen Granulozyt

2 *Welches der Folgenden ist kein Wachstumsfaktor für die Hämatopoese?*

Ⓐ Koloniestimulierende Faktoren
Ⓑ Erythropoetin
Ⓒ Thrombopoetin
Ⓓ Interleukin
Ⓔ Angiotensin

3 *Mikrozytäre hypochrome Anämie kann ausgelöst werden durch*

Ⓐ Vitamin B12 Mangel
Ⓑ Kupfermangel
Ⓒ Magnesiummangel
Ⓓ Eisenmangel
Ⓔ keine der Antworten ist korrekt

4 *Ungewöhnlich große rote Blutkörperchen (Megaloblasten) sind Anzeichen welcher Anämie?*

Ⓐ Chronischer Blutverlust
Ⓑ Eisenmangelanämie
Ⓒ Vitamin B12 Mangel
Ⓓ Akuter Blutverlust
Ⓔ Sichelzellen

5 *Welche der folgenden Zellen ist NICHT zur Zellteilung fähig?*

Ⓐ Pluripotente Stammzellen
Ⓑ Vorläuferzellen für T-Zellen
Ⓒ Vorläuferzellen für B-Zellen
Ⓓ Erythrozyt
Ⓔ Myeloide Stammzelle

6 *Welche der Folgenden entwickel sich zu Granulozyten weiter?*

Ⓐ Metamyelozyt
Ⓑ Monoblast
Ⓒ Lymphoblast
Ⓓ Retikulozyt
Ⓔ Proerythroblast

7 *Zellen, die das rote Knochenmark verlassen, müssen durch*

Ⓐ Knochenmarkarterien
Ⓑ Zentralvenen
Ⓒ Lymphgefäße
Ⓓ Kapillare Tight Junctions
Ⓔ Sinusoid-Fenestrationen

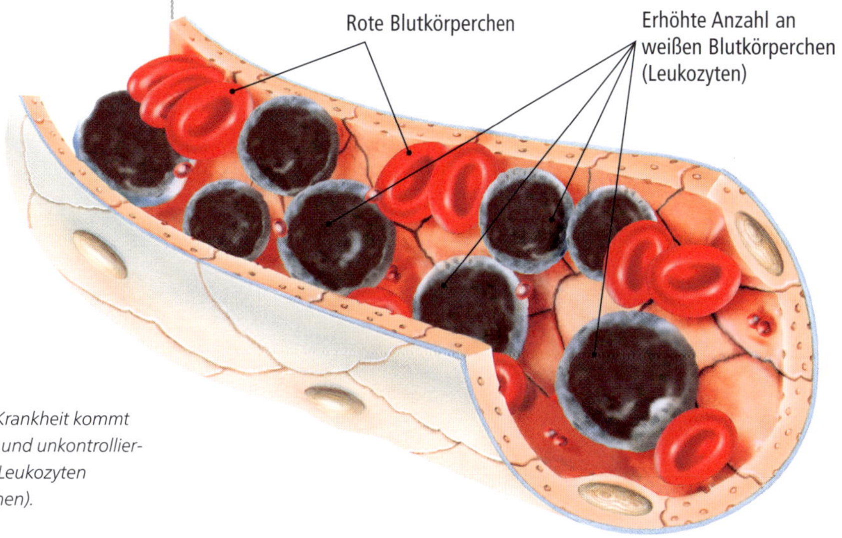

Leukämie

Bei dieser malignen Krankheit kommt es zu einer schnellen und unkontrollierten Ausbreitung der Leukozyten (weißen Blutkörperchen).

Lücken füllen

1 *Die Fähigkeit einer Stammzelle, verschiedene Typen reifer Stammzellen zu bedingen, nennt man __________.*

2 *Einen Neutrophilmangel im Blutstrom nennt man __________.*

3 *Einen erhöhten Anteil an weißen Blutkörperchen im Blut nennt man __________.*

4 *Einen niedrigeren Anteil an weißen Blutkörperchen im Blut nennt man __________.*

5 *Die ____________________ koloniebildende Einheit bildet rote Blutkörperchen.*

6 *Den Teil des roten Knochenmarks, der nicht direkt an der Hämatopoese beteiligt ist, nennt man __________.*

7 *Einen reduzierten Anteil an Blutplättchen im Blut nennt man __________.*

8 *Die ____________________ koloniebildende Einheit bildet Neutrophile und Monozyten.*

9 *__________ können Blutvorgängererzellen induzieren, um in vitro Zellcluster zu bilden.*

10 *Die Zelle, die man __________ nennt, ist der Vorläufer des Lymphozyts.*

11 *Eine Überproduktion roter Blutkörperchen durch das Knochenmark nennt man __________.*

12 *Eine Art der Leukämie, bei der das Knochenmark vernarbt, nennt man __________.*

13 *Den Prozess der Blutbildung nennt man __________.*

14 *Kerne, die von sich entwickelnden roten Blutkörperchen im Knochenmark abgestoßen werden, werden von __________ verschlungen.*

Verbinde die Aussage mit der Begründung

1 *Die Bildung von roten Blutkörperchen wird durch Nierenkrankheiten gestört, weil ...*

2 *Folsäuremangel verursacht Anämie, weil ...*

3 *Eine Magenschleimhautatrophie verursacht megaloblastäre Anämie, weil ...*

4 *Patienten mit Hämochromatose können durch regelmäßige Blutentnahme behandelt werden, weil ...*

5 *Die Krankheit Myelofibrose verursacht Anämie, weil ...*

a *der Wachstumsfaktor Erythropoetin in diesem Organ gebildet wird.*

b *der Blutverlust dem Körper überschüssiges Eisen entzieht.*

c *die Verbreitung der myeloiden Stromazellen normales hämatopoetisches Gewebe ausgrenzt.*

d *der intrinsische Faktor dieser Zellen essentiell für die Aufnahme von Vitamin B12 ist.*

e *das Vitamin sehr wichtig für die DNA-Synthese ist.*

Perniziöse Anämie

Perniziöse Anämie ist eine Krankheit, bei der die Magenschleimhaut zu wenig des intrinsischen Faktors bildet. Dieser Faktor ist für die effektiven Resorption von Vitamin B12 im terminalen Krummdarm essentiell. B12 ist unverzichtbar für die Bildung roter Blutkörperchen, demnach sind die Symptome oftmals dieselben wie bei reduzierter roter Zellmasse (Müdigkeit, Blässe, Kurzatmigkeit und Brustschmerzen). Die roten Blutkörperchen sind vergrößert (makrozytär), haben aber eine normale Hämoglobinkonzentration. Auch neurologische Effekte eines verringertes B12-Spiegels sind erkennbar (Taubheit in Händen und Füßen, schlechte Balance, schlechte Reflexe, Depression und Verwirrung). Behandelt wird sie durch Injektionen oder hohe orale Dosen von Vitamin B12.

Blutgruppen und Hämostase

Rote Blutkörperchen haben auf ihrer Oberfläche spezielle Moleküle, die man Antigene nennt. Das AB0-System ist das Relevanteste der Blutgruppen und besteht aus vier Typen (A, B, AB und 0), basierend auf (Nicht-)Vorhandensein zweier Antigene (A Antigen und B Antigen) auf der Oberfläche der roten Blutkörperchen. Ein weiteres wichtiges System betrifft den Rhesusfaktor. Personen können einen Rhesusfaktor auf ihren roten Blutkörperchen haben (Rh+) oder nicht (Rh-). Hämostase ist der natürliche Prozess, um Blutverlust aus Gefäßen zu stoppen.

Schlüsselbegriffe:

Antigen Ein Molekül, an das sich Antikörper binden. Antigene können Fremdstoffe sein – z.B. auf angreifenden Bakterien, Viren, Parasiten oder Pilzen – oder körpereigene Zellen.

Antikörper Eine Art Immunprotein, das von Plasmazellen gebildet wird. Die meisten Antikörper zirkulieren als Immunglobuline (IgG) im Blut, andere werden auf Epitheloberflächen sezerniert (IgA). Antikörper haben Bindungsstellen, um sich an bestimmte Moleküle, genannt Antigene, zu binden. Das können Moleküle auf Mikroorganismen, mikrobiellen Giftstoffen oder körpereigenen Zellen sein.

Rhesus negativ Wenn man das Rhesusfaktor-Antigen (D-Antigen) nicht auf den roten Blutkörperchen hat. Nur ca. 15 % der weißen Europäer und 6% der Personen afrikanischer Abstammung sind Rhesus negativ.

Rhesus positiv Wenn man das Rhesusfaktor-Antigen (D-Antigen) auf den roten Blutkörperchen hat. Das ist der übliche Fall bei allen Rassen. Eine Mutter, die Rhesus positiv ist und früher Blut mit Rhesus negativ ausgesetzt war, und nun einen Fötus der Rhesus negativ ist in sich trägt, kann sie Antikörper bilden, die durch die Plazenta dringen und dem Baby schaden.

Rotes Blutkörperchen Blutzelle, die keinen Kern besitzt und im Zytoplasma große Mengen an Hämoglobin aufweist. Es transportiert Sauerstoff und Kohlendioxid.

Typ 0 Blutgruppe, bei der die roten Blutkörperchen weder ein A- noch ein B-Antigen tragen.

Typ AB Blutgruppe, bei der die roten Blutkörperchen sowohl ein A- als auch ein B-Antigen tragen.

Typ A Blutgruppe, bei der die roten Blutkörperchen ein A-Antigen tragen. Dieses A-Antigen besteht aus einer speziellen Kohlenhydratkette mit je einem Molekül N-Acetyl-Galaktosamin, N-Acetyl-Glukosamin, Fucose und zwei Galaktosemolekülen.

Typ B Blutgruppe, bei der die roten Blutkörperchen ein B-Antigen tragen. Dieses B-Antigen besteht aus einer speziellen Kohlenhydratkette mit je einem Molekül N-Acetyl-Glukosamin, Fucose und drei Galaktosemolekülen.

Universalempfänger Personen mit der Blutgruppe AB und Rhesus (D-Antigen) positiv werden „Universalempfänger" genannt, weil sie Blut von Jedem empfangen können. Ihr Blut hat keine Antikörper gegen A-, B- oder D-Antigene.

Universalspender Personen mit der Blutgruppe 0 und dem Rhesus (D-Antigen) negativ werden „Universalspender" genannt, da ihr Blut jedem gegeben werden kann, ohne dass Transfusionsreaktionen auftreten. Ihre Blutkörperchen tragen weder A- noch B- noch D- (Rhesusfaktor) Antigene, die eine Immunreaktion auslösen könnten.

AB0 Blutgruppen

Es gibt verschiedene Systeme von Antigenen im Blut, die bei der Blutgruppenbestimmung in Betracht gezogen werden müssen, das wichtigste ist aber das AB0-System. Personen können A- oder B-Antigene auf ihren roten Blutkörperchen tragen (Gruppe A oder B), beide (Gruppe AB), oder keines (Gruppe 0). Jemand einer bestimmten Blutgruppe wird Antikörper gegen Blutkörperchen einer Person anderer Blutgruppenantigene bilden. Wenn eine Person einer bestimmten Blutgruppe angehört, kann er oder sie Blut von der selben Gruppe oder von Gruppe 0 empfangen. Personen mit der Blutgruppe AB können Blut von Personen mit der Gruppe A, B oder 0 empfangen.

ANTIGEN (AUF ROTEM BLUTKÖRPERCHEN)	ANTIKÖRPER (IM PLASMA)	BLUTGRUPPE
A 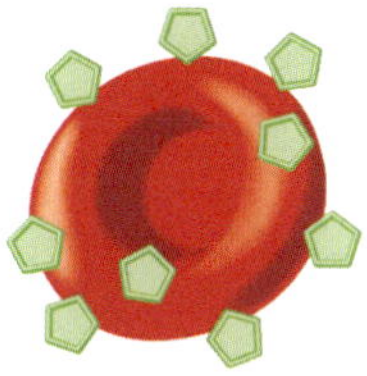	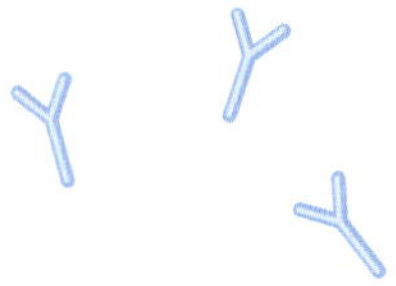	Typ A Kann kein Blut der Gruppen B oder AB empfangen Kann nur Blut der Gruppen A oder 0 empfangen
B 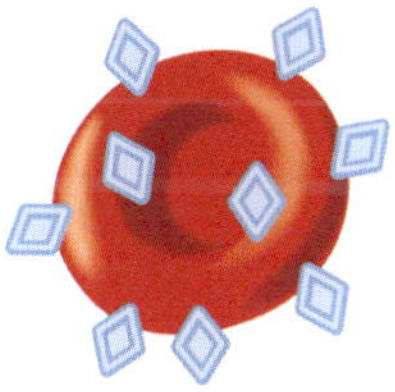	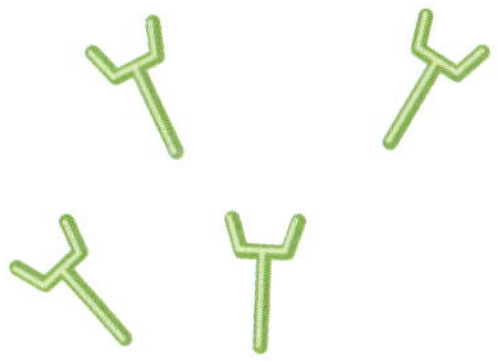	Typ B Kann kein Blut der Gruppen A oder AB empfangen Kann nur Blut der Gruppen B oder 0 empfangen
A + B 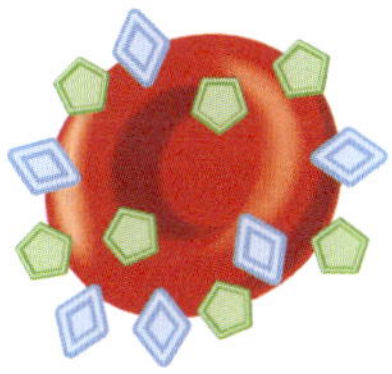	Keine Antikörper 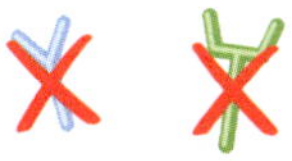	Typ AB Kann Blut jeder Blutgruppe empfangen Universalempfänger
Weder A noch B 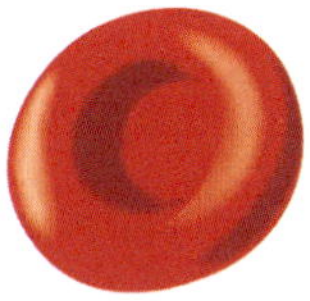	Beide 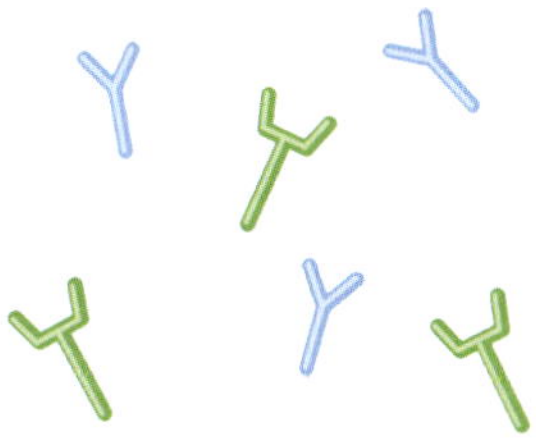	Typ 0 Kann nur Blut der Gruppe 0 empfangen Universalspender

Wahr oder Falsch?

1	*Der erste Schritt der Hämostase ist die Gefäßerweiterung.*	
2	*Das wichtigste Blutgruppensystem ist das AB0-System.*	
3	*Personen mit Blutgruppe AB können Blut von jeder Blutgruppe des AB0-Sytems empfangen (Universalempfänger).*	
4	*Blutplättchen stopfen kleine Lecks in Gefäßwänden.*	
5	*Ein Mangel an Blutplättchen führt zu großen Hämatomen.*	
6	*Der intrinsische Signalweg kann durch lokale Verletzung des Endothels aktiviert werden.*	
7	*Die Gerinnungsfaktoren werden in der Niere gebildet.*	
8	*Der extrinsische Signalweg der Blutgerinnung wird für gewöhnlich innerhalb der Gefäße aktiviert.*	
9	*Der letzte gemeinsame intrinsische und extrinsische Signalweg der Blutgerinnung beinhaltet die Umwandlung von Fibrinogen zu Fibrin.*	
10	*Plasmin ist ein Enzym, das Fibrin abbauen kann, um Gerinnsel aufzulösen.*	

Hämostase

Hämostase ist der Prozess, bei dem der Körper Löcher in verletzten Gefäßen stopft, wozu eine Reihe von Faktoren beiträgt. Zuerst verengt ein Vasospasmus die Arteriolen, die den Bereich versorgen, in dem Gefäße beschädigt wurden. Dann formt sich ein klebriger Pfropfen aus Blutplättchen an der Stelle der Gefäßbeschädigung. Im dritten Schritt gerinnt das Blut in einer Gerinnungsfaktor-Kaskade, die schließlich Fibrinogen zu Fibrin umwandelt und die Blutelemente zu einem festen Gel bindet. Der letzte Schritt der Hämostase ist die Auflösung des Blutgerinnsels, bei dem Aktin und Myosin in den Blutplättchen die Enden der Wunde zusammenziehen und den flüssigen Bestandteil des geronnenen Blutes als Serum verdrängen.

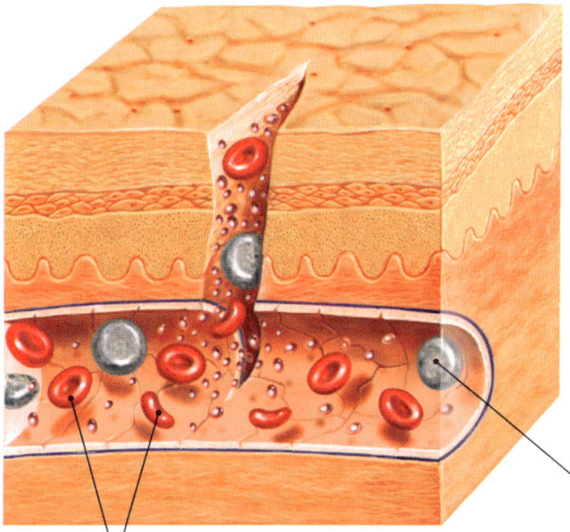

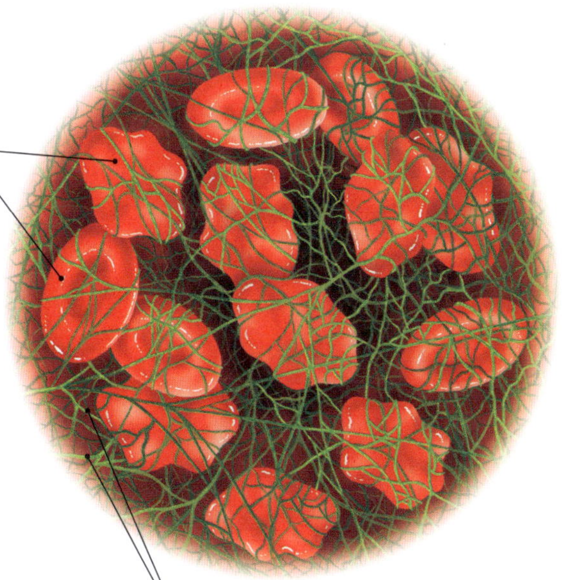

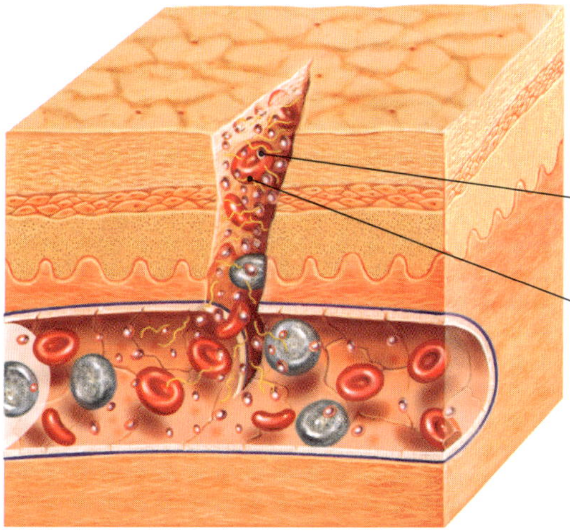

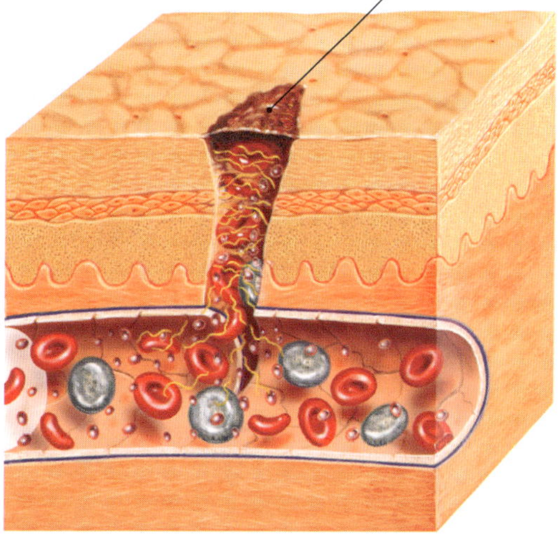

Phasen der Hämostase

Wenn die Wand eines kleinen Gefäßes reißt oder aufgeschnitten wird (oben links), rinnt das Blut durch den Druck hinaus, der Kontakt von Blutplättchen mit dem beschädigten Gewebe und Kollagen löst jedoch eine Ansammlung von Blutplättchen aus, um einen Pfropfen zu bilden (Mitte). Das ausgelaufene Blut wird auch gerinnen, wenn der extrinsische Signalweg der Gerinnung ausgelöst wird und einen Klumpen bildet (unten). Das Ergebnis ist, dass rote Blutkörperchen in einem dichten Netz aus Fibrinproteinsträngen gefangen werden (oben rechts).

Multiple-Choice

1 *Welche Blutgruppe/n kann jemand mit Typ A als Transfusionen empfangen?*

- Ⓐ A und B
- Ⓑ nur A
- Ⓒ A und 0
- Ⓓ B
- Ⓔ A und AB

2 *Welche Blutgruppe wird Universalspender genannt?*

- Ⓐ AB
- Ⓑ A
- Ⓒ B
- Ⓓ 0
- Ⓔ keine der Antworten ist korrekt

3 *Erythroblastosis fetalis in einer folgenden Schwangerschaft kann vermieden werden, indem man der Mutter mit einem Fötus mit Rhesus positiv nach der Entbindung Folgendes injiziert:*

- Ⓐ Anti-D IgG
- Ⓑ fetales IgM
- Ⓒ Antifetales IgE
- Ⓓ Anti-G IgD
- Ⓔ keine der Antworten ist korrekt

4 *Welche Gerinnungsfaktoren sind von Vitamin K abhängig?*

- Ⓐ II, VII, IX, X
- Ⓑ I, VII, XI
- Ⓒ II, VIII, IX
- Ⓓ I, II, III, IV
- Ⓔ II, III, IV, X

5 *Welches Medikament beeinflusst die Hämostase am ehesten?*

- Ⓐ Penicillin
- Ⓑ Digoxin
- Ⓒ niedrig dosiertes Methotrexat
- Ⓓ Warfarin
- Ⓔ Vitamin D

6 *Welches der Folgenden hat einen gerinnungshemmenden Effekt durch Stabilisierung von Antithrombin III Gerinnungsfaktoren?*

- Ⓐ Warfarin
- Ⓑ Aspirin
- Ⓒ Phenacetin
- Ⓓ Plasmin
- Ⓔ Heparin

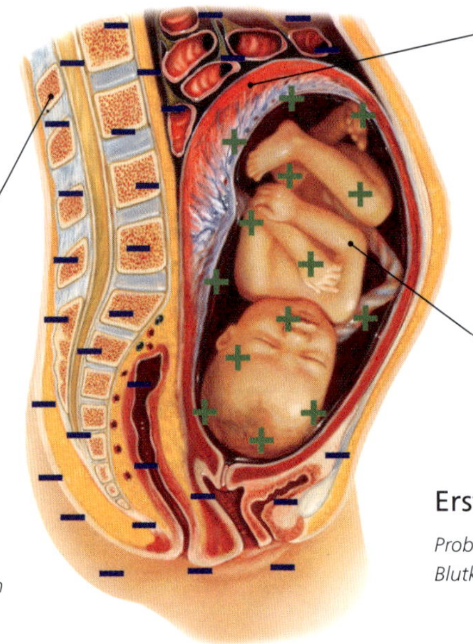

Rhesus (Rh) Faktor
(siehe drei Bilder rechts)

Während der Schwangerschaft können Probleme auftreten, wenn die Mutter Rh negativ und der Fötus Rh positiv ist. Die roten Blutkörperchen des Fötus können durch die Rh-Antikörper der Mutter zerstört werden.

Erste Schwangerschaft

Probleme sind selten, da sich die Blutkreisläufe nicht mischen.

7 *Die Blutgerinnungs-Kaskade beginnt schon nach:*

Ⓐ 100 Millisekunden
Ⓑ 1 Sekunde
Ⓒ 3 Sekunden
Ⓓ 15 Sekunden
Ⓔ 3 Minuten

8 *In welchen Organ werden Gerinnungsfaktoren hauptsächlich gebildet?*

Ⓐ Milz
Ⓑ Knochenmark
Ⓒ Leber
Ⓑ Darmwand
Ⓔ Keine der Antworten ist korrekt

9 *Welches der Folgenden ist ein frühes Stadium der Hämostase?*

Ⓐ Die arteriolare Vasokonstriktion
Ⓑ Die Lyse des Fibrinpfropfens
Ⓒ Die Kontraktion der Fibroblasten
Ⓓ Die Umwandlung von Fibrinogen zu Fibrin
Ⓔ Die Umwandlung von Plasminogen zu Plasmin

10 *Zu welchen der Folgenden führt die Aktivierung der Blutplättchen nicht?*

Ⓐ Ausschüttung von Kalzium
Ⓑ Ausschüttung von ADP
Ⓒ Ausschüttung von Thromboxan A_2
Ⓓ Ausschüttung von Plasminogen
Ⓔ Anziehung anderer Blutplättchen

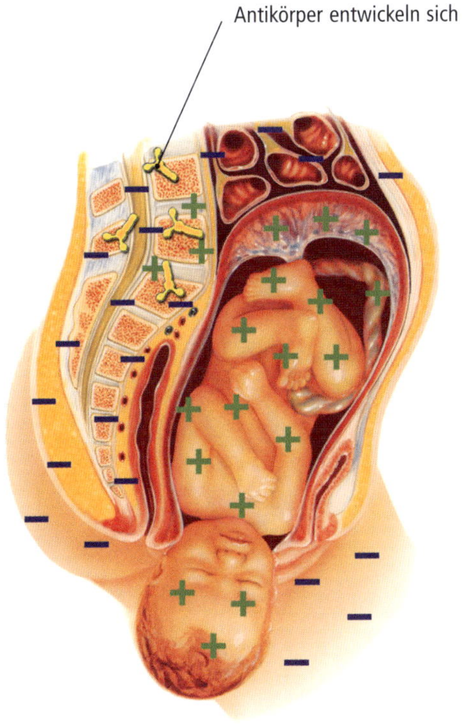

Entbindung erste Schwangerschaft

Das Blut des Babys kann bei der Entbindung in den Blutkreislauf der Mutter eindringen, wodurch die Mutter Rh-negative Antikörper entwickelt, die Rh-positive Blutkörperchen zerstören.

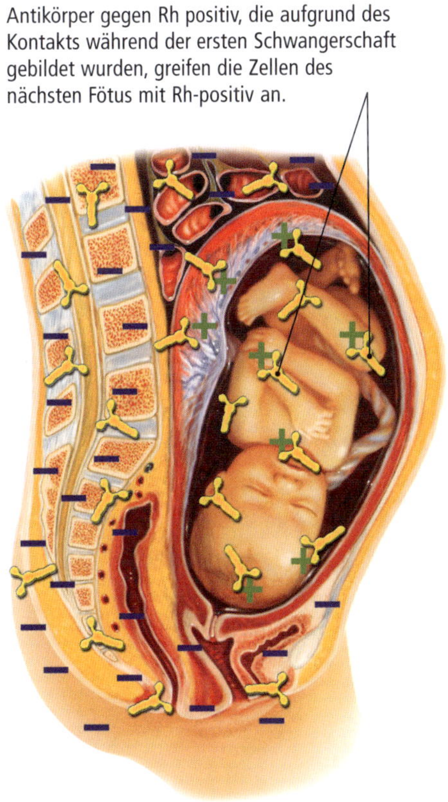

Zweite Schwangerschaft

Wenn die Mutter nach der ersten Schwangerschaft keine Injektion mit Anti-D-Gammaglobulin bekommt, könnte sie Antikörper entwickeln, die die Blutkörperchen nachfolgender Babys angreifen.

Lücken füllen

1 *Personen mit Blutgruppe 0 nennt man __________.*

2 *Rhesus-Inkompatibilität zwischen Mutter und Fötus kann zu __________ führen.*

3 *Die Lyse von Fibrinpropfen steht in direktem Zusammenhang mit der Aktion von __________.*

4 *Faktor VIII im Blutkreislauf steht in enger Verbindung mit dem __________.*

5 *Eine ungewöhnliche Ansammlung von Blutplättchen in einem Gefäßbaum tritt bei einer Krankheit auf, die man __________ nennt.*

6 *Die Exposition von den Strukturproteinen __________ und __________ bei Beschädigung des Endothels verursacht die Adhäsion von Blutplättchen.*

7 *Schnelle Behandlung mit __________ kann einen Thrombus in einer wichtigen Arterie auflösen.*

8 *Die mechanische Stärke eines Blutklümpchens liegt hauptsächlich am __________.*

9 *Ein Peptidhormon, das vom Endothel ausgeschüttet wird, um die Kontraktion von glatten Muskeln und die Ausbreitung von Endothelzellen als Teil der Gefäßreparatur zu stimulieren, nennt man __________.*

10 *Klinisch verwendete Vitamin-K-Antagonisten sind __________ und __________.*

11 *Ausschüttung des __________-ions durch Blutplättchen trägt zur Gerinnungsfaktor-Kaskade bei.*

12 *Faktor VIII nennt man auch den Anti-__________-faktor.*

13 *Eine plötzliche Bildung eines __________ in einer zerebralen Arterie ist ein häufiger Grund für einen Schlaganfall.*

14 *Eine plötzliche Bildung eines Thrombus in einer __________ ist ein häufiger Grund für einen Herzinfarkt.*

Verbinde die Aussage mit der Begründung

1 *Blutgruppe 0 kann jedem der Blutgruppen AB0 gegeben werden, weil ...*

2 *Warfarin ist ein Gerinnungshemmer, weil ...*

3 *Heparin ist ein schnell wirkender Gerinnungshemmer, weil ...*

4 *Der Verabreichung eines gewebespezifischen Plasminogenaktivators kurz nach der Bildung eines Thrombus in einer Koronararterie kann die Blockade schnell lösen, weil ...*

5 *Lebererkrankungen verursachen eine fehlerhafte Blutgerinnung, weil ...*

a *es die Bildung von Vitamin K-abhängigen Gerinnungsfaktoren verhindert.*

b *Blutkörperchen der Gruppe 0 weder A noch B Antigene auf der Zelloberfläche tragen.*

c *es Plasminogen in Plasmin umwandelt, um den Fibrinpfopfen aufzulösen.*

d *die meisten Gerinnungsfaktoren in diesem Organ gebildet werden.*

e *es die Antithrombin III Gerinnungsfaktoren stabilisiert.*

Hämophilie

Die Gerinnungsfaktoren sind nach dem römischen Nummerierungssystem benannt. Der Prozess der Blutgerinnung hängt von einer biochemischen Kaskade ab, in der ein Faktor die Umwandlung des Nächsten in der Reihe katalysiert. Hämophilie ist eine meist vererbte Krankheit, bei der einer oder mehrere Gerinnungsfaktoren fehlerhaft sind. Hämophilie A wird durch einen Mangel an Faktor VIII verursacht und Hämophilie B durch einen fehlerhaften Faktor IX. Diese werden normalerweise rezessiv mit dem X-Chromosom vererbt und sind deshalb bei Männern (die nur eine Kopie des X-Chromosoms besitzen) viel häufiger. Personen mit Hämophilie brauchen Transfusionen mit Gerinnungsfaktoren, um innere Blutungen, die speziell in Synovialgelenken besonders schädlich sind, zu vermeiden.

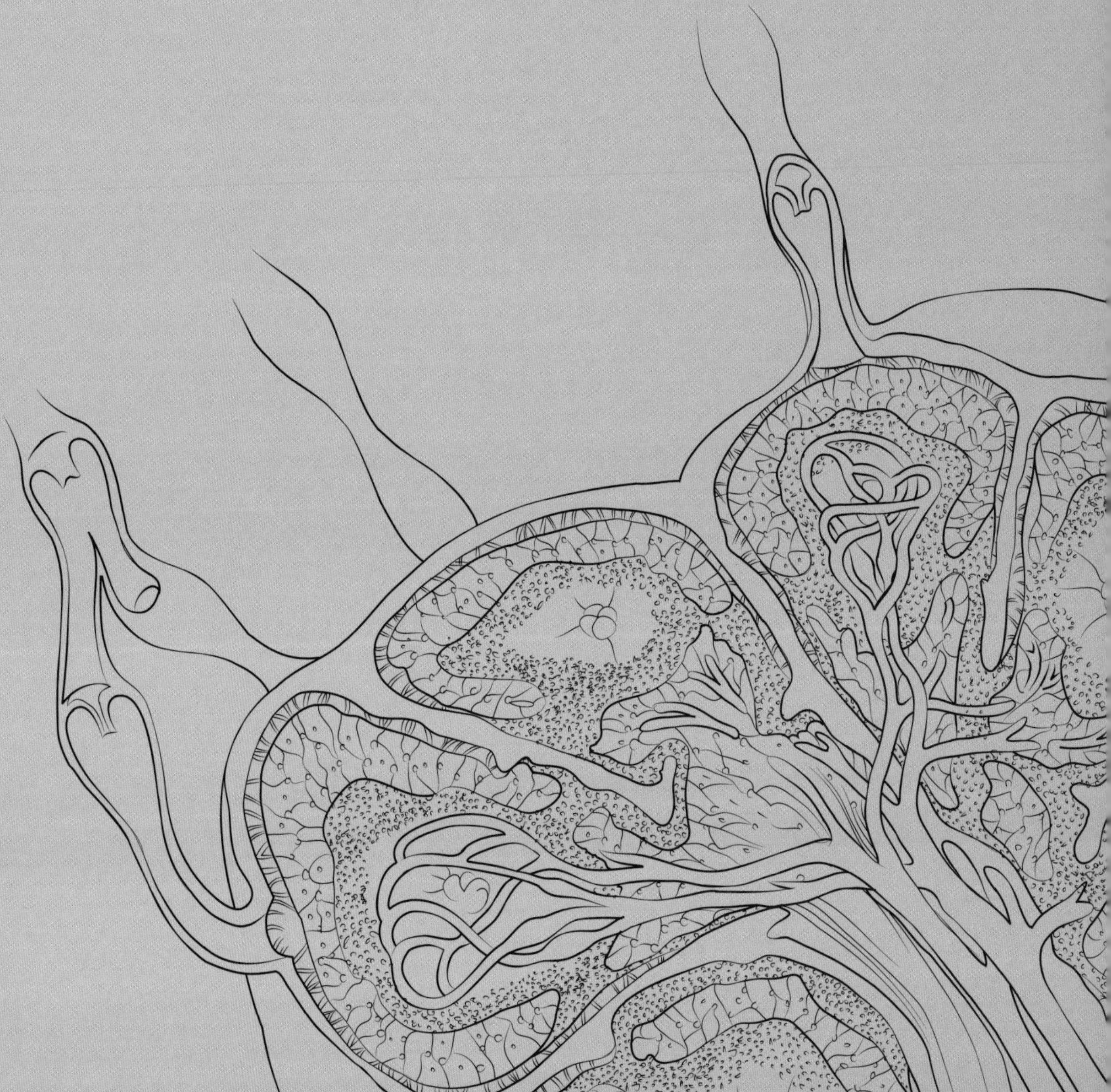

KAPITEL 11: DAS IMMUNSYSTEM

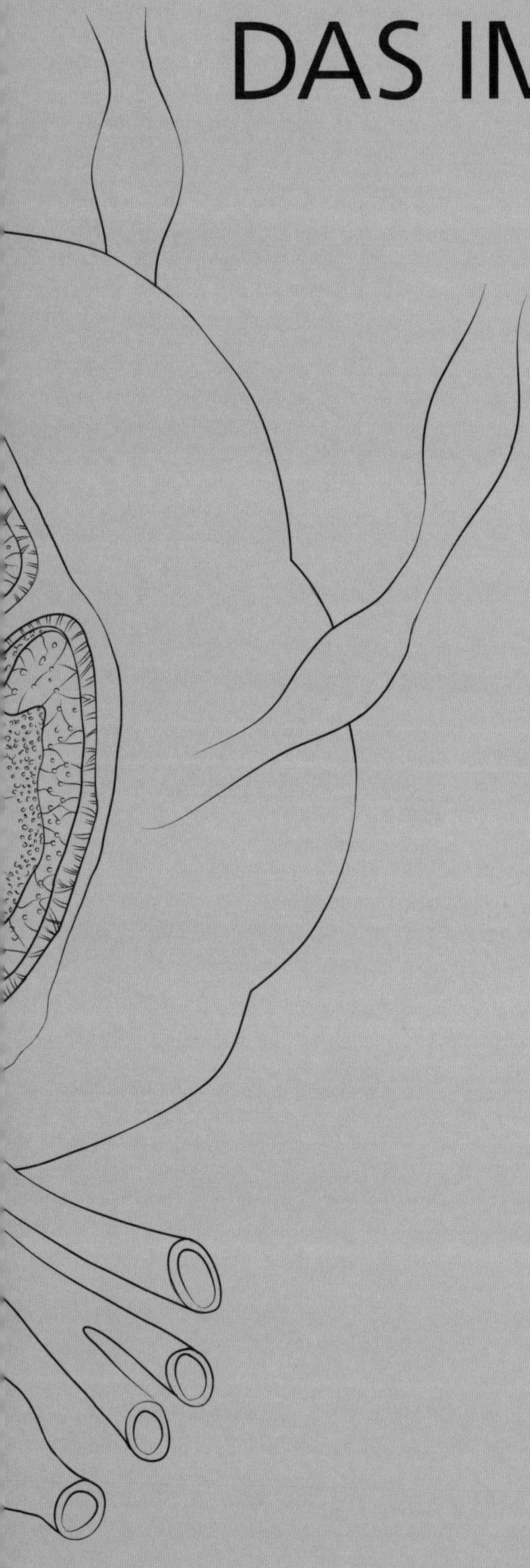

Lymphknoten

Lymphknoten sind Ansammlungen von Immunzellen, die entlang der Lymphgefäße angeordnet sind, die überschüssige Gewebsflüssigkeit zurück in das zentrale venöse System transportieren. Jeder Lymphknoten befindet sich in einer Kapsel und besteht aus einem Kortex und einer Medulla. Afferente Lymphbahnen, die Lymphflüssigkeit zu den Lymphknoten transportieren, durchdringen die Kapsel. Darüber hinaus hat jeder Lymphknoten einen Hilus, durch welchen die Blutversorgung verläuft, sowie efferente Lymphbahnen, die von den Lymphknoten weg verlaufen.

Schlüsselbegriffe:

Anteriore Gruppe der Achsellymphknoten Lymphknoten, die sich entlang des Randes des kleinen Brustmuskels befinden. Sie leiten Lymphe aus dem lateralen oberen Brustbereich ab.

Apikale Gruppe der Achsellymphknoten Die letzte Gruppe der axillären Lymphknoten am Apex der Achselhöhle, bevor die Lymphe in die Thoraxhöhle geleitet wird.

Axilläre Lymphknoten Mehrere Gruppen von Lymphknoten, die um die Achselhöhle angeordnet sind. Sie leiten die Lymphe aus der apikalen Gruppe der Achsellymphknoten in die Trunci lymphatici subclavii.

Bukkale Lymphknoten Oberflächliche Lymphknoten an der lateralen Wand der Mundhöhle. Sie leiten Lymphe von den Wangen, den Lippe und der lateralen Mundhöhle ab.

Cisterna chyli Eine sackförmige Erweiterung am Anfang des Ductus thoracicus in der Nähe der Aortenöffnung des Zwerchfells. In die Cisterna chyli münden der Truncus intestinalis, der truncus lumbalis sowie absteigende interkostale Lymphstämme.

Cubitale Lymphknoten Oberflächliche Lymphknoten des vorderen Ellbogens. Sie leiten Lymphe von der Hand und dem Unterarm ab.

Ductus thoracicus Der größte und längste Lymphkanal im Körper. An der Verbindung der Vena brachiocephalica sinistra und der linken Schlüsselbeinvene leitet dieser Lymphe von den unteren Gliedmaßen, der linken Brust, den oberen Gliedmaßen sowie vom Kopf und dem Nacken in das venöse System.

Interkostale Lymphknoten Tiefe Lymphknoten der posterioren Thoraxwand, die zwischen den Rippen liegen. Sie leiten Lymphe von der lateralen Thoraxwand ab.

Laterale Gruppe der Achsellymphknoten Lymphknoten, die entlang des lateralen Randes der Achselhöhle angeordnet sind. Sie leiten Lymphe von den oberen Gliedmaßen ab.

Nodi lymphatici iliaci communes Tiefe Lymphknoten, die entlang der gemeinen Beckenvene (Vena iliaca communis) liegen. Sie leiten Lymphe von den unteren Gliedmaßen, der Hüfte und der Bauchdecke ab.

Nodi lymphatici iliaci externi Tiefe Lymphknoten, die entlang der Vena iliaca externa liegen. Sie leiten Lymphe von den unteren Gliedmaßen und der Leistenregion ab.

Nodi lymphatici iliaci interni Tiefe Lymphknoten der lateralen Beckenhöhle. Sie leiten Lymphe von den Beckenorganen ab.

Nodi lymphatici parotidei Oberflächliche Lymphknoten, die oberhalb der Ohrspeicheldrüse, unmittelbar anterior zum äußeren Ohr ertastbar sind. Sie leiten Lymphe von der Schläfengrube und den Wangen ab.

Nodi lymphatici poplitei Oberflächliche Lymphknoten, die in der Kniekehle ertastbar sind. Sie leiten Lymphe von den Beinen und den Füßen ab.

Nodi lymphatici retroauriculares Oberflächliche Lymphknoten, die hinter dem äußeren Ohr ertastbar sind. Sie leiten Lymphe von der Kopfhaut und dem äußeren Ohr ab.

Nodi lymphatici sacrales Lymphknoten, die anterior zum Sakrum liegen und Lymphe von den posterioren Beckenorganen ableiten.

Oberflächliche Leistenlymphknoten Lymphknoten, die in der Leistenregion ertastbar sind. Normalerweise sind sie als „T" direkt unter dem Ligamentum inguinale angeordnet und leiten Lymphe von den untern Gliedmaßen ab.

Palmarer und dorsaler Lymphplexus Geflechte der feinen Lymphkanälchen an der jeweiligen Seite der Hand.

Parasternale Lymphknoten Tiefe Lymphknoten im anterioren Brustbereich direkt hinter dem Brustbein und den Rippenknorpeln. Sie leiten Lymphe von der anterioren Thoraxwand ab.

Plantarer und dorsaler Lymphplexus Geflechte der feinen Lymphkanälchen an der jeweiligen Seite des Fußes.

Posteriore mediastinale Lymphknoten Tiefe Lymphknoten des posterioren Brustbereichs. Sie leiten Lymphe vom Ösophagus, den großen Gefäßen und der posterioren Thoraxwand ab.

Zervikale Lymphknoten Lymphknoten im Nacken, die üblicherweise in tiefe und oberflächlich gelegene Gruppen eingeteilt werden. Die tief gelegene Gruppe befindet sich entlang der Vena jugularis interna, während sich die oberflächlich gelegene Gruppe entlang der Vena jugularis externa anordnet.

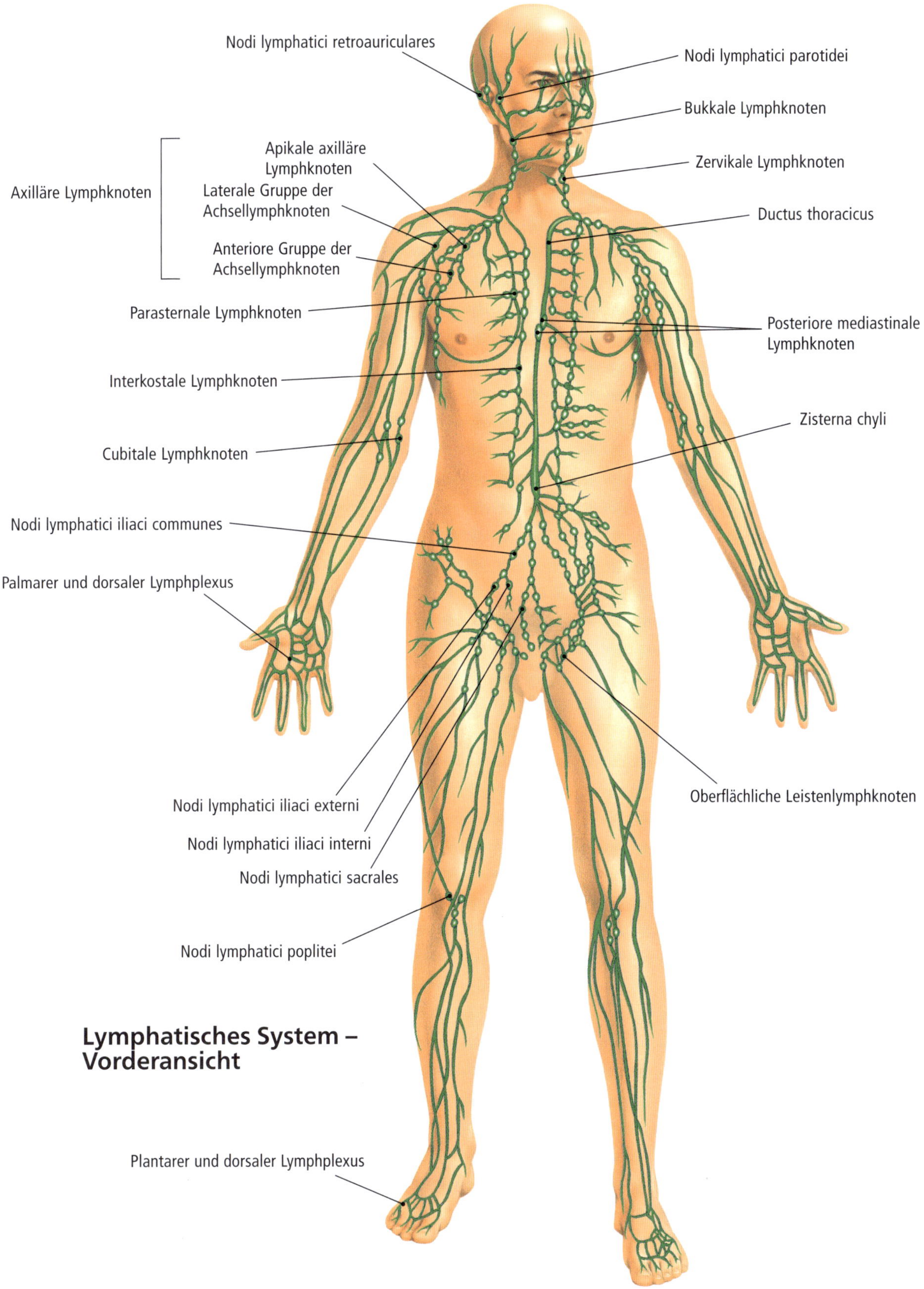

Lymphatisches System – Vorderansicht

Wahr oder Falsch?

1	*Die meisten Lymphknoten sind in den Gliedmaßen und in oberflächlichen Geweben.*	
2	*Der größte und längste Lymphkanal des Körpers ist der Ductus thoracicus.*	
3	*In der Brust und im mittleren Mediastinum sind die Lymphknoten am konzentriertesten.*	
4	*Die Lymphknoten der Gedärme befinden sich in den Schichten der an diese befestigten mesenterischen Falten.*	
5	*Die Lymphknoten, die Lymphe vom Gehirn ableiten, sind im Inneren des Schädels.*	
6	*Die Entwicklung der Keimzentren der Lymphknoten ist eine Reaktion auf die Stimulation durch Antigene.*	
7	*Der Ductus lymphaticus leitet Lymphe aus der ganzen unteren Hälfte des Körpers ab.*	
8	*Ein geschwollener Lymphknoten ist oft auf eine bakterielle Infektion zurückzuführen.*	
9	*Die Lymphknoten der Leisten sind parallel zum Ligamentum inguinale angeordnet.*	
10	*Krebsbefallene Lymphknoten werden rot und empfindlich.*	

Lymphknoten

Lymphknoten sind Ansammlungen von Lymphzellen entlang der Lymphgefäße. Sie filtern Lymphflüssigkeit und überprüfen diese auf fremde Moleküle wie Bakterien, Viren oder Pilze.

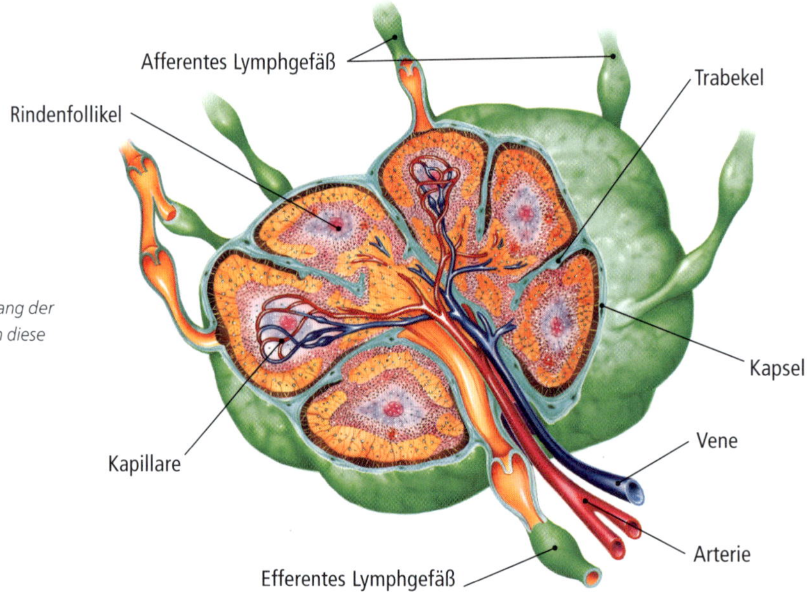

Multiple-Choice

1 *Wo befinden sich die Lymphknoten, die Lymphe aus den unteren Gliedmaßen ableiten?*

(A) Im Gesäß
(C) Im inneren Becken
(C) In der Leistenregion
(D) In der Nabelregion
(E) In der Trochlea

2 *Wie wird das Gift nach einem Schlangenbiss in den Finger im Körper transportiert?*

(A) Durch die Arterien
(B) Durch die Lymphgefäße
(C) Durch die Venolen
(D) Durch die Faszienschichten
(E) Durch die Muskelmembranen

3 *Welche der folgenden Strukturen wäre als Ausgangspunkt für den Ductus thoracicus geeignet?*

(A) Die Cisterna chylii
(B) Die Leistenlymphknoten
(C) Die Nodi lymphatici iliaci interni
(D) Die Vena jugularis interna sinistra
(E) Die Nodi lymphatici poplitei

4 *Wohin breitet sich ein Tumor an der Zungenspitze am wahrscheinlichsten aus?*

(A) Zu den Nodi lymphatici submentales
(B) Zum Nodus lymphaticus jugulodigastricus
(C) Zum Nodus lymphaticus juguloomohyoideus
(D) Zu den Nodi lymphatici submandibulares
(E) Zu den Nodi lymphatici supraclaviculares

5 *Aus welcher Körperregion leiten die axillären Lymphknoten üblicherweise keine Lymphe ab?*

(A) Aus den Fingern
(B) Aus dem Ellbogen
(C) Aus dem medialen Brustbereich
(D) Aus dem lateralen Brustbereich
(E) Aus dem Musculus pectoralis major

6 *In welchem Bereich eines Lymphknotens befinden sich die meisten B-Lymphozyten?*

(A) In der Kapsel
(B) Im subkapsulären Sinus
(C) In den Marksträngen
(D) Im Medulla-Sinus
(E) In den Lymphkanälen

7 *In welchem Bereich eines Lymphknotens befinden sich die meisten T-Lymphozyten?*

(A) Im tiefen Kortex
(B) Im subkapsulären Sinus
(C) In den Marksträngen
(D) Im Medulla-Sinus
(E) In den Lymphkanälen

Lymphödem

Lymphödeme sind Schwellungen des Gewebes infolge einer Ansammlung extrazellulärer Flüssigkeit aufgrund einer Verstopfung der Lymphgefäße. Normalerweise wird eine kleine Menge der Flüssigkeit, die durch die Arterien in periphere Gewebe geleitet wird durch Lymphgefäße zurück ins Zentrum des Körpers transportiert. Wenn dieser Weg aufgrund eines starken Befalls durch Krebszellen oder Parasiten blockiert ist, sammelt sich die Flüssigkeit im Gewebe. Lymphödeme treten häufig in westlichen Ländern auf, vor allem bei Personen, bei denen in einem chirurgischen Eingriffs wegen Krebs (z.B. Brust- oder Hautkrebs) Lymphknoten entfernt wurden. In Entwicklungsländern können Lymphödeme auch durch Filariasis (Rund- oder Fadenwürmerbefall) verursacht werden.

Lücken füllen

1 *Den Bereich unter der Lymphknotenkapsel nennt man ___________________.*

2 *Der Ductus lymphaticus eröffnet sich in die Verbindung der __________ und der __________.*

3 *Der ___________________ leitet die Lymphe aus der rechten oberen Gliedmaße und der rechten Seite des Kopfes ab.*

4 *Die ___________________ ist eine sackförmige Erweiterung, die bei etwa 20% der Menschen der Ursprung des Ductus thoracicus ist.*

5 *Der ___________________ ist der hypothetisch erste Lymphknoten, der von einem bösartigen Neoplasma betroffen ist.*

6 *Die ___________________ Lymphknoten befinden sich im Bereich der Gabelung der Luftröhre.*

7 *Der ___________________ ist jener Teil eines Lymphknotens, durch den die Blutgefäße verlaufen.*

8 *Die Markstränge der Lymphknoten bestehen hauptsächlich aus __________ und __________-zellen.*

9 *B-Lymphozyten in den Lymphknoten differenzieren sich in ___________________-zellen.*

10 *Von der Lymphknotenkapsel verlaufen Bindegewebe-__________ in das Innere des Lymphknotens.*

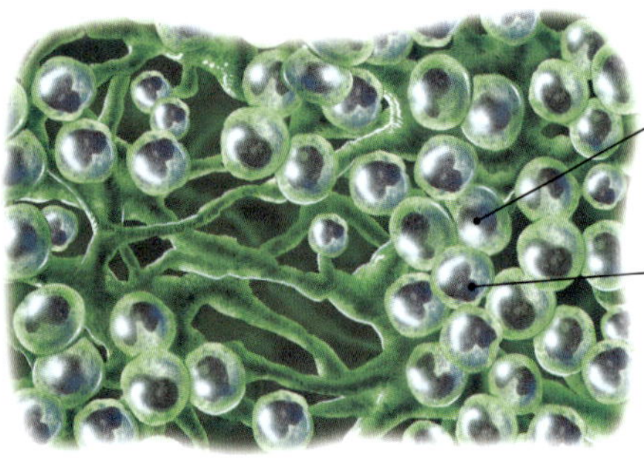

Gewebe des Immunsystems

Das Gewebe des Immunsystems spielt eine wesentliche Rolle bei der Abwehr des Körpers gegen Mikroorganismen. Es entfernt darüber hinaus beschädigte Zellen, wie beispielsweise Zellen die sich zu Krebszellen entwickelt haben.

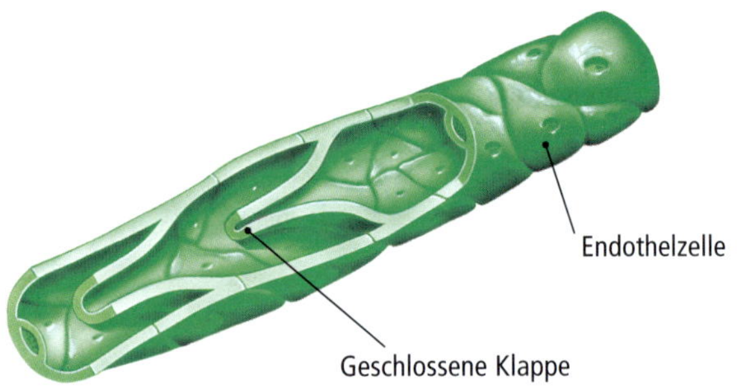

Lymphgefäß

Lymphgefäße transportieren überschüssige Gewebsflüssigkeit aus der Körperperipherie zurück in das zentrale venöse System. Sie haben interne Klappen und eine kleinere Menge glatter Muskelzellen in ihren Wänden, sind jedoch Niederdruck-Gefäße.

Verbinde die Aussage mit der Begründung

1 *Die Lymphe der Hoden wird zu den abdominalen Lymphknoten geleitet, weil ...*

2 *Mit Brustkrebsoperationen geht häufig eine Entfernung der axillären Lymphknoten einher, weil ...*

3 *Eine Entfernung der axillären Lymphknoten kann zu einem Lymphödem führen, weil ...*

4 *Tumore im Bereich der medialen Brust können sich leicht in den Brustkorb ausbreiten, weil ...*

5 *Lymphknoten sind häufig entlang der Venenkanäle zu finden, weil ...*

a *sich diese Organe während der fötalen Phase im Abdomen befinden.*

b *sich Lymphknoten und deren -gefäße entlang der Venen bilden.*

c *Lymphe aus dem medialen Bereich der Brust direkt in die parasternalen Lymphknoten geleitet wird.*

d *bei einer Entfernung der Lymphknoten auch die zugehörigen Lymphgefäße entfernt werden.*

e *die Lymphe aus diesem Organ lateral in die Achsel abgeleitet wird.*

Lymphom

Lymphome sind bösartige Neoplasmen, die aus den Zellen der Lymphknoten erwachsen. Zu den Symptomen gehören Fieber, Nachtschweiß, Gewichtsverlust, Appetitlosigkeit sowie vergrößerte Lymphknoten. Vergrößerte Lymphknoten im Bereich der Atemwege können zu Atembeschwerden führen. Lymphome können aber auch in weitere lymphatische Organe wie die Milz eindringen und eine Vergrößerung dieser bewirken. Zu den wichtigsten Arten von Lymphomen gehören Hodgkin-Lymphome und Non-Hodgkin-Lymphome (diese betreffen etwa 90% der Fälle) Eine Infektion mit dem Epstein-Barr-Virus stellt einen Risikofaktor für ein Hodgkin-Lymphom dar. Zu den Risikofaktoren für Non-Hodgkin-Lymphome zählen Autoimmunerkrankungen, eine HIV-Infektion, die Einnahme von Immunosuppressiva, oder die Exposition gegenüber bestimmter Pestizide. Lymphome können mit einer Chemotherapie, einer Strahlentherapie, zielgerichteten Behandlungen und chirurgischen Eingriffen behandelt werden.

Malen und Bezeichnen

i) Benenne jede der in den Abbildungen gezeigten Strukturen

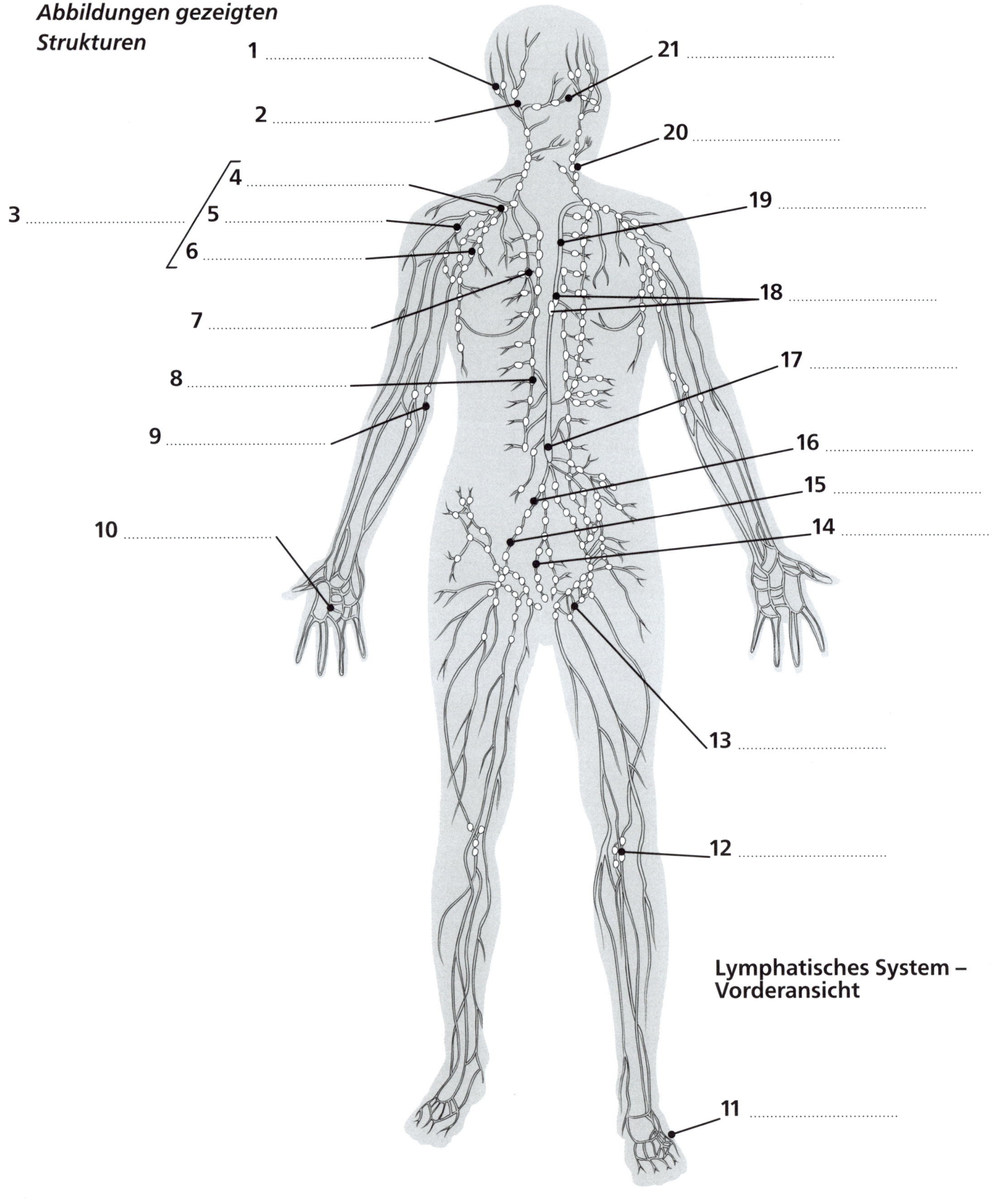

Lymphatisches System – Vorderansicht

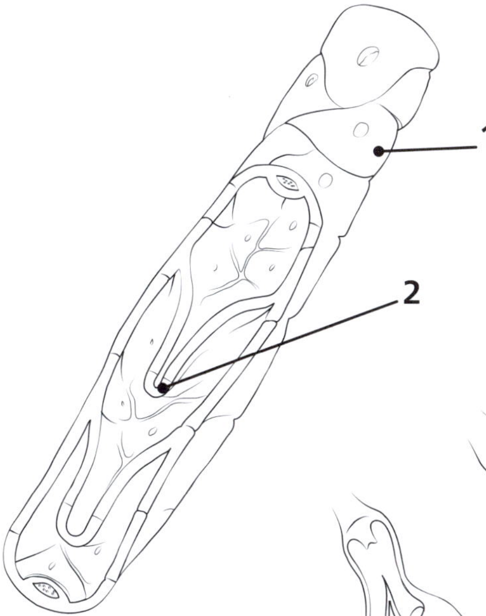

Lymphgefäß

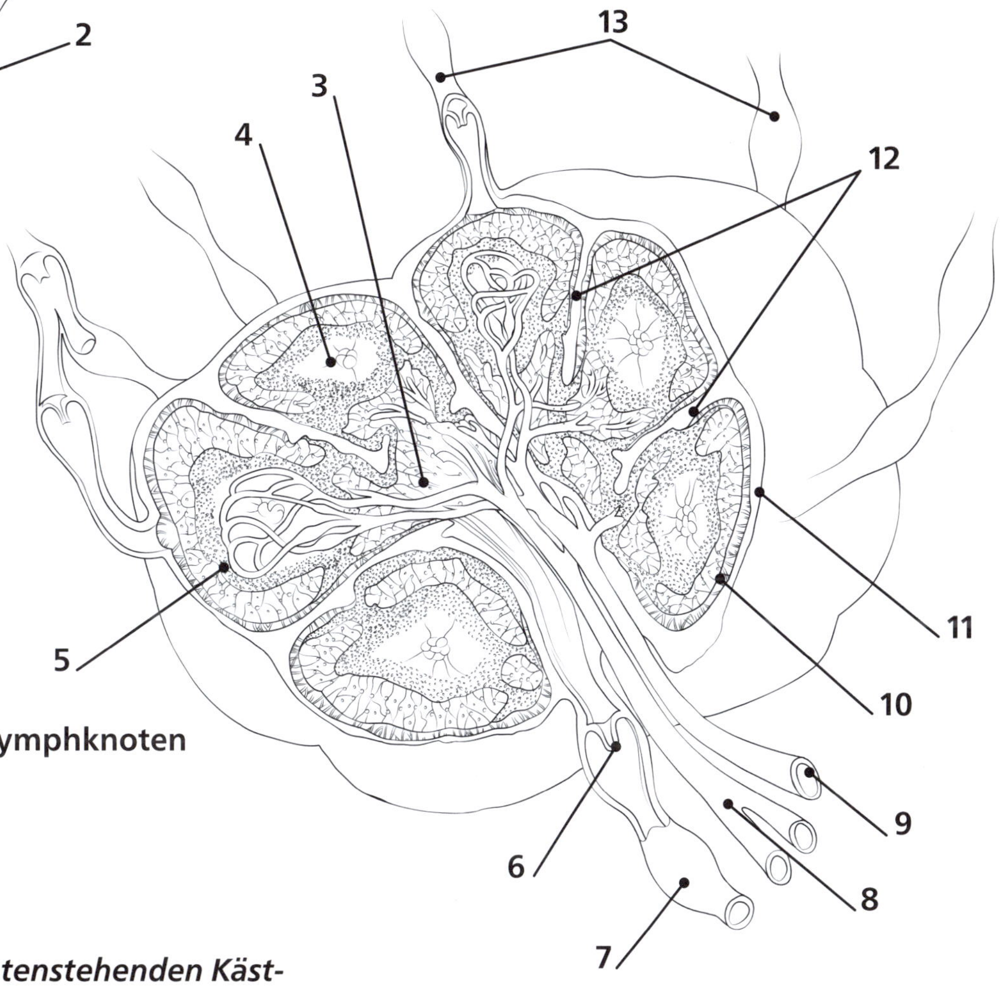

Lymphknoten

ii) Nummeriere die untenstehenden Kästchen, um jede Bezeichnung dem korrekten Teil der Zeichnung zuzuordnen.

- Klappe ☐
- Geschlossene Klappe ☐
- Trabekel ☐
- Rindenfollikel ☐
- Afferente Lymphgefäße ☐
- Subkapsulärer Sinus ☐
- Efferentes Lymphgefäß ☐
- Arterie ☐
- Vene ☐
- Lymphatische Endothelzelle ☐
- Kapsel ☐
- Medulla-Sinus ☐
- Blutkapillare ☐

Milz und Thymus

Die Milz ist ein lymphatisches Organ, das dem Verdauungstrakt zugeordnet ist, und sich im linken oberen Bereich des Abdomens befindet. Es ist von einer weichen Bindegewebekapsel umgeben und beinhaltet rote sowie weiße Pulpa. Die Milz dient als Blutfilter, der sowohl alte und fehlerhafte rote Blutkörperchen als auch Bakterien und Viren beseitigt. Der Thymus ist ein Organ in der Brust, das T-Lymphozyten (Thymus-Lymphozyten) bildet. Der Thymus ist vor allem im frühen Kindesalter aktiv und verfettet in der Pubertät (Thymusinvolution).

Schlüsselbegriffe:

Arterie Hochdruck-Gefäße, die Blut vom Herzen weg transportieren. Arterien haben eine dicke Mittelschicht aus elastischem Gewebe und glatten Muskelzellen, die Tunica media.

Basalmembran Eine Schicht, auf der die Epithelzellen sitzen. Sie wird für gewöhnlich von den Epithelzellen selbst produziert.

Bindegewebeseptum Erweiterungen der Thymuskapsel in das Innere des Organs, die die Läppchen voneinander trennt.

Einkerbung am superioren Rand Am superioren Rand der Milz befindet sich eine Einkerbung, die ein Rudiment der pränatalen Lappenbildung ist.

Einkerbung des Kolons (linke Kolonflexur) Region an der viszeralen Oberfläche der Milz, wo diese die linke Kolonflexur berührt.

Hassall-Körperchen Eine Ansammlung epithelialer Retikulumzellen in der Medulla des Thymus.

Hochendotheliale Venole Ein Gefäß, das sich im Übergangsbereich zwischen Kortex und Medulla des Thymus befindet. Solche kapillären Venolen befinden sich dort, wo vollständig ausgereifte T-Zellen den Thymus verlassen.

Kapselvene Teil des venösen Netzwerks, das Blut aus der subkapsulären Region der Thymusrinde ableitet.

Kortex Der äußere Bereich des Thymus, wo T-Lymphozyten gebildet werden.

Linker Thymuslappen Der Thymus besteht aus einem linken und einem rechten Lappen, die wiederum in unvollständige Läppchen unterteilt werden. Jedes Läppchen besteht aus einem äußeren Kortex sowie einer inneren Medulla.

Lymphatische Organe Organe, in welchen sich Zellen zur Immunabwehr des Körpers befinden. Dazu gehören beispielsweise die Lymphknoten, die Mandeln (Zungen-, Gaumen- und Rachenmandel), die Milz und der Thymus.

Mageneinkerbung Einbuchtung an der viszeralen Oberfläche der Milz, wo sie den Fundus und die große Kurvatur des Magens berührt.

Medulla Die Medulla bildet den Kern des Thymus, wo residuale, alte Epithelzellen Hassall-Körperchen bilden.

Milz Ein lymphatisches Organ im linken oberen Abdomen. Mit der diaphragmatischen Oberfläche grenzt sie an das Zwerchfell, und mit der Facies visceralis an den Magen, den Pankreasschwanz, die linke Niere und die linke Kolonflexur. Sie recycelt alte und verformte rote Blutkörperchen und befreit das Blut von Zelltrümmern.

Milzarterie Eine langer, gewundener Ast des Truncus coeliacus, der hinter dem Magen und entlang des superioren Randes der Bauchspeicheldrüse zum Hilus der Milz verläuft.

Milzeinkerbung Region an der viszeralen Oberfläche der Milz, wo diese den oberen Pol der linken Niere und der linken Nebenniere berührt.

(Milz-)Kapsel Trabekelhülle, die die Milz umgibt. Von dort aus verlaufen Bindegewebeschichten (Trabekel) ins Innere der Milz.

Milzvene Eine Vene, die Blut von der Milz (ausgehend vom Hilus der Milz) ableitet. Von der Milz verläuft sie hinter dem Pankreasschwanz und -körper weiter.

Rechter Thymuslappen Der Thymus besteht aus einem linken und einem rechten Lappen, die wiederum in unvollständige Läppchen unterteilt werden. Jedes Läppchen besteht aus einem äußeren Kortex sowie einer inneren Medulla.

Rote Pulpa Die rote Pulpa der Milz überwacht und recycelt alte und fehlerhafte rote Blutkörperchen und Zelltrümmer. Sie enthält ein enges Netzwerk von Milz-Sinusoiden mit unterbrochenen Wänden, die den Austausch von Zellen zwischen der roten Pulpa und dem Blut ermöglichen.

Superiorer Rand der Milz Der superiore Rand der Milz befindet sich auf einer Linie mit der neunten Rippe und hat Einkerbungen, die Rudimente der pränatalen Lappenbildung sind.

T-Lymphozyt T-Lymphozyten sind weiße Blutzellen, die sich im Kortex des Thymus bilden. In einem selektiven Prozess wird sichergestellt, dass T-Lymphozyten der Milz nicht das körpereigene Gewebe angreifen.

Thymus Ein lymphatisches Organ im anterioren Mediastinum der Brust. Vor der Pubertät produziert er T-Lymphozyten, danach wird er durch Fett- und Fasergewebe ersetzt.

Trabekelarterien Arterien in den bindegewebigen Wänden (Trabekel), die von der Kapsel ins Innere der Milz eindringen.

Venöse Sinusoide Milz-Sinusoide haben unterbrochene Wände, die den Austausch von Blutkörperchen mit der roten Pulpa ermöglichen.

Weiße Pulpa (Milzknötchen) Der Teil der Milz, der für die Immunabwehr verantwortlich ist. Die weiße Pulpa beinhaltet T- und B-Lymphozyten, antigenpräsentierende Zellen und Plasmazellen.

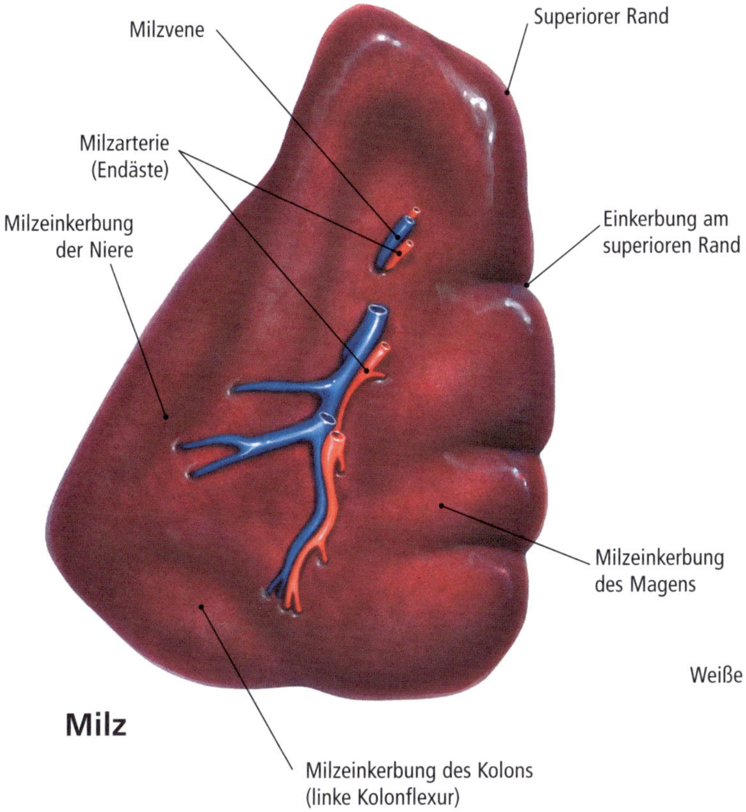

Milz

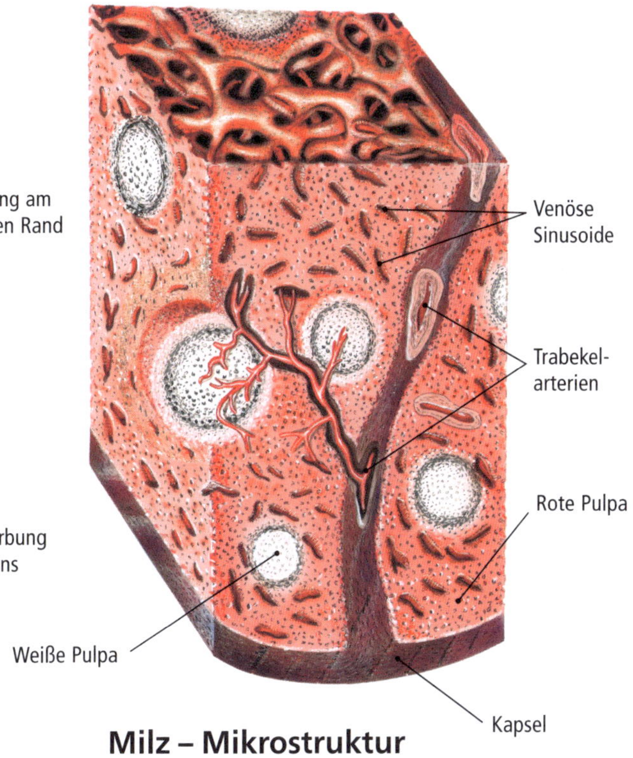

Milz – Mikrostruktur

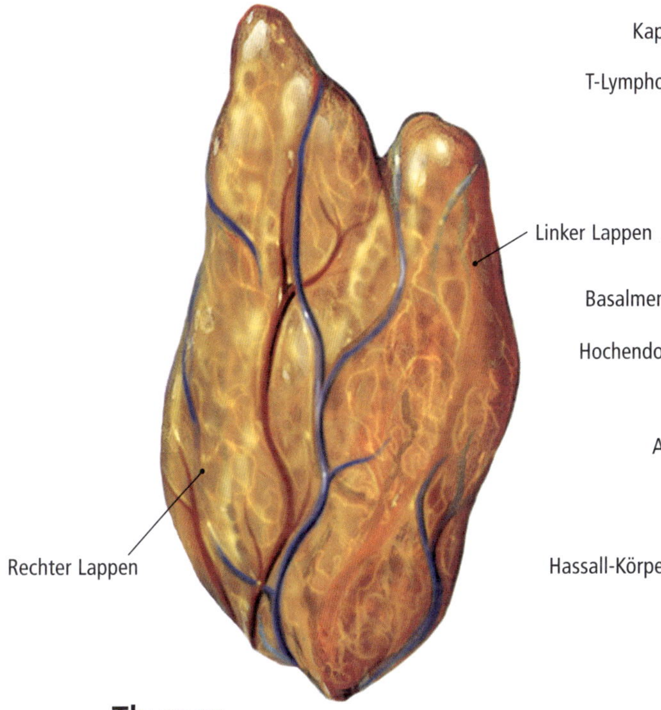

Thymus

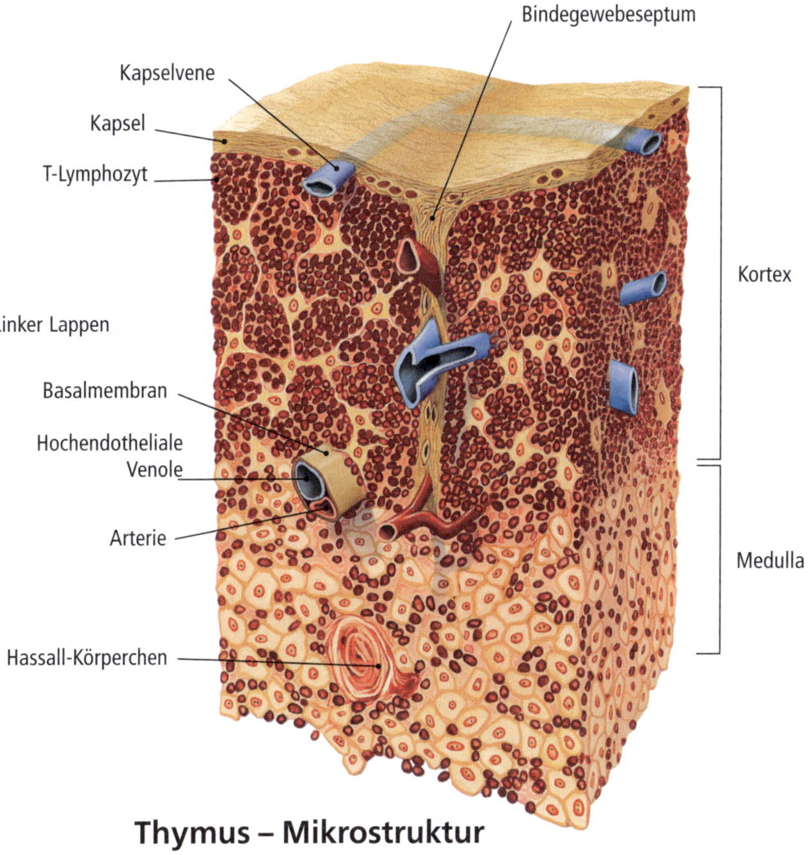

Thymus – Mikrostruktur

Wahr oder Falsch?

1 *Die Milz verfügt über eine feste, steife Kapsel.*

2 *Die Milz hat Bestandteile aus sowohl roter als auch weißer Pulpa.*

3 *Milz-Sinusoide enden als offene Gefäße in der roten Pulpa.*

4 *Die weiße Pulpa übernimmt die Blutfilter-Funktion der Milz.*

5 *Makrophagen der roten Pulpa beseitigen Bakterien aus dem Blut, die mit Komplementärproteinen überzogen wurden.*

6 *Der Thymus besteht aus einem äußeren Kortex und einer inneren Medulla.*

7 *T-Lymphozyten entwickeln sich hauptsächlich in der Medulla des Thymus.*

8 *Lymphozyten die im Thymus verbleiben, stammen ursprünglich aus der fötalen Leber.*

9 *Der Thymus ist dem linken Vorhof sehr ähnlich.*

10 *Der Thymus entwickelt sich sowohl aus entodermalen als auch aus ektodermalen embryonalen Schichten.*

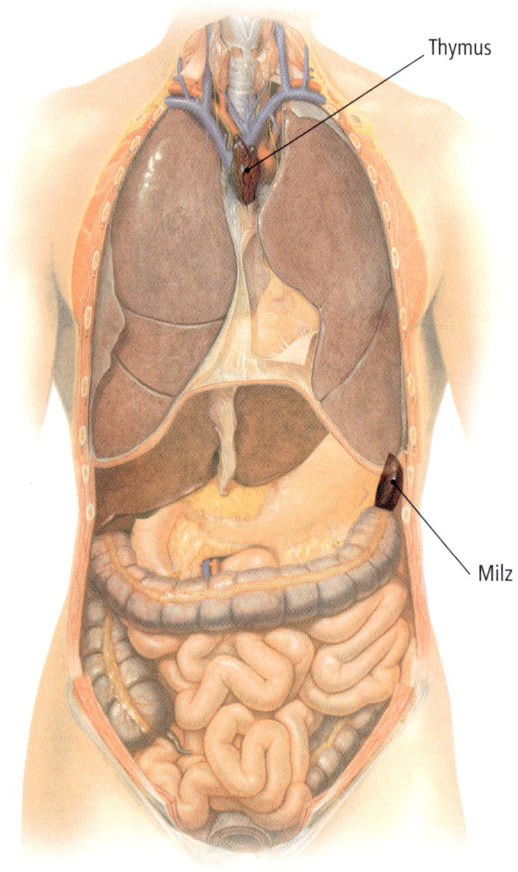

Lage der Milz und des Thymus

Die Milz und der Thymus sind die zwei größten lymphatischen Organe. Der Thymus befindet sich im vorderen Mediastinum vor den großen Gefäßen. Die Milz liegt auf der linken oberen Seite der Bauchhöhle.

Multiple-Choice

1 *Ein Bruch welcher Rippe führt am ehesten zu einer Schädigung der Milz?*

- (A) Der Sechsten
- (B) Der Siebten
- (C) Der Achten
- (D) Der Zehnten
- (E) Der Zwölften

2 *Welche der folgenden Strukturen steht nicht in direktem Kontakt mit der Milz?*

- (A) Der Magen
- (B) Die Leber
- (C) Die linke Niere
- (D) Die linke Kolonflexur
- (E) Der Pankreasschwanz

3 *Welche Struktur befestigt die Milz am Magen?*

- (A) Das kleine Bauchnetz
- (B) Das Mesocolon transversum
- (C) Das Ligamentum phrenicolienale
- (D) Das Curs mediale sinistrum des Zwerchfells
- (E) Das Ligamentum gastrosplenicum

4 *Was führt am ehesten zu einer Vergrößerung der Milz?*

- (A) Eine Sichelzellenanämie
- (B) Darmkrebs
- (C) Brustkrebs
- (D) Eine angeborene Herzschwäche
- (E) Eine Sepsis

5 *In welchem Lebensabschnitt kommt es zur Involution des Thymus?*

- (A) Im Embryonalstadium
- (B) Im Fetalstadium
- (C) Zwei Jahre nach der Geburt
- (D) In der Pubertät
- (E) Im hohen Alter

6 *Wo befindet sich der Thymus?*

- (A) Im unteren Nacken
- (B) Im anterioren Mediastinum
- (C) Im posterioren Mediastinum
- (D) Im mittleren Mediastinum
- (E) In der Pleurahöhle

7 *Welche Thymus-Struktur besteht aus verhornten Epithelzellen?*

- (A) Die rote Pulpa
- (B) Die Trabekel
- (C) Die Hassall-Körperchen
- (D) Die Kapsel
- (E) Die Keimzone

Milzriss

Die Milz ist ein abdominales lymphatisches Organ auf der linken Seite unter der 9. bis 11. Rippe. Obwohl sie eine Kapsel aus Bindegewebe besitzt, ist das Milzgewebe sehr weich und fragil, sodass stumpfe Gewalteinwirkung auf der linken Seite des unteren Brustkorbs (z.B. durch einen Verkehrsunfall) zu einem Milzriss führen kann. Dann kommt es zu starken Milzblutungen, was zu einem lebensbedrohlichen Blutverlust führen kann. Betroffene verspüren eine lokale Druckempfindlichkeit im linken unteren Brustbereich oder Schmerzen in der linken Schulter, weil das austretende Blut das Peritoneum parietale des Zwerchfells reizt. Auch bei Malaria, Leukämie oder einem Lymphom besteht die Gefahr eines Milzrisses.

Lücken füllen

1 *Die Milz ist mit der Niere durch eine peritoneale Falte verbunden, das sogenannte ______________.*

2 *Die Milzarterie verläuft gewunden entlang des ______________ der ______________.*

3 *Der Hilus der Milz steht in direktem Kontakt mit dem Schwanz der ______________.*

4 *Die ______________ Oberfläche der Milz ist dem Brustkorb zugewandt.*

5 *Die __________ der Milz ist für den Abbau von alten und fehlerhaften roten Blutkörperchen verantwortlich.*

6 *Die __________ der Milz ist übernimmt die immunologischen Funktionen des Organs.*

7 *Der Thymus stammt sowohl aus ______________ als auch ______________ embryonalem Gewebe der dritten Schlundtasche.*

8 *Alte Epithelzellen sammeln sich im Thymus als ______________.*

9 *Der ______________ des Thymus ist jener Bereich, wo durch eine Negativselektion geschädigte T-Lymphozyten eliminiert werden.*

10 *Den Prozess des programmierten Zelltods geschädigter T-Lymphozyten nennt man __________.*

11 *Brüche der ______________ bis ______________ Rippe auf der linken Seite können die Milz beschädigen.*

12 *Das Stroma der Milz besteht aus ______________ Bindegewebefasern.*

13 *Der Thymus befindet sich hauptsächlich im ______________ und ______________ Mediastinum.*

14 *Die Thymusläppchen sind durch Bindegewebe-______________ voneinander getrennt.*

Verbinde die Aussage mit der Begründung

1 *Malaria führt häufig zu einer Vergrößerung der Milz, weil ...*

2 *Um sie ertasten zu können, muss sich die Milz auf ihre dreifache Größe vergrößern, weil ...*

3 *Beim DiGeorge-Syndrom besteht ein Mangel an T-Lymphozyten, weil ...*

4 *Ein Milzriss kann zu Schulterschmerzen führen, weil ...*

5 *Ein angeborener Mangel an T-Lymphozyten macht betroffene Personen anfällig für Tumorerkrankungen, weil ...*

a *sich das Organ vergrößert, um eine größere Anzahl infizierter roter Blutkörperchen abzubauen.*

b *austretendes Blut das Peritoneum parietale des Zwerchfells reizt.*

c *sich die kortikalen Epithelzellen des Thymus nicht entwickeln können.*

d *diese Zellen eine Schlüsselrolle für die zellvermittelte Immunität spielen.*

e *sich das Organ posterior zur linken Linea axillaris media befindet.*

T-Zellenmangel (DiGeorge-Syndrom)

Das DiGeorge-Syndrom ist eine genetische Erkrankung, bei der es am 22. Chromosom zu einer Mikrodeletion von etwa 40 Genen kommt. Das Syndrom zeigt sich in Abnormalitäten im Gesicht, angeborenen Herzfehlern, Unterfunktion der Nebennieren, Gaumenspalten und Entwicklungsstörungen. Auch eine Immundefizienz aufgrund der fehlerhaften Entwicklung des Thymus-Kortex ist eine häufige Erscheinung. Die Fehlbildung des Thymus führt dazu, dass sich die T-Lymphozyten nicht differenzieren können. Folglich ist auch die zellvermittelte Immunreaktion auf Viren und Krebszellen fehlerhaft, die unspezifische und humorale Immunreaktion ist jedoch weniger betroffen. Bei Kindern können sich auch Autoimmunerkrankungen, wie beispielsweise rheumatische Arthritis oder Morbus Basedow entwickeln.

Malen und Bezeichnen

i) Benenne jede der in den Abbildungen gezeigten Strukturen

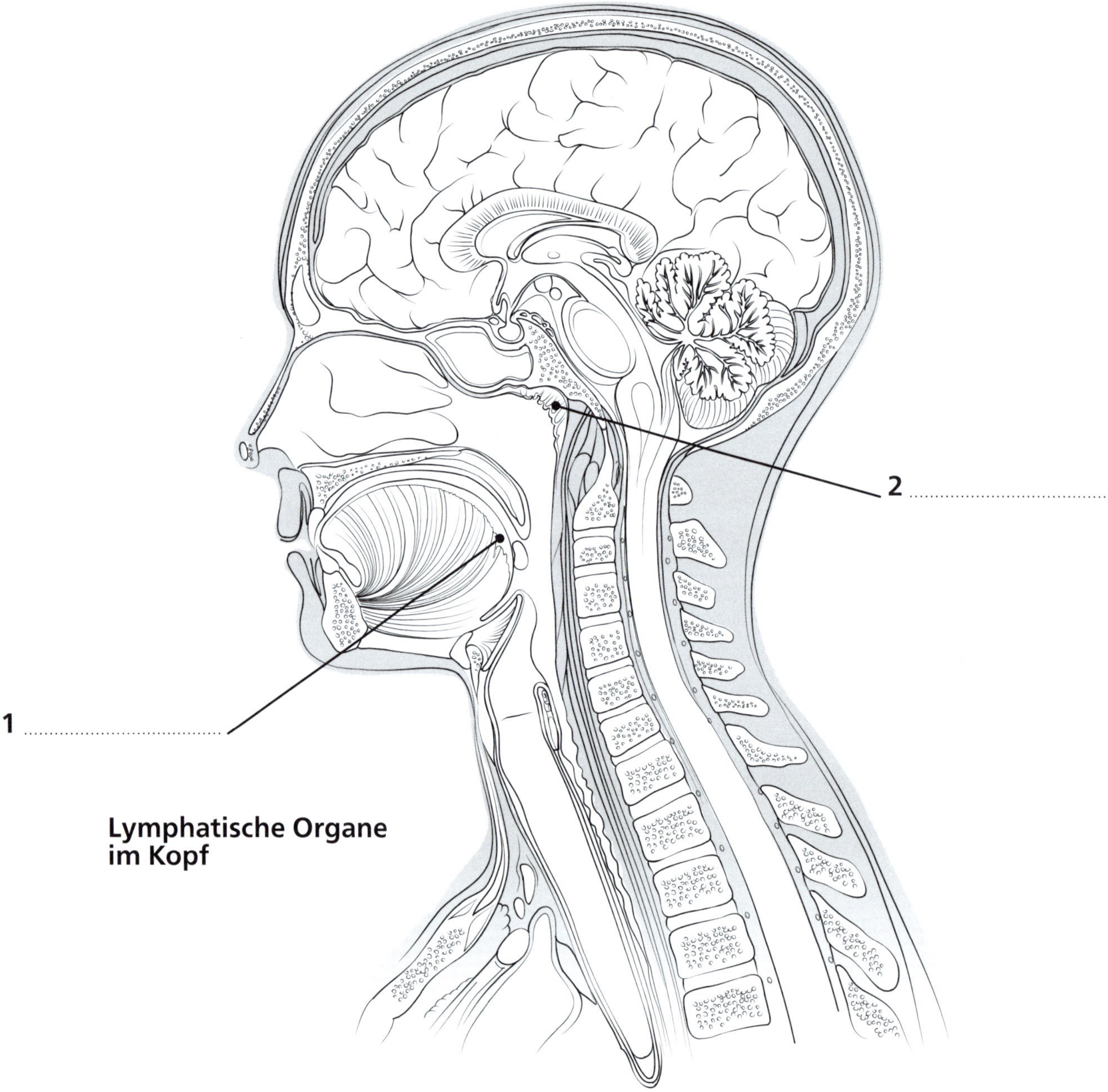

Lymphatische Organe im Kopf

ii) Legende zum Ausmalen der Strukturen

- Zungenmandel
- Rachenmandel (Adenoid)

Thymus – Frontansicht

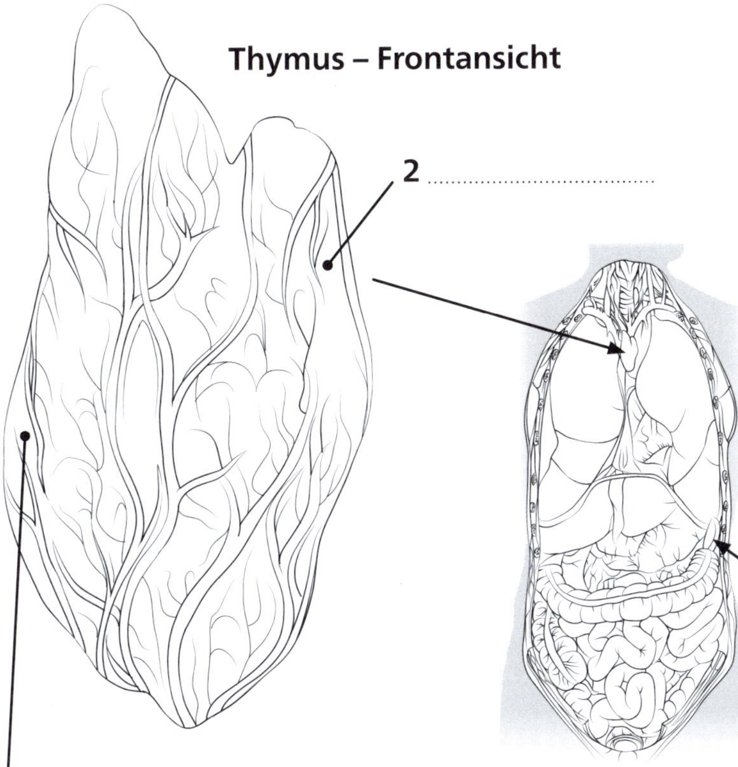

iii) Benenne jede der in den Abbildungen gezeigten Strukturen

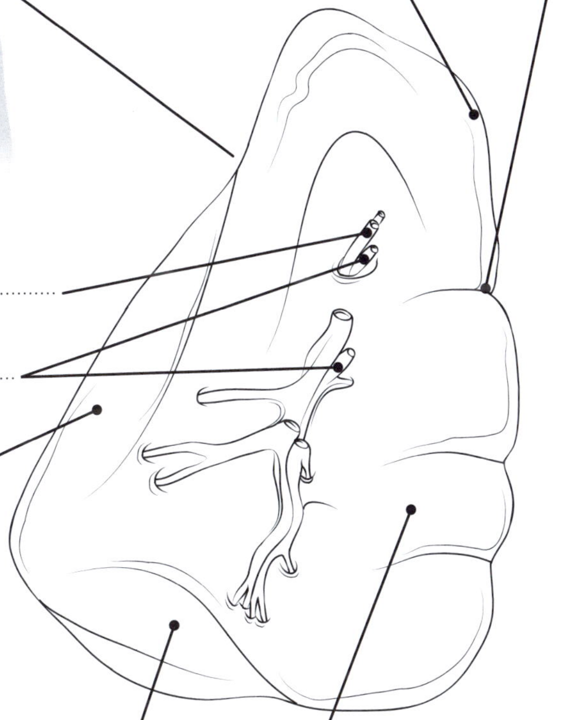

Milz – viszerale Oberfläche

Milz – Mikrostruktur

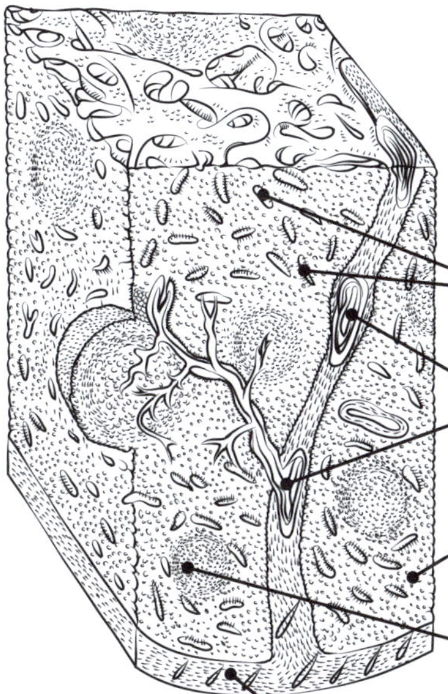

Zelluläre/Humorale Immunreaktion

Die humorale Immunreaktion ist von Antikörpern abhängig, die sich an fremde Antigen-Moleküle binden. Sobald B-Lymphozyten auf ihr spezifisches Antigen treffen, werden sie aktiviert und teilen sich immer wieder um Tochterzellen zu bilden, die sich in Plasmazellen und B-Gedächtniszellen weiterentwickeln. Plasmazellen setzen unverzüglich Antikörper gegen das spezifische Antigen frei, während B-Gedächtniszellen auf das Antigen bei einer erneuten Exposition reagieren. Eine zellvermittelte Immunreaktion umfasst eine Vielzahl von unterschiedlichen Arten von T-Zellen. Die zellvermittelte Immunität reagiert hauptsächlich auf Zellen, die mit intrazellulären Krankheitserregern wie Viren und interzellulären Bakterien (z.B. Tuberkulose) infiziert sind.

Schlüsselbegriffe:

Antigen Siehe S. 324–325.

Antikörper Siehe S. 324–325.

B-Gedächtniszelle Ein Typ von B-Lymphozyten, der Information darüber abspeichert, ob der Körper einem bestimmten Antigen bereits ausgesetzt war. Wenn der Körper einem Antigen erneut ausgesetzt wird, können schnell und effizient Antikörper gegen dieses Antigen gebildet werden.

B-Lymphozyt Ein Lymphozytentyp, der sich im Knochenmark aus lymphoiden Stammzellen bildet. Ausgereifte B-Zellen gelangen in den Blutkreislauf und werden in Plasmazellen umgewandelt, um Antikörper zu bilden.

B-Plasmazelle Stadium der Differenzierung der B-Lymphozytreihe, in welchem die Zellen zu Antikörper-produzierenden Kraftwerken werden, die Antikörper gegen Antigene, Mikroorganismen oder andere fremde Gewebe bilden.

Blutgefäß Röhrchenstrukturen, die Blut durch den Körper transportieren. Hochdruck-Gefäße die das Blut vom Herz wegtransportieren nennt man Arterien, jene, die das Blut zum Herz transportieren, Venen. Gefäße, die zum Nährstoff- und Gasaustausch im Gewebe dienen, nennt man Kapillaren.

Makrophage Eine Fresszelle, die sich aus Monozyten im Blutkreislauf bildet. Makrophagen haben die Fähigkeit, Zelltrümmer und Mikroorganismen in Geweben im gesamten Körper zu phagozytieren (verschlingen).

Proteine Lange Aminosäureketten mit komplexen Faltungen, wodurch sich spezielle dreidimensionale Strukturen ergeben. Immunproteine, wie zum Beispiel Antikörper, vervollständigen das Immunsystem, Zytokine oder Interleukine werden von Zellen des Immunsystems weiterverarbeitet.

Regulatorische T-Zelle Ein Typ von T-Lymphozyten, der auf T-Helferzellen wirkt, um deren Zellaktivität zu mäßigen oder zu hemmen. Regulatorische T-Zellen tragen auch dazu bei, die Entwicklung von B-Zellen zu Plasmazellen zu steuern.

T-Gedächtniszelle Ein Typ von T-Lymphozyten, der Information darüber abspeichert, ob der Körper einem bestimmten Antigen bereits ausgesetzt war. Kommt es zu einer wiederholten Exposition, können schnell und effizient T-zellvermittelte Immunzellen gebildet werden (z.B. T-Helferzellen oder T-Killerzellen).

T-Helferzelle Ein Typ von T-Lymphozyten, der in Anwesenheit von antigenpräsentierenden Zellen (z.B. dendritische Zellen oder Makrophagen) mit B-Zellen interagiert. Durch diese Interaktion wird sichergestellt, dass B-Zellen Zugang zu neuen Antigenen haben und stimuliert ebenso die Verbreitung der B-Lymphozyten, um Antikörper gegen neue Antigene bilden zu können.

T-Killerzelle (zytotoxische Zelle) Ein Typ von T-Lymphozyten, der sich an infizierte antigenpräsentierende Zellen wie Makrophagen bindet. Kommt es zu dieser Bindung, setzt die Killerzelle Perforin frei, um die Zellmembran der infizierten Makrophage zu durchbrechen und die Zelle sowie die darin residenten Viren oder Mikrobakterien zu zerstören.

T-Lymphozyt Ein Typ von Lymphozyten, der sich im frühen postnatalen Leben im Thymus entwickelt. T-Zellen sollten nur auf fremde Antigene reagieren die an ihre MHC-Moleküle (Moleküle des Haupthistokompatibilitätskomplexes) binden. Sie verfügen über eine Selbsttoleranz, was bedeutet, dass sie nicht auf Auto-Antigene reagieren.

T-Zelle Siehe T-Lymphozyt.

Virus Eine Lebensform die aus DNA- oder RNA-Strängen (Gencode des Virus) besteht und von einer Proteinhülle umgeben ist. Viren sind von den genetischen Entstehungsmechanismen von Zellorganismen abhängig, um Kopien von sich selbst zu erzeugen.

Immunreaktion auf eine Virusinvasion

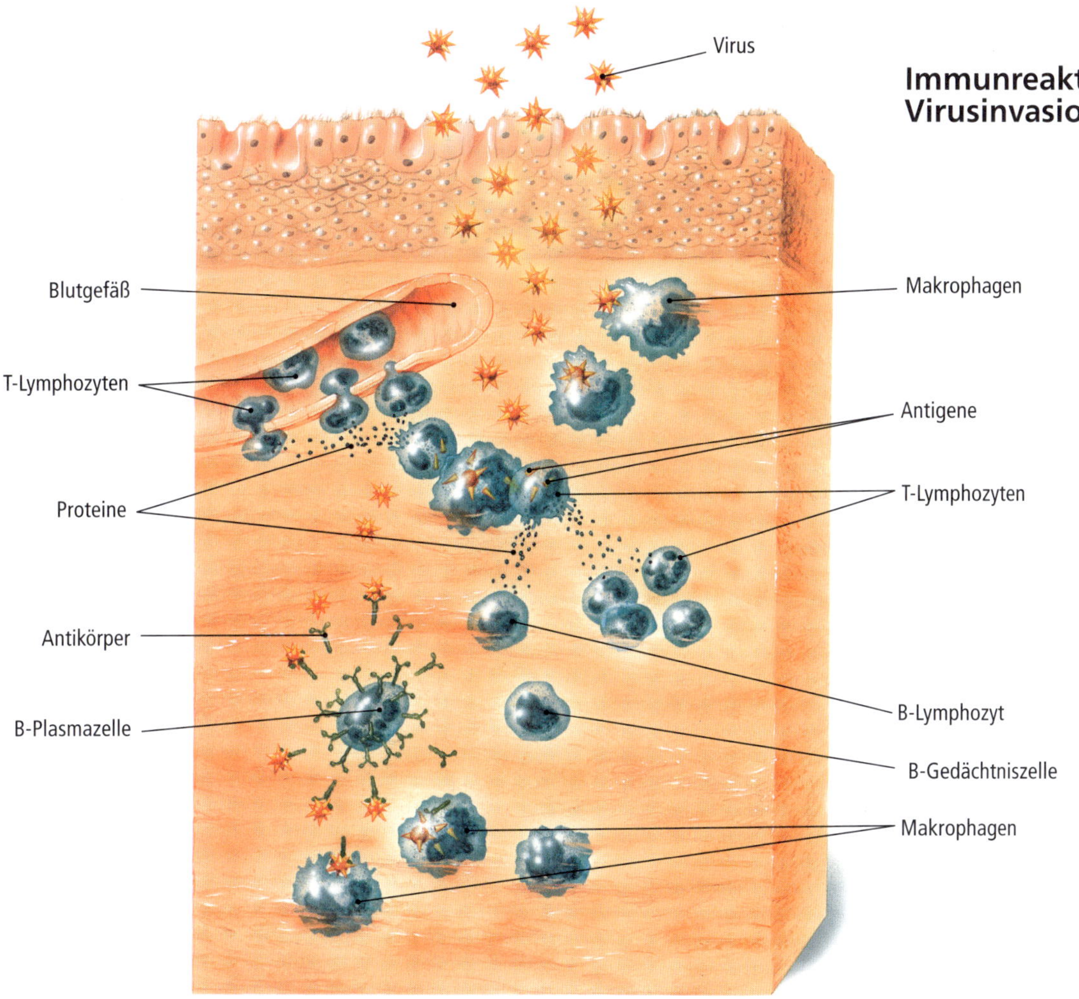

Zellen des Immunsystems

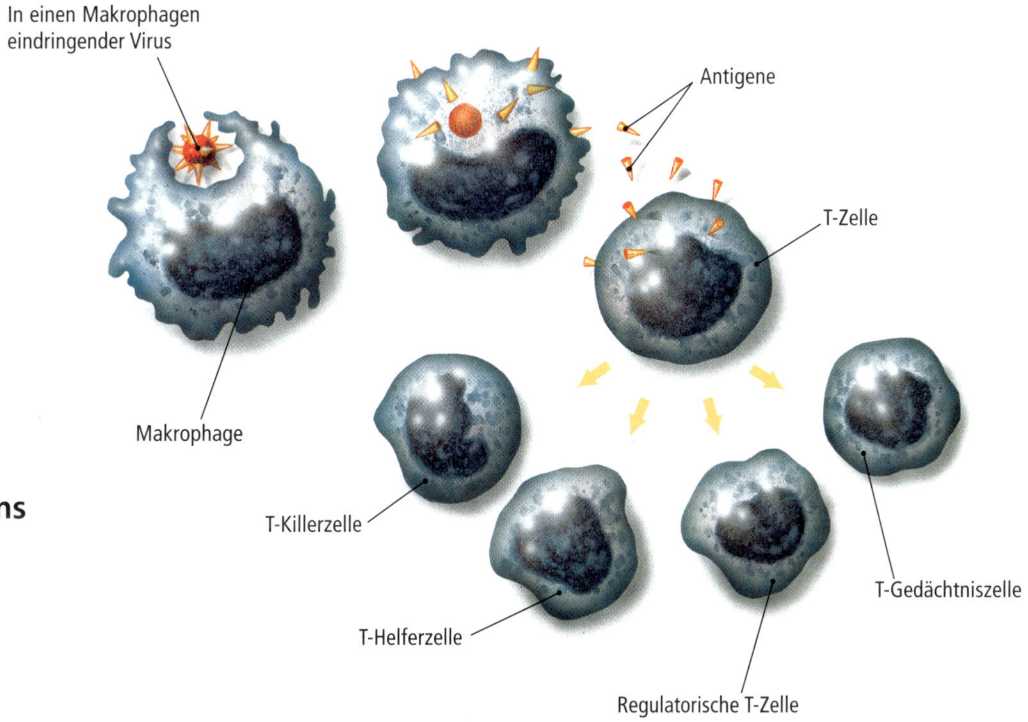

Wahr oder Falsch?

1	*Neutrophile und Makrophagen sind Teil des angeborenen Immunsystems.*	
2	*Die erworbene Immunität entwickelt sich als Reaktion auf die Exposition gegenüber einem ansteckenden Krankheitserreger.*	
3	*Moleküle des Komplementsystems werden in der Milz synthetisiert.*	
4	*Plasmazellen zirkulieren üblicherweise im Blutkreislauf.*	
5	*T-Lymphozyten entwickeln sich zu Plasmazellen weiter.*	
6	*Autoimmunerkrankungen entstehen aufgrund einer fehlerhaften Selbsttoleranz.*	
7	*Der Thymus entwickelt sich in der dritten Schlundtasche und -spalte.*	
8	*Der Thymus wächst bis ins Erwachsenenalter ständig weiter.*	
9	*Eine Splenektomie würde keine negativen Auswirkungen haben.*	
10	*Der HI-Virus (Human Immunodeficiency Virus) infiziert hauptsächlich B-Lymphozyten.*	

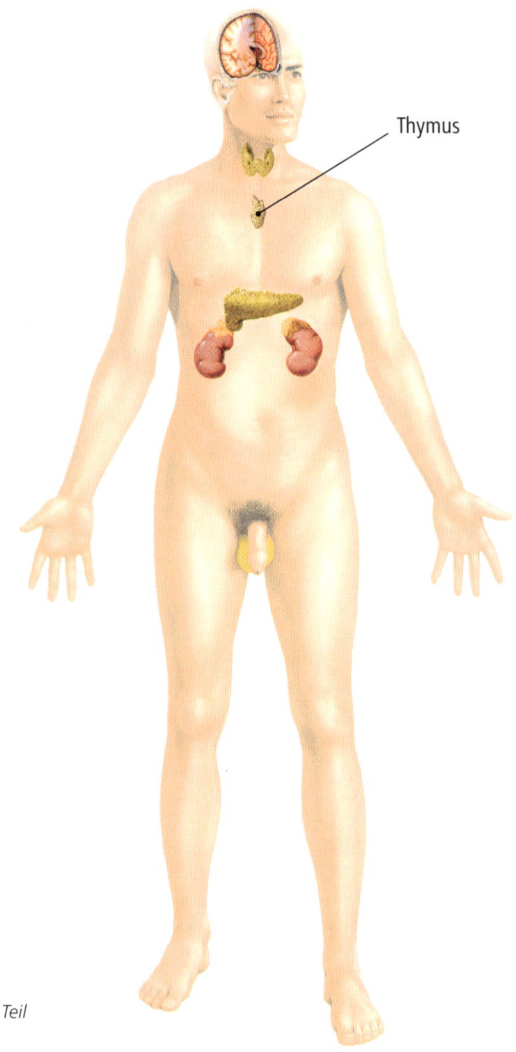

Der Thymus

Der Thymus ist ein lymphatisches Organ im anterioren Teil der Thoraxhöhle, das T-Lymphozyten bildet.

Multiple-Choice

1 *Welches der Folgenden ist kein Immunglobulin?*

Ⓐ IgG
Ⓑ IgM
Ⓒ IgE
Ⓓ IgZ
Ⓔ IgA

2 *Welches Immunglobulin wird auf die Epitheloberfläche freigesetzt?*

Ⓐ IgG
Ⓑ IgM
Ⓒ IgE
Ⓓ IgKappa
Ⓔ IgA

3 *Welche Zellen produzieren Immunglobuline?*

Ⓐ Plasmazellen
Ⓑ T-Lymphozyten
Ⓒ Makrophagen
Ⓓ Neutrophile Granulozyten
Ⓔ Mastzellen

4 *Welcher Zelltyp ist gegen intrazelluläre Krankheitserreger am effektivsten?*

Ⓐ Plasmazellen
Ⓑ T-Lymphozyten
Ⓒ Makrophagen
Ⓓ Neutrophile Granulozyten
Ⓔ Mastzellen

5 *Welche Zellen differenzieren sich in Plasmazellen?*

Ⓐ Mastzellen
Ⓑ T-Lymphozyten
Ⓒ Makrophagen
Ⓓ Neutrophile Granulozyten
Ⓔ B-Lymphozyten

6 *Welcher Zelltyp umschließt fremdes Material?*

Ⓐ Mastzellen
Ⓑ T-Lymphozyten
Ⓒ Makrophagen
Ⓓ Neutrophile Granulozyten
Ⓔ B-Lymphozyten

7 *Welcher Zelltyp des Gehirns ist Teil des monozytären/phagozytären Systems?*

Ⓐ Neuronen
Ⓑ Oligodendrozyten
Ⓒ Astrozyten
Ⓓ Endothelzellen
Ⓔ Mikrogliazellen

Autoimmunerkrankung

Von einer Autoimmunerkrankung spricht man, wenn das Immunsystem körpereigenes Gewebe angreift. Es handelt sich somit um eine fehlerhafte Entwicklung der natürlichen Selbsttoleranz in den Lymphozyten. Zu den typischen Folgeerkrankungen gehören rheumatische Arthritis, systematischer Lupus erythematodes (SLE), juveniler Diabetes mellitus, rheumatische Herzerkrankungen und Spondylitis ankylosans. Symptome und Anzeichen können je nach betroffenem Gewebe variieren, im Regelfall treten Autoimmunerkrankungen bei Frauen jedoch häufiger auf als bei Männern. Viele Folgeerkrankungen werden durch eine Infektion mit einem Mikoorganismus (Virus oder Bakterium) ausgelöst, der ein Antigen mit einer den körpereigenen Zellen sehr ähnlichen Struktur besitzt.

Lücken füllen

1 *Das größte Immunglobulin-Molekül ist ____________________.*

2 *Lymphozyten, die eine Exposition gegenüber einem Antigen wiedererkennen und eine Reaktion auf die Re-Exposition hervorrufen, nennt man ____________________-zellen.*

3 *Moleküle auf krankheitserregenden Mikroorganismen, die eine Immunreaktion auslösen nennt man ____________________.*

4 *Anaphylaxie kann aufgrund des sinkenden ____________________ und der Verengung der ____________________ lebensbedrohlich sein.*

5 *Die unmittelbare Reaktion während einer Anaphylaxie ist die Freisetzung von ____________________ der ____________________.*

6 *Die wichtigsten Zelltypen gegen Krebserkrankungen sind ____________________ und ____________________.*

7 *Das Mandelgewebe hinter der Nase befindet sich in der Wand des ____________________.*

8 *Das Mandelgewebe im Rachen und dem hinteren Drittel der Zunge wird umgangssprachlich auch ____________________ genannt.*

9 *Eine Vergrößerung des Mandelgewebes tritt häufig bei einer ____________________ auf.*

10 *Die Ursache von AIDS ist eine Infektion mit ____________________.*

11 *Die Lymphknoten in der Leistengegend nennt man Nodi ____________________.*

12 *Lymphknoten befinden sich üblicherweise entlang der Gefäße der ____________________ Seite des Körperkreislaufs.*

13 *Die tiefen Lymphknoten des Nackens befinden sich entlang der Vena ____________________.*

Verbinde die Aussage mit der Begründung

1 *Eine abnormale Ausbreitung von Vorläufern der Plasmazellen erhöht den Immunglobulinspiegel im Blut, weil ...*

2 *Das Komplementsystem heißt so, weil ...*

3 *Eine Infektion mit HIV führt zu opportunistischen Infektionen und Krebserkrankungen, weil ...*

4 *Immunzellen sind vor allem im Mandelgewebe im Bereich des Mundes und der Nasengänge konzentriert, weil ...*

5 *Immunzellen sind vor allem in Peyer-Plaques der Mucosa und Submucosa des Darms konzentriert, weil ...*

a *diese Zelllinie für die Produktion von Antikörpern verantwortlich ist.*

b *dieser Virus Makrophagen, dendritische Zellen und CD4-Lymphozyten angreift.*

c *diese Zellen das Angreifen von Gewebe durch die Darmflora verhindern können.*

d *die dazu gehörenden Moleküle die Effektivität von Antikörpern verbessern.*

e *sie dort die Eingänge zum Verdauungstrakt und zum Atmungssystem schützen können.*

Metastasen aufgrund eines bösartigen Neoplasmas

Bösartige Neoplasmen (Krebs) können sich lokal oder auch weit im Körper verbreiten (metastasieren). Um weiter entfernte Organe zu erreichen, müssen die Zellen durch die Basalmembran des Epithels, aus dem sie erwachsen, brechen, um anschließend in die Kapillaren und Lymphgefäße, die sich in der jeweiligen Region befinden, einzudringen. Krebszellen verbreiten sich dann passiv mit dem Blut, bis sie ein anderes Kapillarbett (z.B. die Lunge, die Leber oder das Gehirn) erreichen, in dem sie sich einnisten und wachsen können.

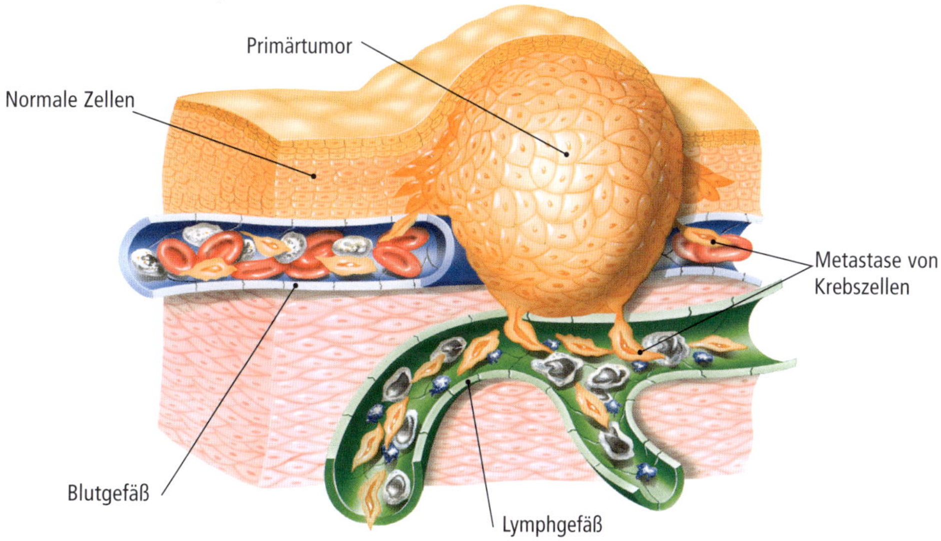

Antworten

S. 22-23: 1. Wahr, 2. Wahr, 3. Falsch – Das Diaphragma trennt den Thorax und die Bauchhöhle, 4. Wahr, 5. Falsch – Das Diaphragma trennt den Thorax und die Bauchhöhle, 6. Falsch – Die dorsale Körperhöhle enthält das Zentralnervensystem, 7. Falsch – Der Großteil des Lymphsystems ist ein diffuses System aus Kanälen und kleinen Knoten, 8. Wahr, 9. Wahr, 10. Falsch – Der Nukleus enthält DNA, 11 Falsch – Der Nukleolus befindet sich innerhalb des Nukleus, 12. Wahr, 13. Falsch – Das Mineral in Knochen ist Hydroxyapatit (Kalziumphosphat), 14. Falsch – Sie werden von hyalinem Knorpel umhüllt, 15. Wahr, 16. Falsch – Die röhrenartige Struktur bietet maximale mechanische Stärke für das Gewicht, 17. Falsch – Die äußere Knochenmembran ist faserig, nicht muskulös, 18. Falsch – Das Nervensystem handelt in einem Zeitraum von Millisekunden bis Minuten, 19. Wahr, 20. Wahr.

S. 24-25: 1–E, 2–B, 3–D, 4–E, 5–C, 6–D, 7–B, 8–A, 9–C, 10–D, 11–A, 12–D, 13–B, 14–E.

S. 26–27: *i) Benenne jede der in den Abbildungen gezeigten Strukturen:* 1. Nukleus, 2. Golgi-Apparat, 3. Zilie, 4. Mikrovilli, 5. Position von Chromatin, 6. Mitochondrium, 7. Endoplasmatisches Retikulum 8. Ribosom, 9 Peroxisome, 10. Nukleolus, 11. Zytoplasma, 12. Kernporen, 13. Lysosomen, 14. Zentriole, 15. Endknöpfchen (Bouton), 16. Axonterminal, 17. Axon, 18. Myelinschaft, 19. Dendrit, 20. Mitochondrium, 21. Nukleolus, 22. Kernmembran, 23. Golgi-Apparat, 24. Zellkörper.

ii) Verwende die Legende, um die Strukturen auszumalen: siehe i), oben, für die Lösungen.

iii) Nummeriere die untenstehenden Boxen, um jede Bezeichnung dem korrekten Teil der Zeichnung zuzuordnen: 1. Rotes Blutkörperchen, 2. Blutplättchen, 3. Zytoplasma, 4. Nukleus, 5. Häm, 6. Proteinstrang eines Globins, 7. Eisenion, 8. Makrophage, 9. Monozyte, 10. Neutrophil, 11. Lymphozyte, 12. Basophil, 13. Eosinophil.

S. 28-29: 1–D, 2–C, 3–E, 4–C, 5–A, 6–E, 7–A, 8–D, 9–E, 10–B, 11–A, 12–D, 13–C, 14–E.

S. 30–31: *i) Benenne jede der in den Abbildungen gezeigten Strukturen:* 1. Epidermis, 2. Dermis, 3. Subkutanes Fett, 4. Schweißdrüse, 5. Ruffini-Endungen, 6. Freies Nervenende, 7. Nervenende, 8. Krause-Kolben, 9. Pacinisches Körperchen, 10. Wallpapille 11 Tiefe Faszien, 12. Haarfollikel, 13. Talgdrüse, 14. Stratum spinosum und granulosum, 15. Stratum granulosum, 16. Stratum Corneum, 17. Haare, 18. Meissnersches Körperchen, 19. Nagelwurzel, 20. Nagelhaut, 21. Lunula, 22. Nagel.

ii) Nummeriere die untenstehenden Boxen, um jede Bezeichnung dem korrekten Teil der Zeichnung zuzuordnen: 1. Epidermis, 2. Prekutikularepithel, 3. Innere Wurzelscheide, 4. Äußere Wurzelscheide, 5. Dermale Haarpapille, 6. Nerv, 7. Follikelscheide, 8. Melanozyt, 9. Haarbulbus, 10. Innere Wurzelscheide, 11. Äußere Wurzelscheide, 12. Follikelscheide, 13. Musculus arrector pili, 14. Talgdrüse, 15. Medulla, 16. Kortex, 17. Nagelhaut, 18. Haarschaft, 19. Schädelknochen, 20. Pericranium, 21. Lockeres areoläres Gewebe, 22. Apneurose, 23. Haut, 24. Haarfollikel, 25. Haar.

S. 32-33: 1. Brachium oder Oberarm, 2. Umbilikus (Nabel), 3. inguinal, 4. Antebrachium oder Unterarm, 5. anatomische Position, 6. Crus oder Bein, 7. Axilla, 8. zervikal, 9. popliteal, 10. Pollex, 11. Perikard, 12. endokrin, 13. plantar, 14. Haut, 15. kubital, 16. Ribosome, 17. Axon, 18. Chromatin, 19. Elastin, 20. Kollagen.

S. 34: 1–C, 2–A, 3–E, 4–D, 5–B.

S. 35: 1–D, 2–B, 3–A, 4–E, 5–C.

S. 44-45: 1. Wahr, 2. Falsch – Das Os hyoideum hat keinen direkten Kontakt mit der Wirbelsäule. Das Zungenbein wird durch Muskeln und lange Bänder gestützt, 3. Falsch – Es gibt nur 2 Paare an Fliegenden Rippen, 4. Falsch – Die Form der Lendenwirbel erlaubt nur eine Flexion und Extension nach vorne, und ein wenig laterale Flexion, aber keine Rumpfrotation, 5. Wahr, 6. Falsch – Nur Scapula und Clavicula gehören zum Schultergürtel, 7. Wahr, 8. Wahr, 9. Wahr, 10. Falsch – Die Knochen der Hand sind die Metacarpalknochen, 11. Wahr, 12. Falsch – Die drei Komponenten des Hüftknochens treffen sich am Acetabulum, 13. Falsch – Wir sitzen auf dem Tuber ischiadicum, 14. Wahr, 15. Wahr, 16. Wahr, 17. Wahr.

S. 46–47: 1–C, 2–A, 3–D, 4–B, 5–C, 6–A, 7–E, 8–B, 9–B, 10–A, 11–D, 12–B, 13–C, 14–E.

S. 48-49 *i) Nummeriere die untenstehenden Boxen, um jede Bezeichnung dem korrekten Teil der Zeichnung zuzuordnen:* 1. Spongiöser Knochen, 2. Muskel, 3. Sehne, 4. Epiphysenfuge, 5. Markhöhle, 6. Knochenmark, 7. Substantia compacta, 8. Periosteum, 9. Endosteum, 10. Innere Generallamellen, 11. Volkmannkanal, 12. Schaltlamellen, 13. Äußere Generallamellen, 14. Speziallamellen, 15. Havers-Kanal, 16. Trabekel des spongiösen Knochens.

ii) Benenne jede der in den Abbildungen gezeigten Strukturen 1. Scheitelbein, 2. Oberkiefer, 3. Obere Zähne, 4. Untere Zähne, 5. Mandibula, 6. Foramen mentale, 7. Nasenseptum, 8. Jochbein, 9. Großer Keilbeinflügel, 10. Schläfenbein, 11. Kleiner Keilbeinflügel, 12. Nasenbein, 13. Stirnknochen, 14. Sutura lambdoidea, 15. Processus mastoideus, 16. Mandibula, 17. Äußere okzipitale Protuberanz, 18. Hinterhauptbein, 19. Schläfenbein, 20. Lambda, 21. Scheitelbein, 22. Sagittalnaht.

S. 50–51: 1. Volkmann-Kanäle, 2. 2. Havers-Kanäle, 3. Periosteum, 4. Periosteum, Endosteum, 5. Schädelgewölbe oder Hirnschädel, Gesichtsskelett, 6. Foramina nutricia, 7. Sieben; zwölf; fünf; fünf; drei bis fünf, 8. Zungenbein, 9. pelvin oder ventral, dorsal, 10. Tuberculum majus und minus, 11. Trochlea, 12. proximal und distal; proximal, mittel und distal, 13. Foramen obturatum; Darmbein; os ischii, 14. Ischias, 15. Ilium, 16. Linea aspera, 17. Fossa intercondylaris, 18. Malleolus medialis, 19. Talus; Ossa cuneiformia, 20. Talus.

S. 52: 1–D, 2–A, 3–B, 4–E, 5–C.

S. 53: 1–D, 2–A, 3–E, 4–B, 5–C.

S. 54–55: *i) Benenne jede der in den Abbildungen gezeigten Strukturen:* 1. Halswirbel (C1–C7), 2. Brustwirbel (T1-T12), 3. Lendenwirbel (L1-L5), 4. Sakrum, 5. Coccyx, 6. Zervikalregion (C1-C7), 7. Thorakalbereich (T1–T12), 8. Lumbalregion (L1-L5), 9. Sakralregion (S1-S5), 10. Coccygealbereich, 11. Querfortsätze, 12. Dornfortsätze, 13. Axis (C2), 14. Atlas (C1).

ii) Verwende die Legende, um die Strukturen auszumalen: siehe i), oben, für die Lösungen.

ii) Benenne jede der in den Abbildungen gezeigten Strukturen 1. Körper, 2. Foramen transversarium, 3. Pedikel, 4. Lamina, 5. Dornfortsätze, 6. Foramen vertebrale, 7. Processus articularis superior (Facette), 8. Tuberculum posterius, 9. Tuberculum anterius, 10. Processus articularis inferior (Facette), 11. Sulcus für den vorderen Ast des Spinalnervs, 12. Körper, 13. Querfortsätze, 14. Pedikel, superiore Kerbe, 15. Dornfortsatz, 16. Lamina, 17. Transverse Rippenfacetten, 18. Processus articularis superior (Facette), 19. Superiore Rippendemifacetten, 20. Körper, 21. Processus articularis inferior (Facette), 22. Inferiore Rippendemifacetten, 23. Processus articularis superior (Facette), 24. Lamina, 25. Dornfortsatz, 26. Querfortsatz, 27. Zitzenfortsatz, 28. Pedikel, 29. Foramen vertebrale, 30. Körper, 31. Processus articularis inferior (Facette), 32. Pedikel.

S. 56: 1. Falsch – Bindegewebsgelenke sind die stabilsten, 2. Wahr, 3. Wahr, 4. Falsch – Eigelenke erlauben Bewegungen auf zwei Achsen, 5. Wahr, 6. Falsch – Der Nucleus pulposus befindet sich im Anulus fibrosus, 7. Falsch – Es ist ein sattelförmiges Gelenk, 8. Falsch – Das Kniegelenk ist bicondylär und erlaubt Rotation um die lange Achse des Femur, sowie Flexion/Extension, 9. Wahr, 10. Wahr.

S. 57: 1–A, 2–E, 3–E, 4–C, 5–E, 6–C, 7–D.

S. 58: 1. koronal; sagittal, 2. Condylus der Mandibula; temporal, 3. atlantoaxial oder C1/C2 Zwischenwirbelgelenk, 4. atlanto-occipital, 5. parasagittal; Flexion und Extension; Rotation, 6. Pronation; Supination, 7. Flexion; Extension; Rotation, 8. Flexion; Extension; mediale und laterale Rotation, 9. Inversion; Eversion, 10. talofibular; calcaneofibular.

S. 59: 1–E, 2–B, 3–A, 4–C, 5–D.

S. 66–67: 1. Wahr, 2. Falsch – Es ist die Interaktion von Aktin und Myosin, die die

Kontraktion verursacht, 3. Wahr, 4. Wahr, 5. Falsch – Die richtige Reihenfolge ist M. Obliquus externus, M. Obliquus internus, M. transversus abdominis, von außen nach innen, 6. Wahr, 7. Wahr, 8. Wahr, 9. Wahr, 10. Falsch – Der Triceps brachii entspringt dem Tuberculum infraglenoidale, 11. Falsch – Der Biceps brachii supiniert auch den Unterarm und flektiert die Schulter, 12. Falsch – Der Triceps brachii entspringt dem Tolecranon der Ulna, 13. Wahr, 14. Wahr, 15. Falsch – Intrinsische Muskeln findet man auch in der Handfläche, 16. Falsch – Der M. Gluteus maximus ist hauptsächlich ein Hüftextensor. Der M. Gluteus medius und minimus sind die Muskeln, die die Hüfte beim Gehen stützen, 17. Wahr, 18. Wahr, 19. Falsch – Der M. gastrocnemicus (mediale und laterale Köpfe) flektiert auc das Knie, 20. Falsch – Es gibt vier Muskelschichten im Fuß.

S. 68–69: *i) Benenne jede der in den Abbildungen gezeigten Strukturen:* 1. Sarkoplasmatisches Retikulum, 2. Transverse Tubuli, 3. Sarkomer, 4. Myofibrill, 5. Myosin, 6 Aktin, 7. Myosinkopf, 8. Myosinbrücke, 9. Aktin, 10. Myosinschwanz, 11. Muskelfaser, 12. Myofibrill, 13. Nuclei.

ii) Nummeriere die untenstehenden Boxen, um jede Bezeichnung dem korrekten Teil der Zeichnung zuzuordnen: 1. Einfach gefiedert, 2. Doppelt gefiedert, 3. Mehrfach gefiedert, 4. Spiralförmig, 5. Strahlenförmig, 6. Quadratisch, 7. Band, 8. Gekreuzt, 9. Triangulär, 10. Multicaudal, 11. Digastrisch, 12. Ringmuskel, 13. Spindelförmig, 14. Zweiköpfig, 15. Dreiköpfig, 16. Vierkörpfig.

S. 70–71: 1–D, 2–B, 3–A, 4–C, 5–E, 6–A, 7–C, 8–D, 9–B, 10–E, 11–E, 12–C, 13–A, 14–C.

S. 72–73: 1. M. Masseter; M. Temporalis, M. Pterygoideus lateralis, 2. Nackenflexion; auf die gegenüberliegende Seite, 3. Sternum; Rippen; Lendenwirbel, 4. Os pubis; Os ilium; Os ischii; Coccyx, 5. M. Pubococcygeus; M. Iliococcygeus; M. Puborectalis Coccygeus, 6. M. pectoralis major; M. Triceps brachii, 7. Pronator quadratus; M. Pronator teres, 8. Flexion; Flexion; Supination, 9. M. Bizeps brachii; Supinator, 10. Intrinsisch, 11. Oberflächlicher und tiefer Flexor, 12. Hüftabduktoren, 13. Adduktoren; Kniesehnen, 14. Tuber ischiadicum, 15. M. Rectus femoris, 16. M. Bizeps femoris; M. Semimembranosus, 17. M. Piriformis; M. Gemellus; M. Obtrurator; M. Quadratus, 18. M. Adductor magnus; M. Adductor longus; M. Adductor brevis; M. Pectineus; M. Gracilis; M. Obtrurator externus.

S. 74-75: *i) Nummeriere die untenstehenden Boxen, um jede Bezeichnung dem korrekten Teil der Zeichnung zuzuordnen:* 1. M. Temporalis, 2. M. Masseter, 3. M. scalenus anterior, 4. M. scalenus medius, 5. M. Levator scupulae, 5. M. Trapezius (abgeschnitten), 7. M. Trapezius, 8. Sternocleidomastoideus, 9. Musculus sternohyoideus, 10. Musculus frontalis.

ii) Benenne jede der in den Abbildungen gezeigten Strukturen 1. Musculus Trapezius, 2. M. Latissimus dorsi, 3. M. Obliquus externus, 4. Fascia thoracolumbalis.

iii) Male den M. Trapezius rot und den M. Latissimus dorsi orange aus, siehe i) oben für die Lösungen.

S. 76: 1–C, 2–B, 3–A.

S. 77: 1–C, 2–E, 3–A, 4–B, 5–D.

S. 84: 1. Falsch – Die aufsteigenden und absteigenden Bahnen befinden sich in der weißen Substanz, 2. Wahr, 3. Wahr, 4. Falsch – Die Zellen des dorsalen Wurzelganglions haben eine rein sensorische Funktion, 5. Wahr, 6. Wahr, 7. Falsch – Der Ischiasnerv ist der größte Nerv im Körper, 8. Wahr, 9. Falsch – Der Nervus ulnaris ist dort verletzlich, wo er posterior zum Epicondylus medialis verläuft, 10. Wahr.

S. 85: 1–A, 2–C, 3–C, 4–B, 5–D, 6–A, 7–E.

S. 86: 1. Zentralkanal, 2. graue Substanz, 3. C5; T1, 4. Deltoideus; Schulterspitze, 5. Musculocutaneus, 6. Thorakal (T) 1; Lumbar (L) 1 oder 2, 7. Splanchnici pelvici, 8. obtruratorius, 9. saphenus; femoralis, 10. tibialis; ischiadicus.

S. 87: 1–D, 2–B, 3–A, 4–C.

S. 88-89: *i) Nummeriere die untenstehenden Boxen, um jede Bezeichnung dem korrekten Teil der Zeichnung zuzuordnen:* 1. Nervus radialis, 2. Nervus medianus, 3. Nervus ulnaris, 4. Nervus musculocutaneus, 5. Nervus interosseus anterior, 6. Digitale Äste des Nervus radialis, 7. Oberflächlicher Ast des Nervus radialis, 8. Tiefer Ast des Nervus radialis, 9. Nervus axillaris, 10. Äste des Nervus palmaris digitalis communis des Nervus medianus, 11. Oberflächlicher Ast des Nervus ulnaris, 12. Retinaculum flexorum, 13. Nervus medianus, 14. Oberflächlicher Ast des Nervus radialis, 15. Nervus ulnaris.

ii) Nummeriere die untenstehenden Boxen, um jede Bezeichnung dem korrekten Teil der Zeichnung zuzuordnen: 1. Nervus cutaneus femoris lateralis, 2. Nervus femoralis, 3. Nervus obturatorius, 4. Ischiasnerv, 5. Nervus saphenus, 6. Nervus fibularis communis, 7. Nervus fibularis superficialis, 8. Nervus proneus profundis, 9. Nervus plantaris lateralis, 10. Nervus plantaris medialis, 11. Nervus cutaneus femoris lateralis, 12. Nervus cutaneus femoris medialis, 13. Nervus tibalis, 14. Äste des Nervus femoralis, 15. Nervus cutaneus femoris posterior.

S. 94–95: 1. Wahr, 2. Falsch – Das Axon übermittelt Informationen an andere Nervenzellen, 3. Wahr, 4. Falsch – Das Hauptneuron des cerebralen Kortex ist das Pyramidalneuron, 5. Falsch – Der primär-motorische Kortex befindet sich im Gyrus precentralis, 6. Wahr, 7. Wahr, 8. Wahr, 9. Wahr, 10. Wahr, 11. Falsch – Der Tractus corticospinalis steuert die Motoneuronen des Rückenmarks, 12. Falsch – Die Nuclei caudatus und putamen beschäftigen sich hauptsächlich mit motorischer Funktion und Sprache. Die Nuclei accumbens und septales spielen eine wesentliche Rolle bei Belohnung und Sucht, 13. Wahr, 14. Falsch – Der Geruchssinn wird im medialen Temporallappen verarbeitet, 15. Falsch – Normalerweise befinden sich die Sprachzentren in der linken Gehirnhälfte, 16. Wahr, 17. Wahr, 18. Falsch – Das sympathische Nervensystem trägt das autonome motorische Signal für die Pupillenerweiterung, 19. Wahr – man nennt dies Prosopagnosie, 20. Wahr.

S. 96–97: 1–A, 2–D, 3–E, 4–B, 5–A, 6–E, 7–C, 8–A, 9–A, 10–E, 11–B, 12–C, 13–D, 14–A.

S. 88-89: *i) Nummeriere die untenstehenden Boxen, um jede Bezeichnung dem korrekten Teil der Zeichnung zuzuordnen:* 1. Frontallappen, 2. Temporallappen, 3. Occipallappen, 4. Parietallappen, 5. Primärer somatosensorischer Kortex, 6. Primärer motorischer Kortex, 7. Motorisches Sprachzentrum (Broca-Areal), 8. Auditorisches Assoziationsareal, 9. Auditorischer Kortex, 10. Sensorisches Sprachzentrum (Wernicke-Areal), 11. Leseverstehensareal, 12 Visueller Kortex, 13. Visuelles Assoziationsareal, 14. Somatosensorisches Assoziationsareal, 15. Zentraler Sulkus.

ii) Benenne jede der in den Abbildungen gezeigten Strukturen 1. Riechkolben (I), 2. Sehnerv (II), 3. Okulomotorischer Nerv (III), 4. Nervus trochlearis (IV), 5. Trigeminusnerv (V), 6. Nervus abducens (VI), 7. Gesichtsnerv (VII), 8. Nervus vestibulocochlearis (VIII), 9. Glossopharyngealnerv (IX), 10. Vagusnerv (X), 11. Nervus accessorius (XI), 12. Nervus Hypoglossus (XII).

S. 100–101: 1. Plexus choroideus, 2. lateralen, 3. cerebrospinale, 4. durale venöse Sinus, 5. Fornix, 6. Corpus callosum, 7. innere Kapsel, 8. Chiasma opticum, 9. hypoglossus, 10. oculomotorius; trochlearis; abducens, 11. Nucleus geniculatum laterale, 12. Nucleus geniculatum mediale, 13. Mittzerebellär, 14. trigeminus; facialis, 15. glossopharyngeus; vagus, 16. zentraler Sulkus, 17. Sulcus calcarinus, 18. lateralis, 19. vierte.

S. 102: 1–D, 2–A, 3–B, 4–E, 5–C.

S. 104–105: *i) Benenne jede der in den Abbildungen gezeigten Strukturen:* 1. Thalamus, 2. Choroider Plexus des lateralen Ventrikels, 3. Epiphyse, 4. Zerebraler Pedunkel, 5. Nervus trochlearis (IV), 6. Zerebellare Pedunkel, 7. Atlas (C1), 8. Zweiter Zervikalnerv, 9. Nervus accessorius (XI), 10. Sulcus limitans, 11. Fazialer Colliculus, 12. Sulcus medianus dorsalis, 13. Pons, 14. Colliculus inferior, 15. Colliculus superior, 16. Körper des Nucleus geniculatum laterale, 17. Körper des Nucleus geniculatum mediale, 18. Pulvinar, 19. Habenula.

ii) Verwende die Legende, um die Strukturen auszumalen: siehe i), oben, für die Lösungen.

iii) Benenne jede der in den Abbildungen gezeigten Strukturen 1. Spinalnerven C1-C8, 2. Spinalnerven T1-T12, 3. Spinalnerven L1-L5, 4. Spinalnerven S1-S5, 5. Nervus coccygeus, 6. Solarplexus, 7. Periphere Nerve, 8. Rückenmark, 9. Sympathisches Ganglion, 10. Aortenbogen.

S. 110–111: 1. Wahr, 2. Wahr, 3. Falsch – Die Riechbahn transportiert sensorische Information zum Gehirn, 4. Wahr, 5. Falsch – Die Geschmacksknospen liegen in der umgebenden Furche der Papilla circumvalate, 6. Wahr, 7. Falsch – Geruch ist wichtig für die Feinheiten des Geschmacks, da die Geschmacksrezeptoren nur eine beschränkte Reaktionsreichweite haben (süß, sauer, bitter, salzig, umami), 8. Falsch – Die Tränendrüse befindet sich im oberen mittleren Teil der Orbita. Wahr, 10. Wahr, 11. Wahr, 12. Falsch – Die Glaskörperflüssigkeit füllt den hinteren Bulbus des Auges, 13. Wahr, 14. Falsch – Die Fovea liegt lateral zum Sehnervenkopf, 15. Wahr, 16. Falsch – Das Mittelohr ist mit Luft gefüllt, 17. Falsch – Die Eustachische Röhre verbindet das Mittelohr mit dem Nasopharynx, 18. Wahr, 19. Wahr, 20. Falsch – Der M. Stapedius ist wichtig für das Dämpfen der Bewegungen der Gehörknöchelchen während lauter Geräusche.

S. 112–113: 1–A, 2–D, 3–E, 4–A, 5–C, 6–B, 7–D, 8–C, 9–E, 10–E, 11–D, 12–B, 13–D, 14–D.

S. 114-115: *i) Nummeriere die untenstehenden Boxen, um jede Bezeichnung dem korrekten Teil der Zeichnung zuzuordnen:* 1. Helix, 2. Pinna, 3. Knorpel, 4. Ohrläppchen, 5. Äußerer Gehörgang (Meatus), 6. Schläfenbein, 7. Mittelohr (Paukenhöhle), 8. Eustachische (auditorische) Röhre, 9. Cochlea, 10. Ast des Nervus cochlearis, 11. Äste des Vestibularnervs, 12. Bogengänge, 13. Gehörknöchelchen (Hammer, Amboss und Steigbügel), 14. Trommelfell.

ii) Benenne jede der in den Abbildungen gezeigten Strukturen 1. Stirnhöhle, 2. Nasenbein, 3. Nasenknorpel, 4. Flügelknorpel, 5. Naseneingang (Nasenloch), 6. Maxilla (harter Gaumen), 7. Weicher Gaumen, 8. Untere Nasenmuschel, 9. Mittlere Nasenmuschel, 10. Obere Nasenmuschel, 11. Keilbeinhöhle (Sinus sphenoidales), 12. Olfaktorische Zentren im Gehirn, 13. Olfaktorische Rezeptoren, 14. Keilbein, 15. Nasenhöhle, 16. Riechkolben, 17. Frontallappen des Gehirns, 18. Nasenschleimhaut, 19. Bowman-Drüse (Glandula olfactoria), 20. Zilie, 21. Riechzelle, 22. Lamina cribrosa ossis ethmoidalis, 23. Riechbahn.

S. 116–117:1. parasympathisch; sympathisch, 2. Iris, 3. parasympathisch; Akkomodation, 4. Aderhaut, 5. Stäbchen; Zapfen, 6. Photorezeptoren; Retinale Ganglionzellen, 7. Fovea, 8. Vestibulum; knöchernes Labyrinth, 9. innere Haarzellen; äußere Haarzellen, 10. Endolymphe, 11. Eustachische Röhre; akute Mittelohrentzündung, 12. Stria vascularis, 13. halbrund; Ampulle, 14. hohe Frequenz, 15. vestibulär; vestibocochlear, 16. basilar, 17. knopfartigen Enden; Zilien, 18. olfaktorischer Teil des Temporallappens, 19. Nukleus des Tractus solitarius; Insula, 20. Chorda tympani; Gesichtsnerv.

S. 118: 1–C, 2 –D, 3–A, 4–E, 5–B.

S. 119: 1–E, 2–C, 3–A, 4–D, 5–B.

S. 126–127: 1. Falsch – Das Herz liegt zentral hinter dem Sternum, aber das linke Ventrikel zeigt nach unten und links, 2. Falsch – Das Pericardium fibrosum liegt außerhalb des Pericrdium serosum, 3. Wahr, 4. Falsch – In die linke Seite des Herzens (linkes Atrium) strömt Blut aus den Lungenvenen, 5. Wahr, 6. Wahr, 7. Falsch – Auf jeder Seite gibt es zwei Lungenvenen, 8. Falsch – Die Muskelwand der linken Herzkammer ist dicker aus die der Atrien (links oder rechts), da die linke Herzkammer während der Systolen einem hohen Druck ausgesetzt ist, 9. Wahr, 10. Falsch – Das Septum zwischen dem linken und dem rechten Ventrikel ist die dickste Wand, 11. Wahr, 12. Falsch – Auf dem Weg zur Lunge fließt durch die Lungenarterie relativ sauerstoffarmes Blut, 13. Falsch – Die Mitralklappe kontrolliert die Öffnung zwischen dem linken Vorhof und der linken Herzkammer. Es gibt keine Klappe zwischen dem linken und rechten Vorhof, 14. Wahr, 15. Falsch – Die Herzkammern sind mit Endokard ausgekleidet. Das Perikard befindet sich auf der Außenseite des Herzens, 16. Falsch – Der anteriore Teil des rechten Vorhofs hat muskuläre Erhebungen im Inneren, die man Musculi pectinati nennt, 17. Wahr, 18. Wahr, 19. Falsch – Das linke Atrium liegt an der Herzbasis, 20. Wahr.

S. 128–129: 1–C, 2–A, 3–B, 4–C, 5–E, 6–D, 7–D, 8–E, 9–C, 10–D, 11–B, 12–A, 13–D, 14–E, 15–A.

S. 130-131: *i) Male die Arterien rot, und die Venen blau an: siehe ii) unten, für die Lösungen.*

ii) Nummeriere die untenstehenden Boxen, um jede Bezeichnung dem korrekten Teil der Zeichnung zuzuordnen: 1. Arteria brachiocephalica, 2. Vena brachiocephalica dextra, 3. Vena cava superior, 4. Aufsteigende Aorta, 5. Rechte Lungenarterie, 6. Rechte obere Lungenvene, 7. Rechte untere Lungenvene, 8. Rechtes Atrium, 9. Segel der Trikuspidalklappe, 10. Rechtes Ventrikel, 11. Papillarmuskeln, 12. Vena cava inferior, 13. Absteigende (thorakale) Aorta, 14. Sehenfäden, 15. Segel der Mitralklappe, 16. Pulmonalklappe, 17. Linkes Atrium, 18. Linke untere Lungenvene, 19. Linke obere Lungenvene, 20. Ligamentum arteriosum, 21. Linke Lungenarterie, 22. Aortenbogen, 23. Vena brachiocephalica sinistra, 24. Linke Schlüsselbeinarterie, 25. Linke gemeine Halsschlagader.

iii) Benenne jede der in den Abbildungen gezeigten Strukturen 1. Vena brachiocephalica sinistra, 2. Truncus brachiocephalicus, 3. Gemeine Halsschlagader, 4. Rechte Arteria subclavia, 5. Vena brachiocephalica dextra, 6. Rechte Lunge (Lungenoberlappen), 7. Aufsteigende Aorta, 8. Vena cava superior, 9. Perikard, 10. Rechtes Atrium, 11. Rechtes Ventrikel, 12. Pleura, 13. Rechte Lunge (Lungenunterlappen), 14. Diaphragma, 15. Linkes Ventrikel, 16. Truncus pulmonalis, 17. Linke Lungenarterie, 18. Lungenoberlappen (linke Lunge), 19. Aortenbogen, 20. Linke Schlüsselbeinarterie, 21. Linke gemeine Halsschlagader.

S. 132: 1. Koronarvenensinus, 2. Aorta, 3. Apex, 4. muskulär: membranös, 5. trikuspidal, 6. Lungenarterie, 7. rechter Vorhof, 8. aufsteigende Aorta, 9. Trabeculae carneae, 10. Musculi pectinati, 11. rechtes Ventrikel, 12. linkes Ventrikel.

S. 133: 1–C, 2–E, 3–A, 4–D, 5–B.

S. 138–139: 1. Falsch – Sauerstoffreiches Blut gelangt hautsächlich durch die inneren Schlagadern zum Gehirn, 2. Wahr, 3. Wahr, 4. Falsch – Die Arteria iliaca externa versorgt die unteren Gliedmaßen mit Blut. Die Arteria iliaca interna versorgt die Beckenorgane und das Gesäß, 5. Wahr, 6. Falsch – Die Arteria coeliaca versorgt Magen, Milz, Leber, Gallenblase und einen Teil des Zwölffingerdarms, 7. Wahr, 8. Falsch – Die Arteria ulnaris befindet sich auf der medialen palmaren Seite des Handgelenks, 9. Falsch – Die Arteria iliaca externa wird an der Oberschenkelbasis zur Arteria femoralis, 10. Falsch – Die Arteria femoralis verläuft parallel zum Nervus femoralis, 11. Wahr, 12. Wahr, 13. Wahr, 14. Wahr, 15. Falsch – Die Arteriae renales sind Äste der Bauchaorta, unter dem Diaphragma, 16. Wahr, 17. Falsch – Die Arteria femoralis wird beim Adduktorenkanal zur Arteria poplitea. Die Arteria poplitea liegt posterior zum Kniegelenk, 18. Wahr, 19. Wahr, 20. Falsch – Es ist die Arteria dorsalis pedis, die man am Dorsum des Fußes ertasten kann. Die Arteria tibialis posterior kann nur hinter dem Malleolus medialis gefühlt werden.

S. 140–141: 1–D, 2–B, 3–C, 4–A, 5–E, 6–B, 7–D, 8–B, 9–A, 10–B, 11–E, 12–A, 13–D, 14–D.

S. 142–143: *i) Benenne jede der in den Abbildungen gezeigten Strukturen:* 1. Vena cava inferior, 2. Leber, 3. Pfortader, 4. Duodenum, 5. Vena pancreaticadoudenalis, 6. Vena mesenterica superior, 7. Rechte Vena colica, 8. Vena appendicularis, 9. Colon, 10. Rektum, 11. Dünndarm, 12. Linke Venae colicae, 13. Vena mesenterica inferior, 14. Pankreas, 15. Milzvene, 16. Milz, 17. Linke Vena gastrica, 18. Magen, 19. Aorta thoracica, 20. Arteria pancreaticadoudenalis, 21. Rechte Dickdarmarterie, 22. Arteria ileocolica, 23. Arteria appendicularis, 24. Arteria rectalis, 25. Arteria sigmoidea, 26. Arteriae jejunales, 27. Linke Dickdarmarterie, 28. Arteria mesenterica inferior, 29. Arteria mesenterica superior, 30. Arteria splenica, 31. Arteria gastroduodenalis, 32. Arteria hepatica communis, 33. Truncus coeliacus, 34. Die Leberarterie, 35. Aorta thoracica, 36. Vena cava inferior.

ii) Verwende die Legende, um die Strukturen auszumalen: siehe i), oben, für die Lösungen.

iii) Nummeriere die untenstehenden Boxen, um jede Bezeichnung dem korrekten Teil der Zeichnung zuzuordnen: 1. Truncus coeliacus, 2. Arteria mesenterica superior, 3. Segmentarterie, 4. Rechte Arteria renalis, 5. Linke Arteria renalis, 6. Uretraler Ast der linken Arteria renalis, 7. Rechte Gonadenarterie, 8. Ureter, 9. Bauchaorta, 10. Arteria mesenterica inferior, 11. Arteria arcuata, 12. Arteria interlobularis, 13. Nierenpyramide (Medulla), 14. Kortex, 15. Linke Nebenniere, 16. Arteria iliaca communis, 17. Arteria iliaca interna, 18. Arteria iliaca externa, 19. Hüftlocharterie, 20. Arteria umbilicalis (verblasst), 21. Arteria vesicalis superior, 22. Arteria uterina, 23. Arteria vaginalis, 24. Arteria rectalis media, 25. Arteria pudenda interna, 26. Arteria glutea inferior, 27. Arteria glutea superior, 28. Arteria sacralis lateralis, 29. Arteria iliolumbalis.

S. 144: 1. Aorta, 2. innere Halsschlagader; vertebral, 3. äußere Halsschlagader, 4. Truncus brachiocephalicus, 5. intercostal, 6. lumbal, 7. iliaca interna, 8. poplitea, 9. radialis und ulnaris, 10. coeliaca; mesenterica superior und mesenterica inferior.

S. 145: 1–E, 2–D, 3–A, 4–C, 5–B.

S. 148: 1. Wahr, 2. Wahr, 3. Wahr, 4. Falsch – Die lange oder große Vena saphena verläuft auf der Innenseite des Oberschenkels. Die kurze Vena saphena endet am Fibulahals, 5. Falsch – Die Vena cava superior leitet Blut aus Kopf, Nacken, oberen Gliedmaßen und oberer Brust ab, 6. Wahr, 7. Wahr, 8. Falsch – Die linke Vena renalis ist länger als die rechte, weil die Vena cava inferior (in die beide münden) auf der rechten Seite des Abdomens verläuft, 9. Wahr, 10. Wahr.

S. 149: 1–B, 2–C, 3–A, 4–E, 5–C, 6–B, 7–D.

S. 150: 1. Vena cava superior; Vena cava inferior, 2. Vena jugularis externa; Vena jugularis interna, 3. Vena basilica; Vena cephalica, 4. renalis, 5. kurze saphena; saphena magna, 6. femoralis, 7. brachialis, 8. tibialis posterior; tibialis anterior, 9. Pfort-, 10. mediana cubiti.

S. 151: 1–A, 2–B, 3–E, 4–D, 5–C, 6–G, 7–F.

S. 152–153: *i) Benenne jede der in den Abbildungen gezeigten Strukturen:* 1. Gemeine Halsschlagader, 2. Äußere Halsvene, 3. Achselvene, 4. Oberarmarterie, 5. Vena cava superior, 6. Vena iliaca communis, 7. Radialarterie, 8. Ellenarterie, 9. Hintere Schienbeinarterie, 10. Vena saphena magna, 11. Vodere Schienbeinarterie, 12. Wadenbeinarterie, 13. Kurze Vena saphena, 14. Vena poplitea (Kniekehlenvene), 15. Oberschenkelarterie, 16. Hüftlocharterie, 17. Hüftlochvene, 18. Arteria iliaca communis, 19. Vena basilica, 20. Vena cava inferior, 21. Vena cephalica, 22. Herz, 23. Aortenbogen, 24. Schlüsselbeinvene.

ii) Verwende die Legende, um die Strukturen auszumalen: siehe i), oben, für die Lösungen.

iii) Nummeriere die untenstehenden Boxen, um jede Bezeichnung dem korrekten Teil der Zeichnung zuzuordnen: 1. Arteria supraorbitalis, 2. Hinterer Ast der Arteria temporalis superficialis, 3. Arteria supratrochlearis, 4. Vorderer Ast der Arteria temporalis superficialis, 5. Arteria occipitalis, 6. Arteria temporalis superficialis, 7. Arteria transversa faciei, 8. Arteria facialis, 9. Arteria transversa cervicis, 10. Arteria carotis externa, 11. Vorderer Ast der Vena temporalis superficialis, 12. Vena supraorbitalis, 13. Vena supratrochlearis, 14. Vena facialis, 15. Vena submentalis, 16. Innere Halsvene (Vena jugularis interna), 17. Vena brachiocephalica, 18. Schlüsselbeinvene, 19. Äußere Halsvene, 20. Vena retromandibularis, 21. Vena auricularis posterior, 22. Vena occipitalis, 23. Hinterer Ast der Vena temporalis superficialis.

S. 154: 1. Falsch – Arterien haben von allen Gefäßen die dicksten Wände, 2. Wahr, 3. Falsch – Obwohl es an der Stelle Taschenklappen gibt, an denen der Truncus pulmonalis und die Aorta vom Herz aufsteigen, gibt es in den Arterien keine Klappen. Der hohe Druck und die Flussgeschwindigkeit machen Klappen überflüssig, 4. Falsch – Nicht alle Kapillaren haben Fenestrierungen. Fenestrierungen findet man dort, wo große Moleküle durch die Gefäßwand dringen müssen, z.B.: in endokrinen Drüsen, Gedärmen, Pankreas, 5. Wahr, 6. Falsch – Der Druck in der Arteria femoralis ist viel höher, 7. Wahr, 8. Wahr, 9. Falsch – Glatte Muskeln findet man hauptsächlich in der Tunica media, 10. Wahr.

S. 155: 1–D, 2–E, 3–A, 4–D, 5–B, 6–E, 7–C.

S. 156: 1. Endothel, 2. media, 3. intima, 4. media, 5. Perizyten, 6. Adventitia, 7. Fenestrierungen, 8. Lumen, 9. innere elastische Lamina, 10. äußere elastische Lamina.

S. 157: 1–D, 2–A, 3–E, 4–B, 5–C.

S. 162–163: 1. Falsch – Es gibt normalerweise drei Nasenmuscheln auf jeder Seite, 2. Wahr, 3. Wahr, 4. Falsch – Die Keilbeinhöhle eröffnet sich in die posteriore Dachregion, 5. Wahr, 6. Wahr, 7. Falsch – Der respiratorische Teil der Nasenhöhle ist mit pseudo-gestreiftem columnarem Flimmerepithel mit Becherzellen ausgekleidet, 8. Falsch – Die Kieferhöhle eröffnet sich in den mittleren Meatus unter der mittleren Nasenmuschel, 9. Wahr, 10. Falsch – Die harten Bestandteile der Larynx sind Knorpel, 11. Wahr, 12. Falsch – Der Kehlkopfeingang wird durch die Epiglottis und andere kleine Knorpel verstärkt, 13. Wahr, 14. Falsch – Das Taschenband liegt über der Stimmlippe, 15. Falsch – Der Klang der Stimme entsteht durch die Vibration der Stimmlippen, 16. Falsch – Die Stellknorpel rotieren und schieben die Stimmlippen, 17. Falsch – Der Sacculus laryngis sorgt für die Schmierung der Stimmlippen, 18. Falsch – Die Epiglottis liegt superior und anterior zur superioren Larynx, 19. Wahr, 20. Falsch – Die Kehlkopfmuskeln werden vom Vagusnerv innerviert.

S. 164–165: 1–E, 2–D, 3–C, 4–A, 5–C, 6–B, 7–D, 8–E, 9–D, 10–B, 11–C, 12–A, 13–E.

S. 166–167: *i) Benenne jede der in den Abbildungen gezeigten Strukturen:* 1. Stirnhöhle, 2. Keilbeinhöhle, 3. Siebbeinzellen, 4. Kieferhöhle, 5. Tränendrüse, 6. Tränenkanäle, 7. Tränennasengang.

ii) Nummeriere die untenstehenden Boxen, um jede Bezeichnung dem korrekten Teil der Zeichnung zuzuordnen: 1. Schädelbasis, 2. Mittlere Nasenmuschel, 3. Untere Nasenmuschel, 4. Weicher Gaumen, 5. Uvula, 6. Gaumenmandel, 7. Zungenrücken, 8. Epiglottis, 9. Aryepiglottische Falte, 10. Ösophagus, 11. Nebenschilddrüsen, 12. Schilddrüse (lateraler Lappen), 13. Musculus constrictor pharyngis inferior, 14. Musculus constrictor pharyngis medius, 15. Ende des Großen Zungenbeinhorns, 16. M. stylopharyngeus, 17. Unterkieferwinkel, 18. M. stylohyoideus, 19. Musculus constrictor pharyngis superior, 20. Ohrspeicheldrüse.

S. 168:1. Erektiles, 2. mittlerer nasaler Meatus, 3. sphenoidale, 4. mittlere Nasenmuschel, 5. Vestibulum, 6. Vestibulum, 7. Stimmlippen, 8. Schutz der Luftwege; Lautbildung (Stimmproduktion), 9. Epiglottis; Cartilago corniculata; Cartilago coneiforma, 10. Os hyoideum.

S. 169: 1–D, 2–C, 3–A, 4–B, 5–E.

S. 172–173: 1. Falsch – Trachealknorpel sind keine kompletten Ringe, sie sind U-förmig, 2. Falsch – Die posteriore Wand der Trachea ist ein glatter Muskel (M. Trachealis), 3. Wahr, 4. Wahr, 5. Falsch – Die viszerale oder pulmonale Pleura bedeckt jede der beiden Lungen, 6. Falsch – Die Verästelung der Trachea geschieht auf der Höhe des Brustbeinkörpers (Brustwirbel 5 bis 6), 7. Wahr, 8. Falsch – Normalerweise ist die Pleuraflüssigkeit weniger als 20 ml, 9. Wahr, 10. Falsch – Die Teilung der Lungen in Lappen ist variabel. Die linke Lunge kann eine parietale, horizontale Fissura haben, und die Fissura der rechten Lunge bei manchen Menschen unvollständig sein, 11. Falsch – Die zwei Lappen der linken Lunge werden durch die Fissura obliqua getrennt. Falsch – Der Angulus sterni ist auf der Höhe des zweiten Rippenknorpels, die Fissura horizontalis normalerweise auf Höhe des viertel Rippenknorpels, 13. Wahr, 14. Wahr, 15. Falsch – Der vordere Rand der linken Lunge hat eine Kerbe, die man Impressio cardiaca nennt, 16. Wahr, 17. Wahr, 18. Wahr, 19. Wahr, 20. Wahr.

S. 174–175: 1–A, 2–B, 3–E, 4–A, 5–E, 6–D, 7–D, 8–A, 9–C, 10–B, 11–A, 12–B, 13–E, 14–B.

S. 176-177: *i) Male die Trachea rot, und die unteren Lappenbronchien blau an: siehe ii) unten für de Lösungen.*

ii) Nummeriere die untenstehenden Boxen, um jede Bezeichnung dem korrekten Teil der Zeichnung zuzuordnen: 1. Trachea, 2. Linker Hauptbronchus, 3. Rechter Hauptbronchus, 4. Bronchus lobaris superior, 5. Bronchus lobaris medius, 6. Bronchus lobaris inferior, 7. Rechter Lungenflügel, 8. Linker Lungenflügel.

iii) Benenne jede der in den Abbildungen gezeigten Strukturen 1. Trachea, 2. Rechter Hauptbronchus, 3. Linker Hauptbronchus, 4. Submucosa-Drüse, 5. Musculus trachealis, 6. Ligamentun anulare, 7. Knorpel, 8. Atemwegsepithel, 9. Submucosa, 10. Glatter Muskel, 11. Atemwegsepithel, 12. Knorpel, 13. Submucosa-Drüse.

S. 178–179: 1. Trachealis, 2. Ösophagus, 3. Carina tracheae, 4. Nervus laryngeus reurrens, 5. Asthma, 6. Bronchial, 7. zervikal; costal; mediastinal; diaphragmatisch, 8. inferior oder unterer, 9. Lingula, 10. Basis, 11. Impressio cardiaca, 12. Lungenhilus, 13. 4., 14. rechtes Atrium, 15. costal; diaphragmatisch, 16. Terminalbronchien, 17. Typ 1 Pneumozyt/Alveolarepithel; Basalmembran; alveoläres Kapillarepithel, 18 Bronchioli respiratori, 19. pulmonalis; bronchopulminalis (hilar); tracheobronchialis; paratrachealis, 20. Typ 1 Pneumozyt/Alveolarzelle.

S. 180: 1–E, 2–C, 3–A, 4–B, 5–D.

S. 181: 1–A, 2–E, 3–D, 4–C, 5–B.

S. 182-183: *i) Nummeriere die untenstehenden Boxen, um jede Bezeichnung dem korrekten Teil der Zeichnung zuzuordnen:* 1. Pharynx, 2. Trachea, 3. Rechter Hauptbronchus, 4. Bronchus lobaris superior, 5. Bronchus lobaris medius, 6. Diaphragma, 7. Linker Hauptbronchus, 8. Nasenhöhle.

ii) Benenne jede der in den Abbildungen gezeigten Strukturen 1. Manubrium, 2. Sternumkörper, 3. Rippenknorpel, 4. Processus xiphoideus, 5. Musculus rectus abdominis, 6. Äußere Zwischenrippenmuskeln, 7. Innere Zwischenrippenmuskeln, 8. Rippen 8-10 („Fliegende Rippen"), 9. Rippen 1–7 ('wahre' Rippen), 10. Nasenhöhle, 11. Nasopharynx, 12. Oropharynx, 13. Laryngopharynx, 4.. Larynx, 15. Trachea, 16. Sternumkörper, 17. Processus xiphoideus, 18. Ösophagus, 19. Vena cava inferior, 20. Zentralsehne, 21. Zwölfte Rippe, 22. Truncus coeliacus, 23. Bauchaorta, 24. Rechtes Crus des Diaphragmas, 25. Wirbelsäule, 26. Linkes Crus des Diaphragmas, 27. Musculus quadratum lumborum.

ii) Male den Musculus rectus abdominalis rot an, siehe ii) oben für die Lösung.

S. 188–189: 1. Falsch – Der Ohrspeicheldrüsengang öffnet sich gegenüber der Krone des zweiten oberen Molars, 2. Wahr, 3. Wahr, 4. Falsch – Zahnschmelz ist die oberste Schicht der Krone der menschlichen Zähne, 5. Wahr, 6. Falsch – Weisheitszähne brechen üblicherweise mit ca. 18 Jahren durch, 7. Wahr, 8. Wahr, 9. Falsch – Die Zungenmandel befindet sich auf dem hinteren Drittel der Zunge, 10. Falsch – Der Musculus hyoglossus ist ein Depressor der Zunge, 11. Wahr, 12. Wahr, 13. Wahr, 14. Wahr, 15. Falsch – Fadenpapillen haben eine konische Form, 16. Falsch – Sie liegt anterior zum äußeren Ohr, 17. Wahr, 18. Falsch – Die Wand des unteren Teils der Speiseröhre besteht ausschließlich aus glattem Muskel, 19. Falsch – Die Speiseröhre befindet sich direkt hinter dem linken Vorhof, nicht der Herzkammer.

S. 190–191: 1–D, 2–E, 3–A, 4–C, 5–D, 6–A, 7–C, 8–A, 9–B, 10–E, 11–D, 12–B, 13–A, 14–B, 15–C, 16–E.

S. 192: 1. Eckzähne, 2. periodentalen Bänder, 3. Prämolar oder Bikuspid, 4. maxillären, 5. mandibulären, 6. akzessorische, 7. mylohyoiden; Gesichts-, 9. Sulcus terminalis linguae, 10. styloglossus, 11. palatoglossus, 12. palatoglossus; palatopharyngeus, 13. Musculi contrictores pharyngis, 14. Vagus.

S. 193: 1–D, 2–A, 3–B, 4–G, 5–F, 6–C, 7–E.

S. 194–195: *i) Benenne jede der in den Abbildungen gezeigten Strukturen:* 1. Arcus und Musculus palatophanryngeus, 2. Zungenmandel, 3. Gaumenmandel, 4. Arcus und Musculus palatoglossus, 5. Sulcus terminalis, 6. Wallpapillen, 7. Medialer Sulcus, 8. Fadenpapillen, 9. Pilzpapille, 10. Mittlerer Schneidezahn, 11. Seitlicher Schneidezahn, 12. Eckzahn, 13. Erster Prämolar, 14. Zweiter Prämolar, 15. Erster Molar, 16. Zweiter Molar, 17. Dritter Molar, 18. Kapillarnetzwerke, 19. Dentin, 20. Zahnschmelz, 21. Zahnkrone, 22. Zahnhals, 23. Zahnwurzel, 24. Vena alveolaris, 25. Arteria alveolaris, 26. Nervus alveolaris, 27. Foramen apicale, 28. Alveolarfortsatz, 29. Wurzelkanal, 30. Zahnhöhle, 31. Zahnfleisch.

ii) Benenne jede der in den Abbildungen gezeigten Strukturen 1. Plicae sublinguales (mit Öffnungen der ducti sublinguales), 2. Caruncułus sublingualis (mit Öffnungen des Ductus submandibularis), 3. Frenulum, 4. Ductus submandibularis, 5. Unterzungenspeicheldrüse, 6. Nervus lingualis, 7. Vena lingualis, 8. Akzessorische Ohrspeicheldrüse, 9. Ohrspeicheldrüsengang, 10. Zunge, 11 Frenulum, 12. Unterzungenspeicheldrüse, 13. Unterkieferspeicheldrüse, 14. Vena facialis, 15. Vena jugularis interna, 16. Musculus Masseter, 17. Ohrspeicheldrüse.

S. 198–199: 1. Falsch – Der Fundus befindet sich unter der linken Zwerchfellkuppel, 2. Wahr, 3. Falsch – Die linke Niere steht posterior in Verbindung zum Magenkörper. Die Milz steht in Verbindung zum Fundus, 4. Wahr, 5. Falsch – Die Hauptzellen bilden das proteolytische Enzym Precursor Pepsinogen, 6. Wahr, 7. Falsch – Die Äste des Truncus coeliacus bilden die Hauptversorgung des Magens, 8. Falsch – Das große Bauchnetz ist an der großen Magenkurvatur befestigt. Falsch – Der Magenpförtner ist ein glatter Muskel, 10. Wahr, 11. Falsch – Der Gallengang mündet in den zweiten Teil des Zwölffingerdarms, 12. Wahr, 13. Wahr, 14. Wahr, 15. Falsch – Tänien entwickeln sic aus der äußeren longitudinalen Schicht der Tunica muscularis, 16. Falsch – Appendices epiploicae sind am häufigsten im Querkolon und Colon sigmoideum zu finden, 17. Wahr, 18. Wahr, 19. Falsch – Innere Hämorrhiden entwickeln sich aus dem geweiteten inneren venösen Plexus beim anorektalen Übergang, 20. Wahr.

S. 200–201: *i) Benenne jede der in den Abbildungen gezeigten Strukturen:* 1. Serosa (Mesothel), 2. Serosa (Bindegewebe), 3. Plica circularis, 4. Submucosa, 5. Tunica muscularis (äußere longitudinale Fasern), 6. Mucosa, 7. Muscularis mucosae, 8. Nerven des Plexus mesentericus, 9. Tunica muscularis (Innere zirkuläre Schicht), 10. Zotten, 11. Mesenterium, 12. Duodenum, 13. Querkolon (nach unten gebogen), 14. Aufsteigendes Kolon, 15. Blinddarm (Caecum), 16. Appendix, 17. Rektum, 18. Anus, 19. Ileum (Krummdarm), 20. Colon sigmoideum, 21. Jejunum, 22. Magenpförtner, 23. Absteigendes Kolon, 24. Magen.

ii) Benenne jede der in den Abbildungen gezeigten Strukturen 1. Plica circularis, 2. Zirkuläre Muskelschicht, 3. Longitudinale Muskelschicht, 4. Wand des Dünndarms, 5. Lamina propria, 6. Basallamina, 7. Darmepithel, 8. Milchfleck, 9. Lymphozyten, 10. Rektum, 11. Columnae anales, 12. Anus, 13. Valvulae anales, 14. Äußerer Analschließmuskel, 15. Innerer Analschließmuskel, 16. Innerer Analschließmuskel, 17. Äußerer Analschließmuskel, 18. Rektum, 19. Colon sigmoideum.

S. 202–203: 1–A, 2–D, 3–D, 4–E, 5–A, 6–A, 7–B, 8–C, 9–B, 10–D, 11–E, 12–D, 13–B, 14–D.

S. 204–205: 1. Cardia, 2. Impressio cardiaca, 3. Rugae, 4. gastrohepaticum; kleines Bauchnetz, 5. intrinsischer Faktor, 6. innere schräggestreifte; mittlere circularis; äußere longitudinale, 7. Gastrin, 8. einschichtiges Zylinderepithel, 9. Ampulla duodeni, 10. Becher-, 11. Sekretin, 12. Cholecystokinin, 13. Peyer-Plaque, 14. Fettabsorption, 15. gut associated lymphoid tissue (Darmassoziiertes Immunsystem), 16. Appendix vermiforme, 17. Ileocecal-;Gerlach-, 18. Mesocolon transversum; Pankreas, 19. Vena und Arteria iliaca communis, 20. Plicae transversales recti.

S. 206: 1–E, 2–B, 3–D, 4–C, 5–A.

S. 207: 1–A, 2–C, 3–B, 4–E, 5–D.

S. 210: 1. Falsch – Glykogen ist ein Molekül, das Kohlenhydrate speichert, 2. Falsch – Der linke und der rechte Lebergang vereinen sich zum Ductus hepaticus communis, 3. Wahr, 4. Falsch – Die Lebervenen münden in die Vena cava inferior wenn sie durch die Leber passiert, 5. Wahr, 6. Wahr, 7. Wahr, 8. Falsch – Der Gallengang wird von den Arteriae gastroduodenales und pancreaticodoudenales posteriores superiores begleitet, 9. Wahr, 10. Falsch – die Langerhans-Inseln bestehen nur aus endokrinem Gewebe.

S. 211: 1–A, 2–E, 3–A, 4–E, 5–C, 6–D, 7–B.

S. 212–213: *i) Benenne jede der in den Abbildungen gezeigten Strukturen:* 1. Arteria cystica, 2. Fundus (der Gallenblase), 3. Körper (der Gallenblase), 4. Gallenblasenhals, 5. Ductus cysticus, 6. Ductus hepaticus communis, 7. Linker Lebergang, 8. Rechter Lebergang, 9. Ductus cysticus, 10. Gallenblase, 11. Hauptgallengang, 12. Vena cava inferior, 13. Leber, 14. Pfortader, 15. Duodenum, 16. Vena pancreaticadoudenalis, 17. Vena mesenterica superior, 18. Aufsteigendes Kolon, 19. Rechte Vena colica, 20. Vena appendicularis, 21. Caecum, 22. Rektum, 23. Jejunum, 24. Linke Vena colica, 25. Vena mesenterica inferior, 26. Pankreas (Schnitt), 27. Milzvene, 28. Linke Vena gastrica, 29. Magen, 30. Milz.

ii) Benenne jede der in den Abbildungen gezeigten Strukturen 1. Hals (des Pankreas), 2. Kopf des Pankreas, 3.. Ductus pancreaticus accessorius, 4. Ductus pancreaticus, 5. Processus uncinatus des Pankreas, 6. Schwand (des Pankreas), 7. Körper (des Pankreas), 8. Magenfundus, 9. Cardia, 10. Bereich um den Plyorus, 11. Körper (des Magens), 12. Longitudinale Muskelschicht, 13. Herzmuskel, 14. Zirkuläre Muskelschicht, 15. Lamina muscularis mucosae, 16. Kleine Magenkurvatur, 17. Duodenum (erster Teil), 8. Pylorus-Schließmuskel, 19. Magenpförtner, 20. Mucosa und Submucosa, 21. Große Magenkurvatur.

iii) Verwende die Legende, um die Strukturen auszumalen: siehe ii), oben, für die Lösungen.

S. 214: 1. caudate, 2. Koronar, 3. subphrenisch, 4. Recessus hepatorenalis, 5. Fundus, 6. Pfortader, 7. Gallengang; Ductus pancreaticus; Ampulla hepatopancreatica, 8. Milz, 9. Milzarterie; Milzvene, 10. uncinatus.

S. 215: 1–C, 2–A, 3–E, 4–B, 5–D.

S. 220: 1. Falsch – Die linke Niere sitzt ein wenig tiefer als die rechte, aufgrund der Leber, 2. Wahr, 3. Wahr, 4. Falsch – Die Arteriae renales haben ungefähr die gleiche Länge. Die Venae renales sind asymmetrisch, 5. Wahr, 6. Wahr, 7. Wahr, 8. Falsch – Der Ureter ist einen reine retroperitoneale Struktur, 9. Falsch – Die Harnblase befindet sich meistens auf der Höhe des Sakralwirbels 3 oder darunter, 10. Falsch – Die männliche Urethra ist viel länger als die weibliche.

S. 221: 1–E, 2–D, 3–A, 4–A, 5–D, 6–B, 7–E.

S. 222: 1. Perinephritischer (perirenaler) Raum, 2. Sinus, 3. Nierenbecken, 4. Columnae renales, 5. Papilla, 6. renale Gefäßsegmente, 7. Bläschendrüsen; Ampullae des Samenleiters, 8. pubococcygeus, 9. Urethra, 10. Uterus.

S. 223: 1–B, 2–E, 3–D, 4–A, 5–C.

S. 228–229: 1. Falsch – Die Glomeruli befinden sich nur im Nierenkortex, 2. Wahr, 3. Falsch – In beiden Nieren gibt es gesamt ca. 1 Million, 4. Falsch – Der Glomerulus ist der Hauptort der Ultrafiltration, 5. Wahr, 6. Wahr, 7. Falsch – Das Gefäß, dass das Nierenkörperchen verlässt in eine efferente Arteriole, 8. Wahr, 9. Falsch – Das proximale Konvolut ist am Harnpol befestigt, 10. Wahr, 11. Wahr, 12. Falsch – Der aufsteigende Ast der Henle-Schleife hat sowohl dicke als auch dünne Segmente, 13. Falsch – Die Henle-Schleife steigt im juxtaglomerulären Nephron in das Nierenmark hinab, 14. Wahr, 15. Falsch – Thiaziddiuretika wirken hauptsächlich im distalen Konvolut um die Na-K-ATPase-Pumpe zu inhiiberen, um die Resorption von Wasser und NaCl zu verringern, 16. Falsch – ADH wirkt hauptsächlich im Sammelrohr, um die Wasserabsorption zu fördern, 17. Wahr, 18. Wahr, 19. Wahr, 20. Wahr.

S. 230–231: *i) Benenne jede der in den Abbildungen gezeigten Strukturen:* 1. Vena cava inferior, 2. Rechte Nebenniere, 2. Rechte Niere, 4. Rechte Arteria renalis, 5. Rechte Vena renalis, 6. Perirenales Fett, 7. Rechter Ureter (Harnleiter), 8. Bauchaorta, 9. Linker Ureter, 10. Linke Vena renalis, 11. Linke Arteria renalis, 12. Segmentarterie, 13. Linke Niere, 14. Linke Nebenniere, 15. Vena cava inferior, 16. Rechte Nebenniere, 2. Nierenpyramide (Medulla), 18. Spitze der Nierenpapille, 9. Kortex, 20. Nierenbecken, 21. Columna renalis, 22. Großer Nierenkelch, 23. Kleiner Nierenkelch, 24. Rechter Ureter (Harnleiter), 25. Aorta abdominalis (Bauchaorta).

ii) Benenne jede der in den Abbildungen gezeigten Strukturen 1. Nebennieren, 2. Rechte Niere, 3. Linke Niere, 4. Vena cava inferior, 5. Bauchaorta, 6. Rechter Ureter (Harnleiter), 7. Linker Ureter, 8. Harnblase, 9. Afferente Arteriole, 10. Glomerulärkapillaren, 11. Bowman-Kapsel um einen Glomerulus, 12. Glomerulus, 13. Arterie, 14. Henle-Schleife, 15. Kapillarnetzwerk, 16. Proximales Konvolut, 17. Efferente Arteriole.

S. 232–233: 1–A, 2–A, 3–C, 4–D, 5–E, 6–A, 7–E, 8–C, 9–A, 10–B, 11–A, 12–D, 13–B, 14–C.

S. 234–235: 1. Podozyten, 2. parietale Schicht der Bowman-Kapsel, 3. Mesangiumzellen, 4. proximale Konvolut, 5. Tight Junctions, 6. basolateralen Bereich; Plasmamembranfalten, 7. Lysosomen, 8. dicke Teil des abzweigenden Asts der Henle-Schleife, 9. einschichtigem, squamösen, 10. wenig einschichtigem cuboidalem, 11. Macula densa, 12. afferent; efferent, 13. juxtaglomerulär, 14. Kortikale, 15. Vasa recta, 16. atrialer natriuretischer Faktor, 17. glomeruläres Ultrafiltrat, 18. Sammelrohrs, 19. interlobularis, 20. accuata.

S. 236: 1–A, 2–C, 3–E, 4–B, 5–D.

S. 237: 1–B, 2–E, 3–D, 4–A, 5–C.

S. 240: 1. Falsch – Die Ureter verlaufen vor den Querfortsätzen der Lendenwirbel, 2. Falsch – Der Ureter hat einen inneren Durchmesser von weniger als 1 mm, darum ist es schwierig, auch kleine Steine auszuscheiden, 3. Wahr, 4. Wahr, 5. Falsch – Wenn sie voll ist, ragt die Harnblase über den Rand der Beckenhöhle hinaus, 6. Wahr, 7. Falsch – Es gibt keine Drüse, die um den weiblichen Blasenhals liegt, 8. Wahr, 9. Falsch – Die männliche Urethra verläuft durch den Bulbus penis und das Corpus spongiosum des Penis, 10. Wahr.

S. 241: 1–A, 2–B, 3–D, 4–B, 5–A, 6–E, 7–C.

S. 242-243: *i) Nummeriere die untenstehenden Boxen, um jede Bezeichnung dem korrekten Teil der Zeichnung zuzuordnen:* 1. Blase, 2. Bereich des Musculus urethralis internus, 3. Schambeinfuge, 4. Prostata, 5. Musculus urethralis externus, 6. Penis, 7. Urethra, 8. Meatus (Mündung) der Urethra, 9. Uterus, 10. Blase, 11. Musculus urethralis internus, 12. Schambeinfuge, 13. Vagina, 14. Musculus urethralis externus, 15. Urethra.

ii) Benenne jede der in den Abbildungen gezeigten Strukturen 1. Rechte Vena cava inferior, 2. Rechte Vena testicularis, 3. Rechte Arteria testicularis, 4. Rechter Ureter (Harnleiter), 5. Rechte Arteria iliaca interna, 6. Blase, 7. Mündung (Meatus) des rechten Ureters (Harnleiter), 8. Prostata, 9. Penis, 10. Skrotum, 11. Meatus (Mündung) der Urethra, 12. Pars spongiosa der Harnröhre, 13. Bulbus penis, 14. Bulbourethral- (Cowpers-) Drüse, 15. Urethra, 16. Blasenhals, 17. Linke Vena iliaca externa, 18. Linke Arteria iliaca externa, 19. Mündung (Meatus) des linken Ureters, 20. Linke Vena iliaca interna, 21. Linke Vena iliaca communis, 22. Linke Arteria iliaca communis, 23. Linker Ureter, 24. Bauchaorta, 25. Rechte Vena cava inferior, 26. rechte Vena ovarica, 27. Rechte Arteria ovarica, 28. Rechter Ureter (Harnleiter), 29. Rechte Arteria iliaca interna, 30. Mündung (Meatus) des rechten Ureters (Harnleiter), 31. Urethra, 32. Trigonum, 33. Öffnung (Meatus) des linken Ureters, 34. Linke Vena iliaca interna, 35. Linke Arteria iliaca externa, 36. Linke Vena iliaca externa, 37. Linke Vena iliaca communis, 38. Linke Arteria iliaca communis, 39. Linker Ureter, 40. Aorta abdominalis (Bauchaorta).

S. 244–245: 1. ureteropelvinen Übergang, 2. ureteropelvinen Übergang, 3. Peristaltik, 4. spina ischiadica, 5. Arteria renalis, 6. Arteriae und venae iliaca communes, 7. Zervix, 8. Arteria uterina, 9. vesicoureterale Verbindung, 10. Trigonum, 11. Übergang-, 12. Urachus/Ligamentum umbilicale medianum, 13. vesicales, 14. Nervi splanchnici, 15. Musculi urethralis interni, 16. urogenitale, 17. Fossa navicularis, 18. Fossa navicularis, 19. Lacunae, 20. äußeren Harnröhrenmündung.

S. 246: 1–D, 2–A, 3–E, 4–C, 5–B.

S. 247: 1–B, 2–E, 3–D, 4–C, 5–A.

S. 252: 1. Falsch – Viele Hormone sind kleine Peptidmoleküle, 2. Falsch – Steroidhormone binden an Kernrezeptoren, um ihre Wirkung zu entfalten, 3. Falsch – Der Hypophysenhinterlappen ist ein Auswuchs des Hypothalamus des Gehirns, 4. Wahr, 5. Falsch – Magensäure und Enzyme können Peptidhormone leicht abbauen, 6. Wahr, 7. Falsch – Hormone entfalten ihre Wirkung eher über Stunden bis Jahre, 8. Wahr, 9. Wahr, 10. Falsch – Einige endokrine Drüsen (z.B. die Nebennierenrinde) entwickeln sich aus dem Mesoderm, 11. Falsch – Einige Hormone können von anderen Körperflüssigkeiten transportiert werden (z.B. in Körperhöhlen) oder lokal in den extrazellulären Raum diffundieren, 12. Falsch – Einige Peptidhormone (z.B. Insulin) sind mehr als 50 Aminosäuren lang, 13. Falsch – Die negative Feedbackschleife ist der wichtigste physiologische Vorgang zur Regulierung der Homöostase, bei der die Sekretion eines Hormons gestoppt wird, sobald der gewünschte Effekt eingetreten ist, 14. Wahr, 15. Wahr.

S. 253: 1–C, 2–E, 3–C, 4–A, 5–D, 6–C, 7–E.

S. 254: 1. Nasen-, 2. Nebenschilddrüsen, 3. Hypophyse; Epiphyse, 4. Lappen, 5. untere Larynx; Trachea, 6. Bauchspeicheldrüse, 7. Nebenniere, 8. Nebenniere, 9. Mark, 10. Rinde.

S. 255: 1–E, 2–B, 3–D, 4–A, 5–C, 6–G, 7–F.

S. 258: 1. Falsch – ACTH wird im Hypophysenvorderlappen gebildet, 2. Falsch – Das Luteinisierende Hormon wird von basophilen Zellen des Hypophysenvorderlappens gebildet, 3. Wahr, 4. Wahr, 5. Wahr, 6. Falsch – Pinealozyten sind sezernierende Zellen, 7. Falsch – Schilddrüsenhormone werden aus Iod und Tyrosin synthetisiert, 8. Wahr, 9. Falsch – Die Schilddrüse enthält kolloidgefüllte Follikel. Der Aufbau der Nebenschilddrüsen besteht aus Follikeln, aber ohne Kolloid, 10. Falsch – Die Hauptzellen der Nebenschilddrüse sezernieren das Nebenschilddrüsenhormon.

S. 259: 1–B, 2–D, 3–E, 4–A, 5–B, 6–D, 7–A.

S. 260–261: *i) Benenne jede der in den Abbildungen gezeigten Strukturen: 1. Großhirn, 2. Epiphyse, 3. Hirnstamm, 4. Cerebellum, 5. Neurosekretorische Zelle, 6. Sehnervenkreuzung, 7. Infundibulum, 8. Arteria hypophysialis, 9. Hypophysenvorderlappen (Adenohypophyse), 10. Hypophysenhinterlappen (Neurohypophyse), 11. Hypophysäres Pfortadersystem, 12. Axon, 13. Mammillarkörper, 14. Hypothalamus.*

ii) Benenne jede der in den Abbildungen gezeigten Strukturen 1. Kolloidgefülltes Lumen, 2. Schilddrüsenepithel, 3. Nebenschilddrüsen-Kapsel, 4. Hauptzelle, 5. Kapillare, 6. Oxyphile Zellen, 7. Schilddrüsenknorpel (der Larynx), 8. Linker Lappen der Schilddrüse, 9. Isthmus der Schilddrüse, 10. Rechter Lappen der Schilddrüse, 11. Nebenschilddrüsen, 12. Schilddrüse, 13. Speiseröhre/Ösophagus.

S. 262–263: 1. Somatostatin, 2 Hypothalamo-hypophyseale Pfortader-, 3. supraopticus; paraventricularis, 4. acidophile; basophile; chromophobe, 5. Morgen; Erwachen, 6. Akromegalie, 7. hypophysärem Zwergwuchs, 8. Testosteron, Leydig, 9. FSH,

10. Cortisol, 11. Herring-Körper, 12. antidiuretischem Hormon/Vasopressin, 13. Ganglion cervicale superius, 14. Neuralleiste, 15. Kropf, 16. Triiodothyronin, 17. Thyrotropin (Schilddrüsenstimulierendes Hormon), 18. Calcitriol (Vitamin D), 19. oxyphil, 20. Calcitonin.

S. 264: 1–B, 2–E, 3–D, 4–A, 5–C.

S. 265: 1–D, 2–B, 3–E, 4–C, 5–A, 6 –G, 7–F.

S. 268: 1. Wahr, 2. Falsch – Die äußerste Schicht der Nebennierenrinde ist die Zona glomerulosa, 3. Wahr, 4. Falsch – Steroidale Fortpflanzungshormone werden in der Zona reticularis des Kortex gebildet, 5. Wahr, 6. Wahr, 7. Falsch – Die meisten chromaffinen Zellen sezernieren Adrenalin (Epinephrin), 8. Falsch – Betazellen produzieren Insulin, 9. Wahr, 10. Wahr.

S. 269: 1–B, 2–D, 3–B, 4–B, 5–E, 6–D, 7–A.

S. 270-271: *i) Nummeriere die untenstehenden Boxen, um jede Bezeichnung dem korrekten Teil der Zeichnung zuzuordnen:* 1. Kopf (des Pankreas), 2. Ductus pancreaticus accessorius, 3. Processus uncinatus des Pankreas, 4. Ductus pancreaticus, 5. Schwanz (des Pankreas), 6. Körper (des Pankreas), 7. Hals (des Pankreas), 8. Exokrines Pankreas, 9. Insulo-azinäre Pfortadergefäße.

ii) Benenne jede der in den Abbildungen gezeigten Strukturen 1. Linke Arteria suprarenalis, 2. Linkes Nebennierenmark, 3. Linke Niere, 4. Linke Nebenniere, 5. Linke Nebennierenrinde, 6. Zona glomerulosa, 7. Zona fasciculata, 8. Zona reticularis, 9. Venenplexus der Medulla, 10. Vene der Medulla, 11. Medulla, 12. Tiefer Venenplexus, 13. Sinusoidgefäße, 14. Plexus subcapsularis, 15. Kapselarterie, 16. Kapsel.

S. 272: 1. ACTH (Adenokortikotrope Hormon), 2. Hirsutismus; Klitoris, 3. Glukoneogenese, 4. alpha; beta, 5. gefäßerweiternden, 6. Zentralvene, 7. Somatostatin, 8. Langerhans-Inseln, 9. beta, 10. Glykogenolyse (Abbau von Glykogen).

S. 273: 1–D, 2–C, 3–A, 4–B, 5–E.

S. 276: 1. Wahr, 2. Wahr, 3. Falsch – Wie alle Zellen, die steroidale Hormone produzieren, haben die Leydig Zellen sehr viel Lipid in ihrem Zytoplasma, 4. Wahr, 5. Falsch – Diese akzessorischen Fortpflanzungsdrüsen werden hauptsächlich durch Testosteron stimuliert, 6. Wahr, 7. Falsch – Androgene werden von der Nebennierenrinde und einigen Zellen des Eierstocks sezerniert. Sie spielen bei der Regulierung der Libido der Frauen eine Schlüsselrolle, 8. Wahr, 9. Falsch – LH stimuliert hauptsächlich die Progesteron-Produktion durch den Gelbkörper (Corpus luteum), 10. Falsch – Die Sekretion von Progesteron in der zweiten Hälfte des Menstruationszyklus stimuliert die Ausschüttungsaktivität durch die Endometriumdrüsen.

S. 277: 1–E, 2–A, 3–C, 4–B, 5–A, 6–A, 7–D.

S. 278: 1. Inhibin; Aktivin, 2. männlichen Geschlechtsorgane, 3. MIS (Müllerian inhibiting substance), 4. Gynäkomastie, 5. Leydig Zellen, 6. Follikel-, 7. Theca interna, 8. Luteinisierendes Hormon, 9. humanes Choriongonadotropin, 10. Progesteron.

S. 279: 1–E, 2–D, 3–A, 4–B, 5–C.

S. 284: 1. Wahr, 2. Wahr, 3. Falsch – die Ductuli efferentes treten am posteriosuperioren Pol aus, 4. Falsch – Der Samenleiter tritt über den Canalis inguinalis in die Bauchhöhle ein, 5. Wahr, 6. Falsch – Die Spritzkanäle verlaufen durch den Zentralkanal der Prostata, 7. Wahr, 8. Falsch – Die Bulbourethraldrüsen haben Gänge, die in die Fossa navicularis der Pars spongiosa der Harnröhre münden, 9. Falsch – Der Bulbus penis wird vom Musculus bulbospongiosus umgeben, 10. Wahr.

S. 285: 1–A, 2–D, 3–D, 4–B, 5–D, 6–E, 7–C.

S. 286–287: *i) Benenne jede der in den Abbildungen gezeigten Strukturen:* 1. Harnblase, 2. Prostata, 3. Penis, 4. Skrotum, 5. Harnblase, 6. Bläschendrüse, 7. Prostata, 8. Samenleiter, 9. Penis, 10. Nebenhoden, 11. Hoden.

ii) Benenne jede der in den Abbildungen gezeigten Strukturen 1. Tunica dartos, 2. Skrotalhaut, 3. Septum scroti, 4. Lamina parietalis der Tunica vaginalis testis (=Periorchium), 5. Nebenhodenkörper, 6. Hoden (bedeckt von der Lamina visceralis der Tunica vaginalis testis), 7. Nebenhodenkopf, 8. Samenleiter, 9. Plexus pampiniformis, 10. Schwanz, 11. Mitochondrienmanschette (Mittelstück), 12. Zellmembran, 13. Akrosom, 14. Nukleus, 15. Vakoule, 16. Kopf, 17. Hals, 18. Zentriole, 19. Mitochondrium, 20. Samenleiter, 21. Arteria testicularis, 22. Nebenhodenkörper, 23. Ductuli efferentes, 24. Rete testis, 25. Mediastinum testis, 26. Nebenhodenschwanz, 27. Samenkanälchen, 28. Läppchen, 29. Spermatozoon, 30. Tunica albuginea, 31. Septae, 32. Nebenhodenkopf.

S. 288: 1. Flagellum, 2. pampiniformis, 3. Akrosom, 4. 35°C, 5. Ductuli efferentes, 6. Reifung, Speicherung und Transport der Spermien, 7. einschichtiges Zylinderepithel, pseudogestreift, 8.Corpora amylacea, 9. Tunica albuginea, 10. Bulbourethraldrüsen.

S. 289: 1–E, 2–A, 3–D, 4–B, 5–C.

S. 292: 1. Wahr, 2. Wahr, 3. Falsch – Die feste äußere Schicht des Eierstocks nennt man Tunica albuginea, 4. Falsch – Die Corona radiata ist die Zellschicht, die die primäre Oozyte im reifen Follikel umgibt, 5. Wahr, 6. Falsch – Das Luteinisierende Hormon stimuliert die Ovulation, 7. Falsch – Der Isthmus ist der schmälste Teil. Die Ampulla ist der weiteste Teil, 8. Wahr, 9. Wahr, 10. Falsch – Der Bulbus vestibuli ist ein Schwellkörper. Die Glandula vestibularis major befeuchtet den Eingang der Vagina.

S. 293: 1–B, 2–A, 3–C, 4–E, 5–A, 6–D, 7–C.

S. 294–295: *i) Benenne jede der in den Abbildungen gezeigten Strukturen:* 1. Eileiter (aufgeschnitten), 2. Morgagni-Hydatide, 3. Endometrium, 4. Myometrium, 5. Innerer Muttermund, 6. Äußerer Muttermund, 7. Scheidengewölbe (laterale), 8. Vagina, 9. Ligamentum latum uteri, 10. Cervix, 11. Eierstock, 12. Fimbriae, 13. Arteria uterina, 14. Mesosalpinx (des Ligamentum latum uteri), 15. Fundus uteri, 16. Vagina, 17. Körper (des Uterus), 18. Fundus uteri, 19. Schamhügel, 20. Klitoris, 21. Öffnung der Harnröhre, 22. Große Schamlippe, 23. Öffnung der Vagina, 24. Kleine Schamlippe, 25. Hymen (Jungfernäutchen).

ii) Benenne jede der in den Abbildungen gezeigten Strukturen 1. Reifer (Graaf-) Follikel, 2. Reife Eizelle, 3. Liquor folliculi, 4. Theca interna, 5. Theca externa, 6. Follikelsprung (Ovulation), 7. Ovum, 8. Gelbkörper, 9. Weißkörper, 10. Stroma, 11. Primäre Oozyte, 12. Primärer Follikel, 13. Theka-Zellen, 14. Primordialfollikel, 15. Antrum, 16. Epithel der Eizelloberfläche, 17. Hilum des Ovars, 18. Spermium, 19. Ovum, 20. Spermium, das in das Ovum eintritt, 21. Zona pellucida, 22. Perivitelliner Spalt, 23. Polkörper, 24. Fettgewebe, 25. Brustwarzenvorhof, 26. Brustwarze, 27. Sinus lactiferes, 28. Milchgang, 29. Ligamentum pectineum.

S. 296: 1. Infundibulum, 2. Mesovarium, 3. Ligamentum suspensorium ovarii, 4. Ampulla, 5. glattem Muskel, 6. Fornix, 7. kleine Schamlippe; große Schamlippe, 8. Vorhaut, 9. Crus der Klitoris, 10. Schamhügel.

S. 297: 1–A, 2–E, 3–D, 4–C, 5–B, 6–F, 7–G.

S. 300: 1. Wahr, 2. Falsch – Die Zygote entsteht aus der Zona pellucida ca. 72 Stunden nach Eintritt in den Uterus, 3. Falsch – Der Embryo nistet sich während der sekretorischen Phase des Menstruationszyklus ein, 4. Wahr, 5. Wahr, 6. Falsch – Der Embryo entsteht aus der inneren Zellmasse. Aus der äußeren Zellmasse entstehen Plazenta und Membranen, 7. Wahr, 8. Der Synzyotrophoblast ist der invasivste, 9. Wahr, 10. Wahr.

S. 301: 1–B, 2–A, 3–C, 4–D, 5–A, 6–D, 7–E.

S. 304: 1. Falsch – Die Entwicklung des Gehirns geschieht über die gesamte Schwangerschaft bis zum frühen postnatalen Leben, 2. Falsch – Es gibt nur 1 Nabelvene, aber zwei Nabelarterien in der Nabelschnur, 3. Wahr, 4. Falsch – Das Blut ist sauerstoffreich, weil es direkt von der Plazenta kommt, 5. Falsch – Das Surfactant wird bis zur 35. Schwangerschaftswoche nicht in großen Mengen gebildet, 6. Falsch – Nur IgG der Mutter sind klein genug, um durch die Plazenta zum Fötus zu dringen, 7. Wahr, 8. Wahr, 9. Wahr, 10. Falsch – Gase durchdringen die Plazenta durch einfache Diffusion.

S. 305: 1–E, 2–B, 3–D, 4–A, 5–B, 6–E, 7–C.

S. 310: 1. Wahr, 2. Wahr, 3. Falsch – Neutrophile Granulozyten haben Enzymgranulat (Myeloperoxidase, Elastase, Lysozyme) in ihrem Zytoplasma, 4. Wahr, 5. Wahr, 6. Falsch – Bei Thalassämie kommt es zur fehlerhaften Synthese von alpha- und beta-Ketten, 7. Wahr, 8. Falsch – Monozyten verlassen den Blutkreislauf für gewöhnlich innerhalb von 100 Stunden, 9. Wahr, 10. Falsch – Blutplättchen sind Bestandteile von Megakaryozyten.

S. 311: 1–C, 2–E, 3–C, 4–A, 5–B, 6–E, 7–A, 8–C, 9–B.

S. 312–313: *i) Benenne jede der in den Abbildungen gezeigten Strukturen: 1. Rotes Blutkörperchen, 2. Blutplättchen, 3. Zytoplasma, 4. Nukleus, 5. Häm, 6. Proteinstrang eines Globins, 7. Eisenion, 8. Makrophage, 9. Monozyt, 10. Neutrophil, 11. Lymphozyte, 12. Basophil, 13. Eosinophil.*

ii) Benenne jede der in den Abbildungen gezeigten Strukturen 1. Blutplättchen, 2. Leukozyten (Weiße Blutkörperchen), 3. Erythrozyten (rote Blutkörperchen), 4. Leukozyt (Neutrophil), 5. Glatter Muskel, 6. Endothel, 7. Fenestrierungen, 8. Fenestrierte Kapillare, 9. Kontinuierliche Kapillare, 10. Kapillare, 11. Arteriole, 12. Arterie, 13. Vene, 14. Venole, 15. Geschlossene Klappe, 16. Tunica intima, 17. Tunica muscularis, 18. Tunica adventitia.

S. 314–315: 1. Retikulozyten, 2. Lymphozyt, 3. mehrlappigen, 4. Spektrin, 5. Fibrinogen; Albumen, 6. Buffy-Coat, 7. Mast-, 8. Milz, 9. Diapedese, 10. Spherocytose, 11. alpha; beta, 12. Häm, 13. Oxyhämoglobin, 14. Carbaminohämoglobin, 15. Hämolyse, 16. positive Chemotaxis, 17. amöboid, 18. Degranulation, 19. Differential-, 20. azidophil.

S. 316: 1–B, 2–A, 3–E, 4–D, 5–C, 6–F.

S. 317: 1–E, 2–D, 3–B, 4–A, 5–C.

S. 320: 1. Wahr, 2. Falsch – Die erythroide koloniebildende Einheit bedingt die Bildung roter Blutkörperchen, 3. Wahr, 4. Wahr, 5. Falsch – Die Produktion der Megakaryozyten erfolgt unter der Kontrolle von Thrombopoetin aus der Leber, 6. Wahr, 7. Falsch – Folsäure Vitamin B12 sind die wichtigsten Vitamine für die Bildung roter Blutkörperchen, 8. Wahr, 9. Falsch – Basophile Granulozyten sind an allergischen Hautreaktionen beteiligt, 10. Wahr.

S. 321: 1–A, 2–E, 3–D, 4–C, 5–D, 6–A, 7–E.

S. 322: 1. Pluripotenz, 2. Neutropenie, 3. Leukozytose, 4. Leukopenie, 5. erythroide, 6. Knochenmark-Stroma-Raum, 7. Thrombozytopenie, 8. Granulozyten-Makrophagen, 9. koloniestimulierenden Faktoren, 10. Lymphoblast, 11. Polycthaemia vera, 12. Myelofibrose, 13. Hämatopoese, 14. Makrophagen.

S. 323: 1–A, 2–E, 3–D, 4–B, 5–C.

S. 326: 1. Falsch – Der erste Schritt der Hämostase ist die Vasokonstriktion, 2. Wahr, 3. Wahr, 4. Wahr, 5. Falsch – Ein Mangel an Blutplättchen führt für gewöhnlich zu kleinen Petechienblutungen, 6. Wahr, 7. Falsch – Die meisten der Gerinnungsfaktoren (z.B. Fibrinogen, Vitamin K abhängige Gerinnungsfaktoren) werden von der Leber produziert, 8. Falsch – Der extrinsische Signalweg wird für gewöhnlich durch eine äußerliche Verletzung eines Blutgefäßen aktiviert, 9. Wahr, 10. Wahr.

S. 328–329: 1–C, 2–D, 3–A, 4–A, 5–D, 6–E, 7–D, 8–C, 9–A, 10–D.

S. 330: 1. Universalspender, 2. Erythroblastosis fetalis, 3. Plasmin, 4. von Willebrand Faktor, 5. Thrombotisch-thrombozytopenische Purpura, 6. Laminin; Kollagen, 7. gewebespezifischer Plasminogenaktivator, 8. Fibrinklumpen, 9. Endothelin, 10. Warfarin; Dicumarol, 11. Kalzium, 12. -hämophiler, 13. Thrombus, 14. Koronararterie.

S. 331: 1–B, 2–A, 3–E, 4–C, 5–D.

S. 336: 1. Falsch – Die meisten Lymphknoten befinden sich entlang viszeraler Organe, 2. Wahr, 3. Falsch – Die meisten thorakalen Lymphknoten befinden sich im posterioren und superioren Mediastinum, 4. Wahr, 5. Falsch – Das Gehirn hat keine ableitenden Lymphknoten, 6. Wahr, 7. Wahr, 8. Falsch – Erkrankte Lymphknoten sind für gewöhnlich heiß und schmerzempfindlich, aber nicht geschwollen, 9. Wahr, 10. Falsch – Krebsbefallene Lymphknoten werden fest oder schwellen an, aber nicht schmerzempfindlich, wenn nicht noch zusätzlich eine Infektion den Körper angreift.

S. 337: 1–C, 2–B, 3–A, 4–A, 5–C, 6–E, 7–A.

S. 338: 1. subkapsulären Sinus, 2. linke Vena jugularis interna; linke Vena subclavia 3. rechter Ductus lymphaticus, 4. Cisterna chyli, 5. Sentinel-Lymphknoten, 6. tracheobronchialen, 7. Hilus, 8. Makrophagen; Plasma, 9. Plasma, 10. Trabekel.

S. 339: 1– A, 2–E, 3–D, 4–C, 5–B.

S. 340–341: *i) Benenne jede der in den Abbildungen gezeigten Strukturen:* 1. Nodi lymphatici retroauriculares, 2. Nodi lymphatici parotidei, 3. Axilläre Lymphknoten, 4. Apikale Gruppe der Achsellymphknoten, 5. Laterale Gruppe der Achsellymphknoten, 6. Anteriore Gruppe der Achsellymphknoten, 7. Parasternale Lymphknoten, 8. Posteriore interkostale Lymphknoten, 9. Kubitalknoten, 10. Palmarer und dorsaler Plexus, 11. Plantarer und dorsaler Plexus, 12. Nodi lymphatici poplitei (posterior des Knies), 13. Lymphknoten der Leisten und Oberschenkel, 14. Nodi lymphatici iliaci interni, 15. Nodi lymphatici iliaci externi, 16. Gemeiner Beckenlymphknoten, 17. Cisterna chyli, 18. Posteriore mediastinale Lymphknoten, 19. Milchbrustgang, 20. Cervikaler Lymphknoten, 21. Bukkale Lymphknoten.

ii) Nummeriere die untenstehenden Boxen, um jede Bezeichnung dem korrekten Teil der Zeichnung zuzuordnen: 1. Lymphatische Endothelzelle, 2. Geschlossene Klappe, 3. Medulla-Sinus, 4. Rindenfollikel, 5. Blutkapillare, 6. Klappe, 7. Efferentes Lymphgefäß, 8. Arterie, 9. Vene, 10. Subkapsulärer Sinus, 11 Kapsel, 12. Trabekel, 13. Afferente Lymphgefäße.

S. 344: 1. Falsch – Obwohl die Milz eine Kapsel hat, ist diese relativ weich, 2. Wahr, 3. Wahr, 4. Falsch – Die weiße Pulpa ist die Immunsystemkomponente der Milz, 5. Wahr, 6. Wahr, 7. Falsch – Der Großteil der Bildung der T-Lymphozyten geschieht im Kortex, 8. Wahr, 9. Falsch – Der linke Vorhof ist von Thymus aus gesehen auf der gegenüberliegenden Seite des Herzens. Wahr.

S. 345: 1–D, 2–B, 3–E, 4–A, 5–D, 6–B, 7–C.

S. 346: 1. Ligamentum lineorale, 2. superiorer Rand; Bauchspeicheldrüse, 3. Bauchspeicheldrüse, 4. diaphragmatische, 5. rote Pulpa, 6. weiße Pulpa, 7. ektodermalem; endodemalem, 8. Hassall-Körperchen, 9. Kortex, 10. Apoptose, 11. neuten; elften, 12. retikularen, 13. anterioren; superioren, 14. Trabekel-

S. 347: 1–A, 2–E, 3–C, 4–B, 5–D.

S. 348–349: *i) Benenne jede der in den Abbildungen gezeigten Strukturen:* 1. Zungenmandel, 2. Rachenmandel (Adenoid).

ii) Verwende die Legende, um die Strukturen auszumalen: siehe i), oben, für die Lösungen.

iii) Benenne jede der in den Abbildungen gezeigten Strukturen 1. Rechter Lappen, 2. Linker Lappen, 3. Kapsel, 4. Weiße Pulpa, 5. Rote Pulpa, 6. Trabekelarterien, 7. Venöse Sinusoide, 8. Milzvene, 9. Milzarterie (Endäste), 10. Milzeinkerbung der Niere, 11. Milzeinkerbung des Kolons (linke Kolonflexur), 12. Milzeinkerbung des Magens, 13. Einkerbung am superioren Rand, 14. Superiorer Rand.

S. 352: 1. Wahr, 2. Wahr, 3. Falsch – Moleküle des Komplementsystems werden in der Leber gebildet, 4. Falsch – Plasmazellen zirkulieren für gewöhnlich im Lymphgewebe, 5. Falsch – B-Lymphozyten bedingen die Bildung von Plasmazellen, 6. Wahr, 7. Wahr, 8. Falsch – Der Thymus entwickelt sich nach der Pubertät zurück, 9. Falsch – Die Milz spielt eine Schlüsselrolle bei der Entfernung alter roter Blutkörperchen und bei der Immunreaktion, 10. Falsch – HIV infiziert für gewöhnlich T-Lymphozyten.

S. 353: 1–D, 2–E, 3–A, 4–B, 5–E, 6–C, 7–E.

S. 354: 1. IgM, 2. Gedächtnis-, 3. Antigene, 4. Blutdruck; Atemwege, 5. Histamin, Mastzellen, 6. T-Lymphozyt; natürliche Killerzelle, 7. Nasopharynx, 8. Waldeyer'scher Ring, 9. Tonsillitis, 10. HIV (human immunodeficiency virus; meist Typen B und C), 11. inguinales, 12. venösen, 13. jugularis interna.

S. 355: 1–A, 2–D, 3–B, 4–E, 5–C.

Register

T

U

V

W

Z